PHYTOTHÉRAPIE

Traitement des maladies par les plantes

Docteur Jean VALNET

PHYTOTHÉRAPIE

Traitement des maladies par les plantes

Sixième édition
entièrement revue et augmentée
24 planches hors texte en couleurs

MALOINE
27, RUE DE L'ÉCOLE DE MÉDECINE 75006 PARIS
1992

Dépôt légal: Juillet 1992. I.S.B.N.: 2-224-02142-9

Imprimé en France

Le docteur Jean Valnet

est depuis longtemps considéré comme l'un des plus grands spécialistes de la médecine par les plantes, et présenté dans les milieux les plus divers, y compris par certains universitaires, comme celui qui a relancé en France la phytothérapie auprès des médecins et du grand public. Ses ouvrages font autorité et sont diffusés dans le monde entier. En France, on les trouve aussi bien dans les Facultés que dans les bibliothèques municipales, chez les professionnels comme dans de nombreux foyers. Ses émissions à la radio et à la télévision, tant en France qu'à l'étranger, ainsi que les articles qui, dès 1950, lui ont été consacrés dans de nombreux journaux et magazines mondiaux ont provoqué une incontestable prise de conscience.

Auteur de nombreuses conférences destinées aux spécialistes (Facultés, ministère de la Santé publique) ou au grand public en France, en Angleterre, en Belgique, en Suisse, en Allemagne, en Espagne, en Iran, en Afrique, aux États-Unis, au Canada... le Dr Valnet a présidé — dès 1960 — de nombreux Congrès sur les moyens de traitements naturels préconisés dans ses livres.

Ancien médecin et chirurgien des Armées, le Dr Valnet a toujours soigné par les plantes. En Indochine, chirurgien de l'antenne chirurgicale n° 1 au Tonkin de 1950 à 1953, il pansait les blessés avec des solutions aromatiques en obtenant des résultats généralement bien supérieurs à la moyenne.

En 1959, il quitte l'Armée pour s'installer à Paris et poursuivre ses recherches.

Médaille de bronze pour travaux scientifiques en 1954, le Dr Valnet est officier de la Légion d'honneur à titre militaire, commandeur des Palmes académiques, titulaire de nombreuses distinctions civiles et militaires, membre de plusieurs Sociétés Savantes françaises et étrangères. Il est Président-fondateur de plusieurs Sociétés de recherches ayant pour objet : « Toutes études, recherches et travaux touchant à l'aromathérapie, la phytothérapie, les thérapeutiques biologiques, naturelles et physiques ou s'y rattachant directement ou indirectement et la diffusion par tous les moyens de ces études, recherches et travaux. »

Sociétaire des « Écrivains-combattants » et de la Société des Gens de Lettre de France.

DU MÊME AUTEUR

AUX ÉDITIONS MALOINE

Aromathérapie — Traitement des maladies par les essences des plantes — 11e édition — 1990 (1re édit. en 1964).

Aromathérapie (édit. allemande). Die Behandlung von Krankheiten Mit Pflanzenessenzen — 1976. Épuisé.

Traitement des maladies par les légumes, les fruits et les céréales — 9e édition — 1985 (1re édit. en 1967).

«*Docteur Nature*» — 3e édition — 1980 (1re édit. en 1971).

AUX ENCYCLOPÉDIES PLANÈTE (en collaboration):

Les médecines différentes — 1964. Épuisé.

AUX ÉDITIONS DU CLUB FAMILIAL (Paris) en collaboration:

L'encyclopédie médicale et familiale — 1964. Épuisé.

AUX ÉDITIONS ROBERT LAFFONT (Paris):

L'Aromathérapie (Collection Médecine et traitements naturels) — 1976. Épuisé.

AUX PRESSES DE LA RENAISSANCE (en collaboration):

Une médecine nouvelle: Phytothérapie et aromathérapie — 1978. Épuisé.

AUX ÉDITIONS «LIVRE DE POCHE»:

Aromathérapie — édit. 1979-1983-1985-1987.

Se soigner par les légumes, les fruits et les céréales — 1985-1987.

Phytothérapie — Traitement des maladies par les plantes — 1986-1987.

AUX ÉDITIONS REUS (Madrid):

Tratamiento de las enfermedades por las verduras, frutas y cereales — 1973. Épuisé.

AUX ÉDITIONS ERBONIA BOOKS INC. (New York):

Organic garden medicine. The medical uses of vegetables, fruits and grains — 1975. Épuisé.

AUX ÉDITIONS C.W. DANIEL COMPANY LTD (Londres):

The Practice of Aromatherapy — 1982.

AUX ÉDITIONS CERES (Bucarest):

Tratamentul bolilor prin legume, fructe si cereale — 1986.

AUX ÉDITIONS WILHEM HEYNE Verlag (Munich):

Aroma-Thérapie — Gesundheit und wohlbefinden durch pflanzliche essenzen — 1986.

AUX ÉDITIONS FRAGRANCE JOURNAL LTD (Tokyo):

Aromathérapie — 10e édition — 1988.

AUX ÉDITIONS GIUNTI MARTELLO (Florence):

Cura delle malattie con ortaggi frutta et cereali — 3e édition — 1975. Épuisé.

Fitoterapia — cura delle malattie con le piante — 2e édition — 1976. Épuisé.

Cura delle malattie con le essenze delle piante — 2e édition — 1976. Épuisé.

ENCYCLOPÉDIE DES MÉDECINES NATURELLES (E.M.N. - Paris - 1991):

- La prescription en phytothérapie.
- Pathologie gastro-intestinale.

ENCYCLOPŒDIA UNIVERSALIS (Paris - 1987):

- Aromathérapie.

PLAN DE L'OUVRAGE

(1) Les mots en italique attirent l'attention sur les indications paraissant les plus importantes.

1

PUISSANCE ET SERVITUDES DE LA MÉDECINE DES PLANTES

au Professeur Jacques PELLECUER
qui, de tout temps, fut mon ami et ne craignit jamais de se mouiller.

Si, depuis quelques années, il est devenu banal de parler de phytothérapie ou d'aromathérapie, de noircir du papier, de faire des conférences et de s'exprimer sur les ondes à leur sujet, bref, d'apporter enfin au public l'information sans fard qu'il demande et à laquelle il a droit, il n'en fut pas toujours ainsi.

Il n'y a pas encore douze ou quinze ans, le médecin qui se permettait d'affirmer un peu trop haut ou trop souvent que la chimiothérapie ne *pouvait* être, et ne serait *jamais,* le seul moyen de traitement possible, encore moins le *nec plus ultra* de l'arsenal thérapeutique, et qu'en revanche la phyto-aromathérapie pouvait souvent agir quand tout avait échoué, l'imprudent qui osait rappeler que LA MALADIE ÉTANT A FACETTES MULTIPLES, LE TRAITEMENT NE SAURAIT ÊTRE UNIVOQUE, avait toutes les chances de s'attirer les sourires condescendants, les ricanements par trains entiers si ce n'est une avalanche de critiques hystériformes plus ou moins véhémentes, insultes en tous genres, coups bas divers ou haines féroces de la quasi-totalité des orthodoxes, du praticien aux maîtres ampoulés omniscients. Je parle des médecins car l'attitude des pharmaciens est, sur ce point, généralement beaucoup plus nuancée.

L'hérétique risquait évidemment beaucoup plus s'il était isolé, ce qui fut longtemps ma condition dès les années 1960, 1961 et 1963, dates des premiers symposiums de phyto-aromathérapie dont j'ai assumé la présidence à *Domus medica* de Paris. Qu'on veuille bien me pardonner cette courte parenthèse destinée à montrer que j'ai quelques raisons de connaître cet aspect de la question.

Le procédé — domaine affectionné des lâches — est bien connu, et son emploi de rigueur depuis les origines vis-à-vis de ceux qui, refusant toute forme de psittacisme, entendent se démarquer des dogmatismes en cours. Plus que tout autre peut-être, le domaine médical expose le novateur à toutes les avanies, même si *non nova, sed nove,* c'est-à-dire quand il ne s'agit pas, à proprement parler, de choses nouvelles mais d'une manière nouvelle d'en discourir, par exemple après un temps plus ou moins long de négligence ou d'oubli.

Seules les petites innovations, gadgets sans importance qui ne bousculent personne, bénéficient de la tolérance des ordres établis. Les grandes, de préférence les plus utiles, sont d'avance condamnées. C'est qu'elles dérangent les habitudes et surtout, impardonnable inconséquence, malmènent les vanités et plus encore les intérêts.

«Une découverte géniale sur le plan de la santé, écrit le Dr H. Pradal, qui mettrait en péril d'énormes intérêts industriels, n'aurait de nos jours aucune chance de passer au stade de l'application au grand public.» (1) C'est que, les impératifs économiques mis à part, la nature humaine reste immuable dans son essence. Sans doute ne devons-nous pas trop demander: nous bénéficions déjà de la cafetière électrique et des lingeries «Cœur Croisé».

Nul ne l'ignore: «On ne jette des pierres qu'aux arbres qui portent des fruits.» Si les invectives morbides itératives à l'endroit de méthodes thérapeutiques que la loi du silence et la mise au placard n'ont pas réussi à étouffer sont à la mesure de leur succès, alors n'en doutons pas: la phytothérapie et l'aromathérapie, sa «forme atomique» comme j'ai cru devoir l'appeler il y a quelque vingt ans, sont en excellente forme.

Parmi les artisans essentiels de ce bulletin de santé rassurant, figure en toute première place le Pr Jacques Pellecuer auquel il convient de rendre hommage pour ses éminents travaux, de ceux qui, ces dernières années, ont le plus contribué à enrichir notre arsenal thérapeutique, en particulier dans le domaine anti-infectieux. J'ai d'ailleurs grand

---

(1) «*Chroniques insolentes*» (Seuil, édit. 1982). Beaucoup se souviennent certainement d'Henri Pradal qui, pour avoir osé mettre l'usager en garde contre les outrances de la chimiothérapie, fut l'objet de neuf procès de la part des trusts horrifiés. Tous les procès se terminèrent à l'avantage de notre courageux confrère, ce qui tendrait à prouver qu'il était dans son droit... et que les magistrats ont bien jugé. Mais les misères provoquées par tant d'ignominies eurent raison de ses moyens physiologiques de défense et entraînèrent un cancer de la gorge dont il mourut peu après.

plaisir à préciser que les publications du Pr Pellecuer sont depuis longtemps bien connues au-delà de nos frontières ainsi que j'ai pu encore récemment m'en rendre compte en Suisse, en R.F.A. comme en Grande-Bretagne, en Italie, au Canada et aux États-Unis.

Il faut également remercier très vivement le Pr Pellecuer de tout le mal qu'il s'est donné pour défendre la cause des plantes médicinales et de la phytothérapie, de ses efforts de longue date dont l'un des résultats les plus éloquents est cet enseignement actuellement unique en France (son indéniable succès n'a d'ailleurs pas tardé à susciter certains regrets et quelques jalousies), aboutissant, après un cycle de trois années, au *diplôme d'Université de Phytothérapie et de Plantes médicinales,* créé par lui en 1985 dans le cadre de la Faculté de pharmacie de Montpellier.

Ainsi, la *médecine verte* se porte bien comme aimait à le dire le Pr René Paris, ancien Président de l'Académie de Pharmacie (2), lors du *2e Congrès international de phyto-aromathérapie* organisé par mes soins à Monte-Carlo en 1977 (3). Elle se porterait probablement encore mieux de nos jours si certaines conditions, que nous verrons plus loin, étaient réalisées.

En réalité, elle ne s'est jamais très mal portée et les pharmacopées occidentales comportent toujours au moins 50 % de médicaments à base de plantes ou d'huiles essentielles, en totalité ou partiellement.

Mais comme un certain nombre de fabricants, en tout premier lieu les trusts, ont la coquetterie très étudiée de ne mentionner, sur leurs emballages et les prospectus annexés à leurs produits, que l'appellation botanique des plantes utilisées, ou le nom chimique de l'extrait retenu, la quasi-totalité des praticiens, dont font évidemment partie les inconditionnels farouches de la chimio, ignorent qu'ils prescrivent très souvent de la phyto-aromathérapie, dont ils mettent les succès à l'actif d'une quelconque molécule déifiée.

Nous touchons ici du doigt le délicat et grave problème de la crédibilité des statistiques, d'autant qu'en quelque quarante-cinq ans de pratique, je n'ai pas rencontré dix malades ayant osé avouer à leur médecin que l'amélioration ou la guérison dont ils étaient l'objet n'étaient en rien dues à ses soins mais à un confrère d'une autre discipline, un chiro ou à un magnétiseur.

---

(2) Comme les Prs Pellecuer, R. Moreau, B. Drevon, J.-M. Pelt, le Pr Paris ne m'a jamais ménagé son amitié ni son soutien dès 1973. Il ne leur fallait pas manquer de courage et je leur renouvelle ici mon indéfectible gratitude.

(3) Dans le cadre de l'*Association d'Études et de Recherches en Aromathérapie et Phytothérapie* (A.E.R.A.P., loi du 1-7-1901) que j'avais fondée en 1971. Elle devint, par mes soins, la Société française de phyto-aromathérapie dont j'ai dû me séparer en 1980 pour différentes raisons exposées partiellement dans mes livres.

Il serait cependant inconvenant de jeter la pierre à ces patients qui savent d'instinct que « de toutes les professions libérales qui se veulent responsables de leurs actes, seul le médecin entend être infaillible » (4). Il est rare, en effet, de rencontrer un médecin qui reconnaisse son ignorance, encore moins son incompétence. Lorsqu'il est dépassé — et qui ne l'est pas un jour sans qu'il s'agisse d'une tare ? — le médecin se réfugie dans le silence ou nie résolument. Il existe bien entendu des exceptions, qui ne manquent pas alors de surprendre l'usager et, dans ce cas, le confortent dans le choix qu'il a fait.

La pérennité de la phytothérapie se trouve donc, une fois de plus, bien établie. Or, jusqu'en 1983, le Larousse ignora le mot *aromathérapie* (néologisme créé par le chimiste R.M. Gattefossé en 1926). Et *phytothérapie* ne figure dans les colonnes de ce dictionnaire que depuis une quinzaine d'années, constatation ahurissante à propos d'un mode de traitement datant des origines comme d'une appellation passée depuis longtemps dans le langage courant d'une fraction non négligeable de l'opinion.

De ces anomalies, difficilement concevables de la part d'hommes cultivés dont l'une des tâches est de s'informer pour mieux le faire à leur tour, devrait-on conclure que nos « immortels » se sont longtemps rendus coupables d'avoir épousé la cause et adopté les œillères de la médecine orthodoxe ? D'avoir ainsi renié délibérément l'un des modes de soins auquel, selon toute vraisemblance, ils doivent — hélas, non la mémoire — mais partiellement leur survie et leur longévité ?

Car nos distingués académiciens compatriotes ont bien dû, comme tout le monde, enregistrer quelques accrocs de santé au cours de leur croissance. Et comme au temps de leur lointaine jeunesse n'existaient ni les sulfamides ni les antibiotiques des trusts (5), ni les corticoïdes, aucun de nos traitements miracles actuels — miraculeux surtout, depuis près de quarante ans, pour un meilleur remplissage des hôpitaux — ils devraient, s'ils sont toujours satisfaits d'être de ce monde, tresser chaque matin des *lauriers* à tout ce qui les a protégés (6) : la camomille

---

(4) *La Clinique actualité* - février 1972.

(5) « des trusts » car, en l'état actuel de nos connaissances, on en a déjà découvert dans plus de 1 200 espèces de végétaux, les légumes en faisant partie bien entendu (ail, oignon, avocat...), ce qui justifie, une fois de plus, l'enseignement d'Hippocrate pour qui beaucoup de maladies ne se soignent que par l'alimentation.

(6) *Le laurier d'Apollon,* anti-épileptique probable (la couronne de César) : *laurus nobilis,* laurier noble, mais aussi laurier sauce pour ses incomparables vertus en cuisine. *Et non* le laurier cerise : *prunus laurocerasus,* encore moins le laurier rose : *nerium oleander,* des notions qui ne sauraient être ignorées en raison de la toxicité des deux dernières variétés, dont aucune d'ailleurs ne fait partie de la même famille que *laurus nobilis.*

et le tilleul, la mauve, la moutarde et la farine de lin (pas tellement agréables mais quelle efficacité !), le sirop de radis noir, le niaouli, la lavande et le thym, la teinture d'iode (*per os* et en badigeonnages) dont l'origine remonte aux environs de 1810 par la découverte, dans les vapeurs violettes du varech calciné, de l'iodure d'azote (iode, du grec *iodès* = violet) grâce à l'esprit d'observation d'un ancien garçon de laboratoire du nom de Bernard Courtois (1777-1838).

Par leur regrettable attitude, nos académiciens ont rendu un bien mauvais service aux malades comme à la santé publique. Mais en 1704, R. Méad, « Médecin du Roi de la Grande-Bretagne », déplorait déjà que « la médecine dépendît plus des opinions que de l'expérience ». Comme quoi *Nil novi sub sole,* ce que nous aurons sans doute de nombreuses occasions de vérifier.

Le Larousse ayant finalement consacré la réalité de l'aroma — comme de la phytothérapie —, l'Académie de médecine ne pouvait moins faire que reconnaître à son tour l'existence de la médecine par les plantes, « médecine à part entière » dixit-elle, de quoi faire mentir Robertson pour qui cette noble institution « n'était que l'Administration des pompes funèbres des idées ».

A vrai dire, cette reconnaissance de la Mémée ne datant que de 1987, prouve assez que depuis 1666, date de sa création par Colbert, la vétuste assemblée ne tient plus tellement la toile. Évolution normale des choses sans doute mais dont, eu égard à l'intérêt général, nous ne sommes pas obligés de nous réjouir.

C'est intentionnellement qu'il y a un instant j'ai parlé d'invectives (de *invehere,* latin : attaquer), synonyme de *violence* et d'*insultes,* et non point de critiques (de *krinein,* grec : juger), car la critique est l'*art* de juger une œuvre ou un comportement.

Le rôle de la critique n'est pas spécialement d'amoindrir, de salir, encore moins d'assassiner. Elle ne saurait, dès lors, être exercée par des sectaires, atrabilaires ou jaloux primitifs surtout, *surtout* quand ces gens-là entendent se prononcer, c'est-à-dire *informer,* sur ce qu'ils n'ont *même pas pris la peine* d'étudier, je précise bien : *dont ils ignorent tout.*

Quel homme honnête se permettrait semblable liberté et, usant de ses titres pour mieux influencer, se laisserait aller à de telles impertinences ?

La critique, la vraie, l'authentique est souhaitable, nécessaire en ce sens qu'elle ruine les conceptions fausses, force à une argumentation plus sévère, à des travaux plus poussés, à des preuves renouvelées lorsqu'il en est besoin. Mais elle se doit d'être compétente et loyale, impartiale et désintéressée, constructive. Elle se défendra d'être jalouse et envieuse. Elle sera dépourvue de toute hostilité.

Une critique avilie, destructrice, n'a pas sa raison d'être: on ne bénéficie que de ce que l'on crée. Sur ce point, l'expérience aidant, bien utile à une meilleure évaluation des réalités, je me garderai toutefois d'un optimisme exagéré, soumettant au jugement de chacun cette pensée personnelle sans doute désabusée: « Sème le bien, tu ne récolteras pas forcément que du mal. » Vous avez tout le temps d'en éventuellement apprécier le bien-fondé.

Dénigrer les travaux de ceux qui savent auprès de ceux qui ignorent, c'est-à-dire l'opinion mais aussi les étudiants, les médecins et les pharmaciens, car nul n'est obligé de tout connaître, ne devrait pas figurer dans les mobiles et les modes d'expression de trop de nos confrères pour qui l'impératif devrait être avant tout, semble-t-il, de « consoler, soulager et guérir s'il se peut ». Ils auraient déjà suffisamment à faire et, en principe, ont choisi notre métier à ces fins.

Or, depuis cinq ou six ans, après une accalmie de plusieurs années que j'espérais définitive, nous assistons à un mitraillage en règle de confrères paranoïdes, spumescents vulgaires insatisfaits, sans doute assoiffés de scandales, à l'endroit de méthodes thérapeutiques séculaires qu'ils n'ont d'ailleurs pas souvent le courage de nommer et qu'ils englobent indistinctement sous le vocable fallacieux de *médecines douces,* cet incomparable *fourre-tout,* l'une des plus grandes trouvailles du siècle autorisant toutes les extravagances et, sous le couvert d'un flou très soigneusement entretenu, favorisant les attitudes les plus diverses, de la raillerie benoîte à l'insulte grossière... simple question d'éducation ou d'état d'âme.

L'avant-dernière avalanche d'injures déversées sur les médecines, également qualifiées de *différentes* — la seule appellation convenable, j'y reviendrai — datait des années 1975-1976.

A cette époque, peu enclins à se faire hara-kiri par le truchement de l'Ordre des médecins dont le terrorisme pseudo-scientifico-moralisateur était parvenu à l'un de ses points culminants, les rares tenants des médecines réprouvées par les archiprêtres de l'orthodoxie se cantonnaient sagement dans une prudente réserve.

Pour cette raison sans doute, aussi parce que la phyto-aromathérapie commençait, malgré tout, à faire un peu trop parler d'elle, j'eus une nouvelle fois l'insigne privilège d'être propulsé d'office en première ligne, hélas! non pour défendre le drapeau de la médecine par les plantes mais, aux yeux des valets de la chimio, comme le nuisible à abattre avant l'arrivée des grands froids.

Après l'Ordre des médecins qui m'avait prouvé sa fraternelle sollicitude en voulant me radier cinq ans plus tôt, à la suite probablement d'articles de presse me concernant et d'une succession d'émissions radio-télévisées, en particulier « Radioscopie » de Jacques Chancel, « Non Stop » de Philippe Bouvard, séquences avec Ève Ruggieri, William Leymergie, Lucien Barrier, Jacques Chabannes... qui avaient dû, je suppose, outrancièrement bouleverser les belles et émouvantes graves têtes chenues des gardiens de la dignité morticole, ce fut un pharmacien d'officine de Lausanne, en même temps Président de la *Société suisse de pharmacie* qui, dans son éditorial de juillet 1976, déclara que *« la phyto-aromathérapie était une vaste charlatanerie »,* moi-même étant le « charlatan des ondes », le charlatan suprême.

On connaissait déjà *l'Être suprême,* surtout avec sa connotation particulière due à Robespierre qui instaura son culte en juin 1794 pour contrer celui de la Raison, on connaissait le *Combattant suprême* de Tunisie, un *Guide* suprême en Chine, le *Petit père* suprême de toutes les Russies. La place de charlatan suprême restant libre, elle me fut attribuée un jour d'été de 1976, par un potard vaudois qui, eu égard à ses fonctions, engageait à mes yeux l'ensemble des apothicaires d'Helvétie.

En dépit des incitations de plusieurs pharmaciens, et non des moindres qui n'hésitèrent pas à se prononcer par écrit, comme de diverses personnalités politiques et du journalisme me conseillant de poursuivre en diffamation le triste personnage, j'avoue ne pas avoir été très attiré par les boiseries cirées des tribunaux. C'est Raymond Poincaré qui disait : « donnez-moi le plus grand patriote, je le ferai condamner comme traître à la patrie ».

En revanche, et je ne pouvais ni ne voulais m'y dérober car certaines attitudes trop conciliantes, *automatiquement taxées de faiblesse,* doivent être résolument écartées, l'inconditionnel militant de la chimio de synthèse fut, à ma demande expresse, mis dans l'obligation de me faire des excuses, ce qu'il fit devant quelques milliers d'auditeurs à la faveur d'une table ronde d'une heure et demie *en direct* (détail non négligeable) organisée par Radio-Suisse Romande (Marie-Claude Leburgue, chef du Service culture et éducation) le 12 octobre 1976.

Cette émission avait été placée sous la présidence du Pr Geisendorf, ancien doyen de la Faculté de médecine de Genève, humaniste apprécié, homme intègre au-dessus de tout soupçon (l'espèce existe même en Suisse), que je n'avais jamais rencontré. Le sieur B. dut avouer que « s'il aurait su », il aurait tourné sept fois sa plume dans l'encrier avant de la laisser s'égarer.

Si je me suis quelque peu étendu sur cet épisode lamentable, relaté in extenso dans la 11ᵉ édition de mon livre « Aromathérapie » au chapitre « Attaques sauvages », c'est d'abord parce que les ennemis des médecines traditionnelles n'ont toujours pas désarmé, et qu'il importait de les dénoncer en tant qu'ennemis publics. Aussi parce que, depuis de nombreuses années, il m'est demandé les raisons qui, à mon sens, peuvent expliquer de tels comportements.

Je ne m'en étais effectivement jamais très clairement exprimé tant l'explication me paraissait évidente : dans toute affaire curieuse, louche ou bizarre on m'a, dès l'école communale, appris qu'il fallait « chercher la femme ou le magot ». Chez les Suisses, et peut-être plus particulièrement chez les Vaudois, c'est vers la monnaie qu'il faut avant tout se diriger. Car le « point d'argent point de Suisse » reste, au-delà des jours, une vérité incontournable chez beaucoup d'aborigènes dont l'une des autres caractéristiques est une redoutable xénophobie, surtout vis-à-vis des Français.

Peut-être, les gènes conservant leurs souvenirs par-delà les générations, existe-t-il quelques raisons depuis l'ignoble massacre des Gardes suisses aux Tuileries voilà deux siècles. Pour l'heure, le comportement regrettable de trop de nos compatriotes à l'étranger suffirait amplement à expliquer la permanence de la xénophobie helvète... comme dans bien d'autres pays, ne nous faisons aucune illusion.

Ceci dit, toutes les règles ayant leurs exceptions, je n'ai toujours eu qu'à me louer de l'accueil de nombreux Suisses dont certains sont devenus mes amis.

Ce développement m'aura également permis de rappeler que, pour qui aime sa tranquillité, il n'est jamais très indiqué de troubler la quiétude des puissances et ordres établis. Mais la vie est un choix — dont nul n'est cependant toujours le maître — et comme la lâcheté n'évite pas forcément les coups de trique, chacun est libre d'agir comme il l'entend.

« Les médecins, a dit un jour Francis Bacon — le grand chancelier d'Angleterre du début du XVIIe siècle, à la fois scientifique de grande réputation — publient beaucoup quoique n'inventant jamais rien ! » Un propos bien sévère s'il n'était accompagné d'une mention d'importance : « ils travaillent en un champ clos dont ils ne peuvent sortir ». **C'est tout le procès de l'orthodoxie figée, à œillères, et de son rigorisme affligeant.**

Quatre siècles plus tard, un certain nombre de nos confrères se sont chargés de faire mentir le grand penseur, les uns pour nous faire part de découvertes intéressantes, quelquefois capitales, d'autres étant plus portés vers les genres diffamatoire et de la désinformation. Et ce qui pourrait passer, aux yeux de lecteurs superficiels, pour de plaisantes figures de style, devient en réalité redoutable, à l'origine de drames insoupçonnés.

Je prends un exemple: en présentant la phyto-aromathérapie comme une médecine d'arrière-grand-mère (parce que grand-mère, ça fait maintenant bien jeune), fossilisée (le mot fut employé), comme une de ces *médecines douces* sans consistance ni conséquence, nombre de pédants sont devenus des criminels. Qu'ils ne l'aient certes pas toujours voulu ne change rien à l'affaire. Je puis citer à ce jour sept cas d'épilepsie — et on ne me les signale pas tous, cela va de soi — provoqués par les huiles essentielles d'hysope, de sauge ou de romarin, parce que des médecins **et,** ce qui est peut-être encore plus grave, des pharmaciens ont présenté ces produits comme un quelconque tilleul-menthe éventé des bistrots.

Je puis aussi faire état de deux cas de **mort** dûs à des médecins qui, interrogés à propos de la sauge, n'ont pas eu l'honnêteté ou le simple réflexe d'avouer n'en rien savoir, se contentant de répondre avec hauteur qu'on «pouvait bien faire n'importe quoi avec ces herbes». Malheureusement, les patients qui interrogeaient pensaient *«huiles essentielles»!* «Les médecins sont les seuls qui puissent impunément commettre un meurtre» a écrit Pline l'Ancien au Ier siècle de notre ère. Un bel exemple de stabilité, une fois n'est pas coutume, mais on se rend compte que les habitudes ne se perdent pas facilement, plus encore sans doute les regrettables.

Il est banal d'entendre dire que, sur plus d'un plan, la France est en retard par rapport aux États-Unis, sinon à sa remorque. Je ne vois d'ailleurs pas en quoi ce pourrait être obligatoirement humiliant, d'autant que la plupart du temps c'est absolument faux. Et je préfère de loin, eu égard à la mesure et au mode de pensée français, que nous n'ayions pas suivi l'exemple des Américains qui, un jour déjà lointain, décidèrent d'enlever systématiquement l'appendice à un contingent de nourrissons, les amygdales à d'autres, ces attributs ne servant, à leurs yeux, pas à grand-chose. Les désastres qui s'ensuivirent mirent bientôt fin à ces divagations.

En revanche, il est un domaine que les Américains commencent à peine à découvrir, c'est la phytothérapie, et peut-être encore plus l'aromathérapie. Pourtant, à la suite d'une soixantaine de conférences et d'interviews radio-télévisées au Canada, j'avais été convié en 1972 à New York où plusieurs journaux, le «*New York Times*» en particulier, avaient fait paraître des comptes rendus de qualité (peut-être trop élogieux) relatifs à ces procédés de traitement et à leur représentant.

Il est bien évident qu'il eût fallu de nombreuses manifestations de ce genre pour modifier durablement les us en cours. Mais n'étant chargé d'aucune mission d'ordre humanitaire de ce type, j'ai toujours estimé que ce ne pouvait être mon problème. En outre, les trente ans que René Leriche (7) estimait nécessaire pour qu'une idée nouvelle soit adoptée dans un pays donné sont encore loin d'être révolus.

Et puis, tout comme en Suisse — dans bien d'autres pays aussi, cela va de soi — n'oublions pas le poids insidieux, ou beaucoup plus pressant, des trusts aux U.S.A., leur pouvoir de maîtriser les organes de presse de leur choix, de museler ceux qui leur apparaissent de nature à nuire à la vente de leurs productions, soit pour être exagérément d'avant-garde en préconisant des fabrications non agréées de l'*establishment,* ou simplement insuffisamment dociles aux *conseils* « supérieurs » de présenter les choses.

Moyennant quoi, toutes les idées font leur chemin, même les plus saugrenues d'apparence. Et comme l'âme des poètes, elles courent et courront encore très longtemps dans les rues jusqu'à ce que l'opinion, « le peuple qui sait tout, bien qu'on ne lui dise rien », en comprenne la valeur, s'en saisisse et les impose.

En 1988, 89 et 90, à l'invitation de Horst Rechelbacher, P.-D.G. de la firme *AVEDA,* je me suis rendu à Minneapolis (Minnesota - U.S.A.) pour y parler d'aromathérapie. L'accueil que j'y ai reçu des organisateurs est de ceux dont j'aurai plaisir à me souvenir. Comme de celui que tous ceux et toutes celles qu'il me fut donné de rencontrer me réservèrent à la faveur des nombreuses manifestations auxquelles je devais assister, à l'occasion ou non de mes conférences, qu'elles fussent destinées au grand public, aux esthéticiens et esthéticiennes ou aux professionnels de la médecine : infirmiers et infirmières, kinés, chiropractors, tous collaborateurs dont le rôle est loin d'être toujours apprécié à sa juste valeur par les médecins, et peut-être surtout les Français qui, selon Goethe, « ne savent lire que leur propre bréviaire ».

Un détail qu'il me paraît important de souligner est la sympathie que m'ont manifestée les médecins, y compris les chefs de service d'hôpitaux et les universitaires. Il est vrai que les ressortissants du Minnesota, fussent-ils docteurs en médecine, sont réputés pour leur courtoisie, y compris à l'égard des Français qui, dès son début, ont participé à leur histoire.

Dans un pays où la phobie du microbe est de tous les instants, où, dans certains hôtels et les bons restaurants, les carafes de vin comme les pots de lait sont servis entourés de Cellophane et les verres coiffés de couvercle, où les responsables des services d'hygiène vont en gants blancs vérifier ce qui se passe aux fourneaux, puis entre le *piano* et

---

(7) L'un de nos plus grands maîtres, pionnier de la chirurgie du sympathique, appelé souvent, à la suite de la parution d'un de ses ouvrages principaux en 1942, « le chirurgien de la douleur » (décédé en 1955 à 76 ans).

les murs (8), c'est sur les propriétés antiseptiques, bactéricides, antivirales et antifongiques des huiles essentielles que je fus tout d'abord interrogé. Les travaux de Chamberland — qui datent de plus d'un siècle — de Cadéac et Meunier en 1889 et années suivantes, de Cavel (1918), de R.M. Gattefossé dès 1926, de Courmont, Morel et Bay dans les années 1925 à 1940 et, en ordre dispersé, de Rochaix, de Cazal, de Garnier-Bézanger-Beauquesne et Debraux (9), qu'ils connaissaient pour en avoir lu les références dans mon livre *Aromatherapy,* les intéressèrent grandement.

Parmi les essences qui les ont le plus impressionné figurent celles des cannelles de Ceylan et de Chine, et l'essence d'origan qui, déjà pour Chamberland en 1887, avaient « le plus grand pouvoir antiseptique, soit qu'elles agissent par leurs vapeurs, soit qu'elles agissent en solutions » (10).

Mais peut-être surtout la *sarriette,* que les travaux de Pellecuer et coll. (11) nous ont fait connaître en 1975, dont l'essence démontra son activité sur vingt-quatre variétés de germes microbiens dont dix staphylocoques, et onze variétés de champignons, à des concentrations de *2 à 20 fois plus faibles* que celles de lavande, d'aspic, de lavandin et de romarin jusqu'alors plus généralement utilisées dans ces thérapeutiques.

Seul le thym, dont la réputation n'est depuis longtemps plus à faire, s'est montré plusieurs fois égal, et même supérieur à la sarriette... que nos aïeux, il est bon de se le rappeler, utilisaient pour minimiser les effets toxiques des gibiers faisandés. La sarriette qui, sauf erreur, ne figure plus à notre pharmacopée depuis 1965.

Si, comme je l'espère, *satureia montana* redevient un jour agréée de nos savants-censeurs inféodés à la chimio, c'est au Pr Pellecuer que nous le devrons. En attendant, souhaitons que les médecins pensent

---

(8) Cette « manie » de la propreté chez les Américains est tout de même bien agréable pour qui est obligé de prendre ses repas de temps en temps ou plus souvent au restaurant. Si les règlements outre-Atlantique étaient en vigueur en France, 80 % des restaurants français seraient obligés de fermer leurs portes pour un temps plus ou moins long, sinon définitivement. Je m'en suis exprimé il y a vingt-cinq ans pour la première fois, nombreux exemples à l'appui où figurent en bonnes places, pour ne pas dire « de choix », certains parmi les restaurants les plus huppés. En dépit des efforts des Services des Fraudes, au demeurant insuffisamment étoffés, le phénomène persiste.

(9) « *Ressources médicinales de la flore française* » - Vigot édit., Paris.

(10) Ce qu'un de mes anciens élèves, qui n'en est pas à une fantaisie près, eut l'impudence de publier il y a cinq ou six ans comme étant sa trouvaille personnelle...

(11) « Place de l'essence de *Satureia montana* dans l'arsenal thérapeutique » - in « *Plantes médicinales et phytothérapie* » - 1975, t. IX, n° 2.

à en utiliser les pouvoirs, et que les pharmaciens sachent où s'approvisionner : je rappelle qu'une enquête datant d'une quinzaine d'années démontra que sur dix échantillons de « sarriette » commercialisée dans les officines, deux seulement étaient authentiques.

Toujours intoxiqués jusqu'à la moelle par la PUB relative à la chimio de synthèse, les Américains — ceux de la rue comme ceux qui les soignent — ne sont certainement pas à la veille d'adopter, comme moyens de traitement possibles, les plantes et les huiles essentielles. Mais un *seul* Institut, parmi ceux qu'il m'a été donné de fréquenter, s'étant décidé à consacrer à l'étude des essences les sommes qu'aucun projet de recherches en France n'imaginerait, c'est possiblement des États-Unis que reviendront un jour sur le vieux continent les moyens d'affirmer et de consolider la place indispensable de la phytothérapie et de l'*aromatherapy*.

Voici maintenant, comme je l'ai évoqué plus haut, un aperçu des nouvelles amabilités déversées depuis quelques années sur les *médecines* appelées *douces*, ces médecines *rétrogrades* qui hélas ! de par leur succès, déparent le ciel serein de la chimio et obscurcissent outrageusement la lumière sacrée des orthodoxes.

— Les médecines douces (M.D.) ne sont que des *bricolages*. C'est un de nos enseignants qui l'affirme. Il me saura gré un jour de ne pas avoir dévoilé son identité.
— Les M.D. sont des traitements *farfelus*. Ces propos sont d'un féal fayot du monsieur précédent, qui certainement croit bon d'en rajouter dans l'espoir de glaner une sucette. Il n'est pas certain que son calcul soit le meilleur.
— les M.D. *manquent de caution scientifique*. C'est l'ignorance crasse confirmée, doublée d'une insulte à tous les chercheurs, à tous les cliniciens qui œuvrent depuis des siècles dans le cadre de ces médecines. J'aurai plusieurs occasions de revenir sur l'usage abusif et infantile du mot scientifique, ce rahat-lokoum nouvelle vague dont trop de nos confrères, y compris les universitaires, se gonflent les bajoues au gré de leurs pulsions.
— Pour le Pr J.-P. E., les M.D. sont plus proches de la *poésie* que de la médecine. La forme est déjà plus subtile, et pas si fausse qu'il pourrait paraître car le mental, la volonté ou le rêve sont susceptibles d'obtenir dans certains cas ce qu'aucun médecin n'a pu réaliser. Par ailleurs, pour nombre de syndromes, y compris les chroniques et les plus douloureux, mieux vaut réserver la barre à mine à d'autres usages et employer — à condition d'en connaître les propriétés — les plantes ou les huiles essentielles, outre les innombrables moyens de traitement possibles, regrettablement écartés de

l'enseignement officiel occidental, surtout en France malheureusement.

En dépit de sa position nuancée à laquelle il convient de rendre hommage, E. a néanmoins démontré — comme beaucoup d'autres — sa méconnaissance totale des problèmes dont il entend parler. Mais son « scepticisme intéressé », charmante formule au demeurant qui fera des jaloux, autorise tous les espoirs. D'autant qu'il admet que *« la médecine classique n'est scientifique qu'une fois de temps en temps »*, une évidence insuffisamment reconnue rejoignant cette récente opinion du Pr Georges Mathé pour qui *« nous ne pouvons exercer une médecine réellement scientifique pour l'excellente raison qu'elle n'existe pas »*.

Encore quelques rappels du même genre et l'ensemble de notre confrérie, espérons-le, en sera convaincue, ce qui ne sera pas un mal car les branquignols de la critique malsaine, intarissables, ont fait des petits, heureux d'en rajouter :

— *on manque de données expérimentales* sur l'efficacité des M.D. écrit cet ignare prétentieux,
— *ces médecines différentes,* écrit cet autre de la même couvée, *qui ne sont que des fossiles de l'art médical.*

On remarquera que ces démolisseurs atrabilaires qu'Auguste Lumière appelait les *fossoyeurs du progrès* (titre d'un de ses ouvrages paru en 1942), ne poussent pas la témérité jusqu'à préciser le ou les objets de leurs aigreurs. Qui pourrait, en effet, dire avec certitude de quelles méthodes thérapeutiques ces outrecuidants entendent réellement parler ?

Mais cette curieuse attitude, trahissant chez la plupart (12) une totale méconnaissance des procédés de traitement qu'ils fustigent, signe aussi chez beaucoup une volonté morbide d'entretenir l'imprécision dans le but inavoué de mieux tromper. Et dans une telle entreprise, quelle méthode serait plus indiquée qu'ignorer le *mot juste ?*

Car, bien que pour de multiples raisons, la médecine ne puisse se prévaloir du titre de science exacte, elle aurait grand intérêt à bénéficier quelquefois d'un vocabulaire plus précis, et avantage à ce que les termes existant soient employés à bon escient. Ce dernier point n'est pas, tant s'en faut, régulièrement respecté par tous ceux qui discourent des questions médicales, qu'il s'agisse de journalistes ou de médecins, aussi de certains universitaires.

---

(12) Il convient de louer nos confrères féminins de s'être, pour l'ensemble, tenus à l'écart de ces pratiques malsaines.

En ce qui concerne les mots et appellations qui devraient, semble-t-il, être repensés, voici d'abord l'exemple sans reproche de *pneumopathie* (du grec *pneumon* *πνεὺμων*: poumon, et *pathos* *παθοσ*: affection) (13) qui, en toute logique, est effectivement le nom générique adopté pour les maladies du poumon.

Pour les mêmes raisons étymologiques, *ostéopathie* signifie maladie des os. Par conséquent, un *ostéopathe* devrait désigner un malade des os et non le «praticien qui»... comme l'indique sans sourciller le Larousse. Alors, comment devrait-on appeler ces spécialistes? Ostéothérapeute, qui paraît le mieux convenir? Oui mais *ostéothérapie* signifie: «emploi thérapeutique» des os et des substances qui en proviennent (les granulés, poudres et dragées des pharmacies ou des maisons «de régime»).

Mais, heureusement, ostéothérapie désigne également les «traitements que l'on fait sur les os, médicalement ou chirurgicalement», ce qui — semble-t-il — pourrait amplement justifier l'éventuelle adoption du terme *ostéothérapeute* pour ces «mécaniciens des os et des articulations» comme les appelait le Dr de Sambucy, l'un de nos plus grands génies en la matière, chef d'école prestigieux qui, de ce fait, se fit beaucoup d'ennemis, lui aussi, chez les orthodoxes (14).

De la même manière, un *homéopathe* (du grec *ομιοσ*: semblable), est un malade de son semblable alors que l'*allopathe* est le malade d'un autre. Le dictionnaire, toujours imperturbable, donne la définition suivante du therme allopathie (du grec *allos* *αλλοσ*: autre, et *pathos:* maladie): «traitement des maladies avec des remèdes d'une nature contraire à ces maladies», l'allopathe étant «le médecin qui traite par l'allopathie». *Homéothérapeute* et *allothérapeute* ne seraient-ils pas plus indiqués?

Les *naturopathes:* malades de la nature, ou plus exactement par le fait de la nature, n'existent pas au Québec lorsqu'il s'agit de désigner certains praticiens. On ne connaît que des *naturothérapeutes,* dont le chef de file, depuis plus de vingt ans, est Jacques Baugé-Prévost, thérapeute renommé de Montréal, auteur de nombreux ouvrages, directeur de plusieurs revues de haut niveau, organisateur de Congrès internationaux de qualité, infatigable défenseur des médecines naturelles, celles qui soignent à la fois l'âme et le corps, qui tiennent aussi grand compte de toutes les formes de pollution, internes ou extérieures.

---

(13) *pathos* (*παθοσ*): affection, maladie, ce *qu'on éprouve* par opposition à ce qu'on fait (Dict. Bailly).

(14) Le Dr de Sambucy, décédé en 1987 à l'âge de 78 ans, a fait l'objet de nombreux articles officiels à l'étranger, et en France dans les revues non conventionnelles.

Les praticiens qui soignent par les plantes ne sont pas appelés *phytopathes* mais *phytothérapeutes* (Petit Larousse illustré, 1987). Et les médecins qui traitent par les cellules fraîches fœtales — selon la technique du Suisse Paul Niehans, discipline sans équivalence que j'ai pratiquée dès 1954 (15) — ne sont pas des cellulopathes mais des *cellulothérapeutes.*

Les terminologies manquant de rigueur ne présentent toutefois aucun caractère de gravité, elles dénotent simplement une regrettable méconnaissance du français, et quand nos immortels voudront bien pencher leurs émouvantes têtes chercheuses sur ce problème, nul doute qu'il soit très rapidement réglé.

Ce qui est beaucoup plus regrettable, c'est l'emploi de termes conformes dans un sens impropre, surtout quand le but est de les parer d'une signification fausse.

Un premier exemple concerne l'expression *médecine traditionnelle,* utilisée trop souvent à tort dans le sens de médecine classique, orthodoxe, celle du moment, seule enseignée dans les établissements d'État. Or, nombre d'aspects de la médecine classique actuelle seront — comme le furent dans le passé beaucoup de celles issues d'un tonneau comparable — rayés de la nomenclature après un temps plus ou moins long, le temps d'avoir été appréciés à leurs justes mesures quant à leur inefficacité et aux effets secondaires produits (16).

Les médecines traditionnelles sont, au contraire, celles qui datent des *origines,* dont l'efficacité jamais démentie leur a permis cette pérennité qu'aucun esprit sérieux ne songerait à contester. En font partie la phytothérapie, les traitements par les eaux (eaux thermales, eau de mer, *aqua simplex*), l'argile, les boues, les algues, les méthodes manuelles, le magnétisme curatif (la maman qui souffle sur le bobo de son enfant en est l'un des meilleurs exemples), les cures climatiques, l'usage réfléchi du soleil... ces médecines sereines et indéracinables, objets de tant de déchaînements.

Mais les orthodoxes ont généralement le sens de la récupération à leur profit de ce qu'ils ont sauvagement combattu dans le passé. Ainsi devrait-on englober dans le chapitre de la « médecine traditionnelle » dont ils se prévalent : la ligature des artères chez les amputés au lieu de la cautérisation du moignon par le fer rouge ? les mesures prophy-

---

(15) Initié par ce grand maître que fut le Dr René-Basile Henry, savant pétri d'humanisme, dont la conduite pendant l'occupation lui valut la Légion d'honneur au titre de la Résistance. C'était beaucoup de qualités anticonformistes pour que l'Ordre des médecins ne lui cherchât pas querelle, ce dont il ne se priva pas.

(16) Parfois plus simplement, en dépit des accidents provoqués, après le temps nécessaire à la liquidation des stocks.

lactiques d'hygiène dans les salles d'accouchement? l'opothérapie de Brown-Séquard? les vaccinations? l'usage du tulle gras?

Évidemment non, car si ces méthodes se sont imposées pour parvenir jusqu'à nous, ce n'est pas grâce à la bénédiction, ni à la neutralité, pas plus qu'à l'esprit scientifique des milieux officiels, mais *en dépit* des injures, des obstacles accumulés, des menaces et des mesures policières dont ils ont eu de tout temps le secret (17).

Je résume: Ambroise Paré (1509-1590), qui inventa la ligature des artères, ne dut qu'à la protection de ses malades royaux de ne pas être jeté en prison sur plaintes réitérées des orthodoxes de son temps. Il est vrai que ce bouseux de la Mayenne ne connaissait même pas le latin et que les grands maîtres de la médecine s'obstinaient à méconnaître l'ordonnance de Villers-Cotterets par laquelle François Ier imposait le français en tant que langue écrite officielle (1539).

Le médecin hongrois Semmelweis (1818-1865), qui préconisa l'asepsie au cours de l'accouchement, et à qui des millions de femmes doivent d'avoir échappé aux fièvres puerpérales mortelles, fut l'objet de telles vindictes de la part des milieux officiels qu'il préféra se suicider.

Brown-Séquard (1817-1894), le créateur de l'opothérapie, eut le courage de résister aux sarcasmes de ses pairs et de s'injecter publiquement des broyats de testicules de chien (18).

Le mot vaccination évoque obligatoirement Pasteur (1822-1895), qui ne dut qu'à sa forte personnalité jurassienne de pouvoir s'opposer aux universitaires de son temps qui le couvraient de mépris et de grossièretés. Il est vrai qu'il n'était même pas médecin (19).

Le tulle gras fut imaginé et mis au point par Auguste Lumière (1862-1954) qui voyait dans ce procédé le seul moyen d'éviter les douleurs atroces des blessés au moment de leurs pansements. Dès le début de la Guerre de 1914-1918, Lumière offrit au Service de Santé français de lui fournir gratuitement le tonnage nécessaire aux soins des blessés pendant toute la durée des hostilités. Mais Lumière avait le tort de ne pas être un officiel et, comme son compatriote Pasteur, il n'était pas médecin. Son offre fut refusée. Pendant des années, des millions de blessés souffrirent le martyr parce que des individus méprisables

---

(17) «Médecine du pouvoir, du prestige et des gros sous, la profession médicale, ruineuse des santés comme des deniers nationaux, se maintient à coups de répression, publicités, chantages, escroqueries, campagnes de béatitude, et sur la peur, l'ignorance, le mensonge et l'hypocrisie. C'est la pire médecine ayant jamais existé» (Institut d'acupuncture du Québec - Montréal 1987).

(18) Une cellulothérapie avant la lettre mais réalisée avec des tissus adultes au lieu de cellules fœtales. Et Brown-Séquard n'en mourut pas, ni ne fut infecté.

(19) Ce qui, dans le cas contraire, ne lui eût pas plus évité la férocité des successeurs laïques de l'Inquisition.

(médecins généraux, médecins civils, fonctionnaires faisant partie des commissions...) s'opposèrent à l'usage d'un produit mis au point par un non-diplômé et, ce qui est encore plus grave, étranger au sérail.

J'ai parlé de scolastique immuable, de l'intolérance morbide inacceptable des milieux officiels (20). Désirant placer cet exposé sous le signe d'une promenade hors des sentiers battus et appuyer mes dires qui, aux yeux de certains, pourraient être taxés de démesure, voici une anecdote :

Pendant un certain temps, assez long il est vrai, les orthodoxes ne jurèrent que par la *saignée* et les *lavements,* méthodes qui nous auront au moins permis de connaître l'exceptionnelle vitalité de Louis XIV pour avoir résisté aux assauts démentiels de ses médecins pendant soixante-dix-sept ans. On saignait à tout propos : les enfants atteints de la rougeole, les anémiques, on saignait même les blessés en dépit d'hémorragies quelquefois inquiétantes (Louis XV ne put y échapper).

Malgré les désastres provoqués, plus d'un siècle et demi après les satires de Molière (1622-1673) sur le *saignare purgare,* la méthode était toujours prônée par les officiels dont la vanité et l'incompétence interdisaient l'étude des méthodes nouvelles dignes d'intérêt, systématiquement qualifiées d'inutiles ou de dangereuses, surtout bien entendu quand elles provenaient d'un chercheur isolé, ou bien d'un étranger à l'*establishment.*

Parmi ces ténors qui en leur temps firent la loi, figure un dénommé Broussais (1772-1838), qui fut certainement l'un des individus les plus malfaisants que l'Univers ait connu. Prétentieux au-delà de toute mesure, il enseigna à coups de gueule que tout devait être soigné, de l'angine banale à la syphilis (qu'il affirmait non contagieuse) par l'eau gommée et les saignées. La seule invention de Broussais fut de déclarer que les dominantes de la pathologie résultaient de l'*irritation* et de l'*inflammation, sans qu'il soit question de se soucier de la nature de la cause.*

« Grâce à sa séduisante simplicité, explique G. Dieulafoy (21), la doctrine de Broussais eut un retentissement considérable. Plusieurs générations en furent imprégnées, et pour lui porter les premiers coups,

(20) Il est évident que lorsque je parle « des » milieux officiels, « des » médecins orthodoxes (ou conformistes) sous cet aspect péjoratif, il ne s'agit que des *nuisibles* qui, selon les cas, peuvent être rares ou plus nombreux, l'esprit grégaire n'étant pas négligeable dans cette catégorie de bipèdes. Dieu merci, le corps enseignant ne comporte pas que des individus de cet acabit.

(21) Cours inaugural à la chaire de clinique médicale de l'Hôtel-Dieu - Paris 1896.

il ne fallut rien moins que l'œuvre de Laennec et la puissante autorité de Bretonneau. »

Laennec mourut à 45 ans en 1826, Broussais à 66 ans en 1838. Pendant ses douze ans de survie, Broussais, qu'un de ses ardents défenseurs actuels (un confrère !), n'a pas hésité à qualifier récemment d'« empereur de la médecine » (22), interdit farouchement que le buste de Laennec fût érigé à l'Académie de médecine. L'hommage à l'inventeur de l'auscultation lui fut rendu sitôt Broussais retourné à un néant dont il n'aurait jamais dû sortir.

Puis les orthodoxes ne jurèrent que par les sulfamides qui, en ce qui concerne la chaude-pisse, avaient effectivement transformé le climat social en supprimant le gonocoque par deux comprimés toutes les deux heures, entre 14 et 18 heures de traitement. On n'avait jamais vu ça !

Il s'agissait d'un produit que *Rhône-Poulenc* avait, sous l'appellation 2090 R.P., donné à expérimenter en 1940 dans le service du Pr Maurice Favre (celui de la maladie de Nicolas et Favre), Hôpital Grange Blanche à Lyon, dont j'étais l'un des externes.

Les heureux et constants résultats enregistrés autorisèrent bientôt la mise en vente du produit baptisé *Thiazomide*. Malheureusement, faute d'élémentaires mises en garde (hormis celles du Pr Favre dont les papiers furent tôt jetés à la corbeille par les responsables de la Santé à l'échelon national), l'ensemble des péripatéticiennes, comme nombre de femmes du meilleur monde, pensèrent se protéger en absorbant une heure avant d'accéder aux sommets deux ou quatre comprimés de la précieuse denrée. Attitude qu'imitèrent rapidement nombre de consommateurs pensant que le préservatif chimique valait de loin toutes les capotes franco-anglaises.

Les résultats ne se firent pas attendre : en quelques mois, 60 comprimés puis 80 furent nécessaires pour obtenir les résultats acquis au début par 16 ou 18. Ce fut l'une des preuves les plus évidentes de la genèse des résistances microbiennes par l'usage inconsidéré des anti-infectieux de *synthèse* (23).

Selon toute apparence, la sonnette ne sut pas attirer l'attention des universitaires, membres du Conseil supérieur de l'hygiène en par-

---

(22) Ce fut surtout un opportuniste qui s'engagea en 1792 (à l'âge de 20 ans) dans les troupes nationales pour la Bretagne et la Vendée, pour ensuite s'étonner que ses parents soient exécutés trois ans plus tard par les disciples de Jean Chouan. Son incommensurable malfaisance sur le plan médical justifierait amplement le retrait immédiat de son nom au fronton des hôpitaux qui ont l'indécence de l'afficher.

(23) Car le phénomène, selon mon expérience, ne semble pas s'appliquer aux plantes ni aux huiles essentielles.

ticulier, timoniers exclusifs en matière de médecine mais qui, en ce qui concerne la prévention, n'avaient rien su prévoir.

La leçon ne fut même pas retenue, et une égale incompétence se manifesta quelques années plus tard à propos des antibiotiques.

Un beau jour en effet, les orthodoxes ne jurèrent plus que par la *pénicilline* dont ils venaient de découvrir l'existence fin 1944 au fur et à mesure de l'avance des troupes alliées et des implantations successives des Hôpitaux d'Évacuation de l'armée. Ils ne pouvaient malheureusement utiliser ce produit, véritablement miraculeux, exclusivement réservé aux blessés de guerre. A l'époque, les quantités de pénicilline délivrées à chaque formation étaient strictement contingentées, en conséquence très surveillées. Heureusement, avec 100 000 unités (un flacon), quelquefois 200 000, à raison d'une injection intramusculaire de 25 000 unités toutes les 3 heures, on pouvait sauver un membre qui, en toute autre circonstance, eût certainement dû être amputé. De la même manière et à des doses comparables, la pénicilline permit de préserver des milliers d'existences.

Depuis de nombreuses années, comme chacun sait, on parle couramment de 2, 5, 10 millions d'unités de pénicilline par jour, pour ne pas être assuré du résultat... même pas certain de ne pas faire mourir de choc anaphylactique, éventualité depuis longtemps admise y compris par les fabricants puisque ce n'est plus un secret pour personne.

Lorsque, environ deux ans après la fin des hostilités, les médecins et chirurgiens civils français purent enfin bénéficier d'une pénicilline — d'ailleurs fabriquée par le Service de Santé des armées qui avait besoin de son autonomie — nous avons assisté à une avalanche de mini-communications portant sur 5 ou 10 cas, parfois moins, alors que *tout* avait été dit depuis plusieurs années à propos de *tous* les chapitres de la pathologie, interne ou externe, chirurgicale de ville ou traumatique, le gros morceau en temps de guerre. Pour le seul Hôpital d'Évacuation auquel j'ai eu l'honneur d'appartenir au sortir des Corps Francs en janvier 1945, les quatre équipes chirurgicales qui le composaient depuis la campagne d'Italie avaient déjà pu faire état de plusieurs milliers d'observations. Mais les auteurs étaient rarement des universitaires, seulement des hommes riches d'expérience fabriquée sur le tas, dont les cols blancs estimaient probablement devoir contrôler les dires (24).

(24) Et puis, en cas de concours sur titres, une dizaine de petits papiers de trois pages pèsent parfois beaucoup plus qu'un seul bouquin de cinq cents: la médecine, on ne le répétera jamais assez, n'est pas une science exacte...

Cette traduction d'une morgue regrettable, ici sans conséquences néfastes, peut, dans d'autres circonstances, provoquer les pires catastrophes. En 1946, alors que j'étais assistant du chef des Services chirurgicaux d'un de nos hôpitaux implantés en Allemagne, notre patron Georges Arnulf — civil qui s'était engagé pour la durée de la guerre ayant regagné ses pénates pour y préparer l'agrégation — fut remplacé par un médecin-colonel venu contre son gré du Val-de-Grâce qu'il n'avait pas quitté depuis plus de quinze ans.

Si, comme quelques autres, ce bon théoricien auteur de travaux appréciés avait déjà eu l'occasion d'utiliser la pénicilline, il n'avait que de faibles lueurs sur le *pentothal,* ce merveilleux anesthésique (25) administré par voie intraveineuse qui rendit d'incomparables services en abrégeant l'angoisse et les souffrances des blessés, et en facilitant, par le calme entraîné, la tâche des chirurgiens.

Convenait-il encore de savoir le manier car il pouvait réserver des surprises. Je me souviendrai toute ma vie de ce pharmacien — auxiliaire de 24 ans, que toutes les équipes chirurgicales se disputaient à l'Hôpital d'Évacuation 412 installé en septembre 1944 à la caserne Ruty de Besançon. Blanchard se permettait, en toute simplicité, d'entreprendre et de surveiller trois anesthésies à la fois, pas toujours mais souvent dans deux ou trois salles différentes. Maître de sa technique autant que de ses nerfs car les circonstances étaient quelquefois rudes, il déambulait d'une pièce à l'autre les mains dans les poches. C'est tout juste s'il ne sifflotait pas à défaut de pouvoir fumer.

Le pentothal fut effectivement l'anesthésique idéal pour des centaines de milliers d'opérés. **A la seule condition** de n'être jamais administré pour une intervention au niveau de la tête ou du cou car le réflexe vagal provoqué signe l'arrêt de mort, immédiat et sans retour.

Un matin, arrive à la consultation un sous-officier présentant un phlegmon du plancher de la bouche. Deux attitudes pouvaient se discuter: un traitement médical avec *propidon* et pénicilline, ou l'incision avec drainage par lame de caoutchouc, solution qu'adopta le médecin-colonel.

«Pour cette intervention bénigne qui ne durera que trois minutes, inutile de mettre en route l'anesthésie en circuit fermé, le pentothal suffira», explique le colonel. Mais l'anesthésiste, jeune infirmière qui a fait toutes les campagnes depuis la Tunisie et pratiqué quelques centaines de narcoses, connaît bien le problème et l'expose au patron, qui ne veut rien entendre. Refusant de prendre le moindre risque, l'infir-

(25) Connu dans le public sous le nom de «sérum de vérité», terme usurpé si je me fonde sur ma propre expérience.

mière préfère alors quitter la salle d'op, ce que je crois devoir faire à mon tour.

Quelques minutes plus tard, un remue-ménage inusité nous apprenait qu'un malade venait d'être tué par la bêtise d'un mandarin qui avait négligé les mises en garde, de plus petits certes que lui et non titrés, mais qui en savaient plus.

Puis il y eut — comme il en est toujours — les inconditionnels de la *chimio*. Et si les conseils de modération se sont enfin fait jour il n'y a pas si longtemps parmi les rangs des orthodoxes, comme il en fut au temps de Broussais le mal est fait pour de nombreuses années car plusieurs générations de médecins n'auront été gavées que de cet enseignement tronqué dont il leur sera difficile de se débarrasser entièrement.

Mais comme le *saignare purgare,* et comme il en fut de nombreux sulfamides et d'antibiotiques de tous genres, thérapeutiques « miracles » durant leur action provisoire et le temps de les écouler, la plupart des produits chimio de synthèse n'auront qu'une carrière éphémère, de nombreux ayant d'ailleurs déjà terminé leur course pour le plus grand bien des malades et de ceux qui ne le sont pas encore.

Ces médications d'un moment que, périodiquement, d'aucuns crurent capables d'éliminer les médecines traditionnelles n'ont pu les supplanter durablement. Un minimum de réflexion et de bon sens suffisait à le prévoir.

Veuillez me pardonner cette longue digression à propos de l'emploi faussé trop fréquent du terme « médecine traditionnelle ».

Il convient aussi d'éliminer formellement du langage médical le terme trompeur et dangereux de *médecines douces.* Car toute thérapeutique est susceptible de dépasser son but, y compris le jus de carotte dont l'excès a tué il y a quelques années, par cirrhose, un sujet britannique (26).

« *Médecines différentes* » peut, en revanche, être conservé puisqu'il entend parler des procédés de traitement non enseignés dans nos Facultés, qui ne le sont plus ou qui ne le sont pas encore. C'est d'ailleurs le titre qu'avaient retenu les responsables de l'*Encyclopédie Planète* (L. Pauwels et J. Mousseau) pour le livre qu'ils firent paraître en 1964 (27), où étaient traités, dans l'ordre : la phyto-aromathérapie par mes

(26) Les infusions répétées de *hedera helix,* le lierre grimpant, sont également susceptibles de provoquer des cirrhoses hépatiques, même chez les enfants (travaux de l'hôpital pédiatrique de Lima - Pérou). Un exemple supplémentaire de ce que peuvent provoquer les médecines « douces ».

(27) *Les médecines différentes* (épuisé).

soins, et par d'autres la thalassothérapie, l'acupuncture, la cellulothérapie, les oligo-éléments, la chiropraxie...

Médecines alternatives et médecines complémentaires sont également très acceptables puisqu'on en comprend d'emblée la signification. Il est en effet très rare, surtout dans les syndromes chroniques, qu'on ne doive pas alterner les traitements : une cure thermale après un traitement par la phytothérapie associée à des procédés manuels par exemple. Les médecines alternatives sont d'ailleurs complémentaires : pour l'exemple choisi, la créno ou la thalassothérapie sont les compléments souvent utiles, parfois indispensables, des traitements divers antérieurs.

Ces thérapies doivent, pour être valablement choisies, tirer dans le même sens, s'épauler et non pas se contrarier, être *synergiques*. Les médecines traditionnelles sont synergiques, les chimiothérapies de synthèse beaucoup plus difficilement. Rappelons-nous ces paroles de Claude Bernard pour qui « le produit chimique, ne faisant pas partie intégrante de nos cellules, ne peut être qu'un poison pour elles ».

S'il est une appellation particulièrement adaptée, c'est bien celle de *médecines parallèles* puisque, on nous l'a enseigné à l'école, les parallèles ne sauraient se rejoindre alors qu'en thérapeutique les divers procédés et méthodes *doivent* se rencontrer pour un résultat souhaitable et un meilleur devenir du malade. Un exemple entre tous : un antalgique atténuera les douleurs d'une lombo-sciatique (deux seront préférables, de l'aspirine *per os* et un complexe aromatique en frictions). Mais la chaleur surajoutée arrangera bien les choses, l'acupuncture aussi. Moyennant quoi, dans la majorité des cas, rien ne sera résolu si les soins d'un kiné ou d'un chiro de qualité ne sont pas aussi passés par là. Au total : cinq produits ou procédés se seront « donné la main » pour obtenir la guérison, tous faisant partie des médecines traditionnelles.

En ce qui concerne l'aspirine, je pense devoir la faire entrer dans la famille car c'est pour faciliter la vie de votre malade que je vous l'ai proposée au lieu d'une décoction d'écorce de saule ou d'une infusion de reine des prés (*Spirœa ulmaria,* d'où vient le mot aspirine), les premières sources d'acide salicylique qui ont donné lieu à l'acide acétylsalicylique, le nom savant de l'aspirine, je ne vous apprends rien.

Les lombo-sciatiques, comme le rhumatisme chronique et la goutte, comportent toujours une note inflammatoire plus ou moins accusée. On pensera aux feuilles de cassis et de frêne qui, avec les sommités fleuries d'ulmaire, composent une formule d'Henri Leclerc. On pensera à la bardane, au genévrier, à l'ortie, à la prêle, à la ronce, au colchique d'automne, à l'aubier de tilleul sauvage (marque *Gravelline*), à l'harpagophytum procumbens, à bien d'autres encore car en phytothérapie, ce ne sont pas les draineurs, les uricolytiques ni les anti-inflammatoires qui manquent, mais les établissements où il convient de s'adresser pour être certain de la qualité des produits (28).

En matière de dénigrement, l'imagination des imbéciles est parfois étonnante: l'un de nos universitaires a même parlé de *patamédecine*. Comment font-ils pour être aussi bidonnants?

«*Médecines molles*» a été également utilisé par un certain K... il y a 5 ou 6 ans, dans un très sérieux périodique médical.

S'il l'a dit, honnête comme il l'est certainement, c'est qu'il en est convaincu et suppose qu'il ne risquerait rien si je lui proposais d'absorber publiquement, selon ses préférences, un ou deux grammes d'huile essentielle de sauge ou de romarin, ou bien d'hysope, il en est d'autres possibles. Deux grammes, c'est peu de chose quand il s'agit d'une médecine illusoire.

Selon l'heure et la phase de la lune, l'état de fatigue du sujet, les stress digestifs ou moraux qui l'auraient éventuellement immunodéprimé les jours précédents, nous assisterions rapidement à une crise d'épilepsie caractérisée ou bien, un jour qui ne serait pas comme les autres, à l'exitus pur et simple.

En proposant cette démonstration, je ne ferais d'ailleurs pas preuve de grande originalité car un épisode comparable s'était déjà produit lors du premier symposium sur l'Aromathérapie qu'il me fut donné de présider en 1960 (29). Parmi les participants, tous médecins, pharmaciens ou journalistes scientifiques, se trouvait un confrère qui eut le mauvais goût de ricaner à l'énoncé de résultats acquis par l'homéopathie. Le conférencier se tourna vers le goguenard, lui dit que chacun avait le droit d'avoir ses opinions et lui proposa d'avaler sur-le-champ deux petits tubes de granules, insipides et sans saveur, «ne contenant strictement rien» et dont, en conséquence, il ne pouvait rien redouter. La vérité l'obligeait toutefois à prévenir le confrère des malaises et de l'hyperthermie qui l'indisposeraient une ou deux heures plus tard. Cependant, qu'il se rassure: sur un simple coup de fil, le remède lui serait immédiatement apporté sous la forme d'un autre petit tube de granules, insipides et sans saveur, «ne contenant rien non plus»... mais qui résoudrait le problème. Probablement pris de court, le confrère

---

(28) Depuis quelques années, plusieurs producteurs ou grossistes bénéficiant du label «Nature et Progrès» fournissent des plantes sauvages ou de culture biologique. Il est aisé de se procurer leurs coordonnées. Le seul inconvénient, en réalité remarquable protection, est que ces négociants peuvent être en rupture de stocks et dans l'obligation d'attendre les prochaines récoltes. Mais comme les plantes en cause ne sont pas forcément les mêmes partout...

(29) *Domus Medica* - Paris.

interpellé préféra quitter l'amphi, en oubliant d'ailleurs de nous dire au revoir.

Pour en terminer avec ce paragraphe, il me faut évoquer un sigle probablement encore très peu connu puisque personne n'a jamais pu m'en donner le sens et que seul le hasard m'a permis de découvrir. Il s'agit de M.E.P. qui signifie *modes d'exercices particuliers.* On pourrait penser à beaucoup de choses plus ou moins salaces : le tourniquet chinois dans la baignoire, les massages thaïlandais... réunis sous l'aimable vocable de Massages En Piscine. La réalité est plus prosaïque : M.E.P. est, pour son inventeur qui n'a pas jugé utile de se faire connaître, l'appellation nouveau look de médecines différentes.

Les néologismes fleurissent depuis quelques années. Je citerai seulement : diétothérapie, diétothérapeutes et diétosensibles. Ça vous plaît ? Tant mieux si c'est vrai, car ce n'est pas forcément le cas pour nutrithérapie. Et puis il existe maintenant des hypertensiologues et, dans le domaine de la bouffe, des saucissologues. Les chansonniers ne sont pas à la veille de manquer de matériaux mais un bon calendrologue peut les aider.

Cette parenthèse refermée, revenons très brièvement sur les insanités déversées à propos des médecines différentes.

Faisant assaut d'originalité perverse, d'autres de nos confrères n'ont pas manqué depuis d'emboîter le pas aux précédents détracteurs qui n'avaient trouvé — faut-il le dire — que très peu de réactions sérieuses à l'époque. Or quand le danger semble écarté, comme chacun sait les héros sortent de l'ombre à la pelle.

« *Médecines à reculons* » serait bien banal ici, n'était son auteur qui, paralysé par une lombo-sciatique bilatérale, fut un jour tiré d'affaire en quelques minutes par un chiropracteur de la Palmer School (U.S.A.), autrement dit un marginal, de ceux que l'Ordre des médecins défère devant les tribunaux. Une médecine à reculons venait de permettre à cet individu d'avancer en retrouvant l'usage de ses jambes.

« *Les M.D. sont pour les maladies douces.* » Le tout est de savoir si les sciatiques, les zonas, les coliques néphrétiques, les cystites, tous syndromes traités efficacement par les médecines différentes — et beaucoup plus rapidement que par l'officielle — font partie des maladies douces.

Un troisième universitaire parle de « choix entre le *circuit dur de la médecine et le circuit mou* ». Si c'est de l'humour que le confrère a voulu faire, il n'est pas certain que ce soit réussi.

« Les médecines douces *appelées ainsi parce qu'elles laissent mourir sans jamais tuer personne.* » Le Dr Mal... nous avait habitué à mieux que ça. J'ai parlé des huiles essentielles qui peuvent entraîner la mort.

Au chapitre des observations, je parlerai d'un patient hospitalisé pour urémie grave, que les soins — incontestablement dévoués — des équipes hospitalières ne purent néanmoins maîtriser, et qui fut rendu à sa famille dans un état semi-comateux. C'est sa femme qui lui sauva la vie par une décoction concentrée de queue de cerise.

« *Privées de leur fumet de sorcellerie, les médecines différentes perdraient tout leur pouvoir.* » Comme la plupart du temps, nul ne sait de quelles médecines le grand censeur entend parler. Mais son propos n'en est que plus insultant pour tous les praticiens de ces médecines, comme pour les malades qui, lorsqu'ils se déclarent améliorés ou guéris par des méthodes autres que l'orthodoxe, sont systématiquement assimilés à des simulateurs ou à des hystériques, une raison parmi d'autres pour laquelle pas un patient sur mille n'avoue la vérité à son médecin (je parle du « chimio »), ce qui suffit, nous l'avons vu, à expliquer le peu de fiabilité des statistiques.

Malheureusement, le courage et la démonstration du grand censeur s'arrêteront là. Car oserait-il dire à un patient ayant souffert pendant des années de coliques néphrétiques malgré les soins donnés selon les normes classiques, que finalement l'élimination de son caillou n'a pas été due à la décoction de *Gravelline* mais au fumet de sorcellerie présidant à l'ingestion du breuvage ?

Il serait non moins édifiant qu'à un malade atteint de zona ophtalmique, hurlant de douleur depuis une semaine en dépit des soins habituels, il ose affirmer que sa guérison instantanée ne relève pas des essences aromatiques appliquées mais à un autre aspect de la sorcellerie. Je reviendrai sur ces sujets au chapitre des observations.

D'ailleurs, qui empêche le bon confrère, certainement très avide de s'instruire afin d'instruire les autres puisque hélas ! c'est l'une de ses fonctions, de répandre sur les molécules objets de son tendre attachement le parfum de sorcellerie qui les rendrait, elles aussi, efficaces rendant de ce fait inutile le recours aux autres formes de traitement ?

« *La peau de mouton,* écrit un maître de la chirurgie, *ne prévient* les *escarres que chez les patients nés sous le signe du bélier.* »

Malgré mes longues heures de lecture et les nombreuses réunions d'ordre professionnel auxquelles j'ai participé, je n'avais pas encore lu ni entendu que la peau de mouton pouvait avoir d'autres vertus que de constituer des semelles de chaussons pour pieds délicats et, toujours sous le nom de basane, de protéger la face interne des culottes de cavalerie.

L'auteur de cette absurdité, probablement un nostalgique qui se fait la main dans l'espoir d'égaler un jour Alphonse Allais, Tristan Bernard ou Marcel Aymé, a manifestement loupé le coche, lui aussi, si j'en juge par le souvenir pitoyable qu'il a laissé de son passage au *Grand Échiquier* un jour de 87 ou de 88. L'un de ses titres de gloire avoué est de s'être promené nu il y a cinquante ans avec des copains, ce qui ne sufit tout de même pas pour remplir une colonne, d'autant que la rue était sombre et complètement déserte.

Jusqu'ici, comme on a pu l'observer, la phytothérapie n'a jamais été formellement attaquée, le pharmacien suisse mis à part, dont j'ai parlé plus haut. Pendant deux ou trois ans, je me suis plu à imaginer que cette louable réserve était due au souvenir ému d'une maman ou d'une grand-mère qui avait su soigner ces délirants au temps de leur enfance par des infusions de tilleul ou de camomille, de mauve ou de thym, par la graine de courge ou l'eau aillée. Mais la reconnaissance, pas plus que le courage, n'étant pas l'une des denrées les plus répandues, certains ont passé outre:

La phyto-aromathérapie « *qui n'a pas eu le temps de faire ses preuves* » a écrit cet autre universitaire. Il fut un temps où on en congédiait pour moins que ça. Des siècles et des millénaires d'expérience, d'observations cliniques, et d'analyses depuis qu'on sait les faire, outre les innombrables investigations de toutes sortes, les expérimentations continuelles, des tonnes de documents publiés chaque année dans le monde entier... sont ainsi parfaitement ignorés de ce brillant intellectuel qui, de son côté, accepte à n'en pas douter, sans discussion ni contrôle, toute chimio nouvellement parue même si, comme il en est tellement d'exemples, le nombre des observations constituant le dossier n'atteint pas la dizaine.

Et il s'agit d'un enseignant ! Je me demanderai longtemps pour quelles raisons l'Académie de pharmacie — comme nombre d'universitaires, surtout parmi les concernés, eussent depuis longtemps dû le faire — ne s'est jamais élevée contre de tels propos (30).

On ne dénoncera jamais assez la nocivité de tels individus, facteurs d'immobilisme et de doute dans les esprits. « Rien ne trouble plus le devenir d'un problème que les jugements péremptoires et primaires », disait René Leriche.

Dans une revue médicale française du 1-7-86 a paru un digest sur les vertus de l'oignon. Le voici, *in extenso:* « une équipe bordelaise vient de montrer chez l'homme que l'ingestion quotidienne de 200 g d'oignons crus provoque une inhibition de l'agrégation plaquettaire.

---

(30) Par déontologie? C'en serait alors un bien mauvais usage et merci pour les malades une fois de plus méprisés. Ne serait-ce pas plutôt en confirmation des paroles de François Mauriac pour qui: « Nous avons perdu, et c'est peut-être un grand malheur, le sens de l'indignation et du dégoût »?

Un des constituants de l'oignon inhibe la cyclo-oxygénase et bloque la formation de thromboxane. Cette propriété expliquerait la renommée populaire de l'oignon comme protecteur vasculaire. De plus, l'oignon serait diurétique, hypoglycémiant, antibactérien... A vérifier ! (C.C. Ann. Pharm. Fr., 43, 273) ».

A vérifier ?... Je peux sans doute aider ces « pseudo-découvreurs » (à moins qu'ils préfèrent un autre qualificatif plus précis), en leur conseillant de lire les huit pages que j'ai consacrées à l'oignon dans « *Aromathérapie* ». Ils constateront que les propriétés hypoglycémiantes de l'oignon sont connues depuis soixante-dix ans, que les propriétés diurétiques *puissantes,* antibactériennes non moins puissantes, antithrombosiques sont utilisées depuis des siècles. Et tout le reste à l'avenant.

Ce genre de publications a de quoi étonner, et pas seulement les médecins phytothérapeutes ou les disciples des médecines naturelles mais aussi le profane qui se demande s'il a bien lu, s'il est vrai qu'il existe des médecins ignorant ce que l'homme de la rue connaît depuis longtemps.

Le voilà édifié. Il le serait encore plus par un article paru en décembre 1990 sous la signature d'un des grands maîtres de l'enseignement pharmaceutique français, intitulé : « L'oignon, un légume à propriétés pharmacologiques. Le saviez-vous ? » C'était dans l'une de nos revues scientifiques parmi les plus « super », réservée aux hommes de l'art, en particulier aux chercheurs, aux enseignants et aux bêtes à concours, beaucoup ayant déjà vingt ou trente ans de « pratique » médicale ou pharmaceutique... Et ces gens-là s'étonnent que le public n'ait plus confiance en eux.

« *Nul ne saurait dire si la phytothérapie est supérieure au placebo.* »

L'auteur de cette bêtise, encore un enseignant hélas ! sera en mesure de le dire le jour où, en guise de belladone ou d'un de ses dérivés, on lui aura donné *mica panis,* des boulettes de mie de pain, pour supprimer ses coliques néphrétiques. Il le saura de la même manière si, aux douleurs effroyables de son zona, on a opposé de l'eau (teintée pour mieux tromper, c'est-à-dire s'être placé dans de strictes conditions expérimentales) au lieu d'un complexe aromatique *adéquat.*

« *Une chimiothérapie bien contrôlée guérit 60 % des leucémiques alors que les effets d'une tisane sont nuls.* » Est-il vraiment besoin d'être agrégé pour accoucher d'une telle connerie ? J'avais bien cru entendre que le collègue confondait tout, rabot et pâte à modeler, oursins et œufs d'autruche, allant jusqu'à se débarbouiller dans le bidet. Mais, m'ont avoué de ses amis, c'est précisément là qu'il faisait preuve d'une certaine lucidité.

Pour lui répondre de façon très succincte: la pervenche pantropicale, *catharantus roseus,* toujours d'actualité dans le traitement des leucémies (comme de divers autres processus dégénératifs), relève toujours bien, me semble-t-il, du règne végétal (31).

Pour que le monde connaisse la santé, il faut «*distribuer des doses de tisanes aux plus nécessiteux*» *par* «*Tisanes sans frontières*». Depuis que monsieur Vil... (R.), chirurgien de son état, s'essaye dans ce genre douteux et se permet de parler de ce qu'il ignore, il s'est infiniment plus ridiculisé qu'il n'a fait de tort à la phytothérapie, comme aux autres méthodes d'ailleurs dont, apparemment, aucune ne trouve grâce à ses yeux. Parlant un jour des chiropracteurs, ou des ostéothérapeutes, il n'a pas hésité — croyant sans doute faire un bon mot — à écrire qu'ils n'ont jamais fait «*tourner les disques intervertébraux à 33 tours*».

Outre que la finesse du propos n'est pas tellement évidente, plutôt de nature à se faire éjecter du *Caveau de la République* ou des *Deux Anes,* est-il dans les attributions d'un médecin d'ironiser sur l'art et la conscience professionnelle de praticiens souvent indispensables, et d'afficher pareil mépris pour les êtres qui souffrent?

«*Comme toutes les autres médecines douces,* écrit un autre inspiré, *la phytothérapie est une médecine moyenâgeuse*», une appréciation qui se veut bien entendu méprisante, «comme s'il était désobligeant — pour emprunter à André Frossard — d'être comparé aux hommes qui ont bâti le Mont Saint-Michel et la cathédrale de Chartres».

Si je me suis également étendu quelque peu sur ce chapitre, c'est parce qu'entre l'ignorance, la vanité et la jalousie, la volonté arrêtée de désinformer et, bien entendu, la défense inavouée de certains intérêts, les raisons ne manquent pas, qui président à l'élaboration de ces propos grotesques, malveillants ou grossiers. Ces attitudes, inadmissibles pour quiconque, sont indignes de la corporation à laquelle nous appartenons. En semant le trouble dans l'esprit d'une partie de l'opinion: «l'esprit de l'homme, disait Érasme, est ainsi fait que le mensonge a cent fois plus de prise sur lui que la vérité», ces censeurs méprisants ont déjà provoqué de nombreux errements, facteurs d'accidents plus ou moins graves et de morts. Je pense à cette fillette de 2 ans atteinte d'une angine banale, qu'un médecin tua par une injection de pénicilline parce qu'on ne lui avait jamais appris les vertus de la feuille de ronce, le mûrier sauvage: *rubus fructicosus,* ni l'action calmante et antiseptique d'un collutoire au bleu de méthylène.

---

(31) On pourra lire avec profit un important travail consacré aux végétaux antimitotiques par Mme Bézanger-Beauquesne, Pr honoraire à la Faculté de pharmacie de Lille, paru dans «*Plantes médicinales et phytothérapie*» en 1985.

« Un malade ne doit pas continuer à souffrir, disait René Leriche, pour la seule raison que celui qui le soigne ne sait pas qu'on peut le soulager. » Il doit encore moins mourir parce que les praticiens ignorent les thérapeutiques efficaces et sans danger connues parfois, comme c'est le cas de la ronce; de toute éternité.

La nature de l'homme ne s'étant guère modifiée depuis les origines, en dépit d'une apparente accalmie chez les bêlants toujours exaspérés par le succès des médecines différentes, j'ai voulu ainsi mettre en garde les étudiants comme les médecins entendant se diriger vers ces disciplines. Car la gué-guerre n'est pas finie, elle resurgira un jour, pareillement agressive ou plus sournoise. Et toujours sans noblesse car les détracteurs de ces modes de traitement dont beaucoup, ou les leurs, ont souvent bénéficié, n'ont même pas le courage élémentaire (32) de témoigner en faveur de ceux qui les ont soignés lorsque ces praticiens se trouvent au banc des accusés.

Aussi, n'attendez aucune compréhension, aucune bienveillance des doctrinaires figés, des conformistes hostiles autant que prétentieux. Comme au temps de Pline, les médecins peuvent certes continuer à tuer impunément mais, de nos jours, pas n'importe comment ni avec n'importe quoi. Sont acceptés les antibiotiques, les corticos, la chimio d'une manière générale. Mais qu'un patient traité par les plantes ait l'idée saugrenue de mourir intempestivement (comme font de temps à autre certains sujets en quittant le cardiologue qui vient de leur remettre un électro-cardiogramme en tout point rassurant), et le phytothérapeute aura très probablement l'occasion d'apprécier les méthodes des « gardiens du trésor... » en attendant que l'année 1993 apporte enfin *quelque salubrité dans un système de santé qui, sous couvert de libéralisme, est certainement l'un des plus tyranniques et des plus bornés de la planète* (33).

OBSERVATIONS DE MALADES

« Les bonnes causes n'ont pas besoin d'être très défendues, mais simplement exposées. » C'est ce que le Pr H. Reynès, de Marseille, déclarait au Congrès de chirurgie de Paris en 1911. Les temps ont bien changé !

---

(32) Mises à part les exceptions, à ce point rarissimes que les journalistes, médusés, ne peuvent s'empêcher d'en parler.

(33) Chaque système de médecine a ses avantages et ses inconvénients. Mais en Grande-Bretagne, les médecins collaborent au grand jour avec les chiros et les guérisseurs. En R.F.A., les Heilpraktiker (naturothérapeutes) constituent une corporation officielle depuis 1934, que nul pseudo-Ordre des médecins ne s'aviserait de remettre en cause.

Quoi qu'il en soit, la seule façon de répondre utilement aux âneries est, aujourd'hui comme hier, de présenter des *observations,* « les choses en médecine, comme au temps d'Ambroise Paré, ne se mesurant et considérant que par leurs sens et effets ».

Les observations dont je ferai état sont de *deux sortes:* celles *exclusivement* tirées de mon *fichier personnel,* les autres *venues de patients* que, pour certains, je n'ai jamais vus, qui ont eu à cœur de me faire part d'améliorations ou de guérisons obtenues par la phyto-aromathérapie. C'est grâce à ces hommes et à ces femmes, qui prennent parfois des risques en entreprenant des expérimentations que, personnellement, je n'aurais jamais décidées pour eux, que les thérapeutiques ont souvent progressé.

En ce qui concerne mes observations personnelles, elles seront également de deux sortes :

— celles qui relèvent de la seule *phyto-aromathérapie,*

— et celles pour lesquelles, outre cette thérapeutique, il m'aura paru nécessaire de prescrire certains traitements complémentaires.

Estimant que pour une meilleure appréciation de la valeur d'une méthode, deux conditions devaient être réalisées : un nombre de cas suffisant et un recul décent, je ne ferai état — sauf exceptions — que de syndromes traités à plusieurs centaines d'exemplaires, avec un recul de dix ou vingt ans, quelquefois plus. Ainsi l'exige, me semble-t-il, l'établissement de statistiques dignes de foi.

Mes observations ne seront pas groupées par rubriques, procédé qui deviendrait vite lassant, mais présentées dans l'ordre avec lequel les malades se présentent à la consultation de chaque jour. On ne cherchera, dès lors, aucune graduation dans l'importance ou dans la gravité des syndromes exposés, non plus qu'un de ces effets dont sont friands les cabots.

Sinusites frontales

Le commandant R.V., de retour des Comores, souffre depuis six mois d'une sinusite frontale qu'aucun traitement antibiotique n'a pu influencer et qu'il tente de calmer par des doses inusitées d'aspirine. Je lui prescris des inhalations sèches d'un mélange aromatique (34): une vingtaine de gouttes sur le mouchoir, à respirer une ou deux minutes, quatre fois par jour. Guérison en *48 heures.* C'était en 1964. Résultat maintenu en 1992.

Comptez, d'une manière générale, sur environ 90 % de succès entre 48 heures et une dizaine de jours.

---

(34) *Climarome:* produit d'hygiène.

Angines

Il s'agit des angines banales (non du croup ni de l'angine de Vincent, etc.), dont on recense environ 5 500 000 cas annuellement en France. Il y a de nombreuses années que les médecins devraient savoir que cette affection n'est pas justiciable des antibiotiques. Mais le parapluie tenant, ici comme ailleurs, lieu de rempart à l'ignorance, « on » continue à traiter ce syndrome par la pénicilline ou un quelconque antibiotique, au risque d'allergiser le patient à vie (35), à défaut de la lui retirer (le cas de la fillette évoqué plus haut).

Ne fût-ce que pour éviter semblable catastrophe, voici le traitement quasi souverain de l'angine habituelle : décoction de feuilles de ronce, le mûrier noir — *rubus fructicosus* — en gargarismes et ingestion pendant 48 heures ou 3 jours. Avec, plus pour son effet antalgique que pour ses propriétés germicides, le bleu de méthylène en badigeonnages. Je n'ai personnellement jamais connu d'échec avec ce procédé. Bien sûr, repos au lit ou à la chambre pendant 3 ou 4 jours (délais rarement atteints chez les responsables d'entreprises), devenus curieusement 8 à 10 jours et parfois plus dans les administrations et établissements nationalisés, ce qui prouve une fois de plus que les fonctionnaires et certaines catégories de salariés sont beaucoup plus fragiles que les autres.

Pré-coma urémique avec anurie presque totale

Il s'agit là d'une des observations les plus sensationnelles qu'il m'a été donné de connaître. M. Col..., 54 ans, a de plus en plus de difficultés à uriner et son taux d'urée sanguine grimpe dangereusement jusqu'à l'amener au stade de pré-coma justiciable de l'hospitalisation. Ce qui est fait dans la journée.

Les soins classiques en usage sont prodigués avec beaucoup de conscience mais restent sans effet. Cinq jours plus tard, manifestement le malade va mourir. Comme les hôpitaux ne sont jamais enclins à déprécier leurs statistiques, le malheureux externe de garde délégué par l'interne qui avait été lui-même pressenti par l'assistant à qui le chef du service avait demandé de bien vouloir régler l'affaire au mieux, se trouve dans la délicate obligation de suggérer à la famille la récupération de l'être cher « qui serait certainement mieux pour mourir parmi les siens ». L'ambulance était d'ailleurs en bas et les choses furent menées rapidement.

---

(35) Non point seulement en ce qui concerne l'antibiotique utilisé. L'agression provoquée au niveau des cellules animales est, en effet, susceptible de répercussions insoupçonnées qui, pour n'apparaître parfois que des mois ou des années plus tard, ne seront jamais rapportées à leur véritable cause.

L'épouse du moribond se souvint alors des propriétés diurétiques des pédoncules de *cerasus vulgaris* qu'elle connaissait sous le nom vernaculaire de queue de cerise. Elle en prépara une décoction très concentrée qu'elle fit absorber par cuillerées à café au malade qui, miraculeusement, avait conservé son réflexe de déglutition. Un temps infini fut nécessaire à l'ingestion d'un verre et demi.

Dans les 48 heures qui suivirent, le malade élimina près de 10 l d'urine. Une semaine plus tard, il se levait et pouvait reprendre certaines activités. Il vécut encore sept ans, dans une forme étonnante.

La queue de cerise est effectivement réputée pour ses propriétés diurétiques, et sédatives, des voies urinaires. Indiquée dans les insuffisances rénales, les néphrites, les lithiases urinaires, l'arthritisme, les œdèmes des cardiopathies... Il en faut une poignée par litre d'eau, à faire bouillir à feu doux pendant 10 minutes, à passer 15-20 minutes plus tard.

Si les pédoncules sont secs (cas le plus fréquent), il est nécessaire de les laisser tremper — comme on fait des haricots — une douzaine d'heures dans l'eau froide. Agir différemment serait s'exposer, non pas obligatoirement à un échec, mais à des résultats insuffisants.

Si j'en juge par ce qu'il me fut donné de constater il y a quelques années, la consommation de queue de cerise reste assez importante en France, je ne parle pas des campagnes où elle se trouve dans toutes les armoires avec la mauve, la reine des prés, la feuille de cassis, beaucoup d'autres. Je me souviens seulement d'une visite que j'avais faite à l'herboristerie de la rue Gubernatis, non loin de la Place Wilson, à Nice. On livrait à ce moment précis d'énormes sacs en toile de jute, contenant chacun 50 kg de queue de cerise importée de Pologne car en France, le chômage n'existant pas comme on le sait, ou si peu, on ne voit pas à qui pourrait être décemment proposé un travail saisonnier, une tâche qui rapporterait d'ailleurs probablement moins que les indemnités perçues à ne rien faire. Conservez la queue des cerises que vous mangez.

Cystites

« Docteur, m'écrit M.G. de Charleville-Mézières le 18 août 1987, j'ai été soigné par vous il y a plus de quinze ans pour une colibacillose traînante, grâce à un mélange d'huiles essentielles et à la teinture mère de myrtille. J'ai été guéri rapidement et définitivement. Aujourd'hui, c'est pour... »

Des lettres de ce genre, j'en ai reçu et j'en reçois toujours des quantités depuis 1958, date à laquelle j'ai commencé à faire connaître les résultats obtenus par la phyto-aromathérapie en *pathologie infectieuse, le grand domaine des huiles essentielles,* et aussi, peut-être avec une puissance moindre, de la phytothérapie dans son ensemble : il y a déjà longtemps qu'on a démontré la présence d'antibiotiques dans environ 1 200 espèces de plantes.

Voici l'une de mes premières observations relatives aux *cystites* publiée en 1961 (36) :

Mme C. 25 ans — Le Havre — vient me voir en *juin 1960* pour une *cystite récidivante* datant de 1953. Les analyses montrent du staphylocoque doré et du colibacille sur fond d'hématurie. Échec de tous les traitements antibiotiques suivis depuis sept ans.

État général médiocre, asthénie-nervosisme, migraines, nausées, constipation, inappétence, insomnies ou cauchemars, troubles dystoniques divers complétant ce tableau de dérèglement neuro-végétatif. Insuffisance pondérale à 48 kg pour 1,69 m. J'ai vu pire chez les rescapées de Ravensbrück qu'il m'a été donné de soigner, mais le présent schéma, idées de suicide itératives à l'appui, fournit déjà matière à réflexion.

Traitement :

1. mélange avec extraits fluides de *zea maïs, juglans regia, cascara, boldo, urtica urens* et *taraxacum,* c'est-à-dire stigmates de maïs, noyer, cascara, boldo, ortie brûlante et pissenlit,

2. formule avec huiles essentielles (H.E.) de lavande, thym, menthe, cannelle et girofle,

25 gouttes de chaque flacon dans 1/2 verre d'eau tiède, 3 fois par jour, avant les repas,

3. préparation acide phosphorée (*Phosarome*).

— *En août 1960,* après 2 mois de traitement : *disparition des douleurs dès le premier jour,* puis peu à peu de la presque totalité des symptômes hormis une légère asthénie et quelques palpitations.

— *En janvier 1961,* après un traitement de consolidation discontinu exclusivement phyto-aromatique, état général excellent, la cystite n'ayant jamais reparu. Mme C. est en état de grossesse.

— *Février 1977:* bonne santé sans histoire, tout le monde va bien y compris le bébé qui a maintenant 16 ans.

« Presque trop beau pour être vrai », cette phrase qu'il m'a été donné d'entendre souvent à l'énoncé de résultats comparables prend, dans le cas des infections génito-urinaires de ce type, une résonance tout à fait particulière : *90 à 95 % de succès* en quelques jours ou 2 ou 3 semaines. Il sera cependant toujours préférable de poursuivre le traitement pendant un mois. En cas de récidive, rare mais toujours pos-

(36) *L'Hôpital,* mars 1961.

sible, une nouvelle cure sera instituée avec les mêmes éléments ou des formules voisines. On traitera bien entendu une éventuelle constipation et, en cas de ballonnements, l'H.E. de carvi comme le charbon de peuplier trouveront leur utilité.

Pour en terminer sur ce sujet, voilà plus de trente ans que pour mieux convaincre, et plus rapidement, les médecins, étudiants, sages-femmes, infirmiers ou infirmières, kinés et naturothérapeutes soucieux de s'informer sur les pouvoirs de la phyto-aromathérapie, je leur conseillais de prendre *systématiquement* à leur compte *toutes* les cystites, *même* datant de 2, 8, 10, 12, 20 ans (45 ans pour une «patiente» d'Indre-et-Loire), témoins des échecs aussi fréquents que soigneusement minimisés de l'antibiothérapie classique. Pour faciliter leurs débuts, je leur avais fourni trois formules personnelles, d'égale valeur mais dont l'une pourrait éventuellement se révéler plus rapidement et plus complètement efficace... ce que nous ne saurions qu'après car, en l'état de nos connaissances d'alors, rien ne nous permettait de prévoir la supériorité (toute relative au demeurant) d'un mélange de ce genre par rapport à ses voisins (37).

Deux mois plus tard, ces nouveaux venus à la lumière phyto-aromatique étaient convaincus de l'exceptionnelle activité des huiles essentielles dans le domaine infectieux. S'y joignent, nous l'avons vu, éventuellement des centaines d'espèces de plantes dans lesquelles on a découvert des principes antibiotiques. Dans le cas particulier, on n'oubliera jamais le *vaccinium myrtillus,* la myrtille, certainement l'un des plus puissants anticolibacillaires connus.

Outre mes propres statistiques, je puis également faire état — trésor inestimable — de nombreux témoignages de patientes s'étant guéries elles-mêmes et qui, depuis de nombreuses années, ont bien voulu exaucer mon souhait de recevoir leurs réflexions. C'est ainsi que les premiers thérapeutes ont appris leur métier et, me semble-t-il, que les actuels devraient encore procéder : «il ne faut pas rougir d'emprunter au peuple les éléments de son savoir».

Certaines m'ont dit avoir tout simplement fait confiance aux formules mentionnées dans mes écrits et n'en avoir retiré que des avanta-

---

(37) Depuis, avec M. Girault (de Dijon), nous avons introduit en clinique la pratique de l'*aromatogramme* dont j'aurai l'occasion de reparler.

ges. Merci infiniment. Un bel exemple, de toute manière, *justifiant l'auto-médication, à la condition d'être éclairée.* D'autres correspondant(e)s m'ont fait part de leurs propres essais, nouvelles et incontestables sources de progrès pour la médecine. Ainsi ai-je appris que Mme de L. s'était débarrassée *en 3 jours* d'une cystite vieille de deux ans grâce à une infusion de fleurs de lavande. Le traitement n'a pas été si illusoire puisque, huit ans plus tard, Mme de L... ne souffrait d'aucune récidive. Mme R., femme de ménage à Digne, dans les Basses-Alpes, s'est guérie avec une infusion de thym. Il y avait trois ans qu'on passait d'un antibiotique à un autre pour revenir au premier sans autre résultat que des malaises surajoutés.

Les baies de genièvre, le romarin, beaucoup d'autres plantes ou essences aromatiques ont été employées selon les connaissances des malades ou leur impulsion du moment. De très fréquents bons résultats furent et sont toujours obtenus de la sorte, qui ne sont ignorés de nos jours que de ceux qui le veulent bien. La phyto-aromathérapie, méthode *fossilisée* avons-nous vu, l'aromathérapie « partie très discutée de la phytothérapie » (38), continuent, en dépit d'opinions tendancieuses, à se prévaloir d'étonnants résultats que les médecins, les pharmaciens et l'usager doivent absolument connaître.

Brûlures

Il s'agit des brûlures des *premier et second degrés.* Le troisième, qui intéresse les tendons, les muscles et parfois les os, nécessite d'autres soins.

Depuis longtemps, la fécule de pomme de terre et la carotte râpée ont prouvé leur efficacité, mais on ne se promène pas obligatoirement avec ces légumes plus une râpe dans la poche.

Je connaissais, comme tout le monde, les traitements en usage: tulles gras, liniments divers, mercurochrome... Mais dès 1954, grâce aux ouvrages de Jean Palaiseul (39), il m'apparut que le meilleur, à la fois le plus rapide dans ses effets calmants comme sous l'angle de la cicatrisation, était un mélange d'huiles essentielles en applications locales. Le seul inconvénient était que ce produit, *d'origine française, était interdit en France,* un exemple supplémentaire de la pérennité de la nuisance de certains milieux officiels en matière de santé. Les patients

(38) Opinion relativement récente d'un pharmacien d'officine artisan de la 25e heure, travaillant en tandem avec un ancien spécialiste de la « maigritude », lui-même ouvrier de la 24e heure et demie, pour qui apparemment tous les moyens sont bons pour se faire remarquer.

(39) « *Tous les moyens de vous guérir interdits aux médecins* » 5 vol. (Robert Laffont édit., Paris).

devaient se le procurer en Suisse, avec beaucoup de difficultés s'ils se le faisaient adresser par la poste (40).

Il suffit quelquefois de se mettre à l'ouvrage pour être récompensé. J'avais constaté un si grand nombre de guérisons par cette médication de formule tenue secrète, que je me fis obligation de découvrir un produit comparable. Après un certain nombre d'essais infructueux, je parvins finalement à un mélange convenable. Il contenait, contient toujours, les H.E. de lavande, de géranium, d'eucalyptus, de romarin, de sauge et de thym dans un excipient neutre *(Tégarome)*.

Observation n° 1. Mme P. se renverse sur l'avant-bras gauche du marc de café encore bouillant. La douleur est telle que la malheureuse tombe en syncope. A son réveil, il est impossible de toucher la zone brûlée qui s'étend du coude au poignet. Avec d'infinies précautions, on tamponne les lésions avec des fragments de coton imbibés de la préparation aromatique. Trois minutes plus tard : disparition de la douleur, ce qui permet de placer un pansement de simple protection. Le lendemain matin, 10 heures après l'incident, les téguments sont encore très rouges et légèrement sensibles, mais il n'y a pas de phlyctères. Nouvelle application du produit, l'avant-bras est laissé à l'air. Guérison totale 24 heures plus tard.

Observation n° 2. M. C., commandant d'administration du Service de Santé, a quelques talents de cuisinier qu'il aime faire connaître le dimanche à ses amis. Ce jour-là, à l'occasion d'une friture, la bassine le gratifie de quelques projections d'huile bouillante au niveau des mains et de la joue gauche. Application immédiate du produit. Sédation de la douleur en quelques secondes et M. C. peut poursuivre son œuvre. A la fin du repas, les brûlures pouvaient être considérées comme guéries. Un inconvénient du produit : les beignets sont moins bons lorsqu'ils sentent la lavande, l'eucalyptus et le géranium.

Observation n° 3. Palaiseul, l'écrivain et journaliste scientifique déjà cité, n'a pas encore été canonisé (il est d'ailleurs toujours vivant, Dieu merci) et ne se prénomme pas Thomas. Il entend néanmoins se rendre compte par lui-même, ce qui l'entraîne à de nombreux voyages et des séjours plus ou moins longs en France comme à l'étranger. En ce qui concerne le mélange antibrûlures, il n'hésite pas un jour à se

(40) Les services des douanes adressaient à l'usager des imprimés à remplir et à faire signer par un médecin se *déclarant responsable* des effets de cette thérapeutique. Or un médecin peut-il prendre en charge un traitement dont il ignore tout ? Mais, faisant la plus absolue confiance à Palaiseul, je pus dépanner un certain nombre de patients.

brûler au niveau de deux doigts avec une cigarette incandescente. Ce n'est pas agréable. Sur l'une des lésions, il applique le produit tandis qu'il laisse l'autre sans soins. Quelques minutes plus tard, le doigt traité est indolore, et le lendemain matin complètement guéri. L'autre reste très douloureux et couvert de phlyctères. Compresses à base du même produit, dilué à 50 gouttes pour un verre d'eau. Guérison en 4 jours.

Lithiases rénales

Si cette affection est actuellement susceptible d'être traitée par voie externe grâce à un volumineux appareil de conception relativement récente, il n'y a pas si longtemps que le seul traitement proposé par la quasi-totalité des médecins était l'intervention chirurgicale. Le malheur était que, hormis quelques conseils de routine relatifs aux abats et une quantité minima d'eau à boire quotidiennement, les malades étant renvoyés chez eux sans véritable traitement de *terrain* destiné à prévenir les rechutes, beaucoup de patients devaient être un jour réopérés pour la même raison. Cependant, il y a des années qu'un traitement médical existe qui, en raison de ses fréquents succès, devrait toujours être systématiquement tenté: l'aubier de tilleul sauvage du Roussillon (41), indiqué par ailleurs dans les états pléthoriques, l'arthritisme, les lithiases biliaires, les états migraineux et la cellulite... certainement l'un des meilleurs traitements à opposer à tous les états de surcharge plus ou moins évidents dès l'âge de 40 ans, parfois plus tôt.

Observation n° 1. Le commandant du génie, R.M. 41 ans, est hospitalisé en 1954 dans un hôpital militaire parisien pour *lithiase rénale droite.* A la radio: un calcul de la taille d'un petit pois. Des crises récidivantes de coliques néphrétiques conduisent à l'indication d'ablation chirurgicale.

Le patient doit être opéré quatre jours plus tard. L'infirmière du service, qui en connaît un peu plus, lui parle de la *Gravelline* et lui propose, à condition d'être discret vis-à-vis du chef de service et de ses adjoints (on appréciera, une fois de plus, l'ambiance et la largeur d'esprit présidant généralement aux échanges médicaux), de lui préparer une décoction d'aubier dont il boira chaque jour 3/4 de litre. Le cdt R.M., que son passage à Polytechnique a familiarisé avec la méthode expérimentale, accepte d'autorité.

(41) La *Gravelline,* vendue en sachets de 400 g sous la forme de bâtonnets d'environ 30 cm, et qui présente toute garantie. On devra se méfier des nombreuses contrefaçons où l'aubier est présenté en petits fragments, sans la moindre indication d'origine.

Le lundi matin, jour de l'intervention, lorsque le chirurgien vient saluer son patient, le cdt R.M. lui montre la petite pierre qu'il a éliminée au cours de la nuit. De nouvelles radiographies ne laissent aucun doute : le caillou n'est plus dans le bassinet mais sur la table de nuit.

J'ai eu le plaisir de soigner quelques années plus tard le cdt, devenu général R.M. Il était en parfaite forme et, de lui-même, avait suivi 3 fois par an une cure de 10 jours d'aubier de tilleul sauvage.

Depuis 1954, j'ai eu de nombreuses occasions de constater les bienfaits de la *Gravelline,* précisant toutefois qu'elle ne réussit pas à tous les coups, ne fût-ce qu'en raison de la taille des cailloux, peut-être aussi pour des raisons qui nous échappent.

Observation n° 2. Général d'armée J.P.E., 60 ans. Après avoir fait toutes les guerres de notre temps sans la moindre égratignure, a subi deux interventions chirurgicales en huit ans pour lithiase rénale. Mais sans traitement modificateur de terrain, après quelques années d'accalmie, il présente de nouvelles crises de coliques néphrétiques en octobre 1981 et vient me consulter.

Mon traitement consistera en décoction d'aubier de tilleul sauvage à 40 g par litre d'eau : 3/4 de litre par jour pendant 10 jours. Quarante-huit heures après la première prise, le général J.P.E. éliminait un calcul de la taille d'une lentille grand format.

Observation n° 3. M. C., 59 ans (Reims), artisan maçon, présente depuis plusieurs années des « lancées » au niveau de la fosse lombaire gauche avec, de temps à autre, une crise de colique néphrétique caractérisée. Les clichés révèlent, dans le bassinet du rein gauche, de nombreux petits calculs de la taille approximative d'un grain de riz.

Traitement (mai 1961) : 3 verres par jour d'une décoction d'aubier de tilleul sauvage à 40 g par litre d'eau, pendant 20 jours. Un mois plus tard, le patient est ravi de m'apporter l'équivalent d'une cuillerée à café de petits cailloux et de sable éliminés.

Les traitements suivants, d'une durée moyenne d'un mois, comporteront l'aubier diversement associé à la reine des prés *(spiroea ulmaria),* la feuille de cassis *(ribes nigrum),* l'épine-vinette *(berberis vulgaris),* quelques autres. Et chaque mois, M. C. viendra me présenter, rayonnant de bonheur, le produit de sa collecte précieusement recueillie, de quantité toujours sensiblement égale.

La scène se reproduit à quatre reprises. Le 5e mois, c'est un homme consterné que je vois entrer et je m'inquiète pour lui. En réalité, angoissé de ne plus rien éliminer depuis trois semaines, M. C. redoute l'apparition de nouvelles crises. Je pus le rassurer, ce que de nouveaux clichés firent apparemment encore beaucoup mieux que moi : le bassinet et les calices du rein gauche avaient retrouvé la pureté de l'innocence.

Trois cures annuelles de 10-12 jours d'aubier empêchèrent toute récidive jusqu'en 1976, date à laquelle je n'ai plus eu de nouvelles de ce patient.

Ainsi une phytothérapie adaptée est-elle, à la fois, susceptible d'*éliminer* une lithiase rénale et de *prévenir* la formation de nouveaux calculs. C'est bien, semble-t-il, ce que chacun souhaite d'un traitement, surtout lorsqu'il est simple et sans danger.

Observation n° 4. M. L., 37 ans (Palaiseau), sujet aux crises de coliques néphrétiques, vient me consulter en février 1959. Les clichés montrent un calcul de la taille d'un pois cassé dans le bassinet gauche. Traitement : 3/4 de litre par jour de décoction d'aubier de tilleul sauvage du Roussillon pendant 10 jours.

Trois semaines plus tard, le patient revient me voir, me signalant que le traitement est resté sans effet, et qu'il ressent une tension au niveau de la fosse lombaire gauche. De nouveaux clichés montrent que le calcul se trouve bloqué dans l'uretère à la jonction des 2/3 supérieurs - 1/3 inférieur. On note aussi une légère dilatation consécutive du bassinet.

L'intervention est décidée. Le compte rendu opératoire fait état d'un rétrécissement congénital, de nature fibreuse, situé à l'endroit précis où le calcul a été stoppé. L'échec du traitement médical provient donc ici d'une malformation anatomique méconnue.

En 1988, près de trente ans plus tard, avec deux cures d'aubier par an, M. L. n'a jamais plus présenté de lithiase urinaire.

Parmi les divers traitements médicaux qui, depuis des siècles, ont dû être essayés pour tenter de dissoudre des calculs, aucun n'a semble-t-il pu s'imposer, sans quoi nous le saurions. En ce qui concerne les traitements visant à l'élimination des calculs par les voies naturelles (à condition, bien entendu, que leur taille le permette), en voici un autre mentionné dans des ouvrages de la première moitié du XIXe siècle, qui m'a permis quelques succès : un mélange d'huile de noix (d'au moins un an) et d'huile d'amande douce, à parties égales. Trois cuillerées à soupe par jour, entre les repas, avec une infusion de paille d'avoine et de racine de réglisse (une poignée de la première, 30 g de la seconde pour un bol d'eau bouillante). L'élimination du ou des cailloux peut survenir entre 3 et 10 jours.

Le traitement médical des lithiases *biliaires* ne donne généralement pas les mêmes satisfactions. Le dissolvant idéal des calculs, fiable et sans inconvénients, est sans doute encore à découvrir. Quant aux médications employées dans l'espoir de provoquer l'élimination de ces hôtes inconvenants, elles ne sauraient agir que s'il s'agit de cailloux susceptibles de franchir le canal cholédoque, et à condition que la vésicule biliaire, souvent atone depuis un temps plus ou moins long, soit capable de retrouver la contractilité nécessaire au résultat souhaité.

Il y a une quarantaine d'années, les Prs A. Lemaire et J. Loeper ont étudié l'action du suc de radis noir *(raphanus niger)* sur les vésicules biliaires encombrées de sable, de boues et de calculs, de ce fait devenues inertes, inutiles et, en raison des troubles provoqués, justiciables de l'ablation chirurgicale. Mais la cholécystectomie ne réglant pas toujours l'ensemble des problèmes, il était et reste logique d'essayer un traitement préservant l'intégrité organique du malade.

A. Lemaire et J. Loeper purent constater sous écran radiologique que l'ingestion d'un extrait de radis noir était capable, dans des délais variables, de réveiller une vésicule apathique, dès lors de provoquer l'expulsion des sables, boues et calculs de petites dimensions. Cette attitude m'a permis d'éviter un certain nombre d'opérations, et de constater que les calculs éventuels qui, en raison de leur taille, n'avaient pu être évacués, ne provoquaient généralement plus de troubles à leurs porteurs.

Outre les succès obtenus par la seule phytothérapie, nombre de cas de lithiases urinaires sont heureusement traités depuis quelques années par des appareils générateurs d'ondes de choc appelés *lithotriteurs,* le premier lancé sur le marché provenant des établissements Dornier en R.F.A., un autre étant de conception et de fabrication françaises (Jacques Dory). Grâce à cette technique, de plus en plus de patients peuvent espérer se voir débarrassés de leurs cailloux sans l'intervention du chirurgien. Il y a peu de temps encore, il était nécessaire d'avoir recours à une baignoire, désormais les appareils permettent un traitement ambulatoire. Mais un traitement phytothérapique reste évidemment nécessaire pour empêcher le retour de la lithiase.

Les résultats obtenus par ces appareils me rappellent qu'il y a plus de trente ans, des patients m'avaient affirmé avoir senti, sous les mains de magnétiseurs, les cailloux de leur vésicule se désagréger et leurs troubles disparaître. Bien entendu, les « scientistes » emplumés s'esbaudissaient bruyamment du haut de leur perchoir. Or « des expériences ont eu lieu dans une clinique chirurgicale de Budapest, afin d'analyser les calculs biliaires à l'aide d'ultrasons. Des calculs extraits chirurgicalement ont été soumis aux ultrasons dans un milieu artificiel correspondant à celui de la vésicule. Parmi les calculs, qui se divisent en trois catégories, ceux de la première catégorie, qui est la plus répandue (cholestérol, pigments calcaires) ont été *réduits en poussière après 2 à 5 expositions* aux ultrasons. Ceux des deux autres catégories se sont effrités» (42). Sachons, pour terminer, qu'après effritement, réduction en poussière ou dissolution des calculs biliaires, afin d'en éviter la récidive, des auteurs anglais ont très récemment préconisé... l'aspirine, dont la carrière, décidément, s'orne régulièrement de nouveaux titres. Nous resterons cependant fidèle à l'aubier de tilleul sauvage et au radis noir, comme à la fumeterre et à l'huile d'olive, de première pression bien entendu.

En ce qui concerne la lithotritie extra-corporelle, le recul étant maintenant suffisant, il me paraît nécessaire de préciser que la méthode n'est pas totalement anodine. Bien que les effets secondaires soient relativement rares, on a pu observer des hématomes périrénaux, des lésions rénales et parfois de l'angle colique, une diminution de la fonction rénale, une augmentation de la tension artérielle dans 3 à 9 % des cas selon les statistiques. Ces diverses incidences exigent la surveillance des sujets traités pendant plusieurs années.

Trachéite rebelle

M. E.H. (Narbonne) souffre depuis dix ans d'une trachéite récidivante, rebelle à tous les traitements. Guérison en trois jours par un mélange de térébenthine et de cyprès à parties égales: 2 gouttes 3 fois par jour dans du miel et de l'eau tiède (1966). Un excellent exemple d'automédication.

Fractures et phytothérapie

Observation n° 1. Dix ans plus tard (1976), cet homme est renversé par une auto: fracture des deux os de la jambe droite. Plâtre de contention. La consolidation, «exceptionnellement rapide», étonne son chirurgien. M. E.H. lui en donne la raison dans l'ingestion de poudre de prêle *(equisetum arvense)* à la dose de 6 g par jour dès le début de son appareillage. Il faut féliciter ce patient d'avoir osé dire la vérité à ses médecins. Mais pour cet ancien colonel d'artillerie, ce ne sont pas d'éventuels feux croisés d'experts en contestation qui pouvaient constituer un tir dissuasif.

Equisetum arvense, dont très tôt j'ai utilisé les propriétés dans les arthroses, l'athérosclérose, la tuberculose... avec les posologies que nous ont léguées nos prédécesseurs, devint pour moi, un jour de 1959, une véritable panacée en ce qui concerne les fractures. Cette année-là,

(42) in *Presse médicale,* 1962, t. 70, n° 49. Cf. mon ouvrage *Aromathérapie,* 1re édit. 1964 et suivantes.

H. Monceaux avait publié le résultat de ses observations relatives à la consolidation des fractures chez le rat, démontrant que la prêle accélérait de manière significative la formation du cal osseux.

Lors du symposium présidé par mes soins, consacré à l'aromathérapie en 1960 (*Domus medica,* Paris), je m'étais empressé de mentionner cette remarquable étude dont beaucoup de praticiens purent, par la suite, apprécier le bien-fondé. Incontestablement, la prêle représente un plus considérable dans le traitement médical des fractures.

Jusqu'alors, confrontés à un retard de consolidation, les grands maîtres de la pathologie ostéo-articulaire se bornaient à prescrire l'ingestion régulière de fromage. Ils ignoraient les vertus de l'eau de mer, de l'ensoleillement et de l'air marin (cf. les guérisons obtenues à Berck depuis des décennies). Ils méprisaient les pouvoirs de la grande consoude *(symphytum officinale)* qu'utilisait déjà Glaucias, médecin des légions romaines environ 180 av. J.-C., comme ils persistent à méconnaître, trente ans après sa parution, la remarquable communication de Monceaux : je n'ai pu rencontrer, à ce jour, un *seul* orthodoxe prescripteur d'*equisetum arvense* dans les retards de consolidation de fractures. Et cependant :

Observation n° 2.

« *Mon cher confrère,* m'écrit en date du 27 septembre 1972 le Dr H. (Paris), *je voudrais vous demander un conseil, ayant beaucoup apprécié le bon sens et l'ouverture d'esprit avec lesquels vous envisagez la médecine.*

« *Je suis actuellement atteint d'une fracture multi-fragmentaire du fémur, sans aucune possibilité d'ostéosynthèse (43), donc condamné à plusieurs mois d'immobilité au lit. J'aimerais savoir quels sont, à votre avis, les traitements susceptibles de hâter la consolidation de ma fracture, par conséquent d'abréger mon séjour au lit.*

« *Veuillez excuser la liberté que je prends de vous importuner ainsi, mais vous devez savoir que dans de telles circonstances, les ressources de la médecine dite officielle sont très limitées.* »

J'ai conseillé à ce malheureux confrère une préparation phosphorée, un drainage à base de teintures mères : *cynara, urtica, taraxacum...* car l'immobilisation tend à provoquer et à retenir des déchets dans l'organisme, enfin de la poudre de prêle : 3 g aux 2 principaux repas.

Le 24 octobre (soit moins d'un mois plus tard), le Dr H. me télé-

---

(43) Ostéosynthèse : réunion, à ciel ouvert, des fragments d'un os fracturé à l'aide de vis, fils, plaques métalliques... Dans le cas présent, les fragments étaient trop nombreux pour qu'on envisage cette technique. Les chirurgiens se sont donc contentés d'un plâtre en extension et alitement.

phone pour me dire sa satisfaction : ses chirurgiens ne comprennent pas la rapide consolidation observée à la radiographie alors que, jusqu'à présent, ils n'enregistraient rien de favorable et s'en montraient préoccupés.

Un an et demi s'écoule et nous arrivons au 14-3-74. Je me souvient par hasard du Dr H. qui — bien que médecin — a commis la même grossière erreur de trop nombreux malades, à savoir ne pas prendre le temps d'informer qui les a soignés, à défaut d'éventuellement songer à le remercier. Je lui demande de ses nouvelles par écrit.

Dans sa réponse du 30-3-74, le Dr H. me précise : « Je peux vous confirmer que la fracture du fémur dont je souffrais en 1972 a parfaitement guéri. Comme traitement, j'avais eu uniquement la prêle et des applications locales de consoude ».

On retiendra donc qu'ici, comme dans de nombreuses autres affections, la phytothérapie devra toujours être conservée très présente à l'esprit.

Depuis cette époque, divers laboratoires ont mis au point une solution intégrale de plante fraîche (S.I.P.F.) de prêle, dont la concentration en silice — l'élément important de la plante au niveau de cette application thérapeutique — est environ le double (7 à 8 ‰) de celle de la poudre ou de la teinture mère. C'est donc vers ce produit qu'il semble désormais logique de se tourner, ce qui ne saurait cependant minimiser les nombreux services qu'a déjà rendus la poudre et que, selon toute vraisemblance, elle continuera de rendre encore longtemps, raison nécessaire et suffisante pour que je persiste à la prescrire et à l'utiliser personnellement.

Ostéite du pied

M.B., 48 ans (Suresnes), présente en 1956 une petite plaie de l'extrémité du gros orteil gauche qui conduit à l'ablation d'un ongle incarné, laquelle se solde par une fistule.

Curetage de l'ostéite consécutive, aboutissant à une seconde fistule. *Amputation* de la première phalange (mai 1958), qui ne résout pas le problème de la fistule. *Amputation* de la deuxième phalange (février 1959, Pr P.), suivie d'une suppuration rebelle entravant la cicatrisation. Le Pr S. propose alors une sympathectomie (44) lombaire.

Malade vu par mes soins en septembre 1959. Cliniquement : plaie suppurante du moignon d'amputation du gros orteil gauche. Radio-

(44) Sympathectomie : ablation de ganglions et/ou de filets nerveux de la chaîne sympathique courant le long de la colonne vertébrale (ici dans sa portion lombaire), dans le but de provoquer une vaso-dilatation au niveau des étages inférieurs.

logiquement : altération discrète du bord antéro-interne du cartilage du premier métatarsien gauche. Sont normaux : urée, glycémie, cholestérolémie, vitesse de sédimentation, taux de prothrombine, test de tolérance à l'héparine, céto et hydroxystéroïdes, électrocardiogramme. Le protidogramme, en revanche, est très perturbé.

Un traitement est institué avec : phyto et aromathérapie, oligoéléments, magnésium. Localement : compresses d'essence pure et naturelle de lavande.

En janvier 1960, cinq mois plus tard, après un traitement poursuivi avec les mêmes éléments, *cicatrisation totale de la plaie.* Le malade peut à nouveau, depuis un mois, se chausser et marcher comme tout le monde. Il a en outre repris la danse et la pratique du ski.

En mai 1961, les résultats sont maintenus. Toute thérapeutique se trouve d'ailleurs abandonnée depuis près d'un an. Résultats confirmés en 1976.

Conjonctivites rebelles

Observation n° 1. Mme L.V., 62 ans (Besançon), souffre d'une conjonctivite que deux antibiotiques n'ont pu guérir en cinq semaines. Un 3e antibiotique proposé par l'ophtalmologiste est refusé par la malade qui se résout à me téléphoner. Je connais Mme L.V. dont l'état de santé a toujours été exemplaire, et lui conseille des applications d'oxyde jaune de mercure ophtalmique, avec un collyre *(Ophtalmine)* dont la formule contient de l'extrait de vigne rouge, des eaux distillées de rose, menthe et hamamélis, de l'acide borique et des traces de thymol dans un excipient constitué par de l'eau distillée. Guérison en trois jours. Aucune récidive six ans plus tard.

Observation n° 2. M. A.C., 34 ans, magistrat à Bordeaux, que j'ai soigné pour la première fois alors qu'il était encore au biberon, me demande aide et assistance pour une conjonctivite qu'il traîne depuis six mois. Sept antibiotiques *per os,* et trois collyres « chimio » se sont soldés par un échec avec, en prime, des nausées, une dermatose réactionnelle et de la constipation. Traitement identique à celui de l'observation précédente, avec en plus des infusions de pensée sauvage *(viola tricolor).* Guérison en une semaine, hormis la réaction cutanée qui demanda deux mois pour disparaître.

Ces observations, prises parmi beaucoup d'autres, appellent deux remarques :

1. On ne devrait pas ici parler de conjonctivites *rebelles,* mais *entretenues* par des traitements agressifs, irritants, inadaptés, à croire qu'ils

sont prônés pour faire durer les choses. On sait qu'il en est de même en dermatologie, où la plupart des pommades sophistiquées actuelles suffisent souvent à entretenir les lésions : la suppression de ces produits apporte généralement une amélioration et parfois suffit à la guérison, à compléter par un traitement *adéquat* d'ordre interne.
2. Mme L.V. avait déjà coûté 480 F en 3 semaines à la Sécu. La phytothérapie l'a guérie avec 27 F (c'était en 1980).
M. A.C. avait dépensé 3 600 F en 6 mois. Son affaire fut réglée pour 147 F (c'était en 1988).

Zona

Affection due à un virus du groupe Herpès virus (qui est aussi celui de la varicelle), le zona se caractérise par une éruption de vésicules sur le trajet des nerfs de la sensibilité d'un *seul côté* du thorax, ou d'un *seul côté* de la face *(zona ophtalmique)*. Les douleurs sont très vives et persistantes, à type de brûlures (feu de St-Antoine). L'évolution des signes locaux se fait en 10-15 jours, mais les douleurs peuvent persister des mois ou des années et provoquer le suicide.

Au niveau de la face, outre les douleurs, des complications peuvent survenir pendant les six mois suivant l'apparition du syndrome : irido-cyclites, kératites, la cécité pouvant en résulter.

Les traitements classiques consistent en applications de pommades anesthésiques, en saupoudrages de talc, en radiothérapie à laquelle certains restent fidèles, toutes attitudes aux effets inconstants. Par voie interne, des antalgiques, des vitamines du groupe B, surtout la B1, du Largactil, du Tégrétol, du Nozinan, de la codéïne (U.S.A.), de la novocaïne en intraveineuses ou en infiltrations ganglionnaires. Et parfois, ou plus souvent, ces admirables parapluies que sont, en l'état actuel de nos connaissances, les antibiotiques prescrits même en l'absence de surinfection (on sait ou on devrait savoir que ces produits sont sans effet sur les virus), des gamma-globulines humaines et, bien entendu, les sacro-saints corticoïdes.

Les échecs de ces thérapeutiques sont beaucoup plus fréquents qu'on ne le croit, ce que les médecins orthodoxes ignorent, bien entendu, non point toujours par mauvaise foi mais parce que leurs malades ont omis de leur préciser les traitements « surannés », « fossilisés » ou « débiles » qui les ont finalement guéris (l'aromathérapie en premier lieu, et le magnétisme curatif pour ce qu'il m'a été donné assez souvent d'observer).

En raison de sa recrudescence depuis quelques années, le zona pose un véritable problème, surtout chez les personnes âgées.

Parmi les causes de l'actuelle progression du zona, il convient probablement de faire une large part à l'alimentation trop souvent chimiquée, carencée par ailleurs en certains de ses éléments nécessaires à un bon équilibre biologique et capables de freiner le glissement de l'organisme vers le terrain *alcalin-oxydé,* celui des maladies dégénératives, dites « de civilisation » — quel aveu ! — c'est-à-dire les cancers, les affections cardio-vasculaires, les névroses, les arthroses... et les maladies *virales*. On a d'ailleurs pu remarquer que le zona est relativement fréquent chez les cancéreux.

En 1976, fut organisée à la Faculté de pharmacie de Strasbourg une journée sur la phyto-aromathérapie envisagée sous l'aspect médical, discipline qu'à l'époque j'étais le seul à représenter. Lors de son exposé, un éminent universitaire crut pouvoir affirmer que les huiles essentielles, pourvues de très nombreuses propriétés, n'avaient cependant jamais pu démontrer de vertus antivirales *in vitro*. Or il y a trente-cinq ans — depuis 1954 très exactement — qu'à mes yeux le traitement idéal du zona consiste en simples applications locales, deux ou trois fois par jour, d'un complexe aromatique comportant notamment les H.E. de lavande, géranium, romarin, sauge et thym, auxquelles j'ai depuis ajouté les essences de cyprès et d'eucalyptus (45).

Tout zona traité de cette façon dans les trois premières semaines ou le premier mois de son apparition est guéri entre cinq et sept jours. Je n'ai personnellement jamais connu d'échec, c'est pourquoi je ne demande jamais à ces malades, même porteurs de lésions alarmantes (je pense aux zonas ophtalmiques), de revenir me voir. Je leur suggère seulement de me téléphoner si quoi que ce soit d'imprévu devait les émouvoir. En trente-cinq ans, je n'ai reçu que deux appels.

Par ailleurs, détail non négligeable auquel les malades sont particulièrement sensibles : comme pour les brûlures évoquées il y a quelques instants, les douleurs s'estompent dès les premières minutes du traitement pour disparaître en 2 ou 3 heures, rarement plus.

A la faveur d'une interruption de séance, je crus bon d'exposer ces données au conférencier lequel, comme tout homme soucieux de vérité sans prétendre détenir *Celle* qui s'est affublée d'une majuscule, ne fit aucune difficulté pour accepter mes dires appuyés au demeurant par une série de diapos. Cet enseignant se fit un devoir d'apporter ces précisions au cours de la seconde partie du colloque.

En cas d'ulcération des vésicules, on utilisera le produit dilué (50 gouttes pour un verre d'eau tiède) en compresses de 20 minutes, 2 ou 3 fois par jour. Entre-temps, on protégera les lésions par un tulle gras. La cicatrisation surviendra en 8 ou 10 jours.

---

(45) *Tégarome* (cf. le chapitre des brûlures).

Le traitement du *terrain,* capital, consistera en magnésium (solution de chlorure de magnésium à 20 grammes pour mille, *Bio-mag, Delbiase, Magnogène, Magnésotubes* Robinet...), en vitamines du groupe B sous forme de levure de bière, en une alimentation saine et équilibrée. Quelques observations :

Observation n° 1. Un jour de mars 1954, vint me consulter un jeune garçon de 15 ans porteur d'un zona de l'*hémithorax gauche* (superficie d'une paume de main). Ses larmes, qui pouvaient s'expliquer par l'effet de la douleur, étaient dues en réalité à la crainte du malade de ne pouvoir participer à la croisière qu'il devait entreprendre six jours plus tard avec un groupe d'amis. Déjà, il parlait de rendre son titre de traversée.

Je fus en mesure de le rassurer : ses lésions furent effectivement effacées en 5 jours. L'actuel P.-D.G. de 53 ans sourit toujours avec émotion en évoquant cet épisode mini-tragique d'une enfance placée tout entière sous le signe de la facilité.

Observation n° 2. M.S., 70 ans, *zona ophtalmique* (Z.O.). Le Dr R., brillant chef de clinique des hôpitaux de Paris, vient me voir le 26 juillet 1973 pour me parler de son beau-père atteint depuis un mois d'un zona ophtalmique extrêmement douloureux.

Traitement identique avec, en plus, un mélange aromatique par voie interne : H.E. de thym, cyprès, sauge, marjolaine, 1 g de chaque pour 60 ml d'alcool à 90° - 30 gouttes dans 3/4 de verre d'eau tiède 3 fois par jour.

Quarante-huit heures plus tard, soit le 28 juillet, le Dr R. m'écrivait : « Voici 48 heures exactement que je suis arrivé chez mon beau-père, transportant avec mille précautions deux flacons... **sans y croire.** J'ai trouvé mon malade avec un Z.O. atteignant le territoire du nasal interne, en *pleine poussée* vésiculaire, **hurlant de douleur** malgré la prise quotidienne de 3 Tégrétol, 100 mg de Nozinan, 1 Palfium et 3 Dolosal. J'ai commencé votre traitement le 26 à 14 heures. Le lendemain, le malade souffrait beaucoup moins. Aujourd'hui, localement, tout est à l'état de dessiccation sauf 3 ou 4 vésicules sur le cuir chevelu. Douleur : *aucune.* **J'ai tout arrêté.** Je suis sidéré. »

Cette observation appelle deux commentaires :

Persuadé que ce zona suivrait l'évolution habituelle de ses semblables traités de la même manière (guérison entre 5 et 7 jours), j'avais bien recommandé de poursuivre le traitement local pendant 8 à 10 jours et le traitement interne trois semaines - un mois, laps de temps me paraissant nécessaire pour un début efficace de modification de terrain. Il est infiniment regrettable qu'un chef de clinique ignore qu'on ne saurait modifier utilement un terrain en 48 heures. Avec de tels médicastres, les pharmaciens peuvent être rassurés, ils ne sont pas à la veille de friser la mévente.

Comme la plupart du temps, pour ne pas dire toujours, c'est à l'occasion d'une affection frappant un membre de leur famille que les médecins inconditionnels de la chimiothérapie acceptent de remiser provisoirement leur suffisance au placard et de faire appel à des confrères (ou des guérisseurs) que, de tout temps, ils ont qualifié de marginaux, de retardés ou de nuisibles.

Mais le danger écarté, le praticien qui les a tirés d'affaire sera prestement replongé dans l'épais gouffre des oublis, ses traitements aussi cela va de soi, les consultants « lambda » ne nécessitant sans doute pas qu'on se décarcasse outre mesure. Et puis où irions-nous, à une époque où, paraît-il, on compte quelque 15 000 médecins sous-smicards, si trop de malades se trouvaient guéris dès la première consultation? Et puis comment vivraient les pharmaciens d'officine qui, pour défendre leurs moyens d'existence, sont obligés de descendre dans la rue et de coller des affiches précisant que « ce n'est pas en saignant les pharmaciens qu'on rendra la santé à la Sécu ! ».

A propos des affres qui, semble-t-il, hantent les nuits d'innombrables potards, sachons tout de même qu'en 1991, le marché de la pharmacie a progressé de 9 % selon les estimations de la Direction des études économiques et financières du Crédit Lyonnais. Le solde de la balance commerciale est excédentaire de 7 milliards de francs. Pour 1992, on prévoit une progression de marché un peu moindre : 7,5 % (*Le Panorama du médecin,* 13 février 1992).

Observation n° 3. Mlle F., 27 ans, secrétaire particulière au ministère de l'Intérieur. Elle est très jolie habituellement, c'est en tout cas ce que me dit son patron qui me demande de la recevoir pour un *zona ophtalmique* traité en vain depuis trois semaines par les moyens courants.

Son employeur a été bien inspiré de la faire conduire dans la voiture de service : c'est une sylphide à gueule de monstre qui entre dans mon bureau. Une semaine plus tard Mlle F. a repris son visage normal, ce qui fait dire à son patron : « Le Docteur Valnet va être fier du résultat, quand devez-vous le revoir ? » Ce à quoi la jeune femme a répondu : « Il ne m'a pas demandé de le revoir, simplement de l'avertir si ce n'était pas terminé au huitième jour. »

Observation n° 4. Dr L., 34 ans, Paris. Zona ophtalmique aussi monstrueux que le précédent, datant de quinze jours et s'aggravant en dépit de tous les soins prodigués. Vient me voir en mars 1974. Guérison au 7ᵉ jour, résultat soigneusement colligé eu égard aux infections sans nombre, surtout dans le domaine génito-urinaire, que cet individu avait déjà présentées. J'ai rarement rencontré un individu plus pourri physiquement, encore plus hélas! psychiquement. Ses diapos font partie de celles que j'ai présentées à Strasbourg en 1976 et à mon Congrès de Lyon en 1979.

Quand le zona remonte à plus de deux ou trois mois, les délais de guérison des lésions peuvent atteindre de 15 à 20 jours, surtout si les vésicules sont ulcérées, qui seront traitées par des compresses biquotidiennes (cf. supra).

Contre les douleurs *résiduelles,* qui peuvent persister des mois ou des années, c'est surtout par acquis de conscience que, pendant longtemps, j'ai préconisé les mêmes applications locales, outre des analgésiques généraux tirés de préférence du règne végétal. Certaines améliorations pouvaient en résulter. Or, depuis plusieurs années, un certain nombre de correspondants particulièrement coopératifs et reconnaissants m'ont déclaré s'être guéris de douleurs zostériennes datant de cinq à douze ans, en trois ou quatre mois, par ce traitement de la dernière chance. Je pense à l'un de mes camarades du Service de Santé des armées, ancien dermatologue à l'hôpital Maillot d'Alger, qui se souvint en 1978 d'une de nos réunions de 1957. Il souffrait depuis cinq ans. Grâce à sa bonne mémoire, il put mettre fin à ses douleurs en un peu moins de quatre mois. Je pense aussi à un admirable ami de quatre-vingts ans, demeurant à Millas dans les Pyrénées-Orientales. Il ne m'avait jamais dit que, depuis près de dix ans, il souffrait régulièrement de douleurs zostériennes au niveau de l'hémiface et de l'hémicrâne gauches. Il décida un jour lui-même d'utiliser le produit pur en application deux fois par jour. C'est au cours d'un pèlerinage à Jérusalem — organisé à toute autre fin — qu'il fut heureux de m'annoncer sa guérison.

Ulcères gastro-duodénaux

Considérés pendant longtemps comme le prototype des lésions d'ordre psychosomatique, ces syndromes se sont récemment vu contester leur label par deux ou trois confrères en quête d'originalité. En dépit des quelques explications avancées, il n'en reste pas moins vrai que sous l'effet d'un violent choc moral, certains sujets font une furonculose, un ictère, un diabète ou un eczéma (liste non limitative), et que des contrariétés itératives peuvent être à l'origine de gastrites, d'ulcères duodénaux ou gastriques (environ trois fois plus des premiers que des seconds).

Il y a quelque cinquante ans, la mode passait volontiers par l'intervention chirurgicale, en étroite corrélation faut-il le dire, avec le nombre de chirurgiens dans le secteur (46). Dans les régions dépourvues de bistouris, les malades étaient, sauf cas particuliers, généralement traités médicalement avec des résultats fréquents de très bonne qualité pour peu que le médecin traitant ait quelques notions de psychologie et ne dispense pas trop généreusement les traitements agressifs.

Mais à quel prix ces guérisons étaient-elles alors trop souvent obtenues ! Sans que la nécessité s'en soit toujours cliniquement fait réellement sentir : alitement de 8 à 10 jours, régime lacté strict, séries de piqûres diverses, perfusions. Avec, en guise de joyeuse clôture, un régime alimentaire draconien prescrit pour de nombreux mois si ce n'est des années, où n'étaient guère retenus que le lait, les pâtes et les purées, les grillades, les compotes, certaines salades et des fruits, pour raison de vitamines. En somme, de quoi provoquer de nouveaux stress chez des patients que l'on prétendait soigner *aussi* sur le plan du psychisme.

Les résultats ne se firent pas attendre : nombre de patients délaissèrent peu à peu ces astreignants et débilitants savants conseils. Ils retrouvèrent dans une alimentation variée, aimable et saine, des joies qu'ils avaient, un moment, cru définitivement enfuies. Et le plaisir qu'ils en retirèrent leur permit de découvrir une existence qui pouvait, finalement, valoir la peine d'être vécue... à condition de larguer vite fait, autant que faire se pouvait, les ennuis responsables de leurs anciennes misères.

Et les guérisons furent au rendez-vous, ce que les médecins ignorèrent de tout temps car les patients (on ne le répètera jamais assez) se gardent bien d'éclairer — sentiment confus de crime de lèse-majesté ou crainte possible d'invectives ? — de tels savants à la science infaillible (47).

Enfin, à défaut de Malherbe décédé depuis plus de trois siècles et demi, c'est René Gutmann qui survint, le maître incontesté au temps de mes études et bien après sur le chapitre de la gastro-entérologie. Sous son influence, les gastrectomies se firent peu à peu de plus en

---

(46) Une étude relative au nombre d'hystérectomies (ablation de l'utérus) pratiquées entre 1977 et 1986 dans un canton de la Suisse italienne, a été récemment publiée en Grande-Bretagne (*The Cancer,* 24-12-88). Il en résulte que le taux d'interventions chirurgicales est lié au nombre de gynécologues et de lits de chirurgie. Après une campagne d'information grand public étendue sur trois années, le nombre d'hystérectomies a diminué de 25 % à 33 % (pour les femmes entre 35 et 50 ans), « sans dommage pour la santé ». Le rapport précise aussi que, « dépourvus d'enthousiasme », très peu de gynécologues ont participé à la campagne. Une attitude, parmi beaucoup d'autres, qui pourrait bien justifier certaines appréciations désabusées du public à l'égard des médecins.

(47) « De toutes les professions libérales qui se veulent responsables de leurs actes, seul le médecin se veut infaillible » (cf. renvoi 4).

plus rares et, coup de tonnerre imprévu dans le ciel des orthodoxes figés dans leur béatitude, Gutmann en vint un jour à écarter tout régime, se bornant à interdire aux ulcéreux — crises aiguës mises à part — outre l'alcool et le vin blanc, le tabac et quelques légumes trop riches en fibres. Une attitude, au demeurant, depuis longtemps adoptée à l'époque par ceux qui prenaient le temps de réfléchir et d'observer sans esprit partisan.

Comme pour la plupart des affections, il n'existe toujours pas de traitement unanimement agréé des gastrites et des ulcères gastro-duodénaux. D'où le nombre invraisemblable de produits proposés, aujourd'hui comme de tout temps. A côté de quelques rares médications d'origine végétale, on note des quantités de pansements gastriques de toute nature, de produits injectables, d'anticholinergiques, d'antispasmodiques et de tranquillisants de synthèse... avec des durées de traitement qui, selon l'humeur ou les connaissances du médecin, peuvent se poursuivre à des rythmes variables pendant deux ou trois ans, parfois plus.

« Mon cher confrère, m'écrivait un médecin espagnol un jour de septembre 1986, grâce au jus de chou (2 verres par jour pendant trois semaines, cure renouvelée deux fois à dix jours d'intervalle), je me suis libéré d'un ulcus duodénal vieux de dix ans. C'était en 1975, rien n'est réapparu depuis cette date. »

C'était pour me remercier d'une fiche que j'avais publiée deux ou trois ans plus tôt, précisant les trois sortes de traitements végétaux qui, dans une très grande majorité de cas, m'avaient donné les meilleurs résultats, qu'il s'agisse de gastrites ou d'ulcères déclarés. Pour un pourcentage non négligeable mais bien difficile à évaluer, la guérison avait été définitive dès le premier traitement.

1. *Jus de chou* fraîchement extrait : 3/4 de verre quelques minutes avant les trois repas pendant trois semaines à un mois. Renouveler 10 jours plus tard.

2. *Suc de pomme de terre crue :* même posologie.

Ces breuvages sont assez rebutants, mais après de nombreux essais, je ne vois pas ce que l'ajout de jus de carotte ou de miel, ou d'un sirop quelconque peut réellement apporter. Le jus de citron, à la dose d'une cuillerée à café lors de chaque prise, me paraît être encore, et de loin, la meilleure solution (48).

---

(48) Il convient de savoir que le jus d'un citron dans un verre d'eau suffit à supprimer en quelques minutes les régurgitations acides. J'ose espérer que les raisons en sont enseignées dans les Facultés de médecine comme de pharmacie françaises.

3. *Racine de réglisse:* en décoction à 50 g pour un litre d'eau. Faire bouillir pendant 10 minutes, laisser macérer cinq ou six heures. Un verre trois fois par jour. Ou sous forme de poudre: une cuillerée à café rase dans de l'eau quelques minutes avant les trois repas, toujours pendant trois semaines à un mois, à renouveler 10 jours plus tard (49).

On peut alterner les cures: chou, puis pomme de terre ou réglisse par exemple. Et si nécessaire, on complétera le traitement par des antispasmodiques végétaux pendant les premiers jours.

On se gardera d'oublier de faire vérifier la colonne vertébrale (cf. supra) pour éviter une rechute obligatoire dans des délais plus ou moins proches, ou plus lointains.

Si les pansements gastriques apparaissent temporairement nécessaires, penser à l'argile ou à certains vieux produits ayant depuis longtemps fait leurs preuves, genre *Gastropax, Kaobol* simple ou belladoné, le choix ne manque pas.

Enfin, de nombreuses « découvertes » actuelles n'étant que des redites, divers confrères anglais ont cru pouvoir observer que, chez les malades soignés et guéris d'un ulcère duodénal, les récidives sont de moitié moins nombreuses lorsqu'ils ont suivi des séances d'hypnose.

Goutte

M. C., 63 ans, industriel à Roubaix. Hérédité arthritique et adiposité (101 kg pour 1,72 m). Nombreuses crises douloureuses articulaires au niveau des épaules, des genoux et des pieds. Tous les traitements appliqués sont restés sans effets véritables.

En avril 1966, crise douloureuse exceptionnellement violente obligeant le patient à garder le lit. Sa femme, qui avait eu l'insigne mérite de consulter mon livre *Aromathérapie* paru deux ans plus tôt, choisit l'une des recettes que j'avais cru devoir rappeler en hommage au savoir de nos prédécesseurs: un oignon cru haché pour un litre de lait, trois litres quotidiennement.

Le quatrième jour au matin, M. C. avait perdu 4 kg et surtout récupéré la liberté de ses mouvements. Il repartait, gaillard, à son usine.

En 1974, huit ans plus tard, les crises n'avaient pas reparu. Il est possible d'admettre que les traitements intermittents de consolidation observés: aubier de tilleul sauvage et colchique d'automne *(Teinture de Cocheux)* y sont pour quelque chose. Quelques notions simples de diététique (les abats ne sont même plus défendus par certains!) ont apporté leur participation aux succès enregistrés.

---

(49) L'abus d'acide glycyrrhizinique (l'un des constituants de la réglisse) expose à l'hypertension artérielle. Le médecin devra en tenir compte.

Hoquet

Contraction spasmodique du diaphragme qui détermine une brusque secousse de l'abdomen et du thorax en s'accompagnant d'un bruit rauque spécial, le hoquet procure un sain divertissement lorsqu'il survient au cours d'une réunion amicale, pendant une conférence ou une cérémonie empreinte de solennité.

Mais il peut être le témoin d'affections plus ou moins graves : reflux gastro-œsophagien des hernies hiatales, ulcère ou tumeur de l'estomac dans sa partie haute, pleurésie, péricardite, péritonite, occlusion intestinale, ascite, insuffisance rénale sévère... Son traitement est évidemment celui de la cause.

Heureusement très souvent anodin, le hoquet est généralement consécutif à des excès de table non maîtrisés, des libations exagérées, parfois à l'ingestion d'une boisson ou d'un aliment particulier. De nombreux traitements proposés : boulettes de mie de pain, apnée prolongée immobilisant le diaphragme, grand verre d'eau froide en maintenant sur le front le manche d'un couteau dont la lame trempe dans le verre... aucun ne peut se prévaloir d'effets constants.

Vous pourrez vous faire une aimable réputation de sorcier en vous souvenant des puissantes propriétés antispasmodiques de l'estragon, dont vous ferez mâcher un fragment ou que vous donnerez sous la forme d'huile essentielle à la dose d'une ou deux gouttes sur un morceau de sucre. Résultat garanti en quelques secondes.

Une de mes petites malades âgée de 4 ans, traitée pour des crises épileptiformes, faisait de temps à autre une crise de hoquet durant quelquefois plusieurs heures et qui, on le conçoit, la laissait anéantie pendant 24 à 48 heures. Le hasard voulut qu'elle en commence une devant moi. Je lui fis donner un petit morceau de sucre imprégné *d'une* goutte d'H.E. d'estragon. Le résultat fut immédiat.

Artemisia dracunculus devrait être systématiquement prescrite dans les cas de hoquet survenant au cours des affections graves. Elle remplacerait avec avantage les antispasmodiques chimiques, les neuroleptiques habituels, l'amitryptiline et autres produits de synthèse modernes. Un beau sujet d'étude pour un chef de service suffisamment courageux et non inféodé à la chimio.

Escarres de décubitus

Ces plaies, qui peuvent être redoutables, s'observent chez les grabataires. Elles siègent aux points de pression, région sacrée, talons. Leur prévention réside dans les frictions à l'alcool, le changement fréquent (lorsqu'il est possible) de la position du malade, les matelas spéciaux.

Les traitements proposés sont nombreux. Outre la dénutrition, linfection est le principal obstacle à la cicatrisation. Des compresses de *Tégarome* pourront réussir là où d'autres traitements se sont révélés inefficaces. Le Dr T. Martial m'a fait part, il y a plusieurs années, d'une guérison obtenue par des applications d'une pommade avec H.E. déterpénées de lavande et de thym: aa 1 g avec, comme excipient, lanoline anhydre et vaseline blanche: aa 25 g.

États grippaux

Responsables de millions d'heures de travail perdues chaque année, outre les incalculables dépenses qu'ils provoquent en médicaments trop souvent agressifs, facteurs de convalescences plus ou moins longues, ces syndromes seront heureusement traités — toutes choses égales par ailleurs — par des attitudes simples:

— repos au lit dans une chambre à température modérée, aspirine en cas de céphalées insupportables,
— désinfection du rhino-pharynx au sérum physiologique ou à l'eau de mer, vaseline goménolée, bains de bouche avec une infusion de thym,
— grogs avec 1/2 citron ou un citron entier et une cuillerée à café de miel dans un grand verre (taille des demis de bistrots) d'eau chaude dans laquelle on aura fait bouillir pendant 2 ou 3 minutes un fragment d'écorce de cannelle et un clou de girofle, et qu'on aura laissée infuser 20 minutes. Deux ou trois grogs par jour.

La guérison, habituellement obtenue en trois ou quatre jours, n'est généralement pas accompagnée de fatigue consécutive, les patients se sentant au contraire beaucoup plus allants qu'avant la crise.

Au point de vue alimentaire: diète hydrique pendant 24-48 heures, puis retour progressif à la normale.

Ce traitement, qui réussit dans la grande majorité sinon la quasi totalité des cas chez les responsables de P.M.E., les cadres supérieurs, les commerçants à leur compte et dans les professions libérales, ne tient malheureusement pas les mêmes promesses chez les salariés et les bureaucrates, manifestement de nature beaucoup plus fragile.

Pour les enfants: mêmes principes, en adaptant les doses bien entendu.

Otites de l'enfant

Les *rhino-pharyngites,* les *sinusites* et les *angines,* nous l'avons vu, sont du ressort de la phyto-aromathérapie. Traiter ces affections par les antibiotiques sera, sauf très rares exceptions, l'une des fautes les plus *lourdes* que la médecine officielle de notre temps aura jamais commise. Car elle aura *créé* des *générations* de malades *chroniques* dès le plus jeune âge et souvent dès le berceau. Tous ces jeunes enfants systématiquement mitraillés par les antibiotiques et la chimiothérapie de synthèse ont toutes les «chances» de devenir des patraques à vie (50). A moins que, très vite, leurs parents aient le courage de reconnaître leur grave inconséquence (car les médecins ni les pharmaciens ne sont les seuls responsables de cette dépravation du jugement qui fait des produits de synthèse la panacée), et qu'ils se confient à un praticien, *de quelque discipline qu'il soit* mais un praticien sorti des ornières de l'orthodoxie et maîtrisant suffisamment l'une ou plusieurs de nos médecines traditionnelles, seules à l'écoute de la physiologie humaine.

Chez les enfants dont les sinusites, les angines, les rhino-pharyngites et les états grippaux — causes fréquentes des otites — auront été traités par la phyto-aromathérapie (outre les règles élémentaires d'hygiène, est-il besoin de le répéter?), l'otite est *exceptionnelle.*

Le traitement de l'otite déclarée comprendra:

— la désinfection des voies aériennes supérieures: vaseline ou gouttes balsamiques, inhalations aromatiques... instillations de sérum physiologique ou d'eau de mer dans les narines,

— des instillations auriculaires à base d'huiles essentielles ou glycéro-alcooliques...,

— par voie interne, une formule aromatique genre: H.E. thym et lavande: aa 1 g - cannelle et niaouli: aa 0,50 g - alcool à 70° qsp 60 ml. Selon l'âge, de 1 à 10 ans: 2 à 10 gouttes dans un peau d'eau tiède ou une infusion légère de tilleul, sucrées modestement au miel, 3 fois par jour pendant 10 à 15 jours.

Selon les cas, calmants végétaux et diète hydrique pendant deux ou trois jours: infusion de thym (très légère), eau agrémentée de sirop de framboise ou de groseille.

Ces notions ne prétendent pas constituer une fiche thérapeutique complète, mais l'attitude générale évitera de nombreux désagréments aux petits malades, en particulier la récidive de l'affection, imperturbablement soignée par les orthodoxes à coups de ces antibiotiques impuissants à en prévenir la rechute.

Furoncles - anthrax - furonculose

Infection cutanée à staphylocoques dorés centrée sur un follicule pileux, le ***furoncle*** peut présenter une certaine gravité s'il survient sur

(50) Pour le Pr C.R. Gillman: «de nombreuses maladies chroniques de l'âge adulte sont causées par le traitement erroné des maladies de l'enfance». Il n'est pas inutile de le rappeler périodiquement.

un terrain diabétique et dans sa localisation à la lèvre supérieure ou à l'aile du nez (risques de septicémie, de thrombophlébite des sinus).

Les traitements proposés sont nombreux et parfois contradictoires. Par exemple pour certains auteurs : ni pommades, ni antibiotiques, lesquels ne peuvent atteindre les repaires des staphylocoques. Pour d'autres, au contraire : antibiothérapie *larga manu* en injections intramusculaires et localement.

Le traitement classique actuellement adopté est constitué d'antiseptiques locaux et de compresses chaudes pour favoriser la maturation. Quand le furoncle est « mûr » : incision au bistouri ou au galvanocautère. Dans certaines formes indurées de la nuque, excision et curetage comme s'il s'agissait d'une tumeur. Expression du furoncle pour en éliminer le bourbillon (tissus sphacélés). Radiothérapie locale abortive pour les furoncles de la face.

L'anthrax : agglomération de plusieurs furoncles, est traité de la même manière.

Les diverses méthodes, en dépit de certains désagréments relatifs à des gestes surannés, peuvent faire état de guérisons dans des délais plus ou moins longs. Mais le meilleur traitement, tant par sa simplicité que par sa rapidité d'action qu'il m'ait jamais été donné d'utiliser est, sans conteste, une pommade à base de *distillats iodés d'huile de foie de morue* à 10 % dans un excipient lanoline-vaseline. C'était dans les années 1949-50, époque à laquelle ce produit était encore dans sa phase expérimentale à laquelle j'avais été amené à participer. A la suite d'une trentaine de cas traités, j'avais fait paraître une première communication dans « *La France Médicale* » d'octobre 1950. En voici quelques extraits :

Observation n° 1. Mme E., 40 ans. Furoncle de la fesse survenu dix jours après un ancien furoncle et apparu au même endroit. Le précédent avait été traité par les moyens habituels, y compris l'incision. Induration très douloureuse du diamètre d'une pièce de deux francs.

Application biquotidienne d'une fine couche de pommade au distillat iodé d'huile de foie de morue. Dès la première application, disparition complète de la douleur, ramollissement de l'induration. Guérison à la suite de cinq applications sans que le furoncle soit arrivé à maturation.

Observation n° 2. Enfant M., 12 ans. Furonculose datant de trois semaines et consistant en a) trois furoncles de la nuque, chacun du diamètre d'une pièce de cinquante centimes, b) deux furoncles situés à la face externe du genou droit, entraînant de vives douleurs à la mobilisation de l'articulation dont l'aspect est globuleux. Insomnie consécutive et perte de l'appétit.

Applications biquotidiennes de pommade au distillat iodé d'huile de foie de morue. Sédation de la douleur douze heures après la première application, disparition de la tuméfaction en vingt-quatre heures avec issue d'une minime quantité de sérosité claire. Guérison au troisième jour, mais les applications ont été poursuivies pendant trois jours supplémentaires.

Observation n° 3. Enfant W., 7 ans. Deux furoncles de la nuque, très douloureux, datant de quatorze jours, traités par des applications de pommade à l'oxyde jaune de mercure. Des croûtelles surmontent les tuméfactions. Une application par jour : sédation de la douleur en quelques heures et guérison en trois jours.

Observation n° 4. R.S., 22 ans. Furoncle de la lèvre supérieure qui est déjà tuméfiée, évoluant depuis quatre jours. Application de la pommade au distillat d'huile de foie de morue trois fois par jour. Disparition de la douleur le premier jour et de la tuméfaction le deuxième jour. Guérison complète au quatrième jour.

Vingt-six autres observations de furoncles chez des soldats (furoncles de la nuque, de l'aile du nez, de la tempe, de la région parotidienne, du front, etc.), traités par le distillat iodé d'huile de foie de morue, ont présenté une évolution identique : sédation de la douleur en dix à quinze heures, ramollissement du furoncle qui parfois s'accompagnait de l'issue d'une quantité minime de sérosité, sans rapport avec le classique bourbillon et sans qu'apparaisse jamais la perte de substance qui suit l'élimination des tissus nécrotiques. La guérison fut toujours obtenue entre quatre et six jours.

En prévision de mon départ en Indochine (août 1950), je m'étais réservé quelques centaines de grammes de pommade dont l'intérêt se manifesta dès le premier jour de la traversée à bord de l'admirable transport de troupes, le glorieux Liberty ship *Gérardmer.*

Les « croisiéristes » encore de ce monde pourront se souvenir de cet anthrax géant, de la taille d'une main d'étrangleur, siégeant entre les omoplates d'un marin dont les multiples cicatrices aux bras et sur la trogne disaient assez qu'il ne pouvait s'agir d'un tendre exagéré *stricto sensu.* Moyennant quoi, le simple effleurement de la lésion lui était un supplice qui, la première fois, provoqua une syncope.

Le temps de le ramener à la vie consciente, j'avais pu appliquer la pommade au distillat, immédiatement recouverte d'un matelas de compresses prestement fixé par des lanières de sparadrap.

Le lendemain, dix-huit heures plus tard, devant le pacha du bateau, quelques-uns de ses adjoints et son infirmier, outre les officiers et sous-officiers de Légion intéressés, je pus toucher l'anthrax sans réaction.

Issue spontanée de sérosité et de débris sphacélés. Application quotidienne de pommade: guérison au septième jour.

Au cours de mon séjour en Indochine (septembre 1950 à 1953), au Tonkin puis en Cochinchine, je pus ainsi traiter par le même procédé de nombreux cas de furoncles, anthrax, abcès divers, objets d'une publication en février 1954, dans l'*Hôpital,* dont voici un court aperçu à la lumière de trois observations.

Observation n° 1. B.L., tirailleur algérien de 2e classe. Adressé à l'Antenne chirurgicale avancée n° 1 (A.C.A.1.) (51) à Huong-Cahn (Tonkin) en juin 1951 pour furoncle du sillon naso-génien gauche. Énorme tuméfaction de l'hémiface gauche, dont l'œil est fermé. Température: 39°1.

Deux applications quotidiennes de distillat iodé d'huile de foie de morue. Pansement protecteur pour la nuit. Guéri, le sujet rejoint son unité au quatrième jour.

Observation n° 2. F. Marcel, Caporal. Furoncle de la lèvre supérieure. Important œdème de la joue et des paupières gauches. Température : 38°7. Applications simples de pommade. Guéri, rejoint son corps au quatrième jour.

Observation n° 3. Enfant B., 6 mois, rapatrié d'Indochine en janvier 1953 sur la «Marseillaise» qui me ramenait en France. Depuis sa naissance, nombreuses poussées de furonculose traitées par divers procédés (pommades variées, auto-hémo, incisions).

Applications de pommade sur un furoncle de la cuisse gauche et sur un de la nuque. Guérison en trois jours.

De nombreux panaris, des abcès tubéreux de l'aisselle et inguinaux guérirent de la même simple façon par le même procédé.

Un jour de juin 1951, alors que je me trouvais avec mon Antenne à Huong-Cahn, petite localité du Tonkin au Nord de Hanoï, je reçus un appel radio du méd. lt H. (devenu depuis très brillant général), alors chargé du Service de Santé du Fort de Vinh-Yen, à quelque 30 km c'est-à-dire à environ 1 heure et demie par les pistes fondrières encore praticables. Connaissant l'existence du produit, H. me demandait de lui en céder de quoi traiter deux abcès de l'aisselle. Le premier, qui était à son début, fut stoppé grâce au produit. Le second, à la phase de collection, perça spontanément et la guérison, sans autre formalité qu'une expression des parois, survint en quelques jours.

De la même manière, le méd. lt H. guérit un abcès inguinal pour lequel il avait, quelques jours plus tôt, envisagé l'incision.

---

(51) Que j'ai eu l'honneur de commander pendant mon séjour au Tonkin.

Pour être clair, il est évident que le bistouri eût, dans ces derniers cas, très simplement et rapidement résolu la question. Mais que son intervention ait pu être évitée est assez sympathique, surtout pour le malade, outre l'action bactéricide du distillat iodé qu'on ne saurait négliger dans un but de prévention des récidives.

En 1954 et pendant quelques années, le distillat iodé d'H.F.M. fut spécialisé et vendu par les laboratoires René Walter (Croissy-sur-Seine) sous le nom de *Gadistol iodé.* Et puis, un jour, il devint introuvable. J'ai oublié de préciser que les distillats iodés d'H.F.M. résultaient des travaux du Dr Solomidès, bête noire de l'Ordre des médecins, d'autres instances aussi qui ne lui ont jamais voulu beaucoup de bien (52).

Une fois de plus, tant pis pour ceux qui souffrent, qui eussent pu être guéris en quelques jours, simplement et à peu de frais. Et tant mieux pour les marchands de vaccins, d'antibiotiques et de chimio, sans parler des milliers d'hospitalisations dont on eût pu faire l'économie, comme des nombreuses misères inutilement imposées aux malades.

Mais rien n'est jamais, ou pour longtemps, indispensable. Le *Gadistol* disparu — plus exactement interdit — il était toujours possible de lui chercher un remplaçant. Comme il s'agit ici d'un chapitre de pathologie infectieuse dont la vedette est *staphylococcus aureus* (staphylocoque doré), il convenait, pour qui croit à la valeur de la phyto-aromathérapie, de se tourner vers les plantes et les essences connues pour s'opposer au développement de ce germe ou, mieux encore, pour le détruire.

Sans qu'il soit question de les citer toutes, voici quelques huiles essentielles antistaphylococciques: sarriette, thym, lavande, lavandin, romarin (Pr J. Pellecuer, 1975), girofle, niaouli, menthe, cannelle, eucalyptus, ail, citron...

Pour vous faciliter les choses, voici une formule parmi les plus efficaces *per os:*

— H.E. citron, romarin, sarriette: aa 1,25 g, alcool à 90° qsp 60 ml, 25 gouttes dans 1/2 verre d'eau tiède, 3 fois par jour,

— *localement:* mélange avec H.E. de lavande, géranium, romarin, sauge, thym, eucalyptus, cyprès dans un excipient neutre. En compresses avec 50 à 100 gouttes pour un bol d'eau tiède — 2 ou 3 compresses de 20 minutes par jour. Sécher et appliquer une couche du produit pur.

Si vous n'êtes pas certain de la qualité des essences qui vous seront délivrées, utilisez le *Tégarome,* produit d'hygiène qui a depuis longtemps fait ses preuves.

---

(52) *L'affaire Solomidès,* par André Conord (J.-J. Pauvert édit., 1977). Voir aussi les ouvrages de Simonne Brousse, grand reporteur.

Jambes lourdes

Ce syndrome, témoin d'une insuffisance veineuse et qui affecte surtout les femmes, est dû à divers facteurs : modifications des constituants de la paroi des veines consécutives à des anomalies biochimiques et métaboliques, à l'état hormonal particulier de la grossesse, phlébites ou péri-phlébites antérieures, sédentarité et piétinement, obstacles à la circulation de retour, entraînant une faiblesse de la paroi et une dilatation des veines vite aggravées par une incontinence valvulaire. On connaît, par ailleurs, l'importance de l'hérédité.

Le traitement préventif comportera certaines règles de vie : on évitera la station debout et la position assise prolongées, l'exposition des jambes au soleil et à la chaleur, les strictions par jarretelles ou ceintures. Le port de bandes ou de bas de contention sera souvent indiqué.

Du point de vue alimentaire, on limitera les lipides et les sucres simples, on pensera au germe de blé, aux légumes verts, au pamplemousse, sources de vitamines, aux vitamines C et E qui s'opposent aux « radicaux libres » responsables de certaines lésions pariétales.

Les plantes à visées circulatoires tonifiantes et vaso-constrictives sont légion. On les utilisera avec profit à titre préventif. L'insuffisance veineuse installée, elles ne pourront, conjointement à d'autres méthodes, que s'opposer à une progression trop rapide du processus : cassis, fragon épineux (petit houx), marron d'Inde, cyprès, hamamélis, hydrastis, vergerette du Canada, noisetier, artichaut (feuille), prêle, aubépine, chardon-marie, myrtille, vigne rouge... qui pourront être utilisées isolément ou diversement associées sous forme d'infusions, d'extraits fluides, de T.M. (teintures mères) ou de S.I.P.F. (sol. intégrales de plantes fraîches) lorsqu'elles existent. De nombreuses spécialités se trouvent en pharmacie.

Les cures thermales compléteront, si besoin, les effets du traitement : Bagnoles-de-l'Orne, Aix-en-Provence, Luxeuil, La Léchère, Argelès-Gazost, Barbotan, Évaux, Luz-Saint-Sauveur, cures marines...

La sclérose de certaines varices pourra parfois s'imposer, ou la cure chirurgicale dans les cas particulièrement récalcitrants.

Oxyurose

Cette parasitose intestinale très fréquente chez l'adulte et surtout chez les enfants (70 à 80 % des écoliers en sont atteints) est due à un petit ver blanc : *enterobius vermicularis* vivant dans l'intestin, le cæcum et l'appendice. Le ver femelle gagne la marge de l'anus pendant la nuit et y dépose ses œufs, déjà embryonnaires.

Elle se manifeste par :

— un prurit anal, des troubles gastro-intestinaux (manque d'appétit, douleurs abdominales, selles molles ou diarrhées),
— de l'irritabilité, surtout chez l'enfant, un prurit nasal fréquent,
— toux spasmodique, fatigue,
— rarement, crises convulsives et réactions méningées,
— chez la petite fille, possibilité de vulvo-vaginite.

Le diagnostic est signé par la découverte de petits vers (4 à 9 mm) à la surface des selles, ou par la mise en évidence au microscope des œufs prélevés à la marge de l'anus, le matin au réveil avant la toilette.

Le règne végétal comporte de nombreux vermifuges : absinthe, ail, balsamite, camomille, cajeput, cannelle, carvi, chou, estragon, gentiane, géranium *(pelargonium odorantissimum),* girofle, matricaire, menthe, oignon, mousse de Corse, santoline, sarriette, tanaisie, thym...

A côté des formules plus ou moins savantes, on se souviendra en cas de besoin de certaines vieilles recettes populaires comme les macérations d'ail ou d'oignon dans de l'eau bouillante ou du lait.

Pour mémoire, je rappellerai cette coutume anachronique qui a fait les beaux jours des « hocheurs de tête omniscients » de Paul-Émile Victor : quelques gousses d'ail placées dans un sachet fixé au cou du sujet ou maintenu par un bandage à la hauteur du nombril. L'émission d'oxyures ne tarde pas à se manifester dans les jours suivants. Il ne s'agit pas d'un tour de cirque, mais ce que nous savons de l'exceptionnel pouvoir de diffusion des essences à travers la peau suffit à expliquer le phénomène.

Deux précisions à retenir : on devra toujours traiter les parasitoses intestinales *à la lune descendante* et renouveler la cure une ou deux fois. Par ailleurs, sous peine de récidives à plus ou moins court terme, il est indispensable de soigner *tous les membres* d'une même famille en même temps. Ces différentes notions s'appliquent intégralement à l'*ascaridose.*

La fréquence insolite, dans notre pays, de l'oxyurose que l'on a de tout temps qualifiée à juste titre de « maladie des mains sales », est due incontestablement au manque d'hygiène de beaucoup trop de nos compatriotes (*de tous les milieux,* ce n'est depuis longtemps plus un secret pour personne, particulièrement pour les membres des professions médicales et les femmes de chambre des hôtels), pour qui se laver les mains plusieurs fois dans la journée apparaîtrait volontiers comme une manie ou un luxe indécent, même si c'est au sortir des toilettes et quand bien même devrait-on s'atteler aussitôt à la préparation des repas.

Mais le phénomène me paraît être également la conséquence d'un usage insuffisant des aromates dans les menus des cantines scolaires ou d'entreprises, des mess, comme dans d'innombrables familles. Je n'ignore pas que la plupart des cuisines s'ornent de jolis présentoirs garnis d'élégants flacons renfermant quantités de poudres condimentaires. Mais l'expérience — et les Services des fraudes — ont depuis longtemps démontré que nombre de ces produits sont frelatés et que l'usager ignore la plupart du temps tout de la provenance comme des dates de récolte et de fabrication des ingrédients qu'il achète. Or les végétaux perdent plus ou moins rapidement de leurs propriétés avec le temps, surtout sous forme de poudre.

Arthrose

L'arthrose, affection dégénérative des articulations qu'il n'est guère utile de présenter telle est sa généralisation dès la cinquantaine, est justiciable de nombreuses méthodes de traitement selon la discipline à laquelle appartient le praticien.

Mais là encore, les plantes et les huiles essentielles ne manquent pas, qui ont depuis longtemps fait la preuve de leur efficacité. Sans souci de priorité, il faut citer les feuilles de cassis et de frêne, l'alkékenge, l'*Harpagophytum procumbens* (53), le colchique d'automne, la reine-des-prés, le bouleau, la bruyère, le citron, le genévrier, la ronce, le saule, le chiendent, le chardon bénit, les huiles essentielles de pin, de térébenthine...

Bien que, sur ce chapitre comme dans nombre d'autres, nous ignorions l'exact mode d'action des végétaux, les bienfaits qu'enregistrent la grande majorité des patients justifient l'intervention systématique de la phytothérapie en permanent traitement de fond de l'arthrose.

Surcharge, hyperlipidémie, hypercholestérolémie

M. D., 42 ans (Seine-et-Marne). Hypercholestérolémie à 6 g (pour 2,10-2,40 généralement), lipidémie à 19 g (pour 6 à 8 g normalement). Sujet bouffi, apathique physiquement, intellectuellement, sexuellement. Mais hélas, nombreux accès de fureurs secouant la famille.

---

(53) C'est-à-dire la «griffe du diable» dont le pouvoir anti-inflammatoire est comparable, sinon supérieur, à celui de la phénylbutazone, mais sans les inconvénients. Selon des auteurs anglais, 458 décès consécutifs à la prise de cette dernière ont été enregistrés en Grande-Bretagne de 1964 à 1982, étant estimé que ce chiffre ne reflète que 50 % des accidents réels. La phénylbutazone et l'oxyphenylbutazone ont été retirées du marché en Norvège en 1983. En France, le produit fait toujours partie de la nomenclature mais ses inconvénients sont clairement mentionnés en lettres capitales: «Ce médicament peut être responsable d'accidents hématologiques graves voire mortels tels qu'une agranulocytose.» Nous sommes donc avertis.

Vu par mes soins en février 1969. Traitement: mélange avec *urtica urens, cynara, taraxacum* en T.M.: 75 gouttes 3 fois par jour pendant un mois, suivi de *fumaria, betula alba, ribes nigrum* en T.M.: 75 gouttes 3 fois par jour pendant un mois. Puis aubier de tilleul sauvage du Roussillon *(Gravelline)*, 3/4 de litre de la décoction par jour pendant 10 jours, arrêt 10 jours, nouvelle cure analogue.

Au point de vue alimentaire: suppression absolue du pain blanc, des pâtes et biscottes habituelles, du sucre blanc, des huiles de table courantes, des charcuteries grasses. Viande: 100 g par jour ou poisson 200 g.

Préconisé pain au levain, de froment ou de seigle, huiles vierges de 1re pression à froid (olive, tournesol, noix), sucre de canne ou miel (discrètement). Le patient a l'avantage d'avoir un jardin qui n'a pas fait connaisance avec les engrais chimiques: il consommera à volonté tous les légumes, et tous les fruits de son verger (dont il n'était jusqu'alors guère friand et qu'il distribuait à la ronde). Comme boisson: eau de Volvic, un demi-litre de vin loyal 11° par jour. Usage modéré du sel.

Ce malade sentait très nettement qu'il allait «y passer». Il n'avait pas tort car tout le monde connaît des hommes qui sont morts sans même l'avoir senti. L'ensemble du programme fut amorcé dans la semaine: un record et un acte de foi. Cinq mois plus tard, cholestérol à 3 g, lipides sanguins à 9 g, sérum limpide.

En ce qui concerne la vitalité intellectuelle, et sexuelle, sa femme, qui apparemment connaissait l'anglais, m'a dit: O.K.

Dépression nerveuse

M. J., 36 ans (Lyon), cadre supérieur accablé de lourdes charges. Une nuit d'avril 1968, il est pris d'angoisse, avec une peur panique de mourir brusquement. Dès le lendemain, sa femme l'entraîne chez un psychiatre qui le traite par les produits de synthèse en usage dans cette spécialité. Aussi, le malade traverse-t-il une longue période d'abrutissement pour rechuter dix mois plus tard. On se demande d'ailleurs ce que le mot «rechute» peut signifier dans ce cas, M. J. étant depuis le début du traitement dans un état second.

Séjour de trois semaines en clinique spécialisée. On change toutes les drogues et on multiplie les doses.

Nouvelle hospitalisation de cinq semaines 2 mois plus tard. On tente d'autres produits ajoutés à certains précédents et on augmente une fois de plus les rations. L'angoissé d'une nuit de 1968 est devenu une loque d'autant plus émouvante que, de temps à autre, il s'en rend compte. Quant aux affres de sa femme, mieux vaut n'en point parler.

Le tableau est sombre au début de 1970 : insomnies permanentes avec idées de suicide, épuisement physique et intellectuel, dégoût du travail comme de toute distraction, anéantissement de la mémoire, impossibilité de suivre une conversation et, plus encore, d'émettre des idées.

En outre, spasmes au niveau des membres, sensation d'ébriété continuelle et démarche titubante, constipation et rétention d'urine. Troubles sensitifs : vue troublée, impression de brouillard et sensation douloureuse d'ébranlement du cerveau.

Le patron de M. J. songe à se séparer de lui. Il lui conseille un nième spécialiste qui lui donne, pour tenter de régler la question, le matin : 1 comprimé de Lucidril 2540 - matin et midi : 1 comprimé de Laroxyl 25 - matin, midi et soir : 15 gouttes d'Halopéridol 2 % - matin et soir : 1 comprimé de Nozinan 25 - midi et soir : 1 comprimé de Valium 10, au coucher : 1 comprimé de Mépronizine, 1 comprimé d'Imménoctal, 1 comprimé de Mogadon et 1 cuillerée à soupe d'une potion bromurée.

A tort ou à raison, le malade n'en a retiré aucun bienfait, simple manière de dire car en réalité c'est un désastre. Je le vois en juin 1970. Le traitement comportera :

1. Phytothérapie de drainage *(cynara, urtica, taraxacum),*

2. *Antinerveux « Lesourd »,* composé de deux plantes rééquilibrantes (mélilot et lotier corniculé),

3. mélange aromatique avec essences de thym, romarin, lavande, cyprès, marjolaine, à visées antispasmodiques, circulatoires et tonifiantes, magnésium *(Bio-mag),* bains aromatiques *(Bio-bad-ol)*, enfin suppression *immédiate* de toutes les drogues chimiques jusqu'alors absorbées, *sans aucun souci de processus dégressif*. Bien entendu, alimentation saine et équilibrée.

Un mois plus tard, mieux-être considérable. Les troubles de la mémoire ont régressé, le malade peut suivre une conversation mais il conserve quelque gêne à grouper ses idées. Il dort six à sept heures par nuit, ce qui suffirait déjà à redonner à beaucoup de gens suffisante énergie. Les fonctions naturelles se sont normalisées. Et, comme sa femme, le malade pense que « c'est trop beau pour durer ».

Le second traitement comporte, outre la phyto et l'aromathérapie systématiques, une préparation avec acide phosphorique, manganèse, kola et quinquina, des suppositoires « cerveau-moelle » et des bains *« Alg-essences »,* associant les vertus des algues marines et des huiles essentielles.

J'ai revu le patient en septembre 1970 — trois mois après le début du traitement — avec quelque mal à le reconnaître. C'est pour lui faire plaisir que je lui a donné un traitement de consolidation.

De tels exemples ne sont pas des prouesses. La preuve en est que certains guérisseurs pourraient faire état de cas presque analogues obtenus quelquefois par la simple suppression des poisons ingérés, la prescription de tisanes et quelques propos rassurants qu'en médecine on groupe sous le vocable de psychothérapie. Ainsi devrait-on toujours procéder, en allant du simple au complexe, chez la majorité des malades habituels. On ne tarderait pas à se rendre compte que les drogues de synthèse resteraient très souvent dans leurs boîtes, et sur les rayons des pharmaciens si elles n'étaient pas regrettablement remboursées.

La tuberculose

La tuberculose — pulmonaire ou affectant d'autres organes — continue à sévir, même dans les pays nantis. Selon certains auteurs, « le traitement actuel de la tuberculose pulmonaire est bien codifié, par une première séquence de deux mois associants »... trois antibiotiques et sulfamides, « puis une association de »... deux de ces produits « pendant quatre mois ». Le risque de contagion disparaît dès le 15e jour et le taux de guérison avoisine 100 %, a-t-on affirmé au cours de récents « entretiens » organisés par les fabricants de ces nouveaux produits.

Les inconditionnels de la chimio seront heureux d'apprendre qu'en 1988, des drogues de synthèse guérissent avec facilité la tuberculose pulmonaire, *définitivement* (puisque les rechutes éventuelles ne sont même pas envisagées), et *de leur seul fait* puisqu'il n'est pas plus question de règles d'hygiène que d'alimentation saine à observer.

Les inconvénients possibles à plus ou moins long terme d'une chimiothérapie exclusive ne font, de leur côté, l'objet d'aucune mention, même pas le risque de déplacement du terrain *acide-oxydé* de la tuberculose pulmonaire vers le terrain *alcalin-oxydé* des cancers. J'ai pu faire état de plusieurs cas de tuberculoses pulmonaires, « guéris » par l'antibiothérapie mais transformés par l'action de ces drogues en cancers, dont les malades moururent. Deux de ces patients, à qui la nature de leur mal avait été cachée, survivaient dans une relative quiétude, persuadés que, n'ayant jamais fumé, ils ne pouvaient avoir un cancer du poumon (54).

---

(54) Cf. les travaux sur la bio-électronique de Louis-Claude Vincent, fondateur de la méthode (1954 à 1988), de Jeanne Rousseau, Dr en pharmacie, ceux que j'ai fait paraître en 1961 et suiv. avec Claude Reddet, pharmacien ancien interne des hôpitaux de Paris (*Aromathérapie,* 11e édition, pp. 417 à 453).

Une maladie chasse l'autre, dit l'adage populaire, et tout progrès porte en lui sa rançon. Nous venons d'en côtoyer une preuve supplémentaire.

Sans nier la nécessité de la recherche et la valeur de certaines découvertes modernes, je ne puis m'empêcher de penser à deux maquisards que j'eus l'occasion d'examiner un jour de 1944. D'humeur incompatible avec la civilisation allemande, ces deux Alsaciens avaient — malgré une tuberculose ouverte — préféré quitter leur pays et s'enrôler dans un maquis de la zone non occupée. Le grand air obligé, une nourriture rustique, l'inconfort qui stimule et une activité mesurée suffirent à les guérir sans l'aide d'aucun médicament et sans pneumothorax, la grande mode de l'époque.

Entre les deux manières d'être soigné, l'une à coups d'antibiotiques, l'autre on ne peut plus dépouillée d'artifice, il y a peut-être place pour une troisième attitude qui ferait appel à ce que nous savons ou devrions savoir, depuis des décennies, sur les huiles essentielles capables de s'opposer au développement des bacilles de Koch ou, mieux encore, de les neutraliser.

Parmi d'autres auteurs, P. Courmont, Morel, Bay et Rochaix (Université de Lyon) nous ont laissé, sur ce sujet, de nombreux travaux datant des années 20 et suivantes. Sont, par exemple, infertilisantes *in vitro* à l'endroit du bacille de Koch: les essences de citron, d'hysope, de lavande, d'aspic qui agissent à la dose de $0,2\ ^{0}/_{00}$ - les essences de marjolaine, de menthe, d'orange et de niaouli à la dose de $0,4\ ^{0}/_{00}$ - le girofle et le thym à $0,6\ ^{0}/_{00}$ (le phénol et le gaïacol, à titre de comparaison, agissant à la concentration de $0,8\ ^{0}/_{00}$).

En ce qui concerne l'ail, dont les nombreuses propriétés connues depuis des siècles viennent, aux yeux de la grande presse, d'être récemment « découvertes » il y a cinq ou six ans par les Israéliens (55), une étude fut menée en 1914 sur plus de dix mille cas de tuberculose pulmonaire au Metropolitan Hospital de New York. Des 56 genres de traitement appliqués, les résultats obtenus par l'ail furent les meilleurs en tant que thérapeutique végétale. On sait que l'ail comporte plusieurs antibiotiques (L. Binet), comme l'oignon, comme... des centaines d'espèces de végétaux.

Moyennant quoi, les choses étant ce qu'elles sont et l'esprit « scientifique » de l'orthodoxie ce qu'il n'est pas, serait bien imprudent le médecin qui oserait soigner un tuberculeux sans faire intervenir les antibio-

---

(55) Comme les vertus de l'oignon, connues pour la plupart depuis l'Antiquité, ont été — dixit encore la grande presse — « révélées » par un chercheur de Kharkov en 1972.

tiques, ne fût-ce qu'à dose infinitésimale, au cas où le patient ferait des siennes un jour.

C'est cependant ce que, dès 1957, je me suis autorisé à faire, y compris dans des cas suffisamment graves pour avoir nécessité l'un, plusieurs séjours en sanatorium et une thoracoplastie (5 côtes) sans que le problème soit pour autant résolu, chez un autre des pneumothorax entretenus pendant sept ans, avec avalanches démentielles de P.A.S., streptomycine et rimifon, outre pneumopéritoine... toutes ces misères pour que soit un jour proposé une thoracoplastie que le patient eut le bon goût de refuser en s'enfuyant de la clinique.

Les traitements comportèrent phyto-aromathérapie, vitamine D, phosphore, oligo-éléments, nébulisations d'huiles essentielles, lavements aromatiques quotidiens à conserver (technique qui me fut enseignée en 1953 et que j'utilise depuis cette date, mais qu'un de mes anciens élèves parisiens n'a pas hésité à présenter comme son invention personnelle en 1982...). Bien entendu, alimentation saine et équilibrée.

Et aussi, *systématiquement,* malgré les risques encourus (non par le patient mais pour le praticien), l'émulsion du bacille tuberculeux de la tortue marine (découvert en 1902), utilisée dans de nombreux pays mais interdite en France, commercialisée sous deux appellations : *« vaccin de Friedmann »,* et *A.R.T.* qui signifie « acido-résistant de tortue ». Ces produits se prescrivent en injections sous-cutanées ou intradermiques (56).

Potentialisant les défenses naturelles, agissant par l'intermédiaire du système réticulo-endothélial, ces éléments m'ont donné dès 1954, à mon cabinet du ministère des Armées, les meilleurs résultats chez les enfants et adolescents qui se développent mal, enchifrenés permanents, apathiques divers.

Dans l'amélioration comme dans la guérison des affections tuberculeuses, l'importance de ces émulsions me paraît au moins égale à celle de la phyto-aromathérapie. Mais « la violence de l'opposition faite au nom du dogme donnant la mesure de l'importance de la découverte sur laquelle elle pèse » (57), si les produits sont largement utilisés en médecine vétérinaire, le médecin utilisateur doit savoir qu'il risque tout simplement la radiation du tableau de l'Ordre. « Quand le malade est

---

(56) Cf. « *Ainsi s'achève le drame tuberculeux* » par Léon Joly (Lang Blanchong et Cie, édit. 1935), « *Tuberculose et bacille paratuberculeux de tortue* », par Dr F. Thorel (Maloine, édit. 1942), « *Tous les moyens de vous guérir* », par Jean Palaiseul (R. Laffont édit.), « *Tuberculeux, on pourrait vous guérir* », par Paul Reboux (Baudinière, édit. 1952), « *A vous médecins* », par le Comte d'Oppersdorff (Ratier, édit. 1956), « *Le Friedmann dans la thérapeutique de la tuberculose* », par le Dr Robert Benaïche (Nice, 1960), publications personnelles, « *Aromathérapie* », « *Docteur nature* » (Maloine).

(57) Auguste Lumière : « *Les fossoyeurs du progrès* » (1942).

en danger, a certes écrit Hufeland, risque tout pour le sauver, même ta réputation» mais ce n'est pas, qui en douterait, de loin le plus facile.

Si les lois actuelles, respectables sur nombre de points, étaient plus nuancées, si l'orthodoxie et sa police: l'Ordre des médecins, n'avaient en vue que le seul intérêt du malade, sans doute un nombre non négligeable de praticiens oseraient-ils employer les traitements efficaces prohibés, qu'ils éliminent par pur sentiment de crainte, si ce n'est par lâcheté.

Observation n° 1. Mme L., 35 ans (Issoire). Ancienne tuberculeuse osseuse et rénale opérée à 10 ans d'une ostéite du pubis. Ablation du rein droit tuberculeux à 18 ans. Depuis, ablation d'un calcul du rein gauche. Vue par mes soins en mars 1961 pour asthénie, troubles multiples rebelles.

Traitée par phyto-aromathérapie, A.R.T., argile *per os,* oligo-éléments, bains associant les algues marines et les essences aromatiques, alimentation biologiquement saine...

La transformation de l'état général fut complète en huit mois. En juin 1970, la malade se traitant trois ou quatre fois par an de cette manière: santé excellente, vitalité entiàre. Ce qui l'irrite maintenant, c'est que «personne ne la croit malade».

Ces intéressants résultats, dus à la phyto-aromathérapie, à l'émulsion du bacille tuberculeux de la tortue marine et à d'élémentaires mesures d'hygiène, surtout dans le domaine alimentaire, me ramènent à une observation curieuse à plusieurs titres.

Observation n° 2. Mme C., 52 ans, épouse d'un contrôleur général de l'Armée, également sœur et belle-sœur de médecins, était venue me voir en avril 1964 pour une tuberculose du rein gauche. Le traitement envisagé était une intervention, s'il se pouvait conservatrice, avec dans ce cas la réimplantation d'un uretère très dilaté et sclérosé. Je crus devoir tenter une démarche comparable aux précédentes.

J'avais, depuis, quelque peu oublié cette patiente lorsque le 20 novembre 1979, elle m'écrivit pour me demander conseil au sujet de sa sœur, médecin du travail. Elle en profitait pour me rappeler que tout allait bien pour elle et que, sans opération «la récupération du rein, cicatrisé, et de l'uretère — réaffirmé dans sa perfection — ont été spectaculaires en quelques mois, les radios faisant foi, résultats incompréhensibles pour beaucoup mais évidents».

Pour Mme C., c'est la prêle — parfaitement ignorée ou superbement méprisée par l'ensemble du corps médical à cette époque, et de nos jours encore par 95 % des honorés confrères — qui fut le facteur principal de sa guérison. L'une de ses phrases résume beaucoup de choses: « Qui d'autre que vous m'aurait proposé des soins par la prêle, et m'eût permis d'être la bénéficiaire de son efficacité ? »

Qui ?

Nous avons vu plus haut que l'ail était doué de puissantes propriétés antiseptiques et antiparasitaires. Son pouvoir bactéricide contre le bacille de Koch, de la famille des champignons microscopiques: *mycobacterium tuberculosis,* fut étudié il y a près d'un siècle par le Dr Louis Cuguillère (de Toulouse) qui, en 1937, publia un ouvrage capital intitulé : « Traitement phytothérapique de la tuberculose » (Maloine édit.). Il y rappelait les nombreuses expérimentations effectuées sur le cobaye et les bovidés, ainsi que les communications parues à l'occasion du congrès de thalassothérapie de Biarritz en 1903, du congrès de phytothérapie d'Agen en 1906, de la séance de l'Académie de médecine de 1908... faisant état des résultats, souvent spectaculaires, obtenus dans la tuberculose humaine, qu'elle soit pulmonaire, ganglionnaire, osseuse et ostéo-articulaire ou d'autres localisations.

Le produit utilisé, mis au point par Cuguillère lui-même, comportait un extrait d'ail (agissant par son essence, un polysulfure d'allyle...) et de l'essence de myrrhe destinée à modérer les effets des principes actifs de l'ail en même temps qu'à fournir des sels de chaux, l'ensemble étant présenté à *l'état colloïdal* sous forme d'ampoules injectables par voie hypodermique profonde d'une ou deux par semaine.

Les résultats, rapportés par plusieurs centaines de médecins, sont édifiants. De nombreux grands maîtres s'y étaient intéressés: Prs Dujardin-Beaumetz, Loeper, Forestier, Lemierre, Kinderg, l'anatomopathologiste H. Martin-Roux (hôpital Bichat), les Prs Garrigou, Roger (doyen de la Faculté de médecine de Paris), des médecins belges, espagnols, d'autres pays, dont les publications avaient fait dire au doyen Roger que nous nous trouvions peut-être « en présence d'une des plus grandes découvertes dont puisse profiter l'humanité ».

Et puis l'oubli total, par étouffement. Selon son humeur, le lecteur pourra en chercher les raisons dans les bouleversements créés par la Seconde Guerre mondiale ou l'avènement de la chimiothérapie de synthèse présentée comme le *nec plus ultra.*

Cette question mériterait d'être reprise, incontestablement (58).

Cancers

Comme on le sait, il ne faut aborder ce problème qu'avec extrême

(58) Comme l'aromathérapie dans son ensemble. Pour mémoire, l'excellent travail: « *Murothérapie* = traitement de la tuberculose pulmonaire par la méthode des essences » par Dr Robert Jacques, de Marseille (Marseille médical du 5-10-1927). Murothérapie: du grec *To muron, το μυρον,* huile essentielle.

prudence. Il est si vaste, l'ennemi si répandu sous d'innombrables formes, les hypothèses tellement multipliées que toutes les idées, toutes les tentatives d'explications et de traitements doivent être loyalement étudiées, sinon admises, avec le plus grand sérieux. Au lieu d'un seul axe de recherche aidé financièrement, il devrait y en avoir cent.

Certains cas mis à part, il ne serait pas étonnant outre mesure que le plus grand nombre de cancers relève un jour d'une découverte simple. Pour être plus complet, disons que tous les cancers véritables (car il est probable que ce que l'on qualifie parfois de cancer n'en est pas mais une autre affection, tout aussi grave et meurtrière d'ailleurs) seraient alors prévenus ou guéris par les mêmes procédés.

Ces procédés pourraient relever d'un phénomène banal résultant d'un trait de génie subit, comme celui qui mena Pasteur sur la voie de la vaccination charbonneuse. Comme ce fut le cas pour Charles Nicolle lorsqu'il reconnut, dans les poux, les propagateurs du typhus. Et pour Yersin en ce qui concerne les rapports de la puce et de la peste. Et pour cet étudiant corse du siècle dernier qui connut des ennuis avec certains de ses maîtres pour avoir découvert, à lui seul, le sarcopte de la gale, rendant ainsi caduque le *saignare purgare* alors en usage contre cette affection.

S'il est un domaine où le principe intouchable du libre choix de la thérapeutique semble se justifier le plus, c'est bien celui des cancers. Car la chirurgie, les agents physiques et certains antimitotiques modernes, mais aussi les traitements les plus variés des disciplines les plus diverses ont chacun, pour leur compte, des succès plus ou moins et plus ou moins d'échecs. Y compris l'abstention qui, dans certains cas favorables, peut prétendre, *a posteriori,* s'être hissée d'elle-même au niveau d'un traitement.

Aucun individu, aucune école ne peuvent se targuer de détenir **le** traitement définitif et codifié, le *nec plus ultra* sur lequel, jamais, nul ne pourra revenir. Aucun individu, aucune école tant soit peu respectables ne peuvent se donner le droit d'entraver les efforts des chercheurs des autres disciplines. Seuls ont l'impudence de se le permettre, bouffis de suffisance, les valets de l'orthodoxie qui, très soigneusement planqués à l'ombre de la citadelle, espèrent ou savent ne point redouter de réactions à la mesure de leur effroyable vanité.

Observation n° 1. Mlle C., 19 ans (Paris). *Sarcome du bras gauche,* de la taille d'une orange, opéré en février 1958. Le protocole précise : « Il a fallu peler artères et nerfs qui traversaient la tumeur (artère humérale, nerfs médian et brachial cutané...) au contact desquels il restera malgré tout du tissu tumoral. La tumeur file vers le bras, le long du biceps et, en haut, vers l'omoplate » (Pr F.).

Pronostic sombre. Quelques séances de radiothérapie puis de bombe au cobalt sont pratiquées, les médecins s'accordant à penser que la survie ne saurait excéder quelques mois.

Je vois la malade en mai : cicatrisation parfaite, aucun signe perceptible d'invasion des ganglions axillaires. Mais état général médiocre, avec amaigrissement notable. La flexion de la main et l'extension du coude sont limitées, et les deux derniers doigts ébauchent une griffe (signe de lésions du nerf cubital). Bilan sanguin perturbé, sans qu'on puisse toutefois en tirer quoi que ce soit.

Le traitement comportera phyto-aromathérapie, acide phosphorique et magnésium, du *Carzodelan* (un produit enzymatique injectable d'origine allemande strictement interdit en France (59), des antiseptiques intestinaux naturels. Bien que n'étant pas homéopathe j'ajoute, sur les conseils d'un industriel converti à la radiesthésie : *vaccinium toxinum, cuprum, thuya, acide linoléique et kali carbonicum.* Bien entendu, *alimentation saine* équilibrée.

En septembre 1958, quatre mois après le début du traitement, l'état général est excellent, gain de poids de 3 kg. Les mouvements de la main et du coude sont récupérés.

Poursuite du traitement avec les mêmes modalités, plus *négativation électrique,* trois séances de 20-30 minutes par semaine, série de 20 qui sera renouvelée (60).

Les traitements ultérieurs ont comporté, outre le *traitement de fond phyto-aromatique,* du magnésium, des oligo-éléments, des injections de cellules fœtales fraîches (la *cellulothérapie* de Paul Niehans, méthode sans équivalent pour de nombreux syndromes, également interdite en France) (61), des séances répétées de négativation.

Les analyses sanguines sont vite redevenues normales. En 1963, 5 ans plus tard, je ne voyais plus la patiente que trois fois par an. Et plus du tout à partir de 1967, époque à laquelle elle n'a plus reçu aucun soin.

En novembre 1988, *trente* ans après l'intervention, Mme C., mariée et deux fois mère de famille, va aussi bien que possible alors qu'on ne lui donnait à l'époque que quelques mois à vivre.

---

(59) Cf. « *Tous les moyens de vous guérir* », (op. cit.).

(60) Méthode de Charles Laville. Nombreux travaux depuis 1922. Malheureusement, la fabrication de l'appareil est arrêtée depuis 1990.

(61) « Celui-là est méprisable qui ne sait, au besoin, sortir des règles communes. » Parmi ceux qui ont osé le dire, je ne vois guère, en l'état actuel de mes lectures, que Louis Leprince-Ringuet qui, dans « *Le grand merdier* », a reconnu avoir risqué plusieurs fois la prison et le Pr Paul Millez, au courage légendaire. Je ne manquerai pas d'aller saluer l'auteur de cette saine opinion, un certain François Thibault plus connu sous le nom d'Anatole France.

Observation n° 2. M. B., 22 ans (Toulouse). *Sarcome de la face externe du pied droit* découvert en novembre 1957 alors que le sujet accomplissait son service militaire. Deux biopsies en date des 21 et 24 avril 1958 (P. Bimes) ont conclu à la variété de sarcome fibro-blastique. La désarticulation de la hanche est conseillée par un confrère qui devait la pratiquer le 7 mai 1958.

Consulté par la famille au téléphone alors que je me trouvais en déplacement, je me permets d'interdire tout acte chirurgical et, puisque la chambre avait été déjà retenue en clinique, je suggère de la remettre à la disposition de la direction.

Le 7 mai 1958: état général médiocre, 57 kg pour 1,83 m, teint cireux. Localement: cicatrice de biopsie à la face externe du pied droit, bourgeonnante, très sensible au toucher, forçant le malade à boiter.

Le traitement sera comparable à celui de l'observation précédente. Les analyses mettront dix mois pour se normaliser. En quatorze mois de traitement, le patient a grossi de 19 kg.

Il ne suit plus aucun traitement depuis 1961, gère une importante maison de commerce et, en 1983, *vingt-six ans* après la découverte de la lésion, était en parfaite forme.

Observation n° 3. L'histoire de M. F., 60 ans (Chatou), mérite aussi d'être évoquée. Hospitalisé en juin 1961 dans un grand hôpital parisien, le chirurgien lui découvre une *tumeur du rein droit,* adhérente au côlon droit et débordant largement la veine cave. La lésion reconnue au-dessus de toute tentative d'exérèse, le malade est renvoyé dans sa famille avec un pronostic d'environ six mois.

Vu en juillet 1961. Traitement phyto-aromatique, magnésium, oligo-éléments, alimentation saine...

En octobre, *cellulothérapie* avec rate, thymus, thyroïde, cœur et testicule. *Négativation* électrique périodique. État général rapidement retrouvé.

Malade suivi trois fois par an. En 1970, neuf ans après l'intervention blanche, M. F. se porte toujours bien et fait preuve d'une grande activité de conseil juridique.

Décédé accidentellement en 1978, à 77 ans, *dix-sept ans* après sa condamnation à mort selon les normes de la médecine classique.

Ces trois exemples, auxquels pourraient s'en ajouter beaucoup d'autres quitte à ce qu'ils soient moins brillants, prouvent qu'un cancer traité autrement que par la chirurgie, les rayons et la chimio ne conduit pas *obligatoirement* à la mort dans les cinq ans. Ils prouvent également, comme nous l'avons vu à propos d'autres syndromes, qu'une *association* de thérapeutiques *inefficaces, fossilisées, ridicules ou « dan-*

gereuses», pour certaines *interdites en France,* parviennent à des résultats dignes d'intérêt chez des malades que les méthodes classiques eussent mutilé et inutilement fait souffrir pour aboutir, de l'aveu même des praticiens, à leur échec.

Bien entendu, tout ne se passe pas toujours d'aussi agréable façon, ni avec cette apparente simplicité. Il existe des échecs qu'il sera probablement possible d'éviter, tout au moins partiellement, dans l'avenir. Mais que de telles thérapeutiques soient capables de «rattraper» des situations très compromises, souvent par l'abus de la chimiothérapie, qu'elles soient capables de rivaliser avantageusement avec les attitudes figées des sectaires, ne devrait-il pas inciter le praticien — le phytothérapeute plus encore que tout autre eu égard à son ouverture d'esprit — à les employer en priorité, quitte à éventuellement les remplacer ou à les compléter en cas d'effets insuffisants par d'autres médications y compris les brutales?... Ce qui ne serait d'ailleurs généralement qu'un geste de charité, ou de routine, car la médecine classique a depuis longtemps prouvé qu'elle ne saurait prétendre à la place supérieure du podium, sur ce chapitre comme pour l'essentiel de la pathologie.

C'est partant de ce constat que l'O.M.S. a pu écrire il y a plusieurs années: «Le monde en développement ne doit pas s'en remettre exclusivement à une médecine de type occidental, ni à des médecins formés en Occident, pour prodiguer des soins de santé à la totalité de ses populations; il a besoin d'une synthèse entre les médecines modernes et traditionnelles.» On remarquera au passage que l'O.M.S. ne confond pas Médecines *modernes* et *traditionnelles.* Une belle et toute simple leçon de français à l'adresse de nos compatriotes.

L'O.M.S. a formellement préconisé un renouveau d'intérêt pour les plantes médicinales et les remèdes traditionnels, proposant aux pays concernés une aide afin de promouvoir des programmes de santé mieux adaptés aux réalisés socio-économiques.

Mais il serait regrettable que les malades des pays industrialisés ne puissent continuer à bénéficier, *eux aussi,* de la phytothérapie, les études démontrant jour après jour que de nombreuses plantes étaient déjà utilisées à bon escient par nos prédécesseurs, européens ou d'autres continents, qui ne disposaient pourtant pas de nos moyens d'investigations ni de notre haute culture.

Procédé de traitement auquel les médecins devraient penser plus souvent (il est vrai que généralement sans le savoir, ils l'utilisent journellement sous forme de spécialités aux formules hermétiques), la phyto-aromathérapie permet parfois d'obtenir des résultats que nous n'aurions *a priori* guère eu de raison d'imaginer.

Observation n° 1. Une femme de 42 ans, enseignante en Savoie, était venue me voir un jour de 1962 pour des malaises mineurs mais suffisamment gênants pour qu'elle décide de s'en préoccuper: règles insuffisantes, sensation de jambes lourdes, nervosité due certainement pour une part à la turbulence de ses élèves, insomnies suivies de fatigue persistante. L'examen clinique était négatif, les analyses normales.

Le traitement consista en une première formule avec *cynara* T.M., extrait fluide de *senecio vulg.* et *crataegus* - une seconde préparation comportant H.E. lavande, sarriette, thym et marjolaine: 0,75 g de chaque dans alcool 90° qsp 60 ml, à la dose de 60 gouttes du premier flacon plus 25 du second dans 3/4 de verre d'eau tiède, avant les 3 repas. Je crus devoir compléter par *Bio-mag,* deux comprimés à sucer dans la matinée, et *Phosarome,* également remarquable formule, à la dose d'une cuillerée à café dans un verre de boisson à prendre en plusieurs fois *pendant* le repas de midi. Enfin, une infusion quotidienne d'armoise pendant les dix jours avant la date présumée des règles.

Quelques conseils de diététique lui furent donnés en supplément avec, en plus, la recommandation d'allonger ses jambes pendant 20 minutes une ou deux fois par jour, et de songer à s'asseoir pour éplucher ses légumes.

Un mois plus tard, cette patiente me téléphonait pour me dire sa satisfaction sur les plans circulatoire et de bien-être général. « Malheureusement, ajouta-t-elle, votre traitement m'a donné des vers. »

Je ne pus m'empêcher de nourrir quelque inquiétude sur les facultés de raisonnement de cette femme, subséquemment sur la qualité de ses compétences pédagogiques. Mes explications sur les propriétés *également* vermifuges des huiles essentielles que je lui avais prescrites pour tout autre chose parurent néanmoins la convaincre. Mais je crus devoir lui conseiller de lire les bons auteurs traitant de l'ail et du thym, du girofle et du romarin, de l'oignon et de la sarriette, tous condiments dont je lui avais recommandé l'usage dans son alimentation.

Pouvait-on espérer meilleure preuve de l'activité polyvalente des plantes et des essences aromatiques? Mais qui oserait mettre en doute l'existence d'innombrables secrets encore jalousement préservés par le règne végétal, que peu à peu nous approchons cependant, parfois par le plus grand des hasards.

Observation n° 2. En 1942 à Lure, modeste chef-lieu d'arrondissement de la Haute-Saône et patrie du Sapeur Camembert, une vieille paysanne recrue de douleurs vint demander au pharmacien une tisane dont elle donnait la marque et qu'on lui avait affirmée bonne contre les rhumatismes. En l'absence du titulaire parti à la quête d'une friture, c'est un stagiaire de seconde année qui régnait ce jour-là sur l'officine.

Mais ni sur les rayons, pas même dans la réserve, il ne peut découvrir la tisane demandée. Force lui est de s'excuser et d'expliquer qu'en cette période meurtrie... La vieille ne l'entend pas de cette oreille : « Eh bien ! donnez-moi la boîte qui est dans la vitrine, elle fera bien l'affaire », suggestion qui fut immédiatement mise à profit par l'apprenti.

Deux mois se passent et la cliente réapparaît, du sourire plein les dents (réduites au nombre de sept mais trois sur le devant) : « Votre tisane m'a fait beaucoup de bien, j'en voudrais une autre. »

Entre-temps, le pharmacien — qui, par suite du mauvais temps, se trouvait encore là — avait fait ses commandes et reçu les médicaments manquants. « Voilà, Madame, un franc trente-cinq. » Mais à peine la cliente s'est-elle saisi de la boîte qu'elle se met à rugir : « Un franc trente-cinq pour cette petite couennerie que si elle me tombait sur le pied je la sentirais pas ? » Et comme le pharmacien n'avait pas l'air de comprendre : « C'est pas cette poussière que je veux, mais une boîte pareille à celle que votre jeune m'a vendue l'autre fois. »

J'abrège : alors que le pharmacien lui avait remis la boîte habituelle de 50 g d'un mélange de feuilles et de racines à visées antirhumatismales, c'est le bloc de bois que contenait la boîte factice de la vitrine que la paysanne entendait emporter. « C'est long pour en faire de la poudre avec la râpe, avait-elle précisé, mais au moins, ça c'est efficace et ça dure assez de temps. »

On pourra toujours et longuement discourir : s'agit-il d'un nouvel exemple de ce que peuvent faire les placebos ? Alors, servons-nous en plus souvent. Ou bien d'effets, jusqu'alors ignorés, d'une décoction d'un bois dont la nature m'est d'ailleurs restée totalement inconnue, comme pour l'ex-stagiaire, devenu depuis brillant Professeur de pharmacie chimique.

Observation n° 3. Il y a quelques années, un de nos confrères eut l'à-propos et le courage de publier une anecdote le concernant. Avant de partir pour un mois de repos mérité, il avait tenu à rendre visite à un charmant vieux couple qu'il suivait régulièrement depuis plusieurs années pour des troubles banaux à cet âge. Il rédigea leurs ordonnances et leur promit de revenir les voir dès son retour.

Revenu frais et dispos — ce qui prouve qu'on peut très bien ne pas être esquinté par quelques semaines de vacances — il trouva, de leur côté, ses patients en pleine forme.

— Vous avez bien suivi mes prescriptions ?

— A la lettre, répondirent d'une même voix le monsieur et sa dame qui lui tendaient leur ordonnance.

Le bon confrère se demandera sans doute encore longtemps pourquoi ses soins se montrèrent, cette fois-là, sensiblement plus efficaces que d'habitude... alors que chacun de ses patients avait absorbé ce qui devait revenir à l'autre.

Observation n° 4. Je terminerai par une observation relative à un de mes amis. En 1947, A.D., brillant capitaine devenu exploitant forestier en Allemagne occupée, fut atteint d'un zona étendu de l'hémi-thorax droit, devenu rapidement extrêmement douloureux en dépit des soins prodigués consistant en badigeonnages au mercurochrome et talcage. Une température à 39°5 l'avait incité à garder le lit.

D. se trouvait dans ce bien triste état lorsqu'un soir, vers 19 heures, trois de ses anciens camarades de Cyr décidés à faire une fiesta firent irruption dans l'intention de le débaucher.

— Vous êtes fous!... de quoi me faire crever...

De fait, le mois de février en Forêt-Noire n'a jamais été particulièrement chaud. Mais le malade eut beau se débattre, il se trouva revêtu de ses atours en deux temps trois mouvements. Les festivités furent telles qu'à 4 heures du matin, les ripailleurs n'osèrent affronter pour le retour les chemins verglacés de la montagne et durent se résoudre à coucher sur les bancs de la taverne qui les avait accueillis.

Douze heures plus tard, à son réveil, D. se trouvait complètement guéri. « Il est des maladies qui ne se soignent que par l'alimentation » a bien dit Hippocrate.

En 1992, A.D., 85 ans, continue à s'occuper de ses chevaux en Aveyron.

Nous avons vu plus haut un échantillonnage éloquent des innombrables critiques formulées à l'endroit des médecines différentes, parmi lesquelles se trouve arbitrairement placée la phyto-aromathérapie *lorsqu'elle entend utiliser la plante totale* (62) au lieu de ses constituants isolés.

Si les détracteurs de la médecine par les plantes (pour la quasi totalité, inconditionnels farouches de la seule médecine qu'ils connaissent : la chimiothérapie de synthèse) s'étaient donné les connaissances nécessaires au droit d'en discourir pour une meilleure appréciation des faits, ils se seraient exprimés de manière plus subtile

---

(62) Lors d'un récent séminaire sur les « Biotechnologies et cultures agricoles » (oct. 1988), des élucubrations sans fin ont été consacrées à la redécouverte de la plante « dans son intégralité », et de « la plante une et indivisible ». Quel étonnant progrès depuis l'ère néanthropienne... d'il y a quelques années seulement, et toujours actuelle pour encore trop de nos confrères !

que par le truchement désolant de la moquerie, de la grossièreté ou des insultes.

Leur jugement se fut alors donné des chances d'être considéré, car honnêtement étayé dans un but de progrès. L'exercice de la phyto-aromathérapie est en effet, de nos jours, malheureusement trop souvent préjudiciable à la *bona fama,* la bonne réputation de la méthode comme à l'intérêt bien compris de l'usager. D'autant que, depuis une quinzaine d'années, se sont infiltrés parmi les quelques médecins et pharmaciens motivés, d'innombrables opportunistes dont hélas certains de mes anciens élèves qui n'ont su que faire pour se créer un quelconque vedettariat dont le moins qu'on puisse dire est qu'il n'a pas soulevé des nuées d'enthousiasme.

Les motifs de critiques à propos de la phytothérapie telle qu'elle est actuellement trop souvent pratiquée, force est de le reconnaître, ne manquent pas.

1. Tout d'abord, les médecins qui se réfèrent à cette discipline devraient savoir que la phytothérapie *doit obligatoirement* être perçue comme devant agir sur l'individu considéré dans sa globalité : soma, psychisme, environnements. Sa vocation se trouve à l'opposé de l'attitude adoptée par la médecine classique qui, d'une manière générale, ne vise que le symptomatique, le coup par coup, avec ce curieux attachement de ses grands prêtres, et des trop nombreux élèves qu'ils (dé)forment, pour **LA** molécule. Cette molécule qui, tout le monde le sait, sauf eux apparemment, ne saurait s'appliquer que sur un point très précis, sans souci de l'organe, encore moins de l'organisme et de son devenir, seule entité qui devrait, en réalité, être prise en considération.

Beaucoup trop de médecins, regrettablement étiquetés phyto-aromathérapeutes, se conduisent malheureusement à la manière des orthodoxes dont ils entendent cependant hautement se démarquer, privilégiant le symptomatique, comme le principe dit actif (63) en oubliant le *totum,* celui du malade comme celui du végétal destiné à le soigner. Pour soigner efficacement un organisme déficient est apparue depuis des siècles à qui se donnait le temps d'y réfléchir la nécessité d'utiliser des traitements susceptibles d'entrer en résonnance avec lui. Or le végétal est le seul à pouvoir le faire dans toute sa plénitude, avec certains produits animaux comme les cellules fœtales, tous éléments biologiques faits pour se comprendre et s'épauler durablement. Rappelons-nous Claude Bernard pour qui « le produit chimique de synthèse, ne faisant

(63) Dont il ne siérait cependant pas d'en nier globalement l'utilité, non plus que la facilité d'application, parfois trompeuse néanmoins.

pas partie intégrante de nos cellules, ne peut être qu'un poison pour elles».

Si ce processus préjudiciable devait se poursuivre, par l'ignorance que *le tout est supérieur à la somme des parties* et que *l'action de la plante entière est à la fois plus douce et plus complète que celle de l'addition des principes actifs utilisés isolément,* c'en serait fait, une fois de plus et pour un temps imprévisible, de la phytothérapie telle qu'elle doit être conçue et défendue dans ses modalités d'application.

Le tout supérieur à la somme des parties: pour illustrer ce propos à l'adresse du lecteur qui, et c'est tout à son honneur, cherche toujours plus à s'informer, voici, parmi de nombreux autres exemples possibles, celui tiré de la feuille d'artichaut.

Les propriétés de la feuille (et non les bractées que vous mangez habituellement) sont multiples et depuis longtemps connues, particulièrement son pouvoir cholérétique (qui augmente la sécrétion biliaire) et ses vertus diurétiques.

Comme tous les végétaux, la feuille d'artichaut contient de très nombreux constituants (certains d'ailleurs n'étant probablement pas encore répertoriés), dont plusieurs acides organiques parmi lesquels les acides citrique, malique, succinique et hydroxy-méthyl-acrylique. Or, pris isolément, aucun de ces acides (au demeurant présents dans toute matière vivante) n'est capable d'agir sur les fonctions biliaires et rénales. Mais le mélange des trois premiers est efficace, et son activité est encore augmentée par l'addition du quatrième (Pr Pelt).

2. Une seconde critique apparemment non superflue puisqu'elle s'est rapidement imposée à nombre d'usagers, est relative à certaines formes galéniques de conception relativement récente et prônées avec trop souvent d'évidentes et exclusives préoccupations financières, parfois à la limite du mercantilisme.

Il s'agit de ces poudres de toute nature que certains fabricants ou grossistes livrent en vrac aux pharmaciens ou aux naturopathes, en leur laissant le soin d'en remplir les gélules vides conditionnées par ailleurs. Ainsi, aux yeux de l'usager, la médication pourra-t-elle être délivrée sous le label rassurant du «sur mesure» et de l'extemporané.

Qui d'entre nous pourrait affirmer que le produit vendu est bien celui dont le nom figure sur l'étiquette de l'officine ou de l'arrière-boutique, et qu'il n'a pas dépassé les délais d'activité (favorable s'entend car il a pu, en revanche, contracter de mauvaises habitudes).

Sans l'avoir désiré, j'ai pu être le témoin d'erreurs préjudiciables eu égard à la nature des produits en-gélulés comme à leur posologie.

Qu'elles n'aient pas été suivies de conséquences fâcheuses immédiates ne change rien à l'affaire, les effets secondaires ne se manifestent pas obligatoirement dès les premières heures ou même les premiers jours.

Découle, par ailleurs, de cette nouvelle lubie pour les formes galéniques « modernes et plus efficaces », plus « look » aussi et « plus faciles d'emploi », une inquiétante augmentation du prix de revient des ordonnances, phénomène éminemment regrettable, et qui n'a pas manqué de choquer les usagers pourvus d'un minimum d'esprit civique, à défaut de se rappeler qu'ils sont *aussi* des contribuables.

Voici, intégralement retranscrite, l'une des premières ordonnances qu'il m'a été donné de recevoir à ce propos :

1. *Vinca minor, viscum album, avena sativa T.M.* : aa qsp 120 ml,
2. H.E. lavande, gingembre, romarin : aa 2 g - élixir de papaïne qsp 120 ml,
3. gélules avec nébulisat de Windhoeck : 0,20 g et nébulisat de prêle : 0,30 g - n° 540,

prescription qui revint à la modeste somme de 1 343,65 F se décomposant comme suit : 45,40 F pour la 1re formule, 24,80 F pour la seconde et 1 273,45 F pour les gélules alors que la prescription de poudre ou de T.M. de prêle (les S.I.P.F. n'existaient pas encore) et d'une tisane d'*Harpagophytum procumbens* (la « griffe du diable ») (64) ne serait pas revenue à plus de 30 ou 40 F avec des résultats qu'il m'a été depuis longtemps loisible d'observer, et qu'aucun travail sérieux ne serait en mesure de déclarer inférieurs à ceux que la formule sophistiquée envisagée plus haut avait sans doute, la prétention d'obtenir.

Cette ordonnance date d'octobre 1979 (65), époque à laquelle il était encore possible de présenter la phyto-aromathérapie comme un mode de traitement à la fois *efficace et « pas cher »* (il l'est toujours, heureusement, chez les paysans qui, munis d'un diagnostic médical (66), se servent volontiers de leur ordonnance pour allumer leur pipe et se traitent par les moyens phytothérapiques hérités de leurs aïeux).

Ces attitudes, en dépit d'un aspect commercial chatoyant, sont loin d'être prisées par tous les pharmaciens, tout au moins de mes amis. Elles ne peuvent, en tout état de cause, que nuire à l'image du traitement par les plantes.

En ce qui concerne l'aromathérapie, nul n'ignore qu'à l'instar des crus de vins, il existe des crus d'essences (lavande de Provence, can-

---

(64) A condition qu'il s'agisse bien de la racine *secondaire*, comme pour l'olivier, la feuille des *rejets*.

(65) Une précision qui n'est peut-être pas sans intérêt pour une évaluation actuelle des prix.

(66) Selon des statistiques officielles de 1987, les diagnostics exacts se situent entre 6 et 8 %...

nelle de Ceylan, verveine des Indes, thym de la Réunion...) et, à l'intérieur de chaque espèce, des types chimiques *(chémotypes)* caractérisés par la prédominance plus ou moins marquée d'un ou plusieurs constituants. Ces différences sont dues à la nature des sols et à leur orientation, à l'ensoleillement, aux saisons, au moment de la cueillette, à d'autres facteurs encore, conditions qui influencent l'*ensemble* des végétaux (les asperges d'Alsace — Marlène Westphal — sont caractéristiques, comme l'artichaut breton, l'oignon de Toulouge (et non Toulouse) ou de Tournon, les pommes de terre de la Haute-Saône (Christiane Médard) et ce n'est pas pour rien que ce département est baptisé Haute-Patate...).

Dans le domaine des plantes aromatiques, et pour ne parler que de la France, le thym *(Thymus vulgaris)* a déjà permis de distinguer des Thyms à thymol, des T. à carvacrol, à géraniol, à linalol, à terpinéol, à thujanol... Tous ces thyms sont des anti-infectieux puissants mais, utilisé à doses trop lourdes et trop longtemps, le thym à thymol peut, à la différence des autres chémotypes, démontrer une certaine toxicité au niveau du foie.

Ceci étant, si l'aromathérapeute se doit de connaître ces nuances — comme il ne doit jamais ignorer, dans nombre de plantes, la présence d'hormones analogues aux hormones animales — jusqu'à preuve du contraire, au-delà de ses chémotypes, un thym reste un thym, que le praticien devra prescrire dans les indications qui lui sont depuis longtemps reconnues. Aux doses habituellement préconisées, et pour des temps mesurés (il n'est pas question d'imiter ces confrères « chimio » qui font ingurgiter à trop de leurs patients plusieurs drogues de synthèse pendant des mois et des années), *Thymus vulgaris* remplira parfaitement son office, comme il le fait depuis des siècles. A la seule condition, toujours la même, que la plante ou son essence soit pure, naturelle, de qualité.

De récents travaux grecs ont démontré que les divers chémotypes d'*artemisia vulgaris* n'ont pu trouver leur différence sur le plan thérapeutique.

Je tiens également à rappeler que les aromatogrammes systématiques sont un non-sens, car inutiles dans plus de 90 % des cas pour le praticien connaissant à la fois la clinique et les propriétés des plantes comme des huiles essentielles.

Pour conclure ce paragraphe, je pense qu'hormis les productions phyto-aromathérapeutiques de grands laboratoires éprouvés, qui ne sauraient se permettre de laisser se glisser la moindre défaillance dans l'élaboration de leurs fabrications, mieux vaut encore, et jusqu'à plus ample informé, rester fidèle aux *teintures mères,* dont la variété est infinie et la qualité garantie, aux *S.I.P.F.* qui, incontestablement, ont apporté un sérieux plus en matière de traitement, aux *huiles essentielles en dilutions alcooliques, et non sous forme de gélules,* pour diverses raisons dont certaines ont été précédemment évoquées.

En ce qui concerne *les plantes* pour infusions ou décoctions, on les exigera *en l'état* et non sous forme de poudre comme dans les infusettes. Qui n'en devinerait aisément les raisons?

3. Un troisième reproche justifié, et de taille, est relatif au comportement d'un certain nombre de médecins, surtout exerçant à Paris, pour qui la phyto-aromathérapie est devenue la vache à lait qu'il convient de traire vigoureusement pendant que, sait-on jamais, il en est encore temps.

Si, en raison du temps passé avec chaque patient, qui ne saurait être inférieur à 3/4 d'heure - une heure pour la première consultation, et à une demi-heure pour les suivantes, il est logique de demander des honoraires «adaptés», encore ne convient-il pas, en pratiquant des prix exhorbitants, de faire de la phytothérapie une médecine de *nantis.* Or, il ne se passe pas de semaine qui ne m'apporte les doléances de consultants estimant, à juste titre, avoir été arnaqués. D'autant que le prix fort de la première consultation, généralement accepté lorsqu'elle est de durée suffisante, est régulièrement maintenu à l'occasion des suivantes qui, parfois, n'excèdent pas un quart d'heure.

Quant au contenu de la plupart des ordonnances, il est ahurissant. J'ai publié, il y a déjà longtemps, sous le titre *«les folles ordonnances»,* des exemples où se trouvaient dix, douze, dix-huit produits différents à prendre chaque jour. Il s'agissait de médicaments chimiothérapiques de synthèse qu'en raison des troubles provoqués, les malades abandonnaient plus ou moins rapidement, n'en conservant que deux ou trois en fonction probablement de leur état d'âme ou de leurs lectures du moment.

Mais l'*accumulation délirante* de produits phyto-aromatiques est susceptible, *elle aussi,* de provoquer les mêmes inconvénients et les mêmes réactions. Il y a une quinzaine d'années, lors d'une séance de travail avec quelques-uns de mes élèves parmi les plus privilégiés d'alors, je leur ai commenté certaines de leurs ordonnances dont les patients m'avaient adressé photocopie en souhaitant mon opinion. Je pus supprimer entre la moitié et les deux tiers de chaque prescription en demandant aux intéressés, lors de chaque élimination, si le traitement leur apparaissait devoir en souffrir. De l'avis général, qui devait être le bon en dépit, ou en raison, de la sourde rivalité latente qui les fit s'affronter en justice un an plus tard, toutes les ordonnances, quelle qu'en soit la provenance, leur apparurent hypertrophiées.

Depuis cette époque, je continue à recevoir de nombreuses photocopies d'ordonnances des uns et des autres, qui ne laissent pas de me troubler par la répétition systématique des mêmes erreurs, assorties chez nombre de leurs patients de malaises quelquefois inquiétants.

Il y a cinq ou six ans, *l'Impatient* a publié deux ordonnances assez époustouflantes de certains de mes anciens élèves, parmi ceux qui font le plus de tam-tam autour d'un curieux label d'enseignants et de moralisateurs qu'ils ont cru devoir s'attribuer. Je ne saurais trop recommander la lecture des commentaires du journaliste.

Inutiles ou *nocives* trop souvent, de telles ordonnances coûtent en outre *très cher* à la collectivité par l'invraisemblable densité de leur fouillis (67), aussi parce qu'à l'instar des prescriptions chimiothérapiques, la plupart des produits prescrits sont oubliés tels quels dans les tiroirs ou vont à la poubelle.

J'en terminerai sur une dernière notion, elle aussi d'importance capitale. Rapidement débordés pour de nombreuses raisons, parmi lesquelles le manque tragique de phytothérapeutes à Paris et région, ces chers confrères et beaucoup d'autres ont, depuis longtemps, pris l'habitude de rédiger des ordonnances pour trois ou, plus souvent, quatre mois. Alors de deux choses l'une: ou bien, le jour de sa rédaction, la prescription était adaptée à l'état du patient qui, peu ou prou mais obligatoirement modifié un mois ou six semaines plus tard, ne relevait plus des mêmes médications (68), ou bien le traitement n'était d'aucune efficacité — ce qui serait tout de même assez étonnant, tout au moins en *malus,* compte tenu du nombre ahurissant de produits à ingérer quotidiennement — et, dans ce cas, la moindre des choses eût été d'en dispenser, à la fois, les émonctoires du consultant et les finances publiques.

Les détracteurs habituels de la phyto-aromathérapie, fort heureusement, *ignorent tous* ces détails.

Ceci exposé, aucun progrès véritable ne sera réalisé en matière de phyto-aromathérapie — qu'on me permette d'y revenir encore — tant que l'usager *ne sera pas assuré* de recevoir des produits purs, naturels, d'une *fraîcheur* en garantissant l'efficacité. Le déclin de la médecine par les plantes d'il y a quelques années n'était pas dû à la méthode

---

(67) Fouillis: toutes ces prescriptions magistrales comportant souvent 15 à 20 produits avec, sous le couvert de quelques plantes, des produits chimiques, des oligo-éléments, des vitamines. Il y a plusieurs années que j'ai dénoncé ce scandale et la seule façon de le faire cesser était de supprimer le remboursement de telles stupidités. C'est fait depuis décembre 1989, et c'est un bien. Il faudra cependant que les prescriptions magistrales phytothérapiques soient un jour de nouveau remboursées, mais à la condition expresse qu'elles ne comportent que des éléments végétaux.

(68) Qui pouvaient également lui être devenues contraires.

mais au matériel détérioré, vieilli, privé de ses pouvoirs. Où en sommes-nous aujourd'hui par rapport à hier?

Dans certains de mes ouvrages ou communications, j'ai parlé de cette jeune pharmacienne de Normandie qui, ayant découvert sous les combles de l'officine qu'elle venait d'acheter des quantités de flacons d'essences aromatiques datant de dix ou quinze ans, m'écrivait qu'en conséquence elle pouvait « satisfaire tous les malades de sa région qu'il me plairait de lui adresser ».

J'ai cité aussi le cas de ces pharmaciens : l'un (des Basses-Alpes) qui ignorait avoir de la prêle dans ses rayons, l'étiquette portant le nom d'*equisetum arvense,* un autre (de la région toulousaine) qui ne savait pas que la feuille de myrtille était pourvue de propriétés anticolibacillaires, circulatoires et hypoglycémiantes, qu'en conséquence « il n'en possédait pas et n'avait pas la moindre intention d'en commander ». Un troisième (de Baume-les-Dames) leva les bras au ciel à la vue d'une de mes ordonnances prescrivant de la feuille de bouleau. « Il me faudrait au moins un mois et demi pour en avoir », avait-il dit à mon patient. M'en ayant averti, le malade reçut le remède le surlendemain à la suite d'un coup de fil à un herboriste de Lyon.

A ce point de mon exposé, je serais désolé que les pharmaciens me considèrent comme un ennemi, à tout le moins dépourvu à leur endroit de la bienveillance et courtoisie élémentaires qu'on se doit entre collègues. C'est tout le contraire qu'il conviendra de retenir car mes rapports avec nombre de pharmaciens sont imprégnés d'amitié et de gratitude pour tout ce que certains d'entre eux m'ont apporté dès 1941.

A l'époque, en deuxième année de médecine à l'École du Service de Santé et à la Faculté de médecine de Lyon, j'étais externe en dermato-vénérologie dans le service du Pr Maurice Favre à l'hôpital Grange-blanche (devenu Édouard Herriot). Plusieurs fois par semaine, j'avais de longues conversations avec J. Martin, interne des hôpitaux de Lyon, l'un des plus souriants, serviables et savants pharmaciens qu'il m'a jamais été donné de connaître. Ses préparations étaient sans équivalents.

Dans un ordre d'idées différent, je ne saurais oublier l'aide que m'ont apportée certains pharmaciens d'officine, en 1942 et 1943 quand, au mouvement clandestin « Combat » (celui d'Henri Frenay), nous manquions de certains produits comme le lait condensé et la Blédine Jaquemaire. Leur contribution complétait efficacement les résultats de certaines « fauches » dans les services hospitaliers où nous avions accès.

Mais ces raisons d'indéfectible reconnaissance ne sauraient m'éviter les regrets que m'inspire l'attitude de trop de pharmaciens, préjudiciable à la médecine des plantes.

Je suis, pour des raisons compréhensibles autant que personnelles, parmi ceux qui se sont le plus réjouis de voir fleurir, depuis quelques années, au frontispice d'un nombre croissant de pharmacies, les termes d'aromathérapie, de phytothérapie, de phyto-aromathérapie et d'herboristerie. Mais l'expérience aidant, il y a déjà longtemps que je me demande si beaucoup de pharmaciens méritent toutes ces mentions, aussi diverses qu'aguichantes, qu'ils se sont eux-mêmes attribuées (69).

En 1988, je me suis imposé une enquête dans une douzaine de pharmacies. En voici les résultats:

En dépit des vitrines somptueusement dressées à la gloire de la phyto-aromathérapie, *aucun* des pharmaciens interrogés n'a pu me préciser la provenance géographique des plantes ou des huiles essentielles qu'il vendait. Ils n'en savaient pas plus sur les dates de récolte, donc sur les limites d'utilisation selon les normes actuelles.

Quant aux fiches techniques, que les règlements en vigueur dans notre pays rendent en principe obligatoires, à leur seule évocation les pharmaciens (et non leurs préparateurs, un détail important) paraissaient se demander si je bénéficiais bien de toutes mes facultés.

Ainsi, aujourd'hui pas plus qu'hier, il n'est permis à l'usager de savoir quoi que ce soit sur les produits phyto-aromathérapeutiques qu'il achète dans la plupart des officines.

Les méthodes de séchage et de conservation? Les résidus de pesticides et d'herbicides? (70) Les germes microbiens? ces satanés staphylos, colibacilles et entérocoques qui inquiètent tellement de monde alors que nous en avons tous sur les mains? Vous plaisantez ou quoi?

Bien sûr, des paysans sont morts après avoir aspergé leurs champs des produits chimiques qu'on retrouve dans les végétaux (71). C'est bien d'accord aussi, il n'est guère de récoltants qui, après s'être exo-

---

(69) Ce qu'en aparté, la plupart des pharmaciens interrogés ont très loyalement reconnu. Il y a huit ou dix ans, au cours d'un symposium pharmaceutique consacré à l'herboristerie, dont il convenait, paraît-il, de prévenir énergiquement l'éventuel retour, un syndicaliste claironna qu'il y avait 17 500 herboristes en France, c'est-à-dire autant que d'officines à l'époque. Il se trouve que je connais le personnage, celui-là même qui prétendait avoir besoin de quarante-cinq jours pour se procurer de la feuille de bouleau.

(70) «Il serait désolant que l'attente des consommateurs soit déçue par la mise sur le marché de plantes médicinales traitées par les pesticides, fongicides, herbicides ou autres adjuvants chimiques de l'agriculture moderne, alors même que les motivations qui les poussent vers ces simples sont une réaction contre les excès de la chimie et les impacts inquiétants à terme qu'elle risque d'avoir sur la nature et la santé humaine» (Pr J.-M. Pelt, les *Actual. pharmaceutiques,* déc. 1976).

(71) Pour les petites cultures, le désherbage est manuel. Pour les grandes exploitations, il est nécessaire, *au départ,* d'effectuer un désherbage chimique (même référence). J'ai intentionnellement souligné «au départ» car les directives ne sont qu'exceptionnellement respectées. C'est la raison pour laquelle de très nombreux consommateurs ne peuvent s'alimenter avec les légumes et les fruits du commerce

nérés, pensent à se laver les mains avant de retourner à la cueillette. D'ailleurs le voudraient-ils qu'ils seraient bien en peine puisqu'il n'y a pas beaucoup de robinets dans les champs.

On n'est d'ailleurs pas beaucoup plus propre aux stades ultérieurs de la chaîne, qu'il s'agisse de malaxages, de manipulations diverses ou de conditionnements. Mais vous avez déjà vu quelqu'un mourir d'empoisonnement ou d'infection après avoir bu une tisane?

Voici ce qu'on pense probablement dans beaucoup d'officines puisque le patron n'éprouve pas le plus minime besoin de s'informer. En tout cas, tout se passe comme si...

« Votre pharmacien a été initié à la botanique, à la matière médicale et à la thérapeutique. Si vous désirez employer des végétaux dans un but *diététique, hygiénique* ou *médical,* n'oubliez jamais de le consulter, il vous donnera des avis sûrs basés sur son expérience, il sera le *garant* de votre sécurité»... (72). Est-il certain que l'initiation ait été uniformément bien perçue?

Un élément positif cependant: les vieux stocks poussiéreux ayant été liquidés en un temps record grâce à Rika Zaraï, les nouveaux emballages avaient cette allure fière et sympathique qu'ont les cahiers d'école à la rentrée des classes.

J'ai demandé aux pharmaciens ou, en leur absence, à leur préparateur, si le fait de vendre une marchandise dont ils ignoraient tout, privée des garanties élémentaires qu'on exige des yaourts et des conserves, ne les contrariait pas quelquefois. Je ne suis pas certain d'avoir été parfaitement entendu.

La réponse était forcément délicate, qui devait camoufler ou tout au moins minimiser un mélange relativement complexe d'indifférence, d'un possible quoique très vague sentiment de mauvaise conscience soudainement éveillé, à coup sûr d'une sourde irritation en face d'un individu particulièrement indiscret.

Une grimace retenue, une ébauche de haussement d'épaules, un bah! presque inaudible tinrent lieu d'explication véritable bien que tous tentèrent de me faire comprendre qu'ils admettaient volontiers le bien-fondé de ma démarche.

Avant de les quitter, je les ai systématiquement priés, ne doutant pas de leur bonne volonté, de bien vouloir s'informer auprès de leurs fournisseurs afin de pouvoir m'éclairer sur les divers points restés dans l'ombre lorsque je reviendrais les voir un ou deux mois plus tard.

---

habituel. Les résidus chimiques que ces aliments-poisons contiennent provoquent des allergies sous les formes les plus diverses, rarement diagnostiquées. Mais à toutes choses malheur est bon: les consultations médicales marchent bon train et la chaîne pharmaceutique conserve sa dynamique.

(72) «*Act. pharmac.*» déc. 1976. Les mots mis en italiques l'ont été par mes soins.

Deux mois et demi après ma visite, *aucun* pharmacien ne fut en mesure de me fournir le moindre renseignement. Aux uns, il avait été, paraît-il, répondu que «les origines et les dates seraient très longues à retrouver!». D'autres s'excusèrent d'avoir totalement oublié. L'un d'eux, me semble-t-il, résuma parfaitement la question en me disant qu'il n'avait pas eu le temps, qu'au demeurant *il s'en foutait* parce que «la phyto-aroma se vendait toute seule, et qu'il était déjà *suffisamment emmerdé* par les impôts et toutes les paperasses à remplir».

Voilà ce que je tenais à dire sur ce sujet si tant est — ce que je me plais à croire — que vous entendiez en être informés, ne fût-ce que pour pallier les déficiences, éviter les pièges et défendre à la fois l'intérêt des malades et l'image de la phyto-aromathérapie.

Il est du *devoir* des pharmaciens d'officine de rechercher inlassablement les producteurs ou fournisseurs qui leur assureront des produits de qualité: plantes et huiles essentielles. Ils ne peuvent avoir oublié qu'ils doivent *impérativement* contrôler, eux-mêmes, la qualité des produits végétaux qu'ils reçoivent en vrac en vue de leur vente au détail ou aux fins de prescriptions magistrales. Leur rôle est d'importance capitale surtout en ce qui concerne les essences aromatiques dont le marché est, aux yeux de certains, frelaté à 95 %.

Lors d'une précédente enquête, je m'étais vu confirmer, ce que je sais depuis quelque quarante ans et dont j'ai souvent parlé dès cette époque, que certains laboratoires pharmaceutiques utilisant des essences depuis de nombreuses années se souciaient peu de la qualité, exigeant simplement «les plus bas prix». Dernièrement, le directeur commercial d'un de ces laboratoires employant des quantités considérables d'essences depuis de longues années, et les payant de tout temps aux prix minimes, a eu l'innocence de demander aux fournisseurs que, pour ce prix, «on veuille bien lui certifier qu'il s'agissait d'essences pures et naturelles». Naïveté, roublardise, défaut de conscience, opportunisme? De quoi, de toute manière, rester rêveur! (73)

Après avoir, dans le passé, pu conseiller divers producteurs ou grossistes dignes de confiance, la politique de la plupart s'étant depuis totalement modifiée, j'ai dû reprendre mes recherches en pensant beaucoup plus aux usagers, qui ne cessent de m'interroger avec souvent quelque anxiété, qu'aux pharmaciens dont l'inertie de beaucoup a de quoi anéantir.

L'établissement revenu plusieurs fois sur le devant de la scène est le laboratoire Monique Rémy - 1, ch. des Gardes - 06130 Grasse - Tél. :

---

(73) «Tous les patrons de laboratoires sont obligés d'être malhonnêtes» a dit au *Monde* (16-4-75) un fabricant de médicaments. Merci pour les malades.

93-09-04-45, avec lequel je me suis mis en rapport il y a plusieurs années. On m'affirma que les huiles essentielles étaient garanties pures et naturelles, accompagnées de toutes les précisions utiles (74).

En ce qui concerne les plantes, j'ai la chance de posséder dans mon jardin de curé une trentaine de plantes aromatiques et condimentaires, par conséquent médicinales, outre les feuilles de cassis, de fraisier, de framboisier et de bouleau, le tilleul qui ne vaut sans doute pas celui de Buis-les-Baronnies mais qui nous convient, la queue de cerise et le chiendent... Beaucoup de mes patients ou amis, pourvus de quelques carrés de terre, se sont depuis longtemps attachés à cultiver ces plantes, conscients avec Léon Binet que « le jardin est une officine dont nous devrions nous servir plus souvent ».

Pour les autres, nous avons vu plus haut qu'il était maintenant très facile de se procurer des plantes de culture biologique.

Le seul écueil est, qu'à certaines époques, ces établissements peuvent être en rupture de stock jusqu'à la prochaine récolte. Et comme les responsables n'entendent pas s'approvisionner à l'aveuglette au risque de ne pouvoir assumer leurs promesses de ne livrer que de la qualité, l'usager devra s'armer de patience ou voir ailleurs. Pour prendre un seul exemple, dans un n° de « *Plantes médicinales et phytothérapie* » de 1973, une étude relative à dix lots de sarriette, *Satureia hortensis L.*, prélevés dans le commerce révéla que deux seulement étaient composés de la plante à peu près pure. Les substitutions ou falsifications les plus fréquentes étaient, dans le cas particulier, d'autres variétés de sarriette ou le thym du Maroc.

Pour de nombreuses raisons devenues toutes plus évidentes les unes que les autres, il devient donc indispensable que beaucoup de pharmaciens, au lieu de passer leurs commandes par routine (et dans l'abandon plus ou moins conscient d'une part de leurs prérogatives comme de leurs responsabilités) à une quelconque coopérative ou à des établissements surtout connus par la fréquence et l'habileté de leur publicité, se procurent un bâton de pèlerin et aillent sur place se faire une opinion pour des achats de produits convenables. Ils ne feront jamais qu'imiter ces restaurateurs amoureux de leur métier et respectueux de leur clientèle, qui font parfois plusieurs centaines de kilomètres par semaine pour ne servir à leurs clients que des produits de choix.

La tâche n'est pas facile car, en ce qui concerne les huiles essentielles, mis à part le laboratoire Monique Rémy envisagé plus haut, confirmant les dires des spécialistes sur la falsification de 95 % des produits négociés, m'est parvenu il y a déjà quelques années un édi-

---

(74) Pour les commandes en petites quantités, s'adresser à la Société de distribution : *Agnès Victoire* - Parc Barry - Bât. 1 - 92, bd Sakakini - 13005 Marseille.

fiant courrier d'un prêtre-guérisseur exerçant dans la Drôme. « Grâce à vos ouvrages, m'écrit-il, j'ai pu rendre de nombreux services et obtenir de merveilleux résultats, souvent avec des malades très mal en point. J'ai même converti quelques médecins amis à cette méthode : aucun ne s'en est repenti. Si je vous écris aujourd'hui, c'est pour vous demander des adresses fiables pour obtenir des essences honnêtes et non trafiquées. A ce sujet, je vous raconte un fait : je connais intimement une dame ingénieur chimiste qui travaille dans un grand établissement qui distille et fabrique des essences à Grasse. Je lui ai demandé de me procurer des essences pures, non trafiquées. Elle m'a répondu : « Ce sera difficile ! » — « Pourquoi ? » — « Parce qu'on fait des mélanges. » — « Et qui les fait ? » — « C'est moi qui en suis chargée. »

« Quand même, ajoute ce correspondant, elle me procure de temps à autre et clandestinement des échantillons qui ont échappé à la... pollution ! » Et il conclut : « Tout seul je n'aurais pas imaginé ça, il est vrai que vous en parlez dans vos ouvrages. »

Dans un communiqué paru dans « Le Pharmacien » (1983), l'Ordre des pharmaciens a rappelé tout d'abord qu'il est « souhaitable que le pharmacien d'officine puisse disposer, par un canal garantissant la qualité pharmaceutique de la matière première, des produits qu'il est appelé à mettre en œuvre pour effectuer une prescription magistrale »...

« Lorsque l'emploi du produit comporte des particularités, poursuit le communiqué, celui qui le délivre au détail aux pharmaciens devra préciser les conditions d'emploi et de conservation, les incompatibilités majeures, ainsi que les contre-indications principales... »

Et si « la responsabilité d'emploi est partagée entre le prescripteur et le pharmacien, qui exécute la prescription, sauf en ce qui concerne la conformité de la matière aux normes, *il appartient au pharmacien d'officine de vérifier* que les matières premières dont il envisage l'utilisation dans les préparations magistrales répondent bien aux exigences de la Pharmacopée ou à des normes précises de contrôle et d'utilisation thérapeutiques, quelles que soient leur origine et la nature de l'établissement fournisseur ».

« En cas d'accident provoqué par l'utilisation des produits dont le contrôle n'aurait pas été effectué de façon suffisamment stricte, *la responsabilité pénale et disciplinaire* du pharmacien reste pleine et entière. »

Le propos est net, précis et sans ambiguïté.

Les « Actualités pharmaceutiques » de décembre 1976 avaient déjà rappelé les règles de la *vérification de la qualité :* « Il appartient à chaque pharmacien de vérifier la qualité des plantes reçues. Les différents Codex (37-49-65) portent références des caractères macroscopiques,

microscopiques, dosage, essai, activité, concernant notamment les plantes médicinales. L'identification est obligatoire, sans oublier de prélever un échantillon au-dessus et au fond du sac. Les plantes reçues doivent être propres : pas de déchets, pas de débris de toute sorte. On fera :
— un examen macroscopique direct pour apprécier la couleur, la forme, la dimension,
— on vérifiera la qualité par le toucher, qui permet d'apprécier la dureté, la qualité du séchage, le goût, l'odorat,
— on fera un examen macroscopique à la loupe qui permettra d'apprécier par exemple : pour les feuilles mondées l'absence de tige, pour les fleurs la coloration vive et nette, pour les racines l'absence de parasites,
— s'il y a un doute, on pratiquera un examen plus approfondi : examen microscopique et histologique, chromatographie, essais et dosages prescrits par la pharmacopée.

Il existe des coupes de plantes différentes : coupe normale et plante coupée menu. Les plantes coupées menu, quoique plus sujettes à des falsifications, sont surtout à utiliser pour la fabrication des mélanges à l'officine, ce qui favorise l'homogénéité de la préparation. »

Le calendrier des récoltes est rappelé et, par la même occasion, l'impératif de « *demander au fournisseur d'indiquer la date de récolte* ».

L'attitude des laboratoires pharmaceutiques commercialisant des mélanges de plantes sous leur marque n'est pas, elle non plus exempte de bizarreries. En voici trois exemples :

1. Formule *antirhumatismale* (Lab. A.) pour infusion ou décoction : « frêne, absinthe, rac. de gentiane, galega, centaurée, saponaire, folioles de séné, fumeterre, hamamélis, noyer : aa 10 % ».

2. Formule pour *affections gastriques, du foie* et *de la vésicule biliaire* (Lab. B.) pour infusion et décoction : « millepertuis, pissenlit racine, boldo, ortie, romarin, verge d'or, hysope, eupatoire, plantain, achillée, consoude, euphraise, impératoire, ulmaire, écorce d'orange douce, aspérule odorante, fenouil, menthe, anis, cumin ».

Soit dix constituants pour le premier mélange, vingt pour le second. Bien qu'à l'instar de quelques confrères, je sois enclin à reconnaître à l'organisme la faculté, ou possibilité, d'absorber ce qui lui est nécessaire, de stocker ou rejeter le surplus (raisonnement en usage au temps de la thériaque, mais aussi de certains membres de l'actuelle Académie de pharmacie), il ne serait peut-être pas superflu de faire maintenant un peu le ménage et de simplifier.

On peut également reprocher, plus exactement on le doit, le manque de précision dans la composition, qui devrait mentionner les parties utilisées : feuille, fleur, sommités fleuries, plante entière...

Or seules les racines (2 fois), les folioles (1 fois) et l'écorce (1 fois) sont citées.

Il est enfin bien regrettable que les laboratoires mélangeurs et distributeurs de ces produits indiquent une *date limite d'utilisation uniformément fixée à cinq ans.*

Ainsi *la plus aimable fantaisie* continue-t-elle de régner à l'échelon du grand négoce et du conditionnement des plantes médicinales, comme dans les apothèques du bon Royaume de France où les responsables, de laboratoires ou d'officines, méconnaissent les *durées de conservation,* donc la nécessité des renouvellements, *variables* selon les *parties du végétal* en cause. Peut-être sera-t-on surpris d'apprendre que ces notions sont toujours *scrupuleusement* respectées dans les campagnes, entendez : les foyers.

Pour saboter une méthode en amoindrissant ses possibilités d'action, on trouverait difficilement mieux. Les pharmaciens devraient-ils dès lors s'étonner de la désaffection d'une fraction non négligeable du public qui leur dénie le droit de se parer de connaissances scientifiques, de technicité et de conscience professionnelle à seule fin de justifier le monopole du commerce des plantes ?

Peuvent-ils encore revendiquer le droit exclusif au titre de conseil quand certains sont responsables de malaises divers, y compris de crises convulsives par des posologies inadaptées en matière d'huiles essentielles ?

En revanche, et quoi que certains puissent dire, je connais nombre de marchés — je me bornerai à citer ceux que j'ai le plus fréquentés, de Besançon et de Vesoul, de Digne et de Vannes, de Rumilly et de Hauteville-sur-Fier... — où l'usager est assuré de trouver des plantes de qualité, fraîches, ou séchées selon l'art et datant de moins d'un an, comme le thym et le romarin, la sarriette et la feuille d'olivier (celle des rejets), la feuille de cassis et de frêne, de myrtille et d'oranger, la fleur de mauve ou le tilleul, combien d'autres dont l'usage vaut aux utilisateurs de se maintenir en bonne santé, et à la Sécu de ne pas être encore plus déliquescente.

3. Voici, enfin, une autre formule spécialisée par un troisième laboratoire, lui aussi considéré comme très sérieux dans le contexte actuel : vigne rouge (f.), boldo (f.), bourdaine (éc.), hysope (f.), romarin (som. fl.), frêne (f.), séné (fol.), avec les pourcentages.

Ici, deux bons points, pour la simplification de la formule et la mention des parties utilisées. Mais pourquoi la date de *péremption* est-elle, là aussi, *imperturbablement fixée à cinq ans ?*

En remédiant aux différentes anomalies préjudiciables à la méthode évoquées dans ce chapitre, nous éviterons nombre de doléances, malheureusement trop justifiées, analogues à celles qu'une patiente souffrant de cystite à colibacille m'a récemment adressées: « Je viens de faire de détestables expériences en recherchant le praticien de bon sens et de culture, demandant des honoraires raisonnables, capable de me soigner suivant les principes que vous enseignez. *Tout ce que vous critiquez m'a été proposé:* aromatogrammes systématiques, gélules (fort chères), tarifs excessifs... Il faudrait absolument pouvoir mettre en pratique ce que vous enseignez. C'est pourquoi je vous prie de me communiquer les références d'un ou plusieurs de vos élèves jouissant de votre estime, et aussi de pharmaciens qui ont votre confiance quant à la qualité des produits délivrés. »

Cette œuvre de salubrité enfin réalisée, pour que de nouveaux et véritables progrès soient enregistrés en matière de phytothérapie, il conviendra d'étendre et de multiplier les contacts comme les diverses formes de *collaboration* et de *coordination indispensables* entre les divers artisans devant obligatoirement participer à leur réalisation:
— les agriculteurs et producteurs, qui devront être agréés, pourvus d'un cahier des charges spécifiant la réalité d'une culture biologique (décret du 10 mars 1981),
— les grossistes, les laboratoires et industries pharmaceutiques,
— les chercheurs fondamentaux, les pharmacologues. « Le pharmacologue, écrivait le Pr J. Pellecuer il y a quelques années, en tenant compte de l'expérience des anciens et en considérant d'ailleurs à leur juste valeur les médecines traditionnelles, doit essayer par une recherche scientifique moderne, de démontrer l'activité thérapeutique des plantes médicinales pour en faire des médicaments à part entière. » Il donnait en preuve l'exemple de la *feuille d'olivier* mais, interrogeait-il, « l'oleuropéïne est-elle le seul principe actif, la forme galénique idéale est-elle trouvée? Actuellement en vente libre, la feuille d'olivier ne doit-elle pas redevenir une plante médicament conçue pour une phytothérapie d'actualité? ».

A cette dernière question, comment effectivement ne pas répondre par l'affirmative? Mais *à la condition que* les officines entendent bien ne délivrer que la *feuille des rejets,* la plus riche en principe actif, celle-là même que la tradition populaire recommandait précisément de cueillir. A *une seconde condition,* c'est qu'il s'agisse *de feuilles de novembre,* plus riches en principe actif qu'au mois d'avril. A *une troisième condition* enfin, c'est qu'il s'agisse de préparations *à base de feuilles sèches stabilisées* (technique de Perrot-Goris), les plus riches en oleuropéïne,
— les pharmacologistes cliniques qui, grâce à l'aide de la pharmaco-

cinétique, pourront trouver la confirmation de certains effets, découvrir des posologies plus affinées, rechercheront et interpréteront de nouvelles indications, se gardant d'oublier l'existence de la déterminante chronobiologie, encore dans les balbutiements,

— les laboratoires d'analyses familiarisés avec les techniques délicates de l'*aromatogramme* ou de la *bio-électronique* de Louis-Claude Vincent,

— les praticiens, souvent à l'origine d'expérimentations fertiles (la feuille d'artichaut et les troubles circulatoires : travaux du Dr Tixier à la fin du siècle dernier, l'aubier de tilleul sauvage du Roussillon et la lithiase rénale, le *raphanus niger* et la lithiase biliaire...). Qui pourrait douter que la recherche fondamentale et l'exercice de la médecine soient étroitement liées, dans un sens comme dans l'autre ?

— enfin le pharmacien d'officine, dont l'usager comme le professionnel ont depuis longtemps compris l'importance capitale.

Qu'un seul maillon de la chaîne soit déficient et tout est remis en cause. Mais, toutes choses égales, il n'est peut-être pas inutile de le préciser : en cas d'échec d'un traitement qui eût normalement dû réussir comme la grande majorité de ses homologues prescrits pour des syndromes identiques (infections urinaires, zona, sinusites, angines banales...), ce n'est jamais le responsable de l'officine mais le médecin qui portera le chapeau. Comment, en effet, l'usager pourrait-il deviner qu'on lui a fourni des huiles essentielles inefficaces ou de la feuille de ronce ayant depuis longtemps dépassé l'âge de la retraite ?

Méditons ces paroles : « les apothicaires qui désirent exceller en leur profession sont en alarme et en perpétuelle angoisse que les barbares ou étrangers ne falsifient les drogues qu'ils nous envoient de deçà pour nous servir en l'usage de médecine ». Elles sont du Maître apothicaire montpelliérain Laurens Catelan. C'était en 1614, dans son « Discours et démonstration des ingrédients de la Thériaque ».

Et prenons le temps de relire ce qu'écrivait le Pr B. Souèges, de l'Institut, en 1961 : « Nous sera-t-il permis maintenant d'adresser un avertissement aux étudiants et aux jeunes praticiens ? L'attrait qu'exercent sur eux les sciences physico-chimiques avec leurs séduisantes théories modernes et l'espoir qu'elles leur permettent d'accroître leur prestige, leur autorité et leurs revenus par la bonne marche d'un laboratoire d'analyses diverses, ne doit pas les détourner des sciences naturelles qui restent malgré tout les premières des sciences concrètes, mères de toutes les autres.

« Ils ont demandé et obtenu la suppression des herboristes qui leur faisaient, paraît-il, une concurrence déloyale, mais à l'heure actuelle, sont-ils eux-mêmes en mesure de remplacer ces modestes professionnels auprès du public, en se mettant simplement à sa portée, en lui délivrant, en bon état, les produits les plus divers de la flore locale, auxquels il accorde une grande confiance? Aimant, récoltant et vendant leurs plantes, les pharmaciens pourront se dire de vrais *phytobiologistes,* titre qu'ils pourront ajouter ou opposer à celui de *pharmacien-chimiste* que certains semblent affectionner et ont déjà choisi.» (75)

Trente ans plus tard, le Pr Souèges n'a toujours pas été entendu — sauf exceptions rares — du corps pharmaceutique dont le dernier slogan: «*La Santé passe par le pharmacien*» est à la fois une goujaterie et une insulte à l'entendement étant donné que, **tout au contraire,** la santé doit tendre, obstinément, *à ne pas avoir besoin de médicaments.*

«Mieux vaut aller chez le boulanger que chez le médecin», disait-on encore il n'y a pas si longtemps. Pour quand, le retour au bon sens?

«Je pense que, dans leur majorité, m'écrivait il y a quelques mois un producteur de plantes médicinales de qualité, les pharmaciens sont convaincus qu'il vaut mieux travailler avec des plantes de qualité qu'avec de la poussière et des résidus. Mais en dehors des convictions que l'on peut avoir sur l'efficacité comparée des plantes élevées et conservées selon l'art, il faudra une véritable mutation du "vendeur", qu'il soit commerçant banal ou pharmacien.

«La reconversion est certainement difficile et, pour beaucoup hélas, peut ressembler à une sorte de reniement. La vente de ce genre de produits est, en effet, intimement liée à *des qualités morales* qui font que le revendeur peut accepter de baisser ses marges bénéficiaires, renonçant à partie de ses privilèges selon lesquels son travail — aussi noble et complexe qu'il puisse être — est vingt fois mieux payé que celui de l'agriculteur.

«Mais patience et longueur de temps... et puis aussi, dit-on, il y a deux fois plus de force chez celui qui a raison.»

Émouvante profession de foi qui, espérons-le, ne restera pas lettre morte, tant pour l'honneur des pharmaciens que dans l'intérêt du malade auquel médecins et pharmaciens, qu'ils se gardent surtout de l'oublier, de par leur choix d'orientation ont résolument décidé de se consacrer.

---

(75) Préface à «*Ressources médicales de la flore française*», par G. Garnier, L. Bézanger-Beauquesne, G. Debraux (Vigot, édit. 1961).

Ce chapitre est, pour sa plus grande part, extrait de mon cours inaugural pour la 3e année du **Diplôme d'Université de Phytothérapie et de Plantes médicinales** à la Faculté de Pharmacie de Montpellier - octobre 1988 (*Les Dossiers universitaires de Phytothérapie et de Plantes médicinales,* Université de Montpellier - Dir. Prof. Jacques Pellecuer).

2

PLANTES ÉTUDIÉES

1. Ne figurent pas dans cet ouvrage — pour être exposées dans «*Aromathérapie*» (1) — les plantes et essences suivantes:

Ail
Anis vert
Basilic
Bergamotier
Bornéol
Cajeput
Camomille romaine
— allemande
Cannelle de Ceylan
Carvi
Chénopode
— anthelminthique
Citron
Coriandre
Cyprès
Estragon
Eucalyptus
Fenouil
Genévrier
Géranium
Gingembre
Girofle
Hysope
Lavande
Marjolaine
Muscade
Niaouli
Oignon
Oranger amer, ou
Bigaradier
Origans
Pin sylvestre
Romarin
Santal
Santoline
Sarriette
Sassafras
Sauge
Térébenthine
Thuya
Thym
Ylang-ylang

2. Ne figurent pas non plus les légumes, fruits et céréales, objet d'un autre livre (2).

---

(1) «Aromathérapie», Maloine éditeur (11e édit., 1990).
(2) «Traitement des maladies par les légumes, les fruits et les céréales», Maloine éditeur (9e édit., 1985, retirage en 1991).

NOM FRANÇAIS DES PLANTES ET CORRESPONDANCE BOTANIQUE

Absinthe	*Artemisia absinthium*
Absinthe maritime	*Artemisia maritima*
Ache	*Apium graveolens*
Achillée (ou Mille-feuille)	*Achillea millefolium*
Aconit	*Aconitum napellus*
Acore vrai (ou Roseau aromatique)	*Acorus calamus*
Adiante (voir Capillaire de Montpellier)	
Adonis	*Adonis vernalis*
Agar-agar	*Gelidium plerocladia*
Agaric blanc	*Polyporus officinalis*
Agaric du chêne	*Polyporus fomentarius (et P. igniarius)*
Agnus-castus (ou Gattilier)	*Vitex agnus castus*
Aigremoine	*Agrimonia eupatoria*
Ail (voir « Aromathérapie »)	*Allium sativum*
Airelle (voir Myrtille)	
Alchemille	*Alchemilla vulgaris*
Algue	*(Nom générique)*
Alkékenge (ou Coqueret)	*Physalis alkekengi*
Alléluia	*Oxalis acetosella*
Alliaire	*Alliaria officinalis*
Aloès	*Aloe vulgaris*
Amandier	*Amygdalus communis*
Anémone pulsatille	*Anemona pulsatilla*
Aneth	*Anethum graveolens*
Angélique	*Angelica archangelica (ou sylvestris)*
Anis doux (voir Fenouil)	
Anis étoilé (ou Badiane)	*Illicium anisatum*
Anis vert (voir « Aromathérapie »)	*Pimpinella anisum*
Ansérine (voir Argentine)	
Ansérine anthelminthique (voir « Aromathérapie »)	*Chenopodium anthelminticum*
Arbousier	*Arbutus unedo*
Argentine (ou Ansérine, ou Potentille)	*Potentilla anserina*

Argousier	*Hippophaë rhamnoïdes*
Aristoloche	*Aristolocia clematitis*
Armoise aurone (voir Aurone mâle)	
Armoise vulgaire	*Artemisia vulgaris*
Arnica	*Arnica montana*
Arrête-bœuf (voir Bugrane)	
Artichaut	*Cynara scolymus*
Asaret	*Asarum europoeum*
Asperge	*Asparagus officinalis*
Aspérule odorante (ou Petit muguet)	*Asperula odorata*
Aubépine	*Crataegus oxyacantha*
Aulne (voir Aune)	
Aune	*Alnus glutinosa*
Aunée	*Inula Helenium*
Aurone mâle (ou Armoise aurone)	*Artemisia abrotanum*
Badiane (voir Anis étoilé)	
Baguenaudier	*Colutea arborescens*
Ballote fétide (ou Marrube noir)	*Ballota fœtida*
Balsamite odorante	*Tanacetum balsamita*
Barbarée	*Barbarea*
Bardane	*Arctium lappa (ou Lappa major, ou Lappa officinalis)*
Basilic (voir « Aromathérapie »)	*Ocymum basilicum*
Baume de Tolu	*Balsamum tolutanum*
Baume du Pérou	*Balsamum peruvianum*
Bec de grue	*Erodium cicutarium*
Belladone	*Atropa belladona*
Benoîte	*Geum urbanum*
Berbéris (voir Épine-vinette)	
Berce	*Heracleum spondylium*
Bergamotier (voir « Aromathérapie »)	*Citrus bergamia*
Bétoine	*Betonica officinalis*
Bistorte	*Polygonum bistorta*
Bleuet	*Centaurea cyanus*
Boldo	*Pneumus boldus*
Bouillon-blanc (ou Molène)	*Verbascum thapsus*
Bouleau	*Betula alba*

Bourdaine	*Rhamnus frangula*
Bourrache	*Borrago officinalis*
Bourse-à-pasteur	*Capsella bursa pastoris*
Bouton d'or	*Ranunculus acris*
Brunelle	*Brunella vulgaris*
Bruyères	*Erica cinerea, Calluna vulgaris*
Bryone	*Bryonia dioica*
Buchu	*Barosma betulina*
Bugle	*Ajuga reptans*
Buglosse	*Anchusa officinalis*
Bugrane (ou Arrête-bœuf) ..	*Ononis repens*
Buis	*Buxus sempervirens*
Busserole	*Arctostaphylos uva ursi*
Cacao	*Theobroma cacao*
Cactus	*Cereus grandiflorus*
Café	*Coffea arabica, canephora*
Caille-lait (ou Gaillet)	*Galium verum*
Cajeput (voir «Aromathérapie») .	*Melaleuca leucadendron*
Calament	*Calamintha officinalis*
Camomille allemande (ou commune: voir «Aromathérapie») ..	*Matricaria chamomilla, ou M. discoïdea*
Camomille romaine (ou noble: voir «Aromathérapie») ..	*Anthemis nobilis*
Campanule raiponce	*Campanula rapunculus*
Cannelle de Ceylan (voir: «Aromathérapie») .	*Cinnamomum zeylanicum*
Capillaire de Montpellier (ou Adiante)	*Adiantum capillus veneris*
Capucine	*Tropaeolum majus*
Cardère	*Dipsacus sylvestris*
Carex	*Carex arenaria*
Carline	*Carlina vulgaris*
Carotte	*Daucus carota*
Caroube	*Ceratonia siliqua*
Carragaheen	*Fucus crispus*
Carvi (voir «Aromathérapie»)	*Carum carvi*
Cascara sagrada	*Rhamnus purshiana*
Casse	*Cassia fistula*
Cassis (ou Groseillier noir) .	*Ribes nigrum*
Cataire (ou Herbe aux chats)	*Nepeta cataria*

Céleri	*Apium sativus*
Centaurée (grande)	*Centaurea centaurium*
Centaurée (petite)	*Erythræa centaurium*
Centaurée chausse-trape (ou Chardon étoilé)	*Centaurea calcitrapa*
Cerfeuil	*Cerefolium sativum (ou Chœrophyllum sativum)*
Cerisier	*Cerasus vulgaris*
Champignons	*(Nom générique)*
Champignon de Paris	*Agaricus campester*
Chanvre bâtard (voir Galéopsis)	
Chanvre indien	*Cannabis indica*
Charbon végétal	*Carbo ligni*
Chardon bénit	*Cnicus benedictus*
Chardon étoilé (voir Centaurée chausse-trape)	
Chardon Marie	*Sibylum marianum (ou Carduus marianus)*
Chardon Roland (ou Panicaut)	*Eryngium campestre*
Chélidoine	*Chelidonium majus*
Chêne	*Quercus robur*
Chêne (petit) (voir Germandrée)	
Chénopode vermifuge (voir Ansérine anthelminthique)	
Chèvrefeuille	*Caprifolium*
Chicorée sauvage	*Cichorium intybus*
Chiendent	*Triticum repens*
Chou	*Brassica oleracea*
Chrysanthellum americanum	*Chrysanthellum americanum*
Ciguë (ou Grande ciguë)	*Conium maculatum*
Cimicifuga	*Cimicifuga racemosa*
Citronnier et citron (voir « Aromathérapie »)	*Citrus limonum*
Clématite	*Clematis vitalba*
Cochléaria	*Cochlearia officinalis*
Colchique	*Colchicum autumnale*
Colombo	*Chasmanthera palmata*
Coloquinte	*Citrullus colocynthis*
Combretum (ou Kinkelibah)	*Combretum raimbaultii (micranthum)*

Condurango	*Gonobolus condurango, Condurango (Marsdenia C.)*
Consoude	*Symphytum officinale*
Coquelicot	*Papaver rhoeas*
Coqueret (voir Alkékenge) .	
Coriandre (voir « Aromathérapie ») .	*Coriandrum sativum*
Coucou (voir Primevère) ...	
Cresson	*Nasturtium officinalis*
Crithme maritime	*Crithmum maritimum*
Cumin	*Cuminum cyminum*
Curry (ou Kari, ou Temoe-lawaq)	*Curcuma xanthorrhiza*
Cuscute	*Cuscuta epithymum*
Cynorrhodon (voir Églantier)	
Cyprès (voir « Aromathérapie ») .	*Cupressus sempervirens*
Datura (voir Stramoine)	
Dentelaire	*Plumbago europaea*
Digitale	*Digitalis purpurea*
Diplotaxe	*Diplotaxis tenuifolia*
Douce-amère	*Solanum dulcamara*
Drosera	*Drosera rotundifolia*
Églantier (ou Cynorrhodon)	*Rosa canina*
Ellébore blanc	*Veratrum album*
Éphédra	*Ephedra vulgaris*
Épiaire (voir Stachys)	
Épine-vinette (ou Berbéris) .	*Berberis vulgaris*
Ergot de seigle	*Claviceps purpurea*
Erysimum (ou Herbe aux chantres, ou Velar)	*Sisymbrium officinalis*
Estragon (voir « Aromathérapie ») .	*Artemisia dracunculus*
Eucalyptus (voir « Aromathérapie ») .	*Eucalyptus globulus*
Eupatoire d'avicenne	*Eupatorium cannabinum*
Euphorbe	*Euphorbia helioscopia*
Euphorbia pilulifera	*Euphorbia pilulifera*
Euphraise	*Euphrasia officinalis*
Evonymus atropurpureus (ou Fusain)	*Evonymus atropurpureus*
Faine (voir Hêtre)	

Fenouil (ou Anis doux, voir « Aromathérapie)	*Anethum fœniculum, Fœniculum vulgare*
Fenugrec	*Trigonella fœnugræcum*
Fève des marais	*Faba vesca*
Fève de Saint-Ignace	*Strychnos ignatii*
Ficaire	*Ficaria ranunculoïdes*
Fougère mâle	*Polystichum filix mas, Aspidium filix mas*
Fragon épineux (voir Houx, petit)	
Fraisier	*Fragaria vesca*
Framboisier	*Rubus idœus*
Fraxinelle	*Dictamnus albus*
Frêne	*Fraxinus excelsior*
Fucus vesiculosus (voir Varech vésiculeux)	
Fumeterre	*Fumaria officinalis*
Fusain (voir Evonymus)	
Gaillet (voir Caille-lait)	
Galéga	*Galega officinalis*
Galéopsis (ou Chanvre bâtard)	*Galeopsis ochroleuca*
Garance	*Rubia tinctorum*
Gattilier (voir Agnus castus)	
Gelsemium	*Gelsemium sempervirens*
Génépi	*Artemisia,* etc.
Genêt	*Saro thamnus scoparius*
Genévrier (voir « Aromathérapie »)	*Juniperus communis*
Gentiane	*Gentiana lutea*
Géranium (voir « Aromathérapie »)	*Geranium robertianum, Pelargonium odorantissimum*
Germandrée (ou Petit chêne)	*Teucrium chamædrys, T. scorodonia, T. scordium, T. botrys*
Gingembre (voir « Aromathérapie »)	*Zingiber officinale*
Ginkgo	*Ginkgo biloba*
Gin-seng	*Panax ginseng*
Girofle (voir « Aromathérapie »)	*Eugenia caryophyllata*
Giroflée	*Cheiranthus cheiri*

Globulaire	*Globularia alypum*
Goudron végétal	*Pix liquida (des pinus sylvestris et pinus maritima)*
Grande centaurée (voir Centaurée)	
Grande consoude (voir Consoude)	
Grassette	*Pinguicula vulgaris*
Gratiole	*Gratiola officinalis*
Gratteron	*Galium aparine*
Grémil	*Lithospermum officinale*
Grenadier	*Punica granatum*
Griffe du diable	*Harpagophytum procumbens*
Grindelia	*Grindelia robusta*
Groseillier noir (voir Cassis)	
Gui	*Viscum album*
Guimauve	*Althæa officinalis*
Hamamélis de Virginie	*Hamamelis virginiana*
Hélianthe (ou Tournesol) ...	*Helianthus annuus*
Hellébore noir	*Helleborus niger*
Hépatique	*Hepatica*
Hépatique des fontaines	*Marchantia polymorpha*
Herbe à la fièvre	*Eupatorium perfoliatum*
Herbe à la gravelle	*Eupatorium purpureum*
Herbe à Robert (voir Géranium)	
Herbe aux chantres (voir Erysimum)	
Herbe aux chats (voir Cataire)	
Hêtre	*Fagus sylvaticus*
Hièble sureau	*Sambucus ebulus*
Hoang-nan	*Strychnos gaultheriana*
Holarrhène	*Holarrhena floribunda*
Houblon	*Humulus lupulus*
Houx	*Ilex aquifolium*
Houx (petit) ou Fragon épineux	*Ruscus aculeatus*
Hydrastis	*Hydrastis canadensis*
Hysope (voir « Aromathérapie ») .	*Hyssopus officinalis*
Ipéca annelé	*Uragoga ipecacuanha*
Iris commun	*Iris germanica*

Iris de Florence	*Iris florentina*
Jaborandi	*Pilocarpus jaborandi*
Jalap	*Ipomœa purga*
Joubarbe (grande)	*Sempervivum tectorum*
Joubarbe (petite)	*Sedum acre*
Jujube	*Zizyphus vulgaris*
Julienne	*Hesperis matronalis*
Jusquiame	*Hyoscyamus niger*
Kari (voir Curry)	
Kawa-kawa	*Piper methysticum*
Khella	*Amni visnaga*
Kinkelibah (voir Combretum)	
Kola	*Cola acuminata*
Laitue	*Lactuca sativa, L. virosa*
Lamier blanc (ou Ortie blanche)	*Lamium album*
Laminaires	*Laminaria flexicaulis, cloustoni...*
Laurier d'Apollon	*Laurus nobilis*
Laurier-cerise	*Prunus laurocerasus*
Laurier-rose	*Nerium oleander*
Lavande (voir « Aromathérapie ») .	*Lavandula vera, L. spica...*
Lespedeza	*Lespedeza capitata*
Levure de bière	*Saccharomyces cerevisiae*
Lichen d'Islande	*Cetraria islandica*
Lierre grimpant	*Hedera helix*
Lierre terrestre	*Glechoma hederacea*
Lilas	*Syringa vulgaris*
Limnanthème	*Limnanthemum nymphoïdes*
Lin	*Linum usitatissimum*
Linaire commun	*Linaria vulgaris*
Lis blanc	*Lilium candidum*
Liseron (grand)	*Convolvulus sæpium*
Liseron des champs	*Convolvulus arvensis*
Livèche	*Ligusticum levisticum, L. officinale*
Lobélie enflée	*Lobelia inflata*
Lotier corniculé	*Lotus corniculatus*
Lotus	*Nelumbo nucifera*
Lyciet	*Lycium barbarum*
Lycopode	*Lycopodium clavatum*
Maïs	*Zea maïs*
Mandragore	*Atropa mandragora*

Manne	*Fraxinus ornus*
Marjolaine (voir «Aromathérapie») .	*Origanum majorana*
Marronnier d'Inde	*Aesculus hippocastanum*
Marrube blanc	*Marrubium vulgare*
Marrube noir (voir Ballote) .	
Maté	*Ilex paraguariensis*
Matricaire discoïde (voir Camomille allemande)	
Mauve	*Malva rotundifolia et sylvestris*
Mauve pourprée	*Sterculia lychnophora*
Mélilot	*Melilotus officinalis, Trifolium melilotus*
Mélisse	*Melissa officinalis*
Menthe	*Mentha piperata, M. viridis*
Menyanthe (ou Trèfle d'eau)	*Menyanthes trifoliata*
Mercuriale	*Mercurialis annua*
Millefeuille (voir Achillée) ..	
Millepertuis	*Hypericum perforatum*
Molène (voir Bouillon blanc)	
Momordique	*Ecbalium elaterium*
Monotrope	*Monotropa hypopitys*
Morelle	*Solanum nigrum*
Mouron blanc	*Stellaria media*
Mouron rouge	*Anagallis arvensis*
Mousse de Corse	*Alsidium helminthocorton*
Moutardes	*Sinapis alba, S. arvensis, S. Nigra*
Muguet	*Convallaria maialis*
Mûrier noir	*Morus nigra*
Mûrier sauvage (ou Mûrier des haies, ou Ronce)	*Rubus fructicosus*
Myosotis	*Myosotis palustris*
Myrte	*Myrtus communis*
Myrtille (ou Airelle)	*Vaccinium myrtillus*
Narcisse des prés	*Narcissus pseudo-narcissus*
Nénuphar	*Nymphæa alba, N. lutea*
Nerprun	*Rhamnus catharticus*
Niaouli (voir «Aromathérapie») .	*Melaleuca viridiflora*
Noisetier	*Corylus avellana*
Noix de muscade (voir «Aromathérapie») .	*Myristica fragans*

Noix vomique	*Strychnos nux vomica*
Noyer	*Juglans regia*
Oignon (voir « Aromathérapie ») .	*Allium cepa*
Olivier	*Olea europœa*
Onagre bisannuelle	*Oenothera biennis*
Oranger	*Citrus aurantium (variétés: C. dulcis, C. amara)*
Origans (voir « Aromathérapie ») .	*Origanum vulgare, O. floribundum, glandulosum*
Orme	*Ulmus campestris*
Orthosiphon	*Orthosiphon stamineus*
Orties	*Urtica dioïca, U. urens*
Ortie blanche (voir Lamier blanc)	
Paliure	*Rhamnus paliurus*
Panicaut (voir Chardon Roland) ...	
Papayer	*Carica papaya*
Pâquerette	*Bellis perennis*
Pareira brava	*Chondrodendron tomentosum, C. microphyllum, C. platyphyllum*
Pariétaire	*Parietaria officinalis*
Pas d'âne (voir Tussilage) ..	
Passiflore	*Passiflora incarnata, P. cærulea*
Patiences	*Rumex patienta, R. crispus*
Pavot	*Papaver somniferum album*
Pêcher	*Amygdalus persica, Prunus persica*
Pensée sauvage	*Viola tricolor*
Persicaire (ou Poivre d'eau)	*Polygonum hydropiper (ou Persicaria)*
Persil	*Petroselinum sativum, Apium petroselinum*
Pervenche	*Vinca minor*
Pervenche pantropicale	*Catharanthus roseus*
Petit chêne (voir Germandrée)	
Petit houx (voir Houx, petit)	
Petit muguet (voir Aspérule odorante) .	

Petite centaurée (voir Centaurée)	
Peuplier	*Populus nigra*
Pied-de-chat	*Gnaphalium dioïcum*
Piloselle	*Hieracium pilosella*
Piment rouge	*Capsicum annuum*
Pimprenelle	*Poterium sanguisorba*
Pin sylvestre (voir «Aromathérapie») .	*Pinus sylvestris*
Pissenlit	*Taraxacum dens leonis*
Pivoine	*Pæonia officinalis*
Plantains	*Plantago major, P. media, P. lanceolata*
Podophylle	*Podophyllum peltatum*
Poireau	*Allium porrum*
Poirier	*Pirus communis*
Poivre (voir Piment)	
Poivre d'eau (voir Persicaire)	
Poivron (voir Piment)	*Capsicum annuum*
Polygala	*Polygala amara, P. vulgaris*
Polypode	*Polypodium vulgare*
Pomme de terre	*Solanum tuberosum*
Pommier	*Malus communis*
Potentille (voir Argentine) ..	
Pouliot	*Mentha pulegium*
Pourpier	*Portulaca oleracea*
Prêle	*Equisetum arvense, E. palustre*
Primevère (ou Coucou)	*Primula officinalis*
Prunellier	*Prunus spinosa*
Psyllium	*Plantago psyllium*
Pulicaire (voir Psyllium) ...	
Pulmonaire	*Pulmonaria officinalis*
Pyrèthre	*Chrysanthemum cinerariæ folium*
Quassia amara	*Picrœna excelsa*
Quinquina	*Chinchona calisaya (jaune), C. succirubra (rouge), C. officinalis (gris)*
Quintefeuille	*Potentilla reptans*
Radis noir	*Raphanus niger*
Raifort	*Cochlearia armorica*
Ratahnia	*Krameria triandra*
Rauwolfia	*Rauwolfia serpentina*
Réglisse	*Glycyrrhiza glabra*

Reine-des-prés (ou Ulmaire)	*Spiræa ulmaria*
Renouée (des oiseaux)	*Polygonum aviculare*
Rhubarbe	*Rheum officinale, R. palmatum*
Ricin	*Ricinus communis*
Romarin (voir « Aromathérapie ») .	*Rosmarinus officinalis*
Ronce (voir Mûrier sauvage)	
Roquette	*Eruca sativa*
Rose pâle	*Rosa damascena*
Rose rouge (ou de Provins)	*Rosa gallica*
Roseau à balais	*Phragmites communis*
Roseau aromatique (voir Acore vrai)	
Rue	*Ruta graveolens*
Sabal	*Sabal serrulata*
Sabine	*Juniperus sabina*
Sabline	*Arenaria rubra*
Safran	*Crocus sativus*
Salicaire	*Lythrum salicaria*
Salicorne	*Salicornia herbacea*
Salsepareille	*Smilax aspera*
Sanicle (voir Saxifrage)	
Santal (voir « Aromathérapie ») .	*Santalum album, S. spicatum*
Santoline (voir « Aromathérapie ») .	*Santolina chamœcyparissus*
Sapin	*Abies pectinata (voir à Pin)*
Saponaire	*Saponaria officinalis*
Sarriette (voir « Aromathérapie ») .	*Satureja officinalis et montana*
Sassafras (voir « Aromathérapie ») .	*Sassafras officinale*
Sauge (voir « Aromathérapie »)	*Salvia officinalis*
Saule blanc	*Salix alba*
Saxifrage (ou Sanicle)	*Saxifraga tridactiles, S. granulata*
Scabieuse	*Scabiosa succisa, S. nigra*
Scammonée	*Convolvulus scammonia*
Sceau-de-Salomon	*Polygonatum vulgare*
Scille	*Urginea scilla, S. maritima*
Scolopendre	*Scolopendrium officinale*
Scrofulaire	*Scrofularia nodosa*
Semen contra vermes	*Artemisia maritima (var. pauciflora)*

Séné	*Cassia augustifolia, Cassia obovata*
Seneçon	*Senecio jacobea, S. viscosus, S. vulgaris*
Serpolet (voir Thym « Aromathérapie »)	*Thymus serpyllum*
Simarouba	*Simaruba amara*
Solidago (ou Verge d'or) ...	*Solidago virga aurea*
Sombong	*Blumea balsamifera*
Son	*Triticum vulgare*
Sorbier	*Sorbus domestica*
Sorbier des oiseleurs	*Sorbus aucuparia*
Souci	*Calendula officinalis*
Stachys (ou Épiaire)	*Stachys palustris, S. sylvatica*
Stramoine (ou Datura)	*Datura stramonium*
Strophantus	*Strophantus hispidus, S. kombe, S. gratus*
Sureau	*Sambucus nigra*
Tamarin	*Tamarindus indica*
Tamier	*Tamus communis*
Tanaisie	*Tanacetum vulgare*
Temoe-lawaq (voir Curry) ..	
Thé	*Thea chinensis*
Thévétia	*Thevetia neriifolia*
Thuya (voir « Aromathérapie ») .	*Thuya occidentalis*
Thym (voir « Aromathérapie »)	*Thymus vulgaris*
Tilleul	*Tilia europœa*
Tilleul sauvage du Roussillon	*Tilia sylvestris*
Tormentille	*Potentilla erecta*
Tournesol (voir Hélianthe) .	
Trèfle d'eau (voir Ményante)	
Troène	*Ligustrum vulgare*
Tussilage (ou Pas d'âne) ...	*Tussilago farfara*
Ulmaire (voir Reine-des-Prés)	
Uva Ursi (voir Busserole) ..	
Valériane	*Valeriana officinalis*
Vanille	*Vanilla planifolia*
Varech vésiculeux	*Fucus vesiculosus*
Velar (voir Erysimum)	
Verge d'or (voir Solidago) ..	
Vergerette du Canada	*Erigeron canadense*
Véronique	*Veronica officinalis*

Verveine	*Verbena officinalis*
Verveine odorante	*Lippia citriodora*
Verveine des Indes	*Andropogron citratus*
Viburnum	*Viburnum prunifolium*
Vigne rouge	*Vitis vinifera (var. tinctoria)*
Violette odorante	*Viola odorata*
Ylang-ylang (voir « Aromathérapie »)	*Unona odorantissima*
Yohimbe	*Coryanthe yohimbe ou Pausinystalia yohimbe*

NOM BOTANIQUE DES PLANTES ET CORRESPONDANCE EN FRANÇAIS

Abies pectinata	Sapin
Achillea millefolium	Millefeuille, ou Achillée
Aconitum napellus	Aconit
Acorus calamus	Acore vrai, ou Roseau aromatique
Adiantum capillus veneris	Adiante, ou Capillaire de Montpellier
Adonis vernalis	Adonis
Aesculus hippocastanum	Marronier d'Inde
Agaricus campester	Champignon de Paris
Agrimonia eupatoria	Aigremoine
Ajuga reptans	Bugle
Alchemilla vulgaris	Alchemille
Alliaria officinalis	Alliaire
Allium cepa	Oignon (voir « Aromathérapie »)
Allium porrum	Poireau
Allium sativum	Ail (voir « Aromathérapie »)
Alnus glutinosa	Aune
Aloe vulgaris	Aloès
Alsidium helminthocorton (ou Corallina officinalis)	Mousse de Corse
Althæa officinalis	Guimauve
Amni visnaga	Khella
Amygdalus communis (var. dulcis)	Amandier (doux)
Amygdalus persica (ou Prunus persica)	Pêcher
Anagallis arvensis	Mouron rouge

Anchusa officinalis	Buglosse
Andropogron citratus	Verveine des Indes
Anemona pulsatilla	Anémone pulsatille
Anethum fœniculum (ou Fœniculum vulgare)	Anis doux, ou Fenouil (voir « Aromathérapie »)
Anethum graveolens	Aneth, ou Fenouil bâtard
Angelica sylvestris (A. archangelica)	Angélique
Anthemis nobilis	Camomille romaine (voir « Aromathérapie »)
Apium graveolens	Ache
Apium sativus	Céleri
Apium petroselinum (ou Petroselinum sativum)	Persil
Arbutus unedo	Arbousier
Arctostaphylos urva ursi	Busserole
Arctium lappa (ou Lappa major)	Bardane
Arenaria rubra	Sabline
Aristolochia clematitis	Aristoloche
Arnica montana	Arnica
Artemisia abrotanum	Aurone mâle, ou Armoise aurone
Artemisia absinthium	Absinthe
Artemisia dracunculus	Estragon (voir « Aromathérapie »)
Artemisia maritima	Absinthe maritime
Artemisia div.	Génépi
Artemisia vulgaris	Armoise
Asarum europæum	Asaret
Asparagus officinalis	Asperge
Asperula odorata	Aspérule odorante, ou Petit muguet
Aspidium filix mas (ou Polystichum filix mas)	Fougère mâle
Atropa belladonna	Belladone
Atropa mandragora	Mandragore
Ballota fœtida	Ballote fétide, ou Marrube noir
Balsamum peruvianum	Baume du Pérou
Balsamum tolutanum	Baume de Tolu
Barbarea	Barbarée
Barosma betulina	Buchu
Bellis perennis	Pâquerette
Berberis vulgaris	Épine-vinette, ou Berbéris

Betonica officinalis	Bétoine
Betula alba	Bouleau
Blumea balsamifera	Sombong
Borrago officinalis	Bourrache
Brassica oleracea	Chou
Brunella vulgaris	Brunelle
Bryonia dioïca	Bryone
Buxus sempervirens	Buis
Calamintha officinalis	Calament
Calendula officinalis	Souci
Caluna vulgaris (et Erica cinerea)	Bruyère
Campanula rapunculus	Campanule raiponce
Cannabis indica	Chanvre indien
Caprifolium	Chèvrefeuille
Capsella bursa pastoris	Bourse-à-pasteur
Capsicum annuum	Piment rouge, ou Poivron
Carbo ligni	Charbon végétal
Carduus marianus (ou Sibylum marianum)	Chardon Marie
Carex arenaria	Carex
Carica papaya	Papayer
Carlina vulgaris	Carline
Carum carvi	Carvi (voir « Aromathérapie »)
Cassia augustifolia (et obovata)	Séné
Cassia fistula	Casse
Catharanthus roseus	Pervenche pantropicale
Centaurea calcitrapa	Centaurée chausse-trape (ou Chardon étoilé)
Centaurea centaurium	Centaurée (grande)
Centaurea cyanus	Bleuet
Cerasus vulgaris	Cerisier
Ceratonia siliqua	Caroube
Cerefolium sativum (ou Chœrophyllum sativum)	Cerfeuil
Cereus grandiflorus	Cactus
Cetraria islandica	Lichen d'Islande
Chasmanthera palmata	Colombo
Cheiranthus cheiri	Giroflée
Chelidonium majus	Chélidoine
Chenopodium anthelminticum	Ansérine anthelminthique (voir « Aromathérapie »)

Chichona calisaya, succirubra, officinalis	Quinquina
Chœrophyllum sativum (ou Cerefolium sativum) ...	Cerfeuil
Chondrodendron microphyllum (ou Chondrodendron tomentosum)	Pareira brava
Chrysanthellum americanum ..	Chrysanthellum americanum
Chrysanthemum cinerariae folium	Pyrèthre
Cichorium intybus	Chicorée sauvage
Cimicifuga racemosa	Cimicifuga
Cinnamomum zeylanicum	Cannelle de Ceylan (voir « Aromathérapie »)
Citrullus colocynthis	Coloquinte
Citrus aurantium (amara, dulcis)	Oranger
Citrus bergamia	Bergamotier (voir « Aromathérapie »)
Citrus limonum	Citronnier (voir « Aromathérapie »)
Claviceps purpurea	Ergot de seigle
Clematis vitalba	Clématite
Cnicus benedictus	Chardon bénit
Cochlearia armorica	Raifort sauvage
Cochlearia officinalis	Cochléaria
Coffea arabica	Café
Cola acuminata	Kola
Colchicum autumnale	Colchique
Colutea arborescens	Baguenaudier
Combretum raimbaultii	Combretum, ou Kinkelibah
Condurango (Marsdenia condurango ou Gonobulus condurango) .	Condurango
Conium maculatum	Ciguë
Convallaria maialis	Muguet
Convolvulus arvensis	Liseron des champs
Convolvulus scammonia	Scammonée
Coriandrum sativum	Coriandre (voir « Aromathérapie »)
Coryanthe yohimbe (ou Pausinystalia yohimbe) .	Yohimbe
Corylus avellana	Noisetier

Cratægus oxyacantha	Aubépine
Crithmum maritimum	Crithme maritime
Crocus sativus	Safran
Curcuma xanthorrhiza	Curry (ou Kari, ou Temoe-Lawaq)
Cuminum cyminum	Cumin
Cupressus sempervirens	Cyprès (voir « Aromathérapie »)
Cuscuta epithymum	Cuscute
Cynara scolymus	Artichaut
Datura stramonium	Stramoine, ou Datura
Daucus carota	Carotte
Dictamnus albus	Fraxinelle
Digitalis purpurea	Digitale
Diplotaxis tenuifolia	Diplotaxe
Dipsacus sylvestris	Cardère
Drosera rotundifolia	Drosera
Ecbalium elaterium	Momordique
Ephedra vulgaris	Ephedra
Equisetum (arvense, palustre) .	Prêle
Erica cinerea (et Calluna vulgaris)	Bruyères
Erigeron canadense	Vergerette du Canada
Erodium cicutarium	Bec de grue
Eruca sativa	Roquette
Eryngium campestre, maritimum	Chardon Roland, ou Panicaut
Erythræa centaurium	Centaurée (petite)
Eucalyptus globulus	Eucalyptus (voir « Aromathérapie »)
Eugenia caryophyllata	Girofle (voir « Aromathérapie »)
Eupatorium cannabinum	Eupatoire d'Avicenne
Eupatorium perfoliatum	Herbe à la fièvre
Eupatorium purpureum	Herbe à la gravelle
Euphorbia helioscopia	Euphorbe
Euphorbia pilulifera	Euphorbia pilulifera
Euphrasia officinalis	Euphraise officinale
Evonymus atropurpureus	Evonymus, ou Fusain
Faba vesca	Fève des marais
Fagus sylvatica	Hêtre
Ficaria ranunculoïdes	Ficaire
Fœniculum vulgare (ou Anethum fœniculum) ..	Fenouil (voir « Aromathérapie »)
Fragaria vesca	Fraisier

Fraxinus excelsior	Frêne
Fraxinus ornus	Manne
Fucus crispus	Carragaheen
Fucus vesiculosus	Varech vésiculeux
Fumaria officinalis	Fumeterre
Galeopsis ochroleuca (tetrahit, laudanum)	Galéopsis, ou Chanvre bâtard
Galega officinalis	Galéga
Galium aparine	Gratteron
Galium verum	Caille-lait ou Gaillet
Gelidium plerocladia	Agar-agar
Gelsemium sempervirens	Gelsémium
Gentiana lutea	Gentiane
Geranium robertianum	Géranium (voir «Aromathérapie»)
Geum urbanum	Benoîte
Ginkgo biloba	Ginkgo
Glechoma hederacea	Lierre terrestre
Globularia alypum	Globulaire
Glycyrrhiza glabra	Réglisse
Gnaphalium dioïcum	Pied-de-chat
Gonolobus condurango (ou Condurango)	Condurango
Gratiola officinalis	Gratiole
Grindelia robusta	Grindelia
Hamamelis virginiana	Hamamélis de Virginie
Harpagophytum procumbens .	Griffe du diable
Hedera helix	Lierre grimpant
Helleborus niger	Hellébore noir
Helianthus annuus	Hélianthe, ou Tournesol
Hepatica	Hépatique
Heracleum spondylium	Berce
Hesperis matronalis	Julienne
Hieracium pilosella	Piloselle
Hippophaë rhamnoïdes	Argousier
Holarrhena floribunda	Holarrhène
Humulus lupulus	Houblon
Hydrastis canadensis	Hydrastis
Hyoscyamus niger	Jusquiame
Hypericum perforatum	Millepertuis
Hyssopus officinalis	Hysope (voir «Aromathérapie»)
Ilex aquifolium	Houx
Ilex paraguariensis	Maté

Illicium anisatum	Anis étoilé, ou Badiane
Inula helenium	Aunée
Ipomœa purga	Jalap
Iris florentina	Iris de Florence
Iris germanica ou versicolor	Iris commun
Juglans regia	Noyer
Juniperus communis	Genévrier (voir « Aromathérapie »)
Juniperus sabina	Sabine
Krameria triandra	Ratahnia
Lactuca sativa, virosa	Laitue
Laminaria flexicaulis, cloustoni...	Laminaires
Lamium album	Ortie blanche, ou Lamier blanc
Lappa officinalis (ou Lappa major, ou Arctium lappa)	Bardane
Laurus nobilis	Laurier d'Apollon, ou L. noble
Lavandula vera, spica...	Lavande (voir « Aromathérapie »)
Lespedeza capitata	Lespedeza
Levisticum officinale (ou Ligusticum levisticum)	Livèche
Ligustrum vulgare	Troène
Lilium candidum	Lis blanc
Limnanthemum nymphoïdes	Limnanthème
Linaria vulgaris	Linaire commun
Linum usitaltissimum	Lin
Lippia citriodora	Verveine odorante
Lithospermum officinale	Grémil
Lobelia inflata	Lobélie enflée
Lotus corniculatus	Lotier corniculé
Lycium barbarum	Lyciet
Lycopodium clavatum	Lycopode
Lythrum salicaria	Salicaire
Malus communis	Pommier
Malva rotundifolia, sylvestris	Mauve
Marrubium vulgare	Marrube blanc
Marsdenia condurango	Condurango
Matricaria chamomilla	Camomille allemande (voir « Aromathérapie »)
Melilotus officinalis	Mélilot
Melissa officinalis	Mélisse
Mentha piperita, viridis	Menthe
Mentha pulegium	Pouliot

Menyanthes trifoliata	Trèfle d'eau, ou Ményanthe
Mercurialis annua	Mercuriale
Monotropa hydropitys	Monotrope
Morus nigra	Mûrier noir
Myosotis palustris	Myosotis
Myristica fragans	Noix de muscade (voir « Aromathérapie »)
Myrtus communis	Myrte
Narcissus pseudo-narcissus	Narcisse
Nasturtium officinalis	Cresson
Nelumbo nucifera	Lotus
Nepeta cataria	Cataire, ou Herbe aux chats
Nerium oleander	Laurier-rose
Nymphœa alba, lutea	Nénuphar
Ocymum basilicum	Basilic (voir « Aromathérapie »)
Œnothera biennis	Onagre bisannuelle
Olea europœa	Olivier
Ononis repens	Bugrane, ou Arrête-bœuf
Origanum majorana	Marjolaine (voir « Aromathérapie »)
Origanum floribundum, glandulosum, vulgare	Origans (voir « Aromathérapie »)
Orthosiphon stamineus	Orthosiphon
Oxalis acetosella	Alleluia
Pæonia officinalis	Pivoine
Panax ginseng	Gin-seng
Papaver rhœas	Coquelicot
Papaver somniferum album	Pavot
Parietaria officinalis	Pariétaire
Passiflora incarnata, cærulea	Passiflore
Pausinystalia yohimbe	Yohimbe
Pelargonium odorantissimum	Géranium (voir « Aromathérapie »)
Petroselinum sativum (ou Apium petroselinum)	Persil
Peucedanum ostruthium (ou Imperatoria ostruthium)	Impératoire
Phragmites communis	Roseau à balai
Physalis alkekengi	Alkékenge, ou Coqueret
Picrœna excelsa	Quassia amara
Pierocarpus santalinus	Santal
Pilocarpus jaborandi	Jaborandi
Pimpinella anisum	Anis vert (voir « Aromathérapie »)

Pinguicula vulgaris	Grassette
Pinus sylvestris	Pin sylvestre (voir « Aromathérapie »)
Piper methysticum	Kawa-kawa
Pirus communis	Poirier
Pix liquida	Goudron végétal (des Pinus sylvestris et Pinus maritima)
Plantago major, lanceolata, media	Plantains
Plantago psyllium	Psyllium
Plumbago europœa	Dentelaire
Pneumus boldus	Boldo
Podophyllum peltatum	Podophylle
Polygala amara, vulgaris	Polygala
Polygonatum vulgare	Sceau de Salomon
Polygonum aviculare	Renouée (des oiseaux)
Polygonum bistorta	Bistorte
Polygonum hydropiper (ou persicaria)	Persicaire, ou Poivre d'eau
Polypodium vulgare	Polypode
Polyporus fomentarius	Agaric du chêne
Polyporus officinalis	Agaric blanc
Polystichum filix mas (ou Aspidium filix mas)	Fougère mâle
Populus nigra	Peuplier
Portulaca oleracea	Pourpier
Potentilla anserina	Ansérine ou Argentine, ou Potentille
Potentilla reptans	Quintefeuille
Potentilla erecta	Tormentille
Poterium sanguisorba	Pimprenelle
Primula officinalis	Primevère, ou Coucou
Prunus laurocerasus	Laurier-cerise
Prunus persica (ou Amygdalus persica)	Pêcher
Prunus spinosa	Prunellier
Pulmonaria officinalis	Pulmonaire
Punica granatum	Grenadier
Quercus robur	Chêne
Ranunculus acris	Bouton d'or
Raphanus niger	Radis noir
Rauwolfia serpentina	Rauwolfia
Rhamnus catharticus	Nerprun

Rhamnus frangula	Bourdaine
Rhamnus paliarus	Paliure
Rhamnus purshiana	Cascara sagrada
Rheum officinale, palmatum .	Rhubarbe
Ribes nigrum	Cassis, ou Groseillier noir
Ricinus communis	Ricin
Rosa canina	Églantier, ou Cynorrhodon
Rosa damascena	Rose pâle
Rosa gallica	Rose rouge, ou de Provins
Rosmarinus officinalis	Romarin (voir « Aromathérapie »)
Rubia tinctorium	Garance
Rubus fructicosus	Mûrier sauvage, ou Ronce
Rubus idœus	Framboisier
Rumex crispus, patienta	Patiences
Ruscus aculeatus	Houx (petit), ou Fragon épineux
Ruta graveolens	Rue
Sabal serrulata	Gabal
Saccharomyces cerevisiae	Levure de bière
Salicornia herbacea	Salicorne
Salix alba	Saule blanc
Salvia officinalis	Sauge (voir « Aromathérapie »)
Sambucus ebulus	Hièble sureau
Sambucus nigra	Sureau
Santalum album	Santal (voir « Aromathérapie »)
Santolina chamœcyparissus ...	Santoline (voir « Aromathérapie »)
Saponaria officinalis	Saponaire
Sarothamnus scoparius	Genêt
Sassafras officinale	Sassafras (voir « Aromathérapie »)
Satureija officinalis	Sarriette (voir « Aromathérapie »)
Saxifraga tridactiles, granulata	Saxifrage, ou Sanicle
Scabiosa nigra, succina	Scabieuse
Scilla maritima (*ou Urginea scilla*)	Scillé
Scolopendrium officinale	Scolopendre
Scrofularia nodosa	Scrofulaire
Sedum acre	Joubarbe (petite)
Sempervivum tectorum	Joubarbe (grande)
Senecio jacobea, viscosus, vulgaris	Séneçon
Sibylum marianum (*ou Carduus marianus*)	Chardon Marie
Simaruba amara	Simarouba
Sinapisalba, nigra, arvensis ...	Moutardes

Sisymbrium officinalis	Erysimum, ou Herbe aux chantres, ou Velar
Smilax aspera	Salsepareille
Solanum dulcamara	Douce-mère
Solanum nigrum	Morelle
Solanum tuberosum	Pomme de terre
Solidago virga aurea	Solidago, ou Verge d'or
Sorbus aucuparia	Sorbier des oiseleurs
Sorbus domestica	Sorbier
Spiræa ulmaria	Reine des prés, ou Ulmaire
Stachys palustris, sylvatica ...	Stachys, ou Épiaire
Stellaria media	Mouron blanc
Sterculia lychnophora	Mauve pourprée
Strophantus gratus, hispidus, kombe	Strophantus
Strychnos gaultheriana	Hoang-nan
Strychnos Ignatii	Fève de St-Ignace
Strychnos nux vomica	Noix vomique
Symphytum officinale	Grande consoude
Syringa vulgaris	Lilas
Tamarindus indica	Tamarin
Tamus communis	Tamier
Tanacetum balsamita	Balsamite odorante
Tanacetum vulgare	Tanaisie
Taraxacum dens leonis	Pissenlit
Teucrium botrys, chemædrys, scordium, scorodonia	Germandrée, ou Petit chêne
Thea chinensis	Thé
Theobroma cacao	Cacao
Thevetia neriifolia	Thévétia
Thuya occidentalis	Thuya (voir « Aromathérapie »)
Thymus vulgaris	Thym (voir « Aromathérapie »)
Tilia grandifolia, europea	Tilleul
Tilia sylvestris	Tilleul sauvage du Roussillon
Trifolium melilotus	Mélilot
Trigonella fœnum græcum ...	Fenugrec
Triticum repens	Chiendent
Triticum vulgare	Son
Tropœolum majus	Capucine
Tussilago farfara	Tussilage, ou Pas d'âne
Ulmus campestris	Orme
Unona odorantissima	Ylang-ylang (voir « Aromathérapie »)

Uragoga ipecacuanha .... Ipéca
Urginea scilla
(ou Scilla maritima) .... Scille
Urtica dioïca, urens... .... Orties
Vaccinium myrtillus .... Myrtille, ou Airelle
Valeriana officinalis .... Valériane
Vanilla planifolia .... Vanille
Veratrum album .... Ellébore blanc
Verbascum thapsus .... Bouillon blanc, ou Molène
Verbena officinalis .... Verveine
Veronica officinalis .... Véronique
Viburnum prunifolium .... Viburnum
Vinca minor .... Pervenche
Viola odorata .... Violette odorante
Viola tricolor .... Pensée
Viscum album .... Gui
Vitex agnus castus .... Agnus castus (ou Gattilier)
Vitis vinifera (var. tinctoria) .. Vigne rouge
Zea maïs .... Maïs
Zingiber officinale .... Gingembre
(voir « Aromathérapie »)
Zizyphus vulgaris .... Jujube

3

RÉCOLTE ET CONSERVATION DES PLANTES

De la récolte et de la conservation des plantes dépend leur action. Il est essentiel qu'elles conservent le maximum de leurs principes actifs.

Les propriétés médicinales des végétaux dépendant du terrain, du climat, de l'altitude et sans doute de nombreux autres facteurs, on adoptera de préférence les plantes de certains pays ou de certaines régions, connues pour leur plus grande efficacité.

Pour les *conserver,* on les dessèche selon les cas au soleil, au four, à l'étuve, au séchoir ou dans un grenier aéré.

Avant de dessécher les plantes, on les mondera, c'est-à-dire qu'on les débarrassera des substances étrangères, des portions mortes ou altérées.

En principe, les *racines* doivent être séchées à l'air sec et conservées à l'abri de l'humidité. Les racines *charnues* seront coupées en tranches minces, disposées en chapelets et desséchées à l'étuve. Les racines *mucilagineuses* sont séchées au four.

Écorces et *bois* seront séchés au soleil ou à l'étuve et conservés à l'abri de l'humidité.

Fleurs, feuilles, semences doivent être séchées à l'ombre dans un grenier ou une pièce à atmosphère sèche. On les étendra sur des claies ou on les suspendra en petits paquets isolés. Les conserver dans des boîtes en bois, en carton ou dans des sachets de papier, dans un endroit sec.

Les *tiges* et les feuilles *épaisses* seront desséchées plus rapidement, étendues sur des claies et exposées au soleil ou dans une serre à 30-35°. Les remuer plusieurs fois par jour.

On *cueillera* les plantes par temps sec et non orageux, après le lever du soleil et la disparition de la rosée.

On cueille les *fleurs* avant complet épanouissement. Les fleurs de rose se cueillent en boutons. On les protégera de la lumière, de la chaleur et de l'humidité.

Les *feuilles* se cueillent avant complet développement, au plus tard au moment de la formation des boutons floraux, c'est-à-dire quand le végétal est dans toute sa force (sauf pour les plantes dont on emploie soit les feuilles isolées, soit les sommités fleuries, comme les labiées: lavande...).

Les *tiges* se cueillent en même temps que les feuilles sauf pour les plantes mucilagineuses (mauve, guimauve...) car les principes émollients mucilagineux prédominent dans les premiers temps de la végétation. On récoltera donc ces tiges avant leur entier développement.

Les *bourgeons* se cueillent au printemps.

Les *fruits* doivent être cueillis très mûrs pour être consommés immédiatement. On les cueille un peu avant complète maturité lorsqu'on veut les conserver ou les faire sécher.

Les *racines* se récoltent au printemps ou en automne: au printemps pour les plantes vivaces, en automne pour les plantes annuelles ou bisannuelles.

Elles doivent être saines et flexibles.

Une exception: celles dont on n'utilise que l'écorce. On les récolte quand l'écorce a acquis une certaine épaisseur et se sépare facilement du corps.

Les *écorces* d'arbre se récoltent en hiver, les écorces d'arbrisseau en automne, les écorces de résineux au printemps.

La négligence de ces données a contribué, pour beaucoup, à faire tomber les plantes, à plusieurs reprises, dans le discrédit.

CALENDRIER CUEILLETTE

Cet aperçu n'envisage pas toutes les plantes, exotiques ou autochtones, à notre disposition. Volontairement limité, il saura néanmoins rendre de nombreux services.

Le choix du mois de la cueillette ne répond pas seulement à un obscur préjugé, mais au rythme naturel de la vie végétale. Ce moment optimal varie, évidemment, selon les espèces de plantes mais il dépend aussi de la partie de la plante à récolter.

Le calendrier de cueillette est un simple indicatif qu'il appartient à l'amateur de plantes d'interpréter. Les feuilles de certaines plantes, comme le romarin, la pervenche, le buis, le persil, se cueillent pratiquement toute l'année. Certaines plantes médicinales, dont la partie utilisée est la fleur, ont une floraison très éphémère (muguet, pêcher, par exemple) et c'est sans tarder qu'il faut procéder à la cueillette. D'autres, au contraire, voient leur floraison s'échelonner sur deux mois ou plus (bouillon-blanc, camomille, entre autres). Certains autres facteurs interviennent aussi pour modifier le calendrier de cueillette : durant les années clémentes, par exemple, toute la végétation est « en avance » par rapport aux critères habituels. Certaines régions, jouissant d'un climat spécialement doux et tempéré, ont une végétation plus précoce et plus prolongée que les régions au climat rigoureux où l'hiver débute vite et finit tard.

En règle générale, on peut suivre ces quelques indications.

Le *bois* peut se cueillir tout l'hiver.

Les *racines,* les *tubercules,* les *rhizomes,* les *bulbes* se récoltent soit en automne, c'est-à-dire après que la plante y a accumulé ses réserves (c'est surtout le cas des bulbes et des oignons), soit au printemps, avant que ces réserves soient mobilisées.

Les *tiges* sont cueillies soit en même temps que les feuilles, ou en automne, quand les feuilles ne sont plus en période d'activité (angélique, douce-amère).

Les *feuilles* se récoltent, selon les cas, soit avant soit au moment de leur plein développement, mais avant la formation des boutons floraux qui diminueraient leur teneur en principes actifs (cassis, menthe, ortie, pissenlit).

Les *fleurs* gagnent à être ramassées avant le plein épanouissement et avant la fécondation (aubépine, bleuet, camomille).

Les *sommités fleuries* se cueillent au début de l'épanouissement des fleurs et, en tout cas, avant la formation des premiers fruits (absinthe, hysope, ballote).

Les *bourgeons* sont à récolter avant la fin de l'hiver ou au début du printemps, avant que la sève amorce sa montée dans les branches de l'arbre.

Les *fruits charnus* doivent être cueillis dès qu'ils sont mûrs, mais sans attendre la maturité complète (airelle, alkékenge, ronce, nerprun).

Les *semences,* au contraire, doivent être récoltées à complète maturité, lorsque la plante commence à se dessécher un peu (anis, carvi, fenouil, grémil).

Le calendrier suivant, donné à simple titre indicatif, est loin d'être complet mais il est susceptible de guider le néophyte dans sa cueillette. L'amateur de plantes reconnaîtra par la suite, très vite et très facilement, le moment précis qui convient pour que sa cueillette se fasse dans les meilleures conditions.

Janvier

Noix de cyprès, gui, pulmonaire du chêne.

Février

Bourgeons du sapin et du bouleau, écorce du bouleau et du saule, mercuriale annuelle, joubarbe, fleurs de tussilage et de violette.

Mars

Bourgeons du peuplier, écorce de chêne, racine d'asaret, feuilles de pissenlit et de pervenche, fleurs de pervenche, rameaux de douce-amère.

Avril

Racines de valériane, feuilles de primevère et de busserole, fleurs de primevère, de narcisse et de pêcher, fumeterre, lierre terrestre, ortie blanche.

Mai

Racines de benoîte et de bistorte, turions d'asperges, feuilles et fleurs de lierre terrestre, pensée sauvage, pulmonaire officinale et géranium herbe à Robert, sommités fleuries d'absinthe, de marrube, de cochléaria et de cresson, feuilles de véronique beccabunga, de berbéris, de chanvre, de mélisse et de pariétaire, fleurs d'aubépine, de bourrache, de grenadier, de muguet, de pied-de-chat, écorce de bourdaine.

Juin

Feuilles ou fleurs: ache, angélique, armoise, arnica, aspérule, aurone, bardane, bétoine, bourrache, bugle, buglosse, camomille, capillaire, cardamine, chardon bénit, chicorée, coquelicot, églantier, erysimum, euphraise, fenouil, genêt, germandrée, guimauve, laitue, lavande, lis, matricaire, mauve, mélilot, nénuphar, oranger, plantain, rose, sauge, souci, sureau, véronique, verveine officinale, verveine odorante.

Fruits: cerises, fraises, framboises, groseilles.

Juillet

Feuilles et sommités fleuries: agripaume, aigremoine, basilic, calament, cataire, petite centaurée, chélidoine, cuscute, hysope, marjolaine, mélisse, menthe, millefeuille, millepertuis, origan, orpin, persicaire, sanicle, sarriette, sauge, scrofulaire, serpolet, tanaisie, thym, tilleul, ulmaire, yèble.

Stigmates de maïs.

Fleurs: bouillon-blanc, bleuet, bourrache, camomille, carthame, grande centaurée, chèvrefeuille, coquelicot, guimauve, mauve, œillet, pavot, verge-d'or.

Août

On continue la cueillette de beaucoup de plantes indiquées en juillet.

Feuilles: dictamne, eupatoire, menthe, ményanthe, pêcher.

Fleurs: bourrache, tanaisie.

Fruits et semences: ache, alkékenge, angélique, anis vert, carvi, cumin, fenouil.

Cônes de houblon.

Septembre

Tiges: angélique, douce-amère.

Racines: acore aromatique, angélique, asperge, canne de Provence, chicorée, chiendent, fenouil, fougère mâle, fragon, guimauve, iris, saponaire, tormentille, valériane, toutes les racines des ombellifères.

Fruits: airelle, berbéris, coing, coriandre, églantier, figue, grenade, jujube, nerprun, noix, pistache, raisin, sureau.

Stigmates de safran.

Octobre

Racines: aunée, bardane, bryone, consoude, fraisier, garance, rhubarbe, saponaire.

Fruits: alkékenge, amandier, aneth, angélique, bardane, genévrier, lin, tanaisie.

Novembre

Bulbes de lis, *écorces* de bourdaine, frêne, chêne, *racines* de fragon, patience, potentille.

Décembre

Racines de Bistorte, *feuilles* de ronce.

EMPLOI DES PLANTES
Sous forme d'infusions ou de décoctions

On utilise les plantes à la même dose, qu'elles soient fraîches ou sèches, les fraîches étant plus lourdes et leurs principes étant plus actifs.

Les doses indiquées dans ce travail correspondent aux adultes. Pour les enfants, on préparera les infusions ou décoctions comme pour les adultes et on coupera d'eau:

— de 1 à 3 ans, on donnera 1/6 de la dose adulte,
— de 3 à 7 ans, on donnera 1/4 à 1/3 de la dose adulte,
— de 7 à 12 ans, on donnera 1/3 à 1/2 de la dose adulte,
— de 13 à 20 ans, on donnera 2/3 ou la dose entière.

Pour les adultes et bien entendu pour les enfants, il est parfois nécessaire de tâter la susceptibilité individuelle.

Lorsqu'il convient de faire bouillir, on met les plantes dans l'eau froide et on amène à ébullition.

Il vaut mieux boire non sucré ou sucré avec du miel.

Si on ne trouve pas de temps indiqué, l'expression « donner un bouillon » ou le simple mot « bouillir » correspondent à une ébullition de quelques secondes. On retire du feu et on laisse infuser selon les indications.

En principe, on fait bouillir les racines, tiges, écorces pendant 5 à 10 minutes.

On donne un bouillon pour les plantes entières, feuilles, semences et sommités fleuries.

On infuse les fleurs en versant de l'eau bouillante dessus et en couvrant.

Il est conseillé d'utiliser des casseroles émaillées et non les récipients en métal nu.

DÉFINITION DES DIVERS MODES DE PRÉPARATION DES PLANTES

Alcoolat: liquide obtenu par distillation de l'alcool sur une ou plusieurs plantes.

Alcoolature: liquide obtenu par contact prolongé, à parties égales, d'une plante fraîche dans l'alcool (improprement appelée teinture mère).

Alcoolé - (synonyme: *teinture alcoolique*): liquide obtenu en faisant dissoudre dans l'alcool (solution, macération...) les principes actifs de substances médicinales. Les teintures de substances végétales sont au cinquième (une partie de substance pour cinq d'alcool). Les teintures de substances animales sont au dixième.

Cataplasme antiseptique et cicatrisant: se fait avec de nombreuses plantes fraîches ou cuites.

Cataplasme calmant: cataplasme à la farine de lin avec 15 à 20 gouttes de laudanum (douleurs, coliques) - cataplasme ordinaire avec une décoction de pavot.

Cataplasme émollient: 1) à la farine de lin 2) à la fécule de pomme de terre, farine de seigle 3) avec feuilles de mauve, guimauve, bette, cuites dans de l'eau (relâchent les tissus, favorisent la transpiration).

Cataplasme simple: délayer de la farine de lin à l'eau froide. Faire cuire jusqu'à consistance de bouillie. Étendre sur de la mousseline et appliquer à chaleur supportable (émollient).

Cataplasme sinapisé: pratiquer de la même façon, laisser tiédir et saupoudrer de farine de moutarde la face destinée à être appliquée sur la peau (révulsif: douleurs, bronchites).

Cérat: mélange de cire blanche et d'huile d'amande douce. On y ajoute divers produits actifs.

Collutoire: médicament astringent, antiseptique, utilisé dans les affections de la gorge, de la bouche, des gencives.

Collyre: solution utilisée dans les affections des paupières et des yeux.

Compresse: on fait bouillir la ou les plantes et on applique le liquide obtenu à l'aide de gaze ou d'une serviette.

Décoction: solution obtenue par ébullition prolongée d'une plante (à préparer en vase clos). On met la plante dans l'eau froide. On fait bouillir, selon les cas, de 2 à 15 minutes. Les écorces et les racines se font bouillir plus longtemps que les tiges et les feuilles.

Digestion: macération à une température supérieure à l'ordinaire mais inférieure à l'ébullition.

Emplâtre: préparation adhérente destinée à être appliquée par voie externe. Il en est de diverses sortes, selon leur mode de fabrication et leurs composants: axonge, huile, cire, poix...

Enveloppement sinapisé: plonger une gaze dans l'eau tiède. Essorer et étaler sur une table. Saupoudrer de farine de moutarde. Mettre en place et laisser une dizaine de minutes à partir du moment où le patient ressent des picotements.

Espèces: nom sous lequel on groupe les plantes douées des mêmes propriétés (espèces diurétiques, sudorifiques...).

Essence aromatique: substance odorante extraite de certains végétaux par des procédés divers: distillation à la vapeur, incision, expression simple... Synonyme en langage médical: huile essentielle.

Extrait: substance obtenue en évaporant partiellement une solution aqueuse, alcoolique ou éthérée d'une plante.

Extrait fluide: liquide obtenu en traitant une drogue par plusieurs fois son poids d'eau ou d'alcool et en l'évaporant jusqu'à ce que son poids soit celui de la drogue utilisée.

Extrait mou: l'évaporation a été arrêtée lorsque le produit avait la consistance du miel.

Fumigation humide: on fait bouillir la ou les plantes dans de l'eau pour obtenir une vapeur aromatique.

Fumigation sèche: on fait brûler la ou les plantes sur des charbons ardents.

Huiles: pour les préparer, remplir la moitié d'un bocal avec des plantes sèches ou des racines broyées et compléter par de l'huile. Laisser macérer 3 semaines à température douce. Remuer de temps en temps. Décanter et mettre en flacon. Ainsi obtient-on des huiles médicinales ou culinaires:

1. huile de camomille: utilisée en frictions contre les douleurs,
— huile de millepertuis: contre douleurs et brûlures,

2. huile de table avec thym, 2 feuilles de laurier, romarin: pour les grillades et la cuisine d'une manière générale.

Huile essentielle ou *huile volatile:* voir essence aromatique.

Hydrolat: liquide obtenu en distillant avec de l'eau une substance contenant des principes actifs (ex.: hydrolat ou eau distillée de fleur d'oranger).

Hydrolé: liquide dont le véhicule est de l'eau tenant en dissolution une ou plusieurs substances actives.

Infusion: solution obtenue en soumettant quelques minutes une plante à l'action de l'eau bouillante (de 5 à 15 minutes, selon la plante).

Intrait: extrait spécial que l'on ne peut obtenir qu'en partant de la plante qui a gardé sa composition primitive (Dausse).

En effet, par la dessiccation simple, la plante se trouve modifiée par de nombreuses réactions chimiques produites sous l'influence de ses propres ferments. On *stabilise* donc la plante par des vapeurs chaudes d'eau ou d'alcool (Perrot et Goris), puis on la dessèche dans un courant d'air tiède. La plante ainsi stabilisée peut subir les mêmes opérations que l'on fait subir aux drogues habituelles (extraits mous, extraits fluides). On l'épuise par l'alcool et l'évaporation laisse l'intrait (intrait de valériane, de marron d'Inde, de gui, de colchique). L'activité de l'intrait est identique à celle de la plante employée fraîche.

Jus de fruits, de légumes, d'herbes: se préparent à l'aide d'une centrifugeuse.

Liniment: composition d'huile ou d'alcool et de produits actifs. Il s'emploie en applications sur les parties malades.

Looch: médication épaisse, sirupeuse, administrée dans les affections pulmonaires, de la gorge et dans diverses maladies.

Lotion: on fait bouillir la ou les plantes dans de l'eau, on passe à travers un linge fin, on utilise en lavages.

Macération: solution obtenue en traitant, pendant un temps plus ou moins long, une plante par de l'eau froide, du vin, de l'alcool, de l'huile, pour en obtenir les principes solubles (selon les cas, de quelques heures à plusieurs jours, parfois plusieurs semaines). On dit également: macéré.

Macérat glycériné: résulte de la macération de bourgeons dans un mélange d'alcool et de glycérine.

Mellite: composé obtenu par cuisson de miel avec de l'eau ou des hydrolés divers.

Miel rosat: miel auquel on a ajouté une infusion astringente de pétale de rose (en gargarismes - en attouchements contre le muguet des enfants).

Nébulisat: extrait sec résultant de l'atomisation d'infusés, de teintures ou d'extraits.

Oléo-saccharure: mélange d'huile essentielle (essence aromatique) et de sucre, servant à aromatiser les boissons.

Onguent: préparation à usage externe, composée généralement de corps gras (huiles, graisses...) avec ou sans principes actifs.

Rob: sirop sudorifique et dépuratif.

Sinapisme: mélange de farine de moutarde et d'eau que l'on applique, comme un cataplasme, sur la peau pour provoquer une révulsion.

Sirop simple: composé obtenu en faisant dissoudre à froid ou à chaud 180 g de sucre dans 100 g d'eau. On y incorpore les principes thérapeutiques voulus.

Saccharure: « sirop solide », suspension des principes médicamenteux dans une forte proportion de sucre.

Suc: obtenu par simple expression d'un végétal frais (= jus).

Teinture: liquide obtenu par la dissolution des principes actifs de substances médicamenteuses dans un liquide convenable (eau, alcool, éther). En phytothérapie, obtenue par action dissolvante de l'alcool éthylique sur les plantes sèches. C'est une *teinture alcoolique* (voir Alcoolé).

Teinture mère: voir Alcoolature.

CORRESPONDANCES ENTRE LES DIVERSES FORMES GALÉNIQUES

n° 1	2	3	4	5	6	7
Plante sèche	Teinture officinale	Teinture mère	Extrait fluide	Extrait mou	**Extrait sec** et nébulisat	Plante fraîche
1 g	5 g	**10 g**	**1 g**	0,10 à 0,20 g	0,20 g certains nébulisats 0,10	5-10 g

COMPARAISON DES MESURES ANCIENNES ET NOUVELLES

— une pinte	= 2 chopines	= un litre			
— une chopine	= un setier	= 1/2 litre			
— 1/2 setier		= 1/4 litre			
— une livre	= 16 onces	= 500 g			
— 1/2 livre	= 8 onces	= 250 g			
— une once	= 8 gros	= 32 g			
— 1/2 once	= 4 gros	= 16 g			
— un gros	= une drachme	= 72 grains	= 4 g		
— un scrupule		= 25 grains	= 1,30 g		

CORRESPONDANCE DES MESURES USUELLES

Pour les liquides dont le poids spécifique est comparable à l'eau:

— une cuillerée à soupe .... = 15 g
— une cuillerée à dessert .... = 10 g
— une cuillerée à café .... = 5 g

Pour les sirops:

— une cuillerée à soupe	=	20 g
— une cuillerée à dessert	=	13 g
— une cuillerée à café	=	6,50 g

Verres (liquides aqueux):

— verre ordinaire	=	150 g
— verre à Bordeaux	=	75 g
— verre à Madère	=	50 g
— verre à liqueur	=	25 g

CLASSIFICATION DES PLANTES

La plupart des végétaux possèdent plusieurs propriétés connues, certains en nombre considérable. Aussi ne s'étonnera-t-on pas de les rencontrer sous diverses rubriques. Les répétitions ne sont pas, dans ces cas, superflues.

A côté de leurs vertus majeures sanctionnées par l'usage, certains de leurs pouvoirs, habituellement considérés comme secondaires, pourront — chez tel ou tel utilisateur — s'affirmer de plus grande importance. C'est que les biologies, animale et végétale, sont encore loin de nous avoir livré l'ensemble de leurs secrets.

L'action des plantes — comme celle de toutes médications — reste soumise au choix, un choix qui dépendra généralement du tâtonnement et de l'expérience. Il n'y a que l'essence pour convenir à tous les moteurs et encore! car certains exigent maintenant le «super».

Il convient d'en dire autant du dosage: le tempérament de certains malades nécessitera des quantités parfois plus fortes, assez souvent plus faibles que celles généralement préconisées.

Absorbants: qui assèchent les sécrétions ou absorbent les gaz, par voie interne ou externe:
par voie interne: charbon de peuplier,
par voie externe: poudre d'amidon, fécule de pomme de terre, poudre de lycopode.

Adipogène: qui fait grossir: fenugrec.

Adoucissants: (voir Émollients).

Amaigrissants: pour les obèses: algues, diurétiques, dépuratifs, cholagogues (voir ces termes).

Amers: qui stimulent l'appétit et activent les fonctions gastriques: *absin-*

the, acore, *artichaut,* benoîte, camomille, cataire, *petite centaurée, chardon bénit,* chélidoine, *chicorée, épine-vinette, fumeterre, garance, gentiane, germandrée,* hélianthe, *houblon,* laitue, lichen, *lilas, limnanthème, houx, marrube blanc, ményanthe,* noyer, orange amère, *patience, pervenche, pissenlit,* pulmonaire du chêne, rhubarbe, saule, tanaisie, *véronique, verveine* officinale.

Analgésiques: qui calment la douleur: camomille, chanvre indien, colchique, ellébore, ficaire, gelsémium, grande ciguë, hoang-nan, laitue, menthe, pavot.

Anaphrodisiaques: qui calment les désirs vénériens: agnus castus, anémone pulsatille, camphre, grande ciguë, houblon, laitue, nénuphar, saule blanc.

Anti-abortifs: viburnum.

Anti-anémiques: algues, carotte, patience, rhubarbe.

Anticancers: chélidoine, ciguë, colchique, cresson, pervenche, podophylle, sauge, souci, thuya.

Anticystalgiques: qui diminuent ou suppriment les douleurs vésicales: biguignan, bruyère, buchu, busserole, cerisier, fève des marais, kawakawa, maïs, mauve pourprée, orthosiphon stamineus, poirier, roseau à balais, sabline, solidago, térébenthine, thuya.

Antidiabétiques: (voir Hypoglycémiants).

Antidiarrhéiques:

a) *en période aiguë:* bouillon blanc, grande consoude, guimauve, mauve (entérites irritatives), les astringents: chêne, myrtille, opium, orge, ratanhia, rose rouge, salicaire,
anti-infectieux: levure de bière,
anti-amibiens: ipécacuana, holarrhena, simarouba,
diarrhées sanglantes: chêne, gui, ipéca, myrte, prêle, ratahnia,

b) *dans l'état de chronicité:* benoîte, bistorte, citronnier, cognassier, épine-vinette, fraisier, lichen d'Islande, marrube, oranger, quintefeuille, renouée, ronce, saule blanc, sureau, tussilage.

Antigalactogogues (ou *antilaiteux*): qui tarissent la lactation chez les nourrices: cerfeuil, fraisier, laurier, menthe, mercuriale, millepertuis, nerprun, noyer, persil, pervenche et purgatifs divers.

Antigoutteux: (voir Diurétiques).

Antilithiasiques: qui s'opposent à la formation des calculs, ou les dissolvent (?):

biliaires: arbousier, bugrane, maïs, prêle, radis noir, tilleur sauvage du Roussillon,
urinaires: alkékenge, bardane, bleuet, bouleau, bourrache, bruyère, bugrane, chicorée, fève, genièvre, herniaire, maïs, pois, sabline, solidago, tilleul sauvage du Roussillon.

Antinéoplasiques: (voir Anticancers).

Antinévralgiques: (voir Céphaliques): ciguë, gelsémium, jusquiame, mandragore, pavot, térébenthine, verveine. *Contre les névralgies dentaires:* essences de girofle, menthe, origan, thym.

Antiphlogistiques: qui combattent l'inflammation (bains, cataplasmes, émollients, boissons mucilagineuses...).

Antirhumatismaux: (voir Diurétiques).

Antiscorbutiques: qui combattent le scorbut: ache, ail, angélique, barbarée, benoîte, bourse-à-pasteur, capucine, carragaheen, centaurée, cerfeuil, chélidoine, chou, citron, cochléaria, cresson, fumeterre, genévrier, houblon, joubarbe, lierre terrestre, marrube, ményanthe, moutarde noire, oseille, patience, persil, pissenlit, radis, raifort sauvage, roquette, sapin, sauge.

Antiseptiques:

a) *pour éviter la contagion:* ail, airelle, benjoin, eucalyptus, genièvre, germandrée, laurier, lavande, marjolaine, menthe, niaouli, pin, romarin, salicaire, santal, sauge, serpolet, tanaisie, thym, uva ursi,

b) *pour panser les plaies:* aigremoine, airelle, argentine, arnica, benoîte, bouleau, carotte, chêne, consoude, joubarbe, lierre grimpant, lis, marrube, ortie blanche, plantain, ronce, sauge - la plupart des labiées (voir «Aromathérapie»),

c) *antiseptiques des voies respiratoires:* aunée, eucalyptus, goudron végétal, myrte, origan, pin, térébenthine.

Antispasmodiques: il faut les utiliser longtemps et parfois en changer: achillée, aconit, acore, *anémone pulsatille,* aneth, angélique, ambroisie, anis, armoise, *aspérule,* assa fetida, *aubépine, ballote fétide, balsamite, basilic, belladone, caille-lait, camomille,* camphre, *cataire,* chélidoine, chèvrefeuille, cimicifuga, cratægus, *cyprès, cyclamen,* drosera, ellébore blanc, erysimum, euphorbia pilulifera, gentiane, géranium Robert, grande ciguë, grindelia, gui, jusquiame, khella, laitue, *laurier-cerise, lavande,* lierre terrestre, lobélie, *lotier corniculé,* lyciet, mandragore, *marjolaine, mélilot, mélisse,* menthe, millefeuille, monotrope, morelle, muguet, narcisse, nénuphar, œillet, *olivier,* onagre bisannuelle, opium, *oranger,* origan, pareira brava, passiflore, pavot, pêcher, *pivoine,* primevère, rauwolfia, safran, sarriette, *saule blanc,* serpolet, souci, stachys, stramoine, tanaisie, thym, *tilleul, valériane,* verveine odorante, viburnum.

Antisudoraux: *agaric blanc,* belladone, camphre, ergot de seigle, hydrastis, jusquiame, *sauge,* stramoine.

Apéritifs: qui aiguisent l'appétit, tonifient l'estomac: *absinthe,* ache, angélique, asperge, barbarée, benoîte, bouleau, *camomille,* carotte, carvi, cassia, centaurée (petite), *cerfeuil,* chardon bénit, chardon Marie, chicorée sauvage, cochléaria, condurango, coriandre, cresson, douce-amère, épine-vinette, fenouil, fenugrec, fragon, fumeterre, gentiane, germandrée, hêtre, houblon, marrube, ményanthe, moutarde, noix vomique, origan, *persil,* pervenche, pissenlit, *poireau,* quassia, quinquina, rhubarbe, sanicle, saponaire, sauge, véronique.

Aphrodisiaques: excitants sexuels: ail, berce, cannelle, chanvre, céleri, hoang-nan, kola, menthe, oignon, romarin, safran, sarriette, vanille, ylang-ylang, yohimbe.

Ascaricides: (voir Vermifuges).

Astringents: (voir Toniques astringents): qui resserrent et contractent les tissus et les muqueuses. Utilisés dans les hémorragies, diarrhées... Ils sont également toniques: *achillée, aigremoine,* alchemille, arbousier, *argentine,* aubépine, aulne, *benoîte, bistorte, bleuet, bourse-à-pasteur,* brunelle, bruyère, busserole, caille-lait, caroube, cassis, *chêne, coing, consoude, cyprès, églantier,* eucalyptus, *euphraise, fraisier,* garance, *ficaire, géranium Robert,* grenadier, hêtre, joubarbe, *lamier,* lysimaque, *marronnier d'Inde,* millefeuille, mûrier noir, *myrtille, néflier,* noisetier, *noyer,* olivier, *ortie,* patience, pervenche, *peuplier, pimprenelle,* plantain, *poivre d'eau, quintefeuille, renouée,* rhubarbe, robinier, ronce, *rosier, salicaire,* sanicle, saule, scolopendre, solidago, *sorbier,* thé, thym, *tormentille, troène,* vergerette du Canada, viburnum, *vigne rouge.*

Balsamiques: qui contiennent des baumes (adoucissants des muqueuses respiratoires): eucalyptus, genévrier, goudron végétal, grindelia, hysope, lierre terrestre, millepertuis, myrte, peuplier, pin, romarin, sapin, sauge.

Béchiques: qui apaisent la toux. Ils sont émollients et facilient l'expectoration (voir Expectorants): amande, angélique, *aunée, bouillon blanc,* bourrache, *capillaire,* carragaheen, grande consoude, *coque-*

licot, chou, *diplotaxe, drosera, erysimum,* eucalyptus, grande ciguë, grassette, grindelia, *guimauve, hysope,* laitue, *lichen d'Islande, lierre terrestre,* mauve, *monotrope, mouron rouge, myrte,* origan, *pâquerette,* pavot, *pied-de-chat, pin* (bourgeons), *polygala,* pouliot, *primevère, pulmonaire, réglisse,* safran, *sapin, scabieuse,* scolopendre, serpolet, *tussilage,* véronique, violette.

Calmants : (voir Narcotiques).

Cardiotoniques : qui tonifient le cœur :
majeurs : digitale, laurier-rose, lobélie, strophantus, thévétia,
mineurs : adonis, aubépine, café, camphre, genêt (spartéine), iboga, kola, marrube, muguet, reine-des-prés, scille.

Carminatifs : qui favorisent l'expulsion des gaz intestinaux : ache, ail, aneth, angélique, anis, balsamine, bétoine, calament, camomille, carotte (semences), carvi, cataire, centaurée (petite), charbon de peuplier, coriandre, cumin, cuscute, fenouil, genévrier, hysope, laurier noble (semences), lavande, livèche, mélilot, mélisse, menthe, oignon, oranger, origan, persil (semences), pimprenelle, romarin, roseau aromatique, sarriette sauge, serpolet, tanaisie, verveine odorante.

Céphaliques : qui soulagent les maux de tête : angélique, anis, basilic, chardon bénit, chèvrefeuille, coriandre, lavande, mélisse, menthe, oranger (fleurs), serpolet, tilleul, valériane.

Cicatrisants : (voir Vulnéraires).

Cholagogues : qui stimulent les fonctions du foie et facilitent l'évacuation de la bile : acore odorant, aigremoine, alkékenge, artichaut, aunée, baguenaudier, boldo, bouleau, bourdaine, bourrache, buis, carotte, camomille, cascara, chélidoine, chicorée, combretum (kinkeliba), cuscute, épine-vinette, eupatoire d'Avicenne, fragon, fumeterre, garance, genièvre, grand liseron, houblon, lichen, lierre terrestre, marrube, mercuriale, millefeuille, orthosiphon, pissenlit, polypode, pouliot, radis noir, rhubarbe, robinier, romarin, saponaire, ulmaire, véronique.

Collyres : qui combattent les inflammations des yeux et des paupières : bleuet, cerfeuil, chélidoine, framboisier, guimauve, laitue, lin, mauve, mélilot, persil, plantain, rose, tussilage.

Cordial : qui active la circulation et stimule les fonctions du cœur et de la digestion : angélique, aspérule, basilic, chèvrefeuille, coriandre, lavande, mélisse,menthe, sauge, vigne.

Coricides : ail, grande et petite joubarbes, lierre grimpant, tomate.

Dépuratifs : (voir Diurétiques, Sudorifiques) : *bardane,* bouillon blanc, bouleau, *bourrache,* bourse-à-pasteur, *buglosse, buis, capucine, cardère, carotte,* petite centaurée, *cochléaria, cresson, douce-amère,* fraisier (racine), *fumeterre, gentiane, houblon,* marrube, ményanthe, mousse de Corse, moutarde, noyer, *orme,* ortie, pâquerette, patience, *pensée sauvage,* persicaire, *pissenlit,* plantain, *roseau à balais,* salsepareille, *saponaire,* scabieuse, scrofulaire, souci, tussilage, *vipérine,*
jus d'herbes : une botte de cresson, une laitue, 125 g de chicorée sauvage, une pincée de cerfeuil.

Désinfectants : (voir Antiseptiques).

Détersifs : qui nettoient les plaies et ulcères, et en hâtent la cicatrisation : aigremoine, alchemille, aunée, barbarée, bardane, bouleau, bourdaine, brunelle, camomille, cassis, centaurée, chêne, chèvrefeuille, chou, consoude, cuscute, douce-amère, eucalyptus, gentiane, lavande, marrube, millefeuille, millepertuis, mouron rouge, noyer, prêle, romarin, ronce, sanicle, tanaisie, tormentille, verveine (voir aussi Vulnéraires).

Diaphorétiques : (voir Sudorifiques).

Digestifs : qui favorisent la digestion : absinthe, ache, aneth, angélique, anis, ambroisie, armoise, aspérule, basilic, calament, camomille, cannelle, carvi, centaurée, chardon bénit, chêne, chicorée sauvage, cochléaria, colombo, condurango, coriandre, cresson, cumin, épine-vinette, fenouil, gentiane, germandrée, hoang-nan, houblon, hysope, laurier, livèche, marrube, maté, mélisse, menthe, ményanthe, noix vomique, oranger, orge, origan, petite centaurée, pouliot, quassia, raifort, rhapontic, reine des prés, rhubarbe, romarin, sarriette, sauge, serpolet, tanaisie, thym, véronique, verveine odorante.

Diurétiques : qui augmentent le débit urinaire. Les vrais diurétiques provoquent une élimination importante qui contraste avec la quantité de boissons ingérées : *ache* (racine), ail, *alkékenge,* aneth, artichaut, *asperge* (racine), aunée, bardane, berbéris, bouillon blanc, *bouleau,* bourse-à-pasteur, *bruyère, bugrane, busserole,* carvi, *cassis,* céleri, *cerise* (queues), chardon bénit, *chardon Roland,* chardon Marie, chicorée sauvage, *chiendent,* chou, citronnier, cochléaria, cresson, cumin, épine-vinette, *fenouil* (racine), fraisier, *frêne,* fumeterre, galega, genêt à balais, *genièvre,* gratiole, gratteron, grémil, gui, herniaire, houblon, hysope, lavande, *maïs,* mauve, mercuriale, muguet, mûrier, *oignon,* orge, origan, ortie, oseille, panicaut, *pariétaire, persil* (racine), pervenche, *petit houx, piloselle,* pissenlit, poireau, poirier, *pommier, prêle,* raifort, réglisse, *reine des prés,* renouée, sabline, salsepareille, sauge, sceau de Salomon, *scille, solidago, sureau,* thuya, *vergerette* du Canada, vigne, vipérine.

Diurétiques antiputrides : (sur les voies urinaires) : arbousier, aspérule, biguignan, bruyère, buchu, busserole, genévrier, kawa-kawa, mélilot, mélisse des bois, myrtille, peuplier, poirier, santal, solidago, térébenthine, thuya.

Diurétiques azoturiques : qui favorisent l'élimination de l'urée : artichaut, aunée, bouleau, cassis, fenouil, garance, gui, lespedeza capitata, oignon, orthosiphon, paliure, panicaut, piloselle, salsepareille, scille, strophantus, ulmaire.

Diurétiques cardio-rénaux (ou diurétiques indirects) : adonis, café (caféine), digitale, genêt, laurier-rose, muguet, rauwolfia, *scille,* strophantus, théobromine.

Diurétiques cholestérolytiques : qui favorisent l'élimination du cholestérol sanguin en excès : artichaut, boldo, combretum, pissenlit.

Diurétiques déchlorurants : qui favorisent l'élimination des chlorures : ache, asperge, aunée, biguignan, bouleau, fenouil, genêt, oignon, orthosiphon, panicaut, persil, petit houx, piloselle, scille, strophantus, sureau, ulmaire.

Diurétiques phosphatiques et oxaliques : *maïs* (stigmates).

Diurétiques uriques : qui favorisent l'élimination de l'acide urique : alkékenge, biguignan, bouleau, cassis, colchique, fragon, *frêne, maïs,* orthosiphon, paliure, peuplier, poirier, pomme, roseau à balais, sabline, salsepareille, solidago, uva ursi, vergerette du Canada.

Émétiques : (voir Vomitifs).

Emménagogues : qui provoquent ou facilitent les menstruations : absinthe, ache, achillée, acore, aloès, angélique, anis, arbousier, *argentine,* aristoloche, *armoise,* aunée, balsamite, bourse-à-pasteur, camomille, cataire, cumin, *ellébore noir,* ergot de seigle, fenouil, fumeterre, genièvre, germandrée, laurier, marrube, matricaire, menthe, ményanthe, mercuriale, millefeuille, origan, panicaut, persil (apiol), romarin, *rue, sabline, safran,* sauge, saule blanc, *séneçon,* serpolet, *souci, stachys,* tanaisie, thym, viburnum.

Émollients (ou adoucissants) : qui relâchent, ramollissent les tissus et atténuent l'inflammation :

à l'intérieur : calment les fonctions, apportent soulagement et détente,

à l'extérieur: luttent contre la rigidité, la tension, calment l'inflammation ou hâtent la formation de l'abcès,
ont pour base: mucilage, gomme, fécule, gélatine, huiles, sucre,

usage interne: amande douce, amidon, betterave, bouillon blanc, bourrache, camomille, capillaire, carragaheen, carotte, chiendent, coing, concombre, consoude, fenugrec, gruau d'avoine, guimauve, laitue, lichen, lin, lis, mauve, mélilot, mercuriale, navet, orge, pariétaire, pied de chat, poireau, poirée, pulmonaire, réglisse, sceau de Salomon, seigle, séneçon, sureau, tilleul, tussilage, violette,

usage externe: amande douce, blé (amidon), lin (farine).

Eupeptiques: qui favorisent la digestion (voir Digestifs).

Excitants: (voir Stimulants).

Expectorants: qui provoquent l'expulsion des sécrétions bronchiques: ache, angélique, asaret, aunée, bouillon blanc, bryone, capillaire, capucine, carragaheen, cresson, douce-amère, érysimum, eucalyptus, hysope, ipéca, iris, laitue, laurier-cerise, lichen, lierre terrestre, lis, lobélie, marjolaine, marrube, menthe, millepertuis, mouron rouge, oignon, origan, peuplier, polygala, polypode, pouliot, primevère, radis, raifort, réglisse, sapin, saponaire, scabieuse, sceau de Salomon, scolopendre, serpolet, tussilage, véronique, violette.

Fébrifuges: qui combattent la fièvre: absinthe, ache, acore, alkékenge, angélique, arnica, artichaut, aulne, benoîte, bistorte, bouleau, buis, camomille, petite centaurée, chardon bénit, cerisier, chêne, chicorée, drosera, eucalyptus, fragon, frêne, gentiane, germandrée, grassette, hêtre, houblon, houx, iris, laurier noble, lichen, marronnier, marrube, ményanthe, millepertuis, noyer, oranger, pervenche, peuplier, pissenlit, primevère, prunellier, quinquina, saule, souci, tanaisie, valériane.

Fluidifiants sanguins: fumeterre, scille, tilleul, de nombreux dépuratifs.

Fluidifiants des sécrétions bronchiques: iris de Florence, marrube, peuplier, polygala, primevère, scabieuse.

Fortifiants: (voir Toniques).

Galactogogues: qui favorisent ou accroissent la sécrétion lactée chez les nourrices: aneth, anis, gruau d'avoine, carvi, cumin, fenouil, galega, houblon, orge malté, ortie.

Hémostatiques: qui arrêtent les hémorragies: aigremoine, amadou, argentine, benoîte, bistorte, bourse-à-pasteur, busserole, chêne, consoude, cotonnier, cyprès, ergot de seigle, eucalyptus, ficaire, fraisier, gui, hamamélis, hydrastis, ipéca, marronnier, millefeuille, ortie, pavot, pervenche, pimprenelle, poivre d'eau, prêle, renouée, rosier, rue, salicaire, saule, térébenthine, tormentille.

Hépatiques: (voir Cholagogues).

Hypertenseurs: qui augmentent la tension artérielle: chardon Marie, genêt.

Hypnotiques: (voir Narcotiques).

Hypoglycémiants (antidiabétiques): *aigremoine, bardane,* chou, cresson, *eucalyptus, galega,* genièvre, *géranium, laitue, lampsane, mûrier noir, mûrier sauvage, myrtille, noyer, oignon, olivier, pervenche, renouée, sauge, scrofulaire.*

Hypotenseurs: qui abaissent la tension artérielle: ail, arbousier, aubépine, bouleau, bourse-à-pasteur, fumeterre, gui, olivier, rauwolfia, sombong, vigne rouge.

Insecticides: qui détruisent ou éloignent les insectes: arnica, aunée, holarrhena floribunda, lavande, pyrèthre, romarin, serpolet, tanaisie, térébenthine, thym.

Laxatifs: (voir Purgatifs).

Maturatifs: qui font mûrir les abcès, furoncles, anthrax: blé, bouillon blanc, fénugrec, guimauve, lin, lis, mauve, mercuriale, oignon, orge, séneçon, tussilage.

Modérateurs du système nerveux: qui modifient les fonctions dépendant du système nerveux (sécrétions, spasmes, réactions douloureuses) en diminuant l'excitabilité des centres médullaires, bulbaires ou cérébraux:

a) *modérateurs réflexes:* aconit, belladone, ellébore blanc, jusquiame, lyciet, morelle, stramoine,

b) *modérateurs nerveux périphériques:* aconit, grande ciguë, colchique, ellébore blanc.

Mucilagineux: substances riches en mucilages: carragaheen, coing, coquelicot, guimauve, laitue, lichen, mauve, nénuphar, psyllium, violette.

Narcotiques: ou sédatifs, calmants, hypnotiques: aspérule, aubépine, boldo, bouillon blanc, bourrache, camphre, chanvre indien, chélidoine, coquelicot, cratægus, *cynoglosse,* douce-amère, fumeterre, houblon, *laitue,* laudanum, lotier corniculé, marjolaine, mélilot, mélisse, *nénuphar,* oranger, *passiflore, pavot,* rauwolfia, sabline, safran, saule, sombong, tilleul, valériane, verveine odorante.

Ophtalmiques : indiqués dans les affections oculaires et des paupières : bleuet, camomille, cerfeuil, coing, euphraise, fenouil, mauve, mélilot, plantain, psyllium, rosier, sureau, souci.

Parasiticides : (voir Insecticides).

Pectoraux : indiqués dans les affections des voies respiratoires : amandier, bouillon blanc, bourrache, capillaire, carragaheen, chou, coquelicot, guimauve, hêtre, lichen, mauve, pin, pulmonaire, réglisse, sceau de Salomon, scolopendre.

Purgatifs : *baguenaudier,* benoîte, *bourdaine, bryone,* cascara, chélidoine, chicorée sauvage, coloquinte, *cuscute,* ellébore noir, épine-vinette, eupatoire, euphorbe, frêne, fumeterre, *globulaire, gratiole,* hêtre, jalap, lierre grimpant, lin (graines), *grand liseron,* manne, *mauve,* ményanthe, *mercuriale, momordique,* narcisse, *nerprun,* pêcher, *polypode, prunier, psyllium, rhubarbe,* scammonée, *rose pâle,* séné, *son,* tamarin, violette.

Laxatifs (plus doux) :
laxatifs mécaniques : agar-agar, carragaheen, huile d'amande douce, *huile d'olive, lin* (graines), mauve, moutarde blanche, pourpier, *psyllium,* son de blé épuré, *sureau,*
laxatifs antispasmodiques : belladone, bourdaine, bouillon blanc,
laxatifs accessoires : buis, capucine, fenouil, hydrastis, pensée sauvage,
laxatifs pour les enfants : amandier, casse, chicorée composée, mauve, fleurs de pêcher, rose pâle.

A noter : l'abus des laxatifs a été, à juste titre, souvent dénoncé en raison de l'irritation fréquemment provoquée, instauration de colite chronique, fuite de potassium... mais il n'y a pas que la phénol-phtaléine pour être responsable de la maladie des laxatifs. Certaines plantes contenant des dérivés de l'anthraquinone exagèrent parfois trop fortement le péristaltisme intestinal et augmentent trop intensément les sécrétions... Ce peut être le cas de l'aloès, de la bourdaine, du cascara, de la casse, du nerprun, de la rhubarbe, du séné. L'utilisateur devra porter son choix sur la plante la mieux supportée, la plus douce d'action.

Rafraîchissants : qui calment la soif et abaissent la température du corps : betterave, bourrache, cassis, cerisier, chiendent, citron, citrouille, concombre, épine-vinette, fraisier, framboisier, grenadier, guimauve, mauve, orange, orge, oseille, pariétaire, poireau, réglisse, raisin.

Reconstituants: (voir Toniques).

Reminéralisants: prêle.

Résolutifs: qui dissolvent les engorgements: ache, aneth, blé, carotte, cerfeuil, coquelicot, cumin, douce-amère, fenouil, fenugrec, fève, gentiane, géranium Robert, gui, guimauve, houblon, laurier, marjolaine, mélilot, mousse de Corse, navet, oignon, patience, persil, pervenche, pois, pomme de terre, sceau de Salomon, scolopendre, scrofulaire, séneçon, souci, sureau, tanaisie, tomate, tussilage, verveine officinale.

Sédatifs: aconit, anémone pulsatille, angélique, anis vert, aubépine, basilic, belladone, camomille, carvi, cataire, chanvre indien, cumin, ellébore, euphorbia pilulifera, gelsémium, grande ciguë, jusquiame, laitue, laurier-cerise, lotier corniculé, pareira brava, passiflore, pavot, pêcher, rauwolfia serpentina, rose pâle, saule blanc, sombong, stramoine, verveine, viburnum.
(Voir aussi Narcotiques.)

Sédatifs génitaux: (voir Anaphrodisiaques).

Sédatifs utérins: anémone pulsatile, mauve pourprée, safran, séneçon, stachys, viburnum.

Soporifiques: (voir Narcotiques).

Sternutatoires: qui font éternuer: arnica, asaret, basilic, bétoine, chélidoine, ellébore blanc, euphorbe, lavande, marjolaine, moutarde noire, muguet, sauge, thym.

Stimulants ou excitants: augmentent l'énergie des fonctions d'une manière momentanée et rapide (ce qui les différencie des toniques). Ils ont une action digestive et une action sur la circulation, ce qui anime toutes les fonctions par une sorte de fièvre artificielle. Indiqués dans les atonies diverses, certains troubles nerveux, les catarrhes chroniques: ache, ail, aloès, *aneth, angélique, anis vert,* armoise, arnica, aspérule, balsamine, basilic, benoîte, *berce,* boldo, *calament,* camomille, cannelle, capucine, carvi, cerfeuil, cochléaria, *coriandre, cresson, cumin,* estragon, *fenouil, fenugrec,* genièvre, houblon, kola, laurier d'Apollon, lavande, *livèche,* marrube, maté, *menthe,* moutarde, myrte, noix vomique, *origan,* papayer, persil, pissenlit, *pouliot,* radis, *raifort,* rhubarbe, *romarin, roseau aromatique,* safran, sauge, *serpolet,* souci, tanaisie, *thym,* véronique.

Stomachiques: stimulent l'estomac: absinthe, acore, aneth, angélique, anis vert, artichaut, aunée, balsamine, benoîte, bouleau, bourdaine, bugrane, calament, camomille, cannelle, carvi, cataire, centaurée, chardon bénit, chardon Marie, chicorée, chicorée sauvage, cochléaria, colombo, condurango, coriandre, cresson, cumin, épine-vinette, eucalyptus, fenouil, fumeterre, genévrier, gentiane, germandrée, houblon, hysope, laurier, lavande, livèche, marjolaine, marrube, maté, mélisse, menthe, ményanthe, millefeuille, noix vomique, noyer, oignon, oranger, orge, origan, patience, pissenlit, piment, pouliot, quassia, raifort, rhubarbe, romarin, roseau aromatique, safran, sauge, tanaisie, thym, véronique, verveine officinale.

Sudorifiques : qui provoquent la sudation : ache, aconit, angélique, anis, arnica, aunée, *bardane,* benoîte, bouillon blanc, *bourrache, buglosse, buis,* caille-lait, camomille, *cardère,* carex, *carotte,* chardon bénit, chèvrefeuille, cochléaria, cumin, *douce-amère,* frêne, fumeterre, genévrier, gentiane, houblon, hysope, jaborandi, laurier, lavande, marjolaine, mélisse, menthe, *orme, pensée sauvage,* pervenche, peuplier, pulmonaire, *reine des prés, roseau à balais,* roseau aromatique, salsepareille, *saponaire,* sauge, scabieuse, souci, sureau, tanaisie, tussilage, violette, *vipérine.*

Sympathicolytiques : (= parasympathicomimétiques) : qui paralysent le système nerveux sympathique : aconit, belladone, cratægus, ergot, jaborandi (pilocarpine), oranger, passiflore, yohimbe.

Sympathicomimétiques : (= parasympathicolytiques) : substances dont l'action imite celle du sympathique : coca, éphédra, jusquiame, lobélie, sauge, stramoine.

Tænifuges : qui provoquent l'expulsion du ver solitaire : citrouille, fougère mâle, grenadier, noix.

Tonicardiaques : (voir Cardiotoniques).

Toniques : qui ont la faculté d'augmenter la tonicité et l'énergie des organes, de relever les propriétés vitales d'une manière durable : absinthe, acore, angélique, armoise, aspérule, aunée, basilic, benoîte, bistorte, calament, camomille, carotte, carragaheen, centaurée, chardon bénit, chêne, chicorée sauvage, combretum, fève des marais, fraisier, fumeterre, garance, genièvre, gentiane, germandrée, houblon, hysope, lamier, lichen, lierre terrestre, marjolaine, marrube, mélisse, menthe, ményanthe, millefeuille, mouron blanc, moutarde, noyer, oranger, patience, pervenche, pissenlit, quassia, quinquina, rhubarbe, romarin, rosier, saponaire, sauge, saule, thé, thym, véronique, vigne.
(Voir aussi : Toniques amers, Toniques astringents.)

Toniques amers (toniques, apéritifs, dépuratifs): *absinthe,* achillée, *artichaut,* benoîte, *petite centaurée, chicorée sauvage,* colombo, condurango, *épine-vinette, fumeterre, garance, gentiane,* germandrée, *hélianthe, houblon, limnanthème, marrube blanc, ményanthe, patience, pervenche, pissenlit,* quassia, *verveine.*
(Voir aussi: Amers, Toniques, Toniques astringents.)

Toniques astringents: qui confèrent aux tissus la tonicité qu'ils n'ont pas, les rendent plus denses et plus contractiles: achillée, *aigremoine, argentine, benoîte, bistorte, bourse-à-pasteur, chêne, cognassier, consoude, cyprès,* églantier, euphraise, *ficaire, fraisier, lamier blanc, marronnier d'Inde, myrtille, néflier, noyer, ortie,* osier rouge, *peuplier, pimprenelle, plantain, poivre d'eau, qintefeuille, renouée, rose rouge, salicaire,* sorbier des oiseleurs, tormentille, troène, *vigne.*
(Voir aussi: Toniques, Toniques amers.)

Toniques veineux: chardon Marie, cyprès, épine-vinette, hamamélis, petit houx (fragon épineux), hydrastis, marronnier d'Inde, noisetier, vigne rouge.

Topiques: médicaments qu'on applique à l'extérieur:
topiques analgésiques: alchemille, carotte, chou, clématite, consoude, euphraise, lierre grimpant,
topiques anti-inflammatoires: aigremoine, plantain, pomme de terre, ronce, sceau de Salomon, tamier, thé,
topiques antiputrides: alliaire, bétoine, millepertuis,
topiques du cuir chevelu: buis, capucine, cresson, ortie,
topiques émollients: fenugrec, lin, lycopode, orge, pomme de terre, psyllium,
topiques résolutifs: arnica, bryone, lierre grimpant, plantain, sceau de Salomon, tamier,
topiques vésicants: ail, euphorbe, garou, moutarde, raifort,
topiques cicatrisants: alliaire, arnica, bétoine, carotte, chou, lis, plantain, millepertuis, rose rouge, troène.

Vasoconstricteurs: chardon Marie, cicutaire, cyprès, ergot de seigle, genêt, hamamélis, herbe à Robert, petit houx, hydrastis, marronnier d'Inde, mauve pourprée, ortie, poivre d'eau.

Vasodilatateurs: ail, aubépine, gui, khella, olivier, sombong.

Vermifuges: *absinthe* (ascaris, oxyures), *ail* (ascaris), aloès, ansérine (ascaris, oxyures), armoise, assa fetida, aunée, aurone mâle (ascaris, oxyures), aurone femelle ou santoline (ascaris), balsamine, bourdaine, camomille romaine, carvi, cassis, centaurée, chardon bénit, chélidoine, chénopode (ascaris), *chou* (ascaris), citron, *citrouille* (tænia, ascaris), cynorrhodon (ascaris), fenouil, *fougère mâle* (tænia), gentiane *(oxyures), grenadier* (ascaris, tænia), gui, houblon, lavande, lichen, *matricaire discoïde* (ascaris), mousse de Corse (ascaris), mûrier noir, *millepertuis,* myrtille (amibiase), nerprun, pêcher, polygala, *pourpier* (ascaris), primevère, *pyrèthre* (ascaris), rue, santoline (ascaris), saponaire (ascaris), sarriette (ascaris), semen contra (ascaris), *tanaisie* (ascaris, oxyures), *thym et serpolet* (ascaris), valériane, huile de noix (tænia).

Vésicants : appliqués sur la peau, ils provoquent une inflammation et une sécrétion de sérosité qui donne naissance à des vésicules (cloques).
(Voir Topiques vésicants).

Vomitifs : arum, *asaret,* bryone, camomille, ipéca, *iris de Florence,* jaborandi, ményanthe, muguet (racine), narcisse, pensée sauvage (racine), sceau de Salomon, *violette* (racine).

Vulnéraires : qui cicatrisent les plaies : absinthe, aigremoine, anthyllis, armoise, arnica, benoîte, bistorte, camomille, cerfeuil, chêne, consoude, géranium Robert, millefeuille, millepertuis, myrte, pervenche, peuplier, plantain, primevère, sanicle, sauge, sceau de Salomon, scolopendre, séneçon, sureau, valériane, verveine.

LEXIQUE MÉDICAL

Abcès chaud : amas de pus accompagné de phénomènes inflammatoires aigus (rubor, tumor, dolor, calor).

Abcès froid : abcès qui se forme lentement, sans réaction inflammatoire (tuberculose, mycose).

Abortif : produit capable de provoquer un avortement.

Absorbant : produit qui, à l'intérieur, se combine aux sécrétions gastriques, à l'extérieur, absorbe les sécrétions des plaies.

Acétonémie : présence d'acétone dans le sang (et, par extension, des autres corps cétoniques).

Adénite : inflammation aiguë ou chronique des ganglions lymphatiques (cervicaux, cruraux, inguinaux...).

Adynamie : extrême faiblesse musculaire qui accompagne certaines maladies.

Affusion : action qui consiste à verser, sur une partie du corps, de l'eau froide ou chaude.

Agranulocytose: disparition des globules blancs du sang.

Alcalin (ou base): principe chimique opposé aux acides (une base détruit un acide, un acide détruit une base).

Alcaloïde: substance organique rappelant les alcalis par ses propriétés (peut donner des sels avec les acides, peut être déplacé de ses combinaisons avec un acide par l'action d'une base plus forte...). Exemples d'alcaloïdes: atropine, colchicine, morphine.

Allergie: toute modification nocive du milieu humoral provoquée par un produit quelconque (médicaments, certains aliments...).

Alopécie: calvitie. Les causes en sont diverses: maladies infectieuses, séborrhée, pelade, teigne, syphilis...

Amaurose: perte de la vue sans altération des milieux de l'œil (albumine, diabète, anémie, hystérie, rhumatismes, syphilis, alcoolisme...).

Aménorrhée: absence de règles en dehors de l'état de grossesse et chez une femme en âge d'être réglée.

Amer: végétal tonique, apéritif, dépuratif...

Amibiase (ou dysenterie amibienne): maladie parasitaire due à un parasite, l'entamœba dysenteriae. Elle se localise d'abord au niveau du gros intestin (dysenterie amibienne) mais peut atteindre d'autres viscères: foie, poumons, reins, rate, cerveau.

Amidon: produit tiré du blé, riz, maïs... (absorbant, en cataplasmes, lavements, bains).

Amnésie: perte totale ou partielle de la mémoire.

Amyotrophie: atrophie des muscles.

Analeptique: médicament ou aliment qui rétablit les forces et stimule le fonctionnement des différents appareils de l'organisme.

Analgésique: qui abolit la sensibilité àla douleur.

Anaphrodisiaque: qui diminue les désirs vénériens (nénuphar, laitue...).

Anasarque: hydropisie du tissu cellulaire produisant un gonflement général du corps et des membres (affections cardiaques, rénales, hépatiques...).

Andropause: «ménopause» de l'homme.

Anévrisme: tumeur produite sur le trajet d'une artère par la dilatation des parois.

Angine de poitrine: syndrome caractérisé par des crises de douleurs constrictives de la région précordiale, irradiant dans le bras gauche et s'accompagnant d'une angoisse poignante avec sensation de mort imminente. Presque toujours due à l'athérosclérose des artères coronaires.

Angiocholite: inflammation des voies biliaires.

Angiome (nævus): petite tumeur érectile produite par la dilatation des vaisseaux capillaires.

Ankylostome: petit ver cylindrique qui se fixe en grand nombre à la muqueuse de l'intestin grêle et provoque l'ankylostomiase (anémie due à de nombreuses petites hémorragies répétées) appelée aussi: anémie des mineurs, des briquetiers...

Anorexie: perte ou diminution de l'appétit.

Antibiotique: signifie «qui s'oppose à la vie». Se dit des substances qui empêchent le développement des microbes (synonyme: bactériostatique).

Anticorps: nom donné à certaines substances qui apparaissent dans le sérum d'un animal ou de l'homme à la suite de l'injection d'éléments étrangers (microbes, éléments divers). Certains anticorps existent spontanément dans le sérum. Ce sont des agents de défense de l'organisme. Leur rôle est notamment d'agglutiner, de dissoudre, de neutraliser les microbes ou leurs toxines.

Antidote: contre-poison.

Anti-ecchymotique: qui entrave la formation ou le développement des ecchymoses (les «bleus» d'une contusion).

Antigène: toute substance capable d'engendrer la production d'anticorps (voir ce mot). Les germes microbiens, tous les éléments étrangers au sérum normal peuvent être des antigènes.

Anti-helminthique: vermifuge.

Antilaiteux: qui diminue ou empêche la formation du lait.

Antiphlogistique: médicament qui combat l'inflammation (bains, cataplasmes, émollients, sangsues...).

Antiscorbutique: qui combat le scorbut.

Antisudoral: qui diminue la transpiration.

Anurie: absence d'urine.

Apéritif: qui réveille, exalte l'appétit.

Aphasie: perte partielle ou définitive de la parole, plus généralement: perte de la mémoire des signes par lesquels l'homme échange ses idées.

Aphonie: extinction de voix.

Aphrodisiaque: qui excite les désirs vénériens.

Apoplexie: perte subite de la connaissance et des mouvements pouvant être suivie de paralysies plus ou moins durables.

Apozème (tisane composée): infusion ou décoction de plusieurs végétaux à laquelle on ajoute divers autres médicaments.

Artériosclérose: épaississement et durcissement des parois artérielles.

Artérite: lésion artérielle inflammatoire ou dégénérative aboutissant à l'épaississement de ses parois, parfois à l'oblitération du vaisseau.

Arthrite: inflammation des articulations.

Arthritisme: état particulier de l'organisme prédisposant à la goutte, aux rhumatismes, à la migraine, à l'asthme, à la lithiase, à l'obésité, au diabète.

Arythmie: anomalie du rythme cardiaque.

Ascite: accumulation de liquide dans la cavité péritonéale.

Asthénie: fatigue générale.

Astringent: qui resserre les tissus, modère les sécrétions, cicatrise les plaies en prévenant l'inflammation (dans hémorragies, diarrhées, plaies, leucorrhées...).

Asystolie: ensemble des troubles du cœur.

Ataxie: incoordination des mouvements volontaires.

Athérome: tumeur enkystée, vulgairement: loupe. Terme actuellement souvent utilisé dans le sens d'athérome artériel: lésion chronique des artères caractérisée par la formation, dans la tunique interne, de plaques jaunâtres constituées de dépôts lipidiques (cholestérol). Ces foyers constituent le début de l'athérosclérose, laquelle atteint surtout l'aorte, les coronaires, les artères des membres, dont elle peut provoquer l'oblitération.

Athérosclérose: nom donné à l'artériosclérose lorsqu'elle se situe au niveau des grosses artères (aorte, artères des membres, artères coronaires et cérébrales...). Peut aboutir à l'oblitération de ces artères.

Atonie: diminution de la tonicité normale d'un organe contractile (estomac...).

Atrophie: diminution de volume et de poids d'une partie du corps (membre, organe...).

Aura: symptôme précurseur d'une crise épileptique, d'asthme, d'une attaque d'hystérie. Cette sensation est variable suivant les sujets: auditive, visuelle, olfactive, abdominale, psychique...

Axonge: graisse de porc lavée (sert à la préparation d'onguents...).

Azotémie: excès d'urée dans le sang.

Bactéricide: qui tue les bactéries (microbes).

Bactériostatique: action des substances qui suspendent la reproduction des bactéries, entraînent leur vieillisement et leur mort (synonyme: antibiotique).

Balanite: inflammation du gland et de son enveloppe cutanée, le prépuce (malpropreté, phimosis).

Balnéothérapie: traitement des maladies par les bains.

Balsamique: substance odorante chargée de baume et de résines (adoucissante des muqueuses respiratoires).

Basedow (maladie de): goitre exophtalmique.

Béchique: calmant de la toux.

Blépharite: inflammation des paupières.

Borate de soude (borax): astringent (aphtes, ulcérations de la bouche) en gargarismes: 8 à 10 g pour un verre d'eau tiède.

Borborygme: gargouillement abdominal.

Botriocéphale: variété de ver solitaire qui se communique à l'homme par l'intermédiaire de certains poissons chez lesquels il commence son évolution.

Boulimie: faim excessive.

Bradycardie: ralentissement des battements du cœur (moins de 60 par minute). Elle peut être normale ou pathologique.

Bright (mal de): néphrite chronique.

Bromure de potassium: très utile dans l'épilepsie, spermatorrhées, nervosisme, chorée, vomissements de la grossesse... (2 à 4 g).

Bronchectasie: dilatation des bronches.

Bubon: adénite inguinale (de la syphilis, de la peste...).

Cachexie: maigreur extrême, «aboutissement commun de toutes les souffrances et résultat de toutes les maladies».

Calcul: voir lithiase.

Cardiopathie: lésion du cœur.

Cardiotonique: qui tonifie le cœur (tonicardiaque).

Cardio-vasculaire: actif dans le traitement des maladies du cœur et des vaisseaux.

Carminatif: qui provoque l'expulsion des gaz intestinaux.

Catarrhe: inflammation des muqueuses accompagnée d'hypersécrétion.

Cathétérisme : opération consistant à introduire une sonde ou un instrument quelconque dans la vessie, les voies lacrymales, l'œsophage...

Céphalée : mal de tête.

Charbon : maladie infectieuse commune à l'homme et aux animaux provoquée par un microbe appelé la bactéricide charbonneuse. Maladie généralement très grave (la feuille de noyer a une action bactéricide totale contre la pustule charbonneuse).

Chloral : calmant énergique (insomnies, coqueluche, asthme, chorée, migraine...) : de 2 à 5 g par jour dans 250 g d'eau sucrée.

Chlorose : variété d'anémie se rencontrant surtout chez les jeunes filles vierges.

Cholagogue : qui facilite l'évacuation de la bile.

Cholécystite : inflammation de la vésicule biliaire.

Cholécystokinétique : qui provoque les contractions de la vésicule biliaire (radis noir...).

Cholérétique : qui augmente la sécrétion de la bile.

Chorée : manifestation nerveuse appelée aussi : danse de Saint-Guy.

Cirrhose : nom donné à plusieurs affections hépatiques (cirrhoses alcoolique, tuberculeuse, paludéenne...).

Coma : perte de connaissance prolongée.

Cordial : excitant, relève les forces (toutes les plantes aromatiques sont cordiales).

Potion cordiale des hôpitaux :

vin rouge	125 g
teinture de cannelle	8 g
sirop simple	25 g

Condylome : petite tumeur cutanée siégeant au niveau de l'anus ou des organes génitaux.

Coronarite : artérite des artères coronaires (nourricières du cœur) prédisposant à l'angine de poitrine.

Cystalgie : douleur de la vessie.

Cysticerque : ver qui caractérise la ladrerie du porc. Introduit chez l'homme par l'alimentation, il donne naissance au ver solitaire.

Cystite : inflammation de la vessie.

Cytophylactique : qui protège les cellules de l'organisme (le magnésium, les essences aromatiques sont cytophylactiques).

Dérivatif : médication ou pratique destinée à attirer à un endroit du corps des sérosités, humeurs... encombrant une autre région de l'organisme (sangsues, vésicatoires, sinapismes, ventouses, purgatifs...).

Dermatose : affection cutanée.

Détersif : qui nettoie les plaies, ulcères et en favorise la cicatrisation.

Diaphorétique : sudorifique.

Diathèse : prédisposition apportée à la naissance pour certaines maladies (diathèses arthritiques, tuberculeuses, veineuses...). Synonyme : tempérament.

Diurèse : élimination urinaire.

Diurétique : qui favorise la production des urines. D. uricolytique : éliminateur de l'acide urique. D. azoturique : éliminateur de l'urée.

Drastique : purgatif énergique.

Dyscrasie : mauvaise constitution (ex. : dyscrasie sanguine).

Dyshidrose : affection cutanée, siégeant aux espaces interdigitaux, caractérisée par une éruption vésiculaire récidivante.

Dyskinésie : difficulté des mouvements, quelle qu'en soit la cause (incoordination, spasmes, parésie...).
Dyskinésie biliaire : ensemble des troubles affectant un appareil biliaire exempt de lithiase et de toute altération organique.

Dysménorrhée : menstruation difficile et douloureuse.

Dyspepsie : digestion difficile et douloureuse.

Dysphagie : difficulté d'avaler.

Dyspnée : difficulté de la respiration.

Dystonie : trouble de la tonicité ou du tonus (dystonie neurovégétative : dérèglement du système sympathique).

Dysurie : difficulté de la miction.

Ecchymose : épanchement sanguin tissulaire, généralement suite d'une contusion.

Écrouelle : adénite cervicale tuberculeuse chronique.

Émétique : vomitif.

Emménagogue : qui provoque ou régularise les règles.

Émollient : qui relâche les tissus, calme l'inflammation, rafraîchit les régions en contact.

Endocardite : inflammation de l'endocarde (tunique interne du cœur).

Énurésie : incontinence d'urine.

Éphélides: petites taches de la peau dues à l'action du soleil et de l'air.

Épigastre (creux épigastrique): le creux de l'estomac.

Éréthisme: excitation (ér. cardiaque).

Érythème: congestion cutanée.

Escarre: croûte noirâtre tendant à s'éliminer formée par du tissu mortifié.

Eupeptique: qui facilite la digestion.

Fébrifuge: qui combat la fièvre.

Fièvres intermittentes: qui viennent par périodes plus ou moins éloignées (paludisme surtout, mais aussi parfois: hépatite suppurée, infection urinaire, infection purulente...). Terme souvent employé comme synonyme de paludisme.

Flatulence: abondance de gaz dans l'intestin et l'estomac, accompagnée de ballonnements (= météorisme).

Galactogène: qui détermine la sécrétion lactée.

Galactogogue: qui favorise la sécrétion lactée.

Gangrène: mortification des tissus.

Gastrite: inflammation aiguë ou chronique de la muqueuse de l'estomac.

Glossite: infammation aiguë ou chronique de la langue.

Glucoside: complexe végétal ayant des liens de parenté avec le glucose. Sous l'influence d'acides, de bases, de catalyseurs, il peut se dédoubler en donnant naissance à des corps nouveaux dont un sucre (le plus souvent du glucose). Les plantes contiennent souvent des ferments capables de provoquer ce dédoublement.

Gravelle: concrétions rénales ordinairement de la grosseur d'une tête d'épingle. Les concrétions plus petites forment le sable. Celles qui sont plus grosses sont les calculs (pierres, graviers).

Hémarthrose: épanchement de sang dans une articulation.

Hématémèse: vomissement de sang venu de l'estomac.

Hématome: épanchement de sang enkysté.

Hématopoïèse: formation des globules sanguins.

Hématurie: émission de sang dans les urines.

Hémolytique: qui détruit les globules rouges (maladies, microbes: streptocoque hémolytique...).

Hémophilie: affection héréditaire transmise par les femmes et n'atteignant que les hommes caractérisée par une disposition aux hémorragies.

Hémoptysie : vomissement de sang provenant de l'appareil pulmonaire.

Hémostatique : qui arrête les hémorragies.

Hémothorax : épanchement de sang dans la cavité pleurale.

Hépatite : inflammation du foie.

Hydarthrose : épanchement de sérosité dans une articulation.

Hydatite : état larvaire du tænia échinocoque, tel qu'on le trouve chez l'homme. Elle a la forme d'une sphère plus ou moins grosse remplie d'un liquide incolore.

Hydrocèle : épanchement de sérosité dans les bourses.

Hydropisie : épanchement de sérosité dans une cavité naturelle du corps (abdomen, méninges).

Hydrothérapie : traitement par l'eau sous toutes ses formes et à des températures variables.

Hydrothorax : épanchement liquidien dans la cavité pleurale.

Hyperazotémie : excès d'urée.

Hypertenseur : qui augmente la tension artérielle.

Hypertrophie : augmentation de volume d'une partie du corps.

Hypnotique : qui provoque le sommeil.

Hypochondrie : neurasthénie dont la cause est rapportée à un trouble des organes situés dans les hypochondres (foie, estomac...).

Hypocras : boisson stimulante à base du vin sucré et de plantes aromatiques.

Hypogastre : partie inférieure de l'abdomen commençant à 4-5 cm en dessous du nombril.

Hypoménorrhée : règles insuffisantes.

Hypotenseur : qui diminue la tension artérielle.

Hystérie : variété de névrose.

Ictère : jaunisse.

Infarctus : nom donné à un territoire vasculaire où cesse la circulation (infarctus pulmonaire, de l'intestin...).

Infarctus du myocarde : hémorragie intracardiaque provoquée par l'oblitération d'une branche de l'artère coronaire.

Kératite : inflammation de la cornée.

Lénitif : adoucissant.

Leucocytes: globules blancs du sang.

Leucorrhées: pertes blanches.

Lithiase: formation de sable ou de petites pierres (lithiase rénale, salivaire, biliaire...).

Ménopause: retour d'âge.

Ménorragies: règles abondantes.

Météorisme: gonflement de l'abdomen par des gaz intestinaux (ballonnement).

Métrite: inflammation de l'utérus.

Métrorragies: hémorragies utérines survenant en dehors des règles.

Miction: action d'uriner.

Mycose: affection parasitaire provoquée par des champignons.

Myélite: inflammation de la moelle épinière.

Myocardite: inflammation du myocarde (le muscle cardiaque).

Narcotique: qui provoque le sommeil et calme les douleurs. Synonymes: stupéfiant, somnifère.

Néphrite: inflammation des reins.

Névrite: inflammation des nerfs.

Névrose: nom donné aux troubles du système nerveux.

Nymphomanie: exagération des désirs sexuels chez la femme.

Œdème: infiltration séreuse des tissus.

Œstrogène: qui provoque les règles.

Oligoménorrhée: règles rares.

Oligurie: diminution de la quantité des urines.

Ophtalmie: inflammation de l'œil.

Orchite: inflammation du testicule (blennorragie, oreillons...).

Otite: inflammation de l'oreille.

Pectoral: favorable aux voies respiratoires.

Péricardite: inflammation du péricarde (enveloppe du cœur).

Péristaltiques (mouvements): contractions qui font progresser les aliments et les matières dans le tube digestif.

Phtiriase: maladie de la peau produite par les poux.

Pituite: liquide filant, aqueux, que quelques malades — particulièrement les alcooliques — rendent le matin à jeun.

Pléthore: surabondance du sang ou d'humeurs dans l'organisme.

Prolapsus: abaissement d'un organe par suite du relâchement de ses moyens de fixité (prolapsus du rectum, de l'utérus, de la vessie).

Prurit: démangeaison.

Psychasthénie: indécision de l'esprit, tendance au doute, aux appréhensions irraisonnées, qui aboutit aux phobies.

Psychosomatique (médecine): étude des perturbations psychiques d'ordre affectif et des troubles des organes qui en constituent la manifestation corporelle.

Pyélonéphrite: inflammation du bassinet et du rein.

Pyrexie: maladie fébrile.

Pyrosis: régurgitations acides et brûlantes.

Résolutif: qui provoque la fonte des engorgements.

Révulsif: voir dérivatif.

Rubéfiant: qui détermine de la chaleur et rougeur de la peau.

Sangsues: les choisir petites et vives.
Laver l'endroit d'application à l'eau tiède (la sueur répugne aux sangsues). Pour les appliquer: les mettre sous un verre maintenu appliqué sur la peau, ou faire un tube à l'aide d'un morceau de carton, y introduire la sangsue la tête en bas et boucher l'orifice supérieur.
Pour faire lâcher prise aux sangsues: déposer sur chacune une pincée de sel marin ou de tabac à priser, ou encore un tampon de coton imbibé d'éther. Généralement, elles se détachent au bout d'1/2 heure à 2 heures, lorsqu'elles sont gorgées de sang. Si une sangsue s'introduit dans le nez, une oreille... verser de l'eau salée en abondance pour la faire sortir.

Salpingite: inflammation aiguë ou chronique des trompes utérines.

Santé (préceptes de F. Hoffmann pour se bien porter):
1) éviter tout excès,
2) ne pas changer subitement d'habitude,
3) être d'un esprit gai et tranquille (le meilleur garant),
4) rechercher l'air pur et tempéré (pour le corps et l'esprit),
5) savoir s'alimenter,
6) établir une mesure entre l'alimentation et l'exercice physique,
7) fuir l'excès de remèdes et les médecins.

Séborrhée: augmentation de la sécrétion des glandes sébacées (favorise l'acné, la calvitie...).

Scrofule: tempérament lymphatique propre à l'enfance et à l'adolescence, caractérisée par une prédisposition aux infections banales de la peau (impétigo) et des muqueuses (rhinites, otite...) qui prennent une allure chronique, et également une prédisposition à la tuberculose qui se localise sur les ganglions, les os, les articulations.

Sialorrhée : salivation excessive.

Spermatorrhée : émission involontaire de sperme.

Stomachique : qui favorise la digestion.

Stomatite : inflammation de la muqueuse buccale.

Tachycardie : accélération du rythme du cœur.

Tænifuge : qui entraîne l'évacuation du tænia.

Ténesme : fausses envies d'aller à la selle ou d'uriner.

Topique : médicament appliqué à l'extérieur.

Tumeur blanche : arthrite tuberculeuse chronique.

Varicocèle : dilatation des veines du cordon testiculaire.

Vasoconstricteur : qui resserre les vaisseaux.

Vasodilatateur : qui augmente le calibre des vaisseaux.

Vésicatoire : emplâtre vésicant appliqué sur la peau pour y provoquer une sécrétion de sérosité dans un but dérivatif (voir ce mot).

Vulnéraire : qui favorise la guérison des plaies.

4

ÉTUDE PARTICULIÈRE DES PLANTES

ABSINTHE

Artemisia absinthium
Composée

Plante utilisée dès l'Antiquité pour ses nombreuses propriétés reconnues par la déesse Artémis qui lui donna son nom.

Synonymes: herbe aux vers, armoise amère, herbe sainte, alvine...

Parties utilisées: feuilles et sommités fleuries.

Principaux constituants connus: huile essentielle (essence d'absinthe) et principe amer (absinthine), résines, tanin, potasse...

Propriétés

— *tonique*
— *stimulant de l'appétit*
— *digestif*
— *favorise les règles*
— *vermifuge*
— diurétique
— fébrifuge.

Indications

Usage interne

— *atonie digestive* (estomac et intestin)
— *gastrites,* spasmes de l'estomac
— troubles hépatiques

— flatulences
— *inappétence* et *asthénie* chez les *anémiques,* les convalescents, les neurasthéniques
— anémie
— retard des règles ou *insuffisance menstruelle*
— pertes blanches
— *ascaris, oxyures, tœnia*
— *fièvres intermittentes (Trousseau)*
— *chez les peintres,* élimine le blanc de plomb, la céruse (1 à 2 cuillerées de vin d'absinthe par jour).

Usage externe

— plaies atones, ulcères, dartres
— piqûres d'insectes.

Mode d'emploi

Dans de nombreux cas et pour les enfants : donner l'infusion à la dose de 2 cuillerées à soupe toutes les 1/2 heures ou toutes les heures.

Usage interne

1 - comme *apéritif :*
— infusion *(très amère) :* 5 à 15 g par litre d'eau. Infuser 10 minutes. 2 tasses par jour, avant ou après les repas,
— *teinture :* 20 gouttes avant les repas,

2 - médication *vermifuge :*

poudre de feuille d'absinthe	2 à 3 g
poudre de réglisse	2 g
poudre d'anis vert	0,50 g

pour une dose qu'on donne le matin à jeun, incorporée à de la pulpe de pruneaux, 5 jours de suite ;
— ou *tisane* vermifuge :
20 g de feuille dans un litre d'eau bouillante. Infuser 10 minutes. Un verre à Bordeaux matin et soir (tiède et sucrée),

3 - autres formules :
— *cachets absorbants :*

cendre tamisée de feuille d'absinthe	6 g
cendre tamisée de prêle	6 g
essence d'anis vert	3 gouttes

à diviser en 20 cachets. Un cachet après chaque repas (pyrosis, fermentations gastriques),
— *vin d'absinthe :*

30 g de sommités ou de feuilles dans un litre qu'on remplit de vin blanc. Laisser macérer 4 jours. Filtrer.
1 verre à liqueur avant le repas: apéritif et tonique,
1 verre à liqueur après le repas: digestif,
1 verre à liqueur le matin: pour «tuer le ver»,
— *poudre d'absinthe:*
1 à 5 g dans un liquide quelconque: *fébrifuge,*
1 à 2 g: tonique,
4 à 10 g: vermifuge,
— *teinture mère:* 15 à 20 gouttes dans une infusion de menthe, 3 fois par jour (1/2 heure avant les repas, ou une heure après).

N.B.: l'absinthe faisait partie des anciennes *espèces aromatiques* et *anthelminthiques (contre les vers).*
Peut remplacer le quinquina.
L'essence est un poison *convulsivant.* L'abus de l'absinthe expose à de nombreux désordres (absinthisme): affections gastriques, hépatiques, rénales, convulsions, démence, hallucinations. La chronicité entraîne des troubles mentaux, des tremblements, l'impuissance. Elle favorise la tuberculose.
On sait que l'absinthe «alcool» est interdite en France depuis 1915.

Contre-indications: la lactation (rend le lait amer), tendance à la congestion cérébrale, tempéraments bilieux et sanguins, irritation gastrique et intestinale.

Incompatibilités: sels de fer, de zinc, de plomb (à cause de son tanin).

Usage externe

— en décoction d'une poignée par litre d'eau: bouillir 5 minutes (pour lavages des *plaies atones, ulcères:* antiseptique et cicatrisant). Également contre les *piqûres d'insectes,*
— faire bouillir dans du lait des feuilles d'absinthe avec quelques gousses d'ail ou des feuilles de tanaisie. Appliquer en *cataplasmes* sur le ventre des enfants porteurs de vers,
— *huile d'absinthe:* 20 g d'absinthe dans un verre d'huile, maintenir une heure au bain-marie. En compresses sur le ventre des enfants porteurs de vers.

Ces deux dernières recettes ne sont données qu'à titre anecdotique.

N.B.:
1. L'École de Salerne recommandait l'absinthe comme préventif du mal de mer.
2. Placée dans les armoires, éloigne les *mites* et les fourmis (la dédoction d'absinthe, en lotions sur les bestiaux, les débarrasse des mouches et des taons).
3. L'*armoise commune* et la *tanaisie* (composées) ont des propriétés vermifuges analogues.

ABSINTHE MARITIME

Artemisia maritima
Composée

Parties utilisées: sommités, semences.

Propriétés
— vermifuge comparable au semen-contra
— cicatrisant.

Indications
— parasites intestinaux (oxyures)
— plaies atones.

Mode d'emploi

Usage interne
— infusion: une cuillerée à dessert de semences et sommités dans une tasse d'eau. Faire bouillir quelques secondes, infuser 10 minutes. Une tasse 3 matins de suite, chaque mois (en commençant à la lune descendante).

Usage externe
— *lavements* avec une décoction: 10 à 20 g pour un verre d'eau. Trois jours de suite. Donner alors un laxatif (oxyurose),
— *cataplasmes* avec une poignée d'Artemisia maritima et une poignée de tanaisie bouillies dans un peu d'eau. Ajouter une gousse d'ail râpé. En applications de 15-30 minutes sur l'abdomen (parasites intestinaux),
— *décoction* avec une poignée par litre, en lavages des plaies atones.

ACHE (des marais)

Apium graveolens
Ombellifère

Synonymes: céleri des marais, céleri sauvage...

Parties utilisées: feuilles, racines, semences.

Principaux constituants connus: huile essentielle (limonène, acide palmitique, un phénol, gaïacol, sesquiterpènes, anhydride sédanonique, sédanolide...).

Propriétés

Feuilles et racines

— *diurétiques*
— apéritives
— digestives
— cholagogues
— toniques
— *anti-asthmatiques.*

Semences

— digestives
— carminatives.

Racine

— *diurétique déchlorurant*
— expectorant.

Indications

Usage interne

— *oliguries*
— œdèmes
— hydropisie
— ascite
— albuminurie
— lithiase rénale
— inappétence
— *bronchites chroniques, asthme.*

Usage externe

— plaies atones, adénites, *engelures.*

Mode d'emploi

Usage interne

— *racine:* une poignée (30 g) par litre d'eau en décoction (bouillir 5 minutes). Une tasse avant les 2 repas principaux, dans les *oligu-*

ries des affections cardiaques et des états fébriles, dans l'*albuminurie,*

— *feuilles:* une cuillerée à dessert par tasse, en infusion. Une tasse avant ou après les repas (*apéritive, digestive,* congestion hépatique). A jeun: *bronchite chronique, asthme,*
— *semences:* 1/2 cuillerée à café par tasse, en infusion. Une tasse après les repas *(digestive),*
— *suc des feuilles fraîches:* 30 à 60 g par jour (oliguries),
— *alcoolature:* une cuillerée à café par jour (oliguries des néphrites chroniques),
— l'ache des marais est utilisé dans le *sirop des 5 racines* comme diurétique contre l'*albuminurie chronique* et la *lithiase rénale.*
On prend ce sirop à la dose de 3 à 5 cuillerées à soupe par jour dans une infusion de queue de cerise, de feuille d'oranger ou de pelure de pomme.
Préparation du sirop des 5 racines:

ache	aa 15 g
asperge	
fenouil	
petit houx (fragon)	
persil	

Infuser 20 minutes dans 100 g d'eau bouillante. Passer. Ajouter le poids double de sucre et chauffer jusqu'à consistance sirupeuse.

— *tisane anti-asthmatique:*

racine d'ache	aa 30 g
racine de bardane	
racine de chiendent	
racine d'aunée	
feuille de capillaire	30 g
marrube	aa 3 g
hysope	
semences de fenouil	15 g

Faire bouillir 3 minutes dans un litre d'eau. En boisson ordinaire.

Usage externe

— feuilles fraîches pilées, en cataplasmes sur les *plaies atones* et les *ulcères, adénites,*
— contre les *engelures:* décoction (voir: céleri).

ACHILLÉE OU MILLE-FEUILLE

Achillea millefolium
Composée

Synonymes: herbe aux charpentiers, herbe aux coupures, herbe aux militaires, herbe de Saint-Jean...

Parties utilisées: sommités fleuries.

Principaux constituants connus: huile essentielle, composés polyphénoliques, flavones, lactones sesquiterpéniques, bétaïnes, composés acétyléniques, matière résineuse, tanin, achilléine, un glucoside amer, phosphate, nitrate, sels de potasse, acides organiques.

Propriétés

Usage interne

— *tonique* amer et astringent
— *antispasmodique*
— sédatif utéro-ovarien
— favorise les règles
— cholagogue
— *hémostatique*
— diurétique
— vermifuge.

Usage externe

— cicatrisant.

Indications

Usage interne

— *fatigue générale*
— *lymphatisme*
— *spasmes* des voies digestives et utérines
— asthme
— dysménorrhées
— aménorrhée (par froid et grande frayeur)
— troubles de la ménopause *(métrorragies)*
— *névroses,* convulsions
— sédentarisme
— goutte, rhumatismes
— lithiase biliaire ou urinaire

— *troubles de la circulation* et de la cinquantaine
— *varices,* phlébites, *hémorroïdes*
— fièvres intermittentes
— incontinence d'urines des enfants.

Usage externe

— *pertes blanches*
— blennorragie
— hémorroïdes
— *douleurs rhumatismales*
— inflammations de la peau et des muqueuses, dermatoses
— ulcères de jambe, crevasses du mamelon, fistules
— plaies diverses.

Mode d'emploi (à utiliser longtemps)

Usage interne

— infusion : 30 g de sommités fleuries par litre d'eau. Trois tasses par jour, entre les repas (antispasmodique),
— suc : 30 à 100 g par jour,
— extrait aqueux : 2 à 3 g par jour (hémorroïdes),
— teinture : 20 à 30 gouttes, 2 fois par jour (emménagogue),
— *sirop de mille-feuille :*

feuilles fraîches de mille-feuille	100 g
sucre	1 200 g
eau	600 g

cuire jusqu'à consistance de sirop : 20 à 50 g par jour.

Usage externe

— *suppositoires anti-hémorroïdaires :*

extrait d'achillée	0,25 g
onguent populeum	1 g
beurre de cacao	3 g
cire blanche	qsp 1 sup.

— *pommade antirhumatismale :*

essence d'achillée	2 g
lanoline	5 g
pommade camphrée	45 g

en frictions à l'endroit de la douleur (rhumatismes, névralgies, douleurs des cellulites),
— décoction : une poignée de plante coupée dans un litre d'eau. Bouillir 10 minutes. En lavages, compresses, injections vaginales et urétrales (blennorragie),

— la même décoction contre la chute des cheveux,
— suc de la plante fraîche : ulcères de jambe, crevasses du mamelon, hémorroïdes,
— infusion : une poignée pour un litre d'eau. En lavages (dermatoses, eczémas),
— décoction dans un grand bain : calmant, régulateur de la circulation (capillaires).

N.B. : Un sachet de semences d'achillée pendu dans une barrique aurait la propriété d'empêcher le vin de s'altérer.

ACONIT

Aconitum napellus
Renonculacée

Synonymes : gueule-de-loup, tue-loup, sabot-du-pape, capuce de moine...

Toxique - Tableau A - Poison violent

Parties utilisées : feuilles et racine.

Principaux constituants connus : aconitines diverses (surtout dans la racine). Ce sont des alcaloïdes d'un groupe chimique rattaché aux terpènes (alcamines).

Propriétés

— freine le sympathique, excite le vague
— *analgésique*
— *sédatif*
— *décongestionnant*
— vasoconstricteur
— augmente les sécrétions : salive, sueurs, sécrétions bronchiques, bile, sécrétions intestinales et rénales.

Indications

— *névralgies faciales* et du trijumeau, *zona ophtalmique*
— douleurs et inflammations *dues au froid*
— *sciatique, goutte, rhumatismes*
— *toux* spasmodiques *(coqueluche)*
— *asthme* digestif des hépato-biliaires
— laryngites, angine, coryza

— inflammations congestives aiguës, fébriles au début
— séquelles d'hémiplégie.

Mode d'emploi

— teinture de racine au 1/10: 1 gramme = 57 gouttes = 1/2 milligramme d'aconitine. A donner par prises fractionnées de deux à cinq gouttes dans une potion (dix gouttes par jour, jusqu'à trente gouttes si nécessaire). En cures courtes (produit cumulatif),
— extrait de racine: 0,01 g à 0,05 g par jour,
— *looch béchique* (enfants):

teinture de racine d'aconit	dix gouttes
benzoate de soude	1 g
looch blanc	qsp 100 ml

une cuillerée à dessert toutes les 4 heures.

Incompatibilités: iode, arsenic, tanin.

Antagonistes: belladone, digitale, opium, térébenthine, alcool, ammoniaque, éther.

N.B.:

1. L'ingestion d'aconit entraîne de nombreux troubles: angoisse, troubles de la sensibilité, ralentissement de la respiration, affaiblissement cardiaque, fourmillements de la face, sensations de rétraction de la peau du visage, bourdonnements d'oreille, troubles de la vue, constriction de la gorge *pouvant provoquer la mort par asphyxie.*
L'action de l'aconitine se localise à la moelle et au bulbe, en augmentant tout d'abord leurs propriétés motrices puis en déterminant une paralysie des nerfs moteurs, sensitifs et sécréteurs.
2. Les Gaulois et les Germains empoisonnaient leurs flèches à l'aide du suc d'aconit.

ACORE VRAI

Acorus calamus
Aracée

Synonymes: roseau aromatique, acore odorant, jonc odorant, roseau odorant, calamus aromatique...

Parties utilisées: racine.

Principaux constituants connus: huile essentielle (pinène, calaméone, asarone, hydro-carbures), résine, (acorine, calamine), tanin, amidon...

Propriétés

— *apéritif*
— *digestif*
— cholagogue
— stimulant
— *carminatif*
— sudorifique
— diurétique
— favorise la sécrétion des glandes endocrines et les règles
— fébrifuge.

Indications

— atonie digestive, digestions pénibles
— insuffisance hépatique
— gastrite, ulcère gastrique
— *entérite*
— *ballonnements*
— règles insuffisantes
— fièvres intermittentes
— oliguries, goutte
— rachitisme et scrofule (par voie interne et externe).

Mode d'emploi

Usage interne

— infusion : une cuillerée à café pour une tasse d'eau. Bouillir et infuser 10 minutes. 3 tasses par jour,
— poudre : 2 à 4 g dans un sirop,
— *teinture :* 50 gouttes avant les repas (apéritif), après les repas (carminatif).

Usage externe

— décoction : 20 g pour 1 litre d'eau macérés 6 heures à froid. En compresses dans les affections osseuses,
— teinture : 20 à 30 g sur un pansement (mêmes indications),
— bains : décoction ou teinture dans un grand bain (enfants scrofuleux, rachitiques).

N.B. : L'odeur agréable de l'acore vrai le fait utiliser en parfumerie. L'eau-de-vie de Dantzick doit sa saveur à la racine d'acore vrai.

ADIANTE

(Voir Capillaire de Montpellier)

ADONIS

Adonis vernalis
Renonculacée

Dangereux - Tableau C (toxicité cependant légère)

Parties utilisées: fleurs.

Principaux constituants connus: adonidine et 2 glucosides: l'adonivernoside et l'adonidoside.

Propriétés

— *tonicardiaque* (renforce et ralentit le cœur)
— calmant de l'éréthisme cardiaque
— *diurétique* par son action cardiaque (élimine surtout l'urée et les chlorures — action analogue à celle de la digitale et du strophantus, mais plus discrète et ne s'accumule pas).

Indications (un des meilleurs médicaments de l'insuffisance cardiaque et rénale)

— *douleurs précordiales,* palpitations
— *tachycardie hyposystolique*
— asthme cardiaque
— dyspnée cardiaque
— *asystolie* (insuffisance mitrale, myocardite, péricardites)
— *arythmies*
— *néphrites chroniques* des cardio-rénaux avec urémie menaçante
— certaines hydropisies (par insuffisance rénale)
— *obésité*
— artériosclérose.

Mode d'emploi

— infusion: 2 g pour 1/4 de litre d'eau, en 3 fois dans la journée,
— *teinture:* X gouttes dans une boisson, 5 ou 6 fois par 24 heures.

Synergiques: digitale, strophantus (ouabaïne), muguet, laurier-rose, aubépine.

AGAR-AGAR

Gelidium divers, Pterocladia
Cryptogame

Gélose extraite du mucilage d'algues japonaises.
Donne, par hydratation, une gelée laxative mécanique.

Indications

— *constipation* chronique (selles dures et sèches)
— *obésité* (calme la faim).

Mode d'emploi

— *poudre:* une cuillerée à café = 1 gramme (1 à 3 cuillerées dans purée, confiture) ou en cachets. Souvent utilisée avec poudre de bourdaine
— dans les cures d'obésité: prendre avant les repas une tasse d'infusion calmante (tilleul, passiflore) avec une cuillerée à café de poudre d'agar-agar.

AGARIC BLANC

Polyporus officinalis
Basidiomycète

Synonyme: agaric des pharmaciens (il s'agit d'un champignon parasite du mélèze).

Parties utilisées: champignon entier.

Principaux constituants connus: agaricine composée de résines, de l'acide agaricique, de l'acide pseudo-agaricique...

Propriétés

— *antisudoral*
— purgatif.

Indications

— sueurs des tuberculeux et de la ménopause.

Mode d'emploi

— infusion: 10 g par litre,

— poudre: 0,50 g à 1,50 g (cachets).
Se donne avec de l'opium pour éviter l'apparition de diarrhée:

poudre d'agaric blanc	0,50 g
opium brut	0,02 g

pour un cachet: 1 à 3 le soir au coucher,

— *cachets antisudoraux* (tuberculeux):

poudre d'agaric du mélèze	0,25 g
poudre de belladone	un centigramme
poudre de camphre	0,10 g

pour un cachet: 1 ou 2 le soir au coucher.

AGARIC DU CHÊNE

Polyporus fomentarius
Polyporus igniarus
Basidiomycète hyménomycète

Champignon qui croît sur le tronc des vieux chênes, des hêtres et des pommiers. On en prépare l'amadou (se récolte en août et septembre).

Propriétés

— *hémostatique*
— antinévralgique.

Indications et mode d'emploi

application d'amadou sur les plaies
— en cataplasmes secs sur les douleurs *rhumatismales* et *goutteuses,* les névralgies. Une flanelle surajoutée favorise la transpiration.

AGNUS CASTUS ou GATTILIER

Vitex agnus castus
Verbenacée

Parties utilisées: feuilles.

Principaux constituants connus: une huile essentielle, deux glucosides: vitexine et vitexinine.

Propriétés

— *antispasmodique*

— *équilibrant* du système vago-sympathique
— sédatif général et génital.

Indications

— *palpitations*
— douleurs du *plexus solaire*
— *vertiges*
— spasmes intestinaux
— insomnies
— éréthisme génital.

Mode d'emploi

— infusion : une cuillerée à soupe pour une tasse. Infuser 15 minutes. 2 à 4 tasses par jour
— extrait fluide : 1 à 2 g par jour
— mixture *antispasmodique :*

extrait fluide de gattilier	20 g
extrait fluide de chatons de saule blanc	aa 15 g
extrait fluide de lotier corniculé	

1 ou 2 cuillerées à café le soir au coucher dans une infusion.

AIGREMOINE

Agrimonia eupatoria
Rosacée

Synonymes : herbe de Saint-Guillaume, thé des bois, herbe de la mère...

Parties utilisées : feuilles et fleurs.

Principaux constituants connus : essence, gomme, tanin, phytostérine...

Propriétés (surtout active quand elle est fraîche)

Usage interne

— *astringent*
— diurétique
— modérateur des processus inflammatoires (décongestionne)
— *antidiabétique*
— cicatrisant.

Usage externe

— tonique des muqueuses de la bouche et de la gorge
— cicatrisant
— résolutif.

Indications

Usage interne

— *diarrhées,* dysenteries
— hémoptysies
— coliques néphrétiques, lithiase rénale
— *albuminurie*
— pertes blanches
— *diabète*
— hépatisme
— obésité
— *asthme.*

Usage externe

— angines, stomatites, aphtes
— plaies, plaies infectées, plaies atones
— entorses, contusions.

Mode d'emploi

Usage interne

— infusion : 30 à 50 g par litre d'eau. Une tasse 3 fois par jour, entre les repas (dans : incontinence d'urine, pertes blanches, diarrhées, lithiase rénale, asthme, glycosurie...),
— teinture : 20 gouttes 2 fois par jour,
— à noter : infusion agréable utilisée dans le Nord *en guise de thé* (10 à 12 g de feuilles pour 1/2 litre d'eau). Donnée également dans les hématémèses, hémoptysies *(tuberculose).* Aurait des propriétés *anti-cancéreuses.* Excellent prophylactique des angines.

Usage externe

— *décoction :* 3 poignées par litre. Bouillir 3 minutes. Dans les leucorrhées, en injections.
En gargarismes et compresses : pharyngites, angines, *glossites,* aphtes, stomatites, plaies torpides (comme la feuille de ronce).
En compresses chaudes contre les entorses et contusions,
— *vin* avec 200 g de plante sèche. Bouillir 5 minutes et infuser une

heure dans un litre de vin rouge : en lavages et pansements des *ulcères de jambe, plaies infectées,*
— *les feuilles en cataplasmes dans les migraines, névrites,* plaies atones.

N.B. : Les anciens employaient cette plante contre les taies de la cornée et les morsures de serpents.

AIL

(Voir «Aromathérapie»)

AIRELLE

(Voir Myrtille)

ALCHEMILLE

Alchemilla vulgaris
Rosacée

Synonymes : pied de lion, patte de lapin, porte rosée, mantelet des dames... l'herbe des alchimistes.

Parties utilisées : plante entière.

Principaux constituants connus : tanins, acides ellagique et lutéique.

Propriétés

— *astringent*
— *stomachique*
— tonique
— diurétique
— hémostatique
— décongestionnant des organes (foie)
— *action élective sur l'organisme féminin* (préventif des fibromes ?)
— action sédative, locale et générale
— *détersif,* cicatrisant (usage externe).

Indications

Usage interne

— *règles profuses,* dysménorrhées, *leucorrhées* (H. Leclerc)
— *facilite l'accouchement*
— anémie
— diabète
— *entérite,* diarrhées
— spasmes de l'estomac
— météorisme
— congestion hépatique
— *céphalées,* fatigue nerveuse, certaines insomnies
— rhumatismes
— *artériosclérose*
— *obésité*
— faiblesse musculaire des enfants.

Usage externe

— *prurit vulvaire* (H. Leclerc)
— plaies (suppurantes, variqueuses, gangréneuses)
— ulcères de jambe
— arthrite dentaire (gargarismes).

Mode d'emploi

Usage interne

— une poignée par litre d'eau. Bouillir et infuser 10 minutes. Trois tasses par jour, avant ou entre les repas,
— extrait fluide: 3 g par jour dans un peu d'eau (règles profuses, leucorrhées),
— teinture mère: pour faciliter l'accouchement, 10 gouttes, 3 fois par jour un mois avant.

Usage externe

— *crème sédative* (H. Leclerc):

extrait fluide d'alchemille	2 g
hydrolat de rose	18 g
lanoline	10 g
vaseline	30 g

contre le prurit vulvaire
— décoction: 100 g pour 1 litre d'eau (nettoyage des plaies, en gargarismes, en injections vaginales),
— teinture mère: 100 gouttes dans un verre d'eau,
— plante écrasée, appliquée sur plaies, piqûres.

ALGUES MARINES

(Voir les études particulières consacrées à Carragaheen, Laminaires, Mousse de Corse et Varech vésiculeux.)

De très nombreuses raisons incitent à donner à ce chapitre une importance particulière.

Pour certains chercheurs, les algues marines sont « la première manifestation de la vie sur notre globe » (Paul Gloess), le détail vaut bien qu'on s'y arrête, de nombreux arguments, de multiples travaux viennent en effet étayer cette notion.

C'est ainsi que le géophysicien Mac Grégor a découvert il n'y a pas si longtemps en Afrique du Sud des roches datant de plus de deux milliards et demi d'années. Ces roches contiennent des algues fossiles (1).

Ainsi les algues semblent-elles avoir été les premiers êtres vivants de notre monde (après la bactérie toutefois, qui, pour Dauvillier, serait « l'ancêtre du monde vivant »).

Autre raison de mon attachement aux algues : leurs incomparables propriétés qui les ont fait utiliser de manière empirique — dans l'alimentation et par voie externe — depuis de nombreux siècles. Les algues se sont, depuis, révélées pourvues d'une exceptionnelle richesse en oligo-éléments, en vitamines, en enzymes... dont l'importance actuellement bien connue dans le maintien de la santé ou le traitement des maladies en font des agents de premier ordre en matière thérapeutique. Les analyses ont également permis d'y découvrir la présence de diverses substances antibiotiques.

Classification

Ces végétaux cryptogames (2), sans fleurs ni feuilles, dont l'appareil végétatif est réduit à un *thalle,* font partie des *thallophytes,* avec les champignons, les lichens...

Leur taille varie de quelques millièmes de millimètre (Diatomées qui constituent la partie la plus importante du phytoplancton) (3) à

---

(1) Il existe des algues *calcaires* très riches en minéraux, surtout calcium et silice. La poudre « Tripoli », bien connue des anciens militaires et des élèves du Prytanée pour faire briller les boutons de leurs vareuses, provient d'algues *fossiles* de la famille des Diatomées.

Ce sont d'autres algues calcaires, les millépores que l'on trouve dans les bancs de coreaux du Pacifique.

(2) On appelle cryptogames les plantes qui ont les organes de reproduction cachés.

(3) Phytoplancton : ensemble des végétaux et animaux microscopiques en suspension dans les eaux douces et salées. Son importance est capitale pour la vie des poissons. On sait que la pollution, qu'aucun gouvernement n'a été jusqu'ici capable d'interdire, détruit à cadence accélérée le phytoplancton.

300 mètres de long chez les laminaires géantes des mers australes dont une seule peut peser 100 kg.

Elles vivent soit fixées aux rochers, dans les eaux peu profondes, soit libres et maintenues à la surface de l'eau par leurs flotteurs à une plus ou moins grande distance des côtes. En surface, on trouve les algues vertes, plus profondément les algues brunes et plus profondément encore les algues rouges.

En France, on appelait autrefois les algues indifféremment : goémon en Bretagne, varech en Normandie. On classe actuellement les algues marines en :

1. *Chlorophycées ou **Algues vertes**:*

Vaucheria, œdogonium, ulva (ulva lactuca ou laitue de mer) autrefois *consommée* dans les pays nordiques, en Islande, en Écosse (sous le nom de Tangle), enteromorpha...

2. *Phéophycées ou **Algues brunes**:*

Ce sont les plus utilisées dans nos pays. En font partie :

— Les *fucacées:* fucus ascophyllum, f. ceratus, f. vesiculosus ou *varech vésiculeux* (voir ce mot). Elles sont très répandues sur les côtes françaises de la Manche et de l'Atlantique. Certaines font partie du régime *alimentaire* de certaines populations d'Extrême-Orient.

— Les *laminariacées:* laminaria flexicaulis (voir *laminaires),* laminaria saccharina lamour que les Chinois *consomment* en abondance, leur attribuant des propriétés aphrodisiaques. Leur mucilage permet d'extraire une matière colloïdale : l'*algine* qui sert à la préparation des alginates, épaississants utilisés en alimentation (crèmes, flans instantanés) et dans l'industrie (filatures, vernis, isolants électriques...).

Fait partie de cette famille, le varech nageur ou raisin de mer, abondant dans la mer des Sargasses.

3. *Floridées ou **Algues rouges**:*

— Chrondrus crispus ou *carragaheen* (voir ce mot), lichen utilisé comme gélifiant ou épaississant dans l'*alimentation* (gelées alimentaires, potages, entremets, confitures) et depuis longtemps employé comme mucilage dans les préparations *pharmaceutiques...*

— Alsidium ou *Mousse de Corse* (voir ce mot).

— Gelidium qui donne l'agar-agar, gélifiant utilisé dans l'industrie *alimentaire* et en *pharmacie.*

— Rhodynenia...

4. *Cyanophycées ou* ***Algues bleues.***

Parties utilisées: le thalle séché et pulvérisé (4).

Principaux constituants connus

La composition des algues est variable suivant l'époque de l'année. C'est le lot de tout ce qui est vivant. On trouvera ici une composition moyenne. On se reportera, pour plus de précisions, aux études particulières concernant telles ou telles variétés.

Les algues puisent dans la mer leurs principes constitutifs et les *condensent* (5) dans des proportions diverses relatives aux espèces, exactement comme font les végétaux terrestres qui puisent dans le sol les éléments spécifiques à leur nature. Accumulateurs d'oligo-éléments et d'autres constituants, les algues ont pu être dénommées des *« concentrés d'eau de mer »,* appellation méritée eu égard à leurs multiples applications en thérapeutique où elles peuvent remplacer la cure marine réservée à un petit nombre de favorisés.

Les algues contiennent 80 % et plus de leur poids d'un plasma qui s'est révélé d'une extraordinaire richesse en métaux et métalloïdes, en minéraux, en vitamines, en glucides, protides, graisses, substances antibiotiques... Tous ces éléments se retrouvent dans des proportions différentes dans le végétal séché et pulvérisé délivré dans le commerce pour usages interne et externe. Les fabricants ont toutefois leurs procédés propres de récolte, de séchage et de traitement des algues et il n'est pas indifférent (comme pour l'ensemble de la phyto ou aromathérapie) de s'adresser à n'importe quelle fabrication. On utilisera des mélanges particuliers choisis.

On rencontre dans les algues:

1. Des *minéraux* en abondance (24 à 25 %) et des *oligo-éléments* en nombre considérable:
— de l'*iode,* certaines algues en contenant beaucoup plus que l'eau de mer (généralement de 0,40 à 0,50 % jusqu'à 1 % de leur poids sec alors que l'eau de mer en contient moins de 2 mg par litre) sous forme d'iodures, d'iodates, iode volatil même chez les laminaires

(4) Je ne ferai ici que mentionner les Conjuguées dont font partie les algues *d'eau douce* (spirogyra, chlorella dont on étudie actuellement les propriétés alimentaires pour l'avenir).

(5) Les laminaires emmagasinent jusqu'à 40 % de leur poids à l'état de chlorure de potassium. On verra plus loin que les algues concentrent également de l'iode et d'autres minéraux.

géantes (P. Dangeard). Les algues élaborent également de l'iode par une véritable «transmutation chimique» (Spindler),
— du brome. Ici c'est l'inverse: les algues en contiennent beaucoup moins que l'eau de mer qui renferme 80 à 100 mg de bromures par litre,
— magnésium, potassium, sodium, calcium, fer, alumine, manganèse, phosphore, soufre, chlore, cuivre, nickel, silicium, étain, rubidium, germanicum, gallium, argent, plomb, bismuth, arsenic, antimoine, lithium, bore, zinc, or, baryum, cobalt strontium, cérium, titane, vanadium, argon, crypton...

2. Des *diastases* et *vitamines* A, B1, B2, B3, B6, B12, C, D, D2, E, F, K, PP... Certaines algues renferment une quantité de vitamine B12 comparable à celle rencontrée dans le foie. D'autres contiennent presque autant de vitamine E que le germe de blé.

3. Des *acides aminés:* acide glutamique, cystine, méthionine, leucine, valine, sérine, tyrosine, lysine, acide aspartique...

4. Des *glucides:* mannitol, algulose, laminarine... et des *matières grasses.*

5. De la *chlorophylle bien entendu,* composé organo-magnésien qui permet aux algues comme à tous les végétaux d'absorber l'énergie lumineuse pour fabriquer les substances assimilables par les animaux.

La chlorophylle est parfois associée à divers autres pigments: brun, bleu, rouge... dont le rôle est comparable, l'absorption se faisant pour des portions différentes du spectre solaire.

6. Des *mucilages,* surtout les fucus, le carragaheen: 70 à 75 %, les gelidium qui donnent l'agar-agar. Ces corps sont riches en minéraux divers (potassium, calcium, magnésium, sodium...).

7. Des *substances antibiotiques.* La chlorella vulgaris et la chlorella pyrenoïdosa (algues vertes unicellulaires) produisent la chlorelline active sur le staphylocoque doré, le staphylocoque pyogène... La buellia canescens fournit la diploïcine, etc...

Divers lichens contiennent des antibiotiques. Certaines cladonia et cetraria islandica donnent l'acide usnique... C'est la présence des algues microscopiques dans l'eau de mer qui, pour certains auteurs, confère à cette dernière ses propriétés bactéricides et cicatrisantes.

8. De la *cellulose* (6 à 12 %), quantité très faible par rapport à l'ensemble des autres constituants. Il en découle la richesse extraordinaire des algues en principes actifs.

Propriétés

— *stimulants des échanges* et *des glandes endocrines*
— *antisénescents*
— rééquilibrants généraux « correcteurs de terrain »
— renforçateurs des *défenses naturelles*
— *reminéralisants*
— stimulants circulatoires
— *amaigrissants* (*pour les obèses,* par rééquilibration du terrain)
— antiscrofuleux
— antigoitreux
— antirhumatismaux
— anti-infectieux.

Indications (usage interne et usage externe).

Pour l'enfant

— *lymphatisme,* ganglions, rhino-pharyngites chroniques, candidats à la tuberculose
— prédispositions générales aux maladies
— *déminéralisation*
— *fatigue générale,* physique et intellectuelle
— anémie
— rachitisme, troubles de la *croissance,* scolioses
— retards moteurs
— séquelles de convalescence (de maladie ou d'intervention chirurgicale)
— *manque d'appétit*
— troubles nerveux, nervosisme, insomnies
— *puberté*
— troubles *glandulaires* (insuffisance thyroïdienne)
— séquelles de paralysies
— *inadaptation* fréquente des grandes villes
— *allergies* diverses, de plus en plus fréquentes.

Comparables aux bains de mer, les bains d'algues « aident à faire d'enfants malingres, des constitutions et des tempéraments renouvelés » (Landouzy).

Pour l'adulte

— *fatigue générale* (physique et intellectuelle)
— « patraquerie » habituelle
— troubles glandulaires
— syndrome « fatigue - nervosité » de plus en plus fréquent
— *troubles nerveux,* nervosisme, insomnies

— *déminéralisation*
— anémie
— *convalescences* traînantes
— *sénescence* et tous ses troubles associés
— troubles de la *ménopause*
— *rhumatismes chroniques,* dégénératifs (arthroses)
— rhumatismes inflammatoires (polyarthrite chronique évolutive, spondylarthrite), en dehors des poussées aiguës sous forme de bains
— *arthritisme*
— *douleurs diverses,* névralgies, douleurs musculaires, douleurs cellulitiques, sciatiques, névralgies inter-costales, douleurs pelviennes...
— *obésité*
— *cellulite*
— *artériosclérose,* hypertension
— *lymphatisme*
— asthme, affections *pulmonaires* chroniques (bronchites, emphysème...)
— *rhino-pharyngites* chroniques, affections chroniques des *sinus*
— affections *gynécologiques* non inflammatoires aiguës, troubles des *règles* accompagnés ou non de douleurs
— *séquelles de fractures,* de lésions ostéo-articulaires et de paralysies
— *troubles digestifs* (hyperacidité gastrique)
— diarrhée, entérites, colites
— certaines constipations
— *allergies diverses,* migraines
— certains troubles circulatoires (bouffées de chaleur, tendance aux varices, jambes lourdes, gonflement des chevilles)
— certaines affections *cutanées:* séborrhée, acné, psoriasis, prurits, eczémas secs
— engelures.

Contre-indications (*des bains* - les algues pouvant être données, dans ces cas, par voie interne selon une posologie à déterminer par le médecin):

— maladies infectieuses à leur phase aiguë
— inflammations aiguës, affections évolutives
— certaines dermatoses (eczémas suintants...)
— tuberculoses pulmonaires
— abcès pulmonaires
— décompensation cardiaque
— affections cardio-rénales
— rhumatisme articulaire aigu

— hyperthyroïdie (maladie de Basedow)
— maladies mentales.

Mode d'emploi

Usage interne

1. *Dans l'alimentation:* très grande importance depuis toujours chez les peuples orientaux et extrême-orientaux, également pour certaines propulations nordiques. Dans nos pays dont l'opinion s'intéresse de plus en plus à ce chapitre, les algues semblent prendre actuellement une place toujours plus importante en matière diététique.

Les Chinois, les Japonais, les Hawaïens consomment de grandes quantités d'algues pour équilibrer leurs menus à base de riz et de poissons séchés. Les algues, toniques généraux, sont également ingérées dans ces pays pour leurs vertus stimulantes sexuelles et leur activité dans la lutte contre le vieillissement. La laminaria saccharina (ceinture ou baudrier de Neptune) est renommée pour ses propriétés aphrodisiaques.

Les Japonais cultivent une algue rouge, la porphyra tenera, très estimée et consommée, séchée, sous le nom de «Nori». Sur une feuille de porphyra, on étale un mélange de riz bouilli et de viande ou de poisson. Le mélange est roulé et débité en tranches que l'on consomme dans les rues comme on fait des sandwiches dans d'autres pays. Le Nori est également utilisé dans de nombreux plats, soupes, sauces...

Les gélidiums, sous le nom de Kanton, entrent dans la composition de soupes, confitures, pâtisseries.

Les frondes de laminaires: japonica, religiosa... sont consommées en Chine et au Japon (sous le nom de Kombou) en copeaux, à tous les repas, dans tous les plats. On en fait également le thé de Kombou.

Les Islandais consomment depuis des siècles une algue rouge ou rhodymenia palmata et une laminaire brune, l'alaria esculenta.

En Écosse, en Irlande, on fabrique un pain d'algues avec des himanthalia.

En France, c'est surtout dans les restaurants chinois, japonais ou vietnamiens que l'on consomme des algues. Mais elles existent en industrie alimentaire dans certaines crèmes, les flans instantanés, divers petits déjeuners, potages et confitures.

Depuis vingt ans que ces lignes ont été écrites, la situation s'est améliorée dans notre pays. Les algues marines de nos côtes viennent, en effet, de changer de statut pour devenir officiellement, en 1989, des *«légumes de mer»*. Seules les algues étrangères (du Japon particulièrement) étaient jusqu'ici en vente libre. Désormais, les algues des bords de mer français peuvent être également consommées.

Leur importance, dans l'avenir, ne pourra que s'accroître car, pour reprendre une phrase de Paul Gloess, « les plantes marines représentent la source vitale la plus sûre car le liquide nourricier de la mer constamment s'enrichit, tandis qu'au fur et à mesure le sol nourricier de la terre s'appauvrit » (6).

2. Sous forme de *poudre* en cachets ou *comprimés,* les algues peuvent être utilisées à des fins thérapeutiques (elles entrent dans la composition de nombreuses préparations pharmaceutiques). Mais on les considérera souvent comme un *apport minéral* utile grâce *à leurs nombreux oligo-éléments, comme un aliment concentré* riche de tous les éléments qu'elles contiennent.

Outre leur richesse minérale, certaines variétés d'algues contiennent des substances mucilagineuses dont l'action régulatrice intestinale, notamment, les rend précieuses en cas de constipation ou de diarrhées, également, par des mécanismes complexes, dans diverses infections de l'intestin (colites, entérites...).

L'administration des algues en comprimés peut, dans ces cas, se montrer plus commode que leur ingestion dans la cuisine.

3. L'adjonction de *levure alimentaire* à diverses poudres d'algues a permis de très intéressantes constatations chez de nombreux sujets fatigués ou atteints d'une des affections mentionnées au paragraphe « indications ».

4. Ces *modes d'administration* rendent périmées les infusions et décoctions d'algues utilisées jadis et dont l'usage est généralement désagréable.

Usage externe

1. C'est la pratique des *bains,* généraux ou locaux, qui remonte en France à la fin du siècle dernier. Utilisés dans les cures marines et les divers instituts marins, les bains d'algues sont à la portée de tous ceux qui possèdent une baignoire. Ils représentent ainsi un moyen simple de traitement, simple et *efficace* car l'action thérapeutique externe est possible grâce à la *peau,* cet organe longtemps méconnu qui, loin d'être un simple revêtement externe, est sans doute la glande la plus importante de l'organisme.

Les bains d'algues agissent par leur minéralisation à la faveur de l'élément chaleur.

---

(6) Qu'à la suite de pratiques insensées la terre s'appauvrisse, nous en sommes tous depuis longtemps persuadés. Mais chacun sait que la mer elle-même est de plus en plus souillée. Malgré les mises en garde, les pétroliers continuent à déverser leurs saloperies dans la grande bleue et les navigateurs rapportent de plus en plus que tout au long de leur route, ils n'ont vu que des déchets.

Les indications thérapeutiques en sont innombrables car ils entraînent :
— une vasodilatation des artérioles et des capillaires (y compris les artères coronaires : Hauffe) favorisant :
— une intensification du métabolisme cellulaire, de la résorption des exsudats, de la cicatrisation tissulaire,
— une intensification des fonctions glandulaires, etc.

Ainsi exaltent-ils les *défenses naturelles* de l'organisme. Ils atténuent ou suppriment la « débilité de défense » (A. Moussons) aboutissant, en définitive, à une *régénération organique.*

Si pour le rachitisme, comme l'a dit Comby, l'air marin est un traitement spécifique suffisant à lui seul, opinion confirmée par le Professeur Marfan selon lequel « le séjour au bord de la mer réunit et synthétise toutes les conditions de milieu favorables à la guérison de cette maladie », on conçoit du même coup l'exceptionnelle puissance des bains d'algues. L'expérience a confirmé toutes ces données et les analyses modernes en ont permis l'explication.

Manière de procéder

On place le sachet d'algues dans la baignoire et on fait couler l'eau aussi chaude que possible pendant quelques instants, de manière à bien imprégner le sachet et permettre ainsi aux algues de gonfler. Remplir ensuite la baignoire pour obtenir la température désirée, généralement 35 à 37°, parfois 38° pour ceux qui le supportent. La durée du bain se situera entre 15 et 20 minutes, parfois une demi-heure (durée à ne pas dépasser et à n'adopter qu'après 3 ou 4 bains de 15 à 20 minutes destinés à tâter la susceptibilité individuelle).

Les bains peuvent se prendre soit le matin, soit l'après-midi, soit le soir comme bains de relaxation. On ne dépassera pas le rythme de deux à trois par semaine, pour une série de 10 à 20 que l'on pourra renouveler plusieurs fois dans l'année avec des interruptions de 1 à 3 mois.

On se trouvera bien, après séchage, de s'étendre pendant 1/2 heure.

Pendant le bain, qui ne comportera pas l'usage de savon, masser le corps avec le sachet en insistant sur les articulations, les régions cellulitiques ou infiltrées de graisse.

Les personnes qui souffrent de fatigue des jambes, de gonflement des pieds ou des chevilles, les personnes sujettes aux varices se masseront les membres inférieurs avec le sachet, en remontant bien entendu du pied vers la racine de la cuisse. Il n'est d'ailleurs pas nécessaire, dans ces cas, de prendre un bain complet, un simple bain de jambes peut suffire.

2. Les *bains d'algues aux essences aromatiques:*

Les essences aromatiques ayant, parmi leurs nombreuses propriétés, celle d'une *haute diffusibilité* (7), il m'a paru souhaitable, dès 1962, de les adjoindre aux algues pour en favoriser la pénétration des constituants à travers la peau.

Les essences sont en effet des *vecteurs* et, à ce titre, depuis longtemps incorporées à de nombreux baumes, onguents, crèmes ou lotions pour permettre la diffusion transcutanée, à travers l'organisme, des divers principes médicamenteux dont ces préparations sont pourvues.

Par ailleurs, la composition des essences, révélatrices *d'hormones* comparables aux sécrétions des glandes endocrines animales, les a fait dénommer «hormones végétales» et utiliser dans de nombreux syndromes. Outre des hormones, les essences contiennent également de nombreux facteurs antiseptiques, diurétiques, toniques, antirhumatismaux, antispasmodiques, circulatoires, etc.

L'action des bains d'algues *ne pouvait donc qu'être complétée,* renforcée *par l'adjonction d'essences* choisies pour leurs propriétés particulières. Une longue pratique est venue effectivement confirmer ces prévisions et c'est ainsi qu'ont pu être mis au point divers complexes aromatiques destinés à dynamiser l'activité des bains d'algues.

Le mode d'emploi en est très simple. Il suffit de préparer le bain algué comme il a été dit plus haut. L'utilisateur entre dans la baignoire et verse le contenu du tube d'essences aromatiques dans l'eau du bain. L'action des essences se manifestera d'autant mieux que l'utilisateur brassera l'eau et s'en frictionnera le corps. On saisira ensuite le sachet d'algues, on le malaxera pour en faire sortir les principes actifs et on se massera comme il a été déjà spécifié.

Ces bains se trouvent dans le commerce depuis 1964 sous le nom de bains «*Alg - essences*».

N.B.: Les cataplasmes de fucus vesiculosus étaient autrefois utilisés dans les affections goutteuses, les adénites, la scrofulose.

Des cataplasmes associant algues et argile ne sauraient être trop recommandés dans les névralgies et douleurs rhumatismales.

Où trouver les «légumes de mer»?

Chez les grands distributeurs de produits biologiques et naturels, détaillants, demi-grossistes et grossistes:

— **Tama:** 883, rue de Bernau, 94500 Champigny-sur-Marne - Tél. : (1) 47-06-33-71. Depuis 15 ans déjà, la gamme la plus complète avec 25 variétés, en sec, en frais, du Japon, de Bretagne et des documents...

---

(7) Voir «Aromathérapie» - 11e édit., 1990, Maloine Éditeur, Paris.

— **Lima France:** B.P. n° 85, 91602 Savigny-sur-Orge Cedex.
— **Celnat:** Z.I. Blavozy, 43700 Brives-Charensac.
— Et chez un producteur grossiste: **Nature Algues,** 22610 Pleubian - Tél.: 96-22-85-35. (Renseignements «Nature et Progrès», juillet 1989.)

ALKÉKENGE

Physalis alkelengi
Solanée

Synonymes: coqueret, cerise d'hiver, mirabelle de Corse, cerise des Juifs...

Parties utilisées: baies, feuilles et tiges.

Principaux constituants connus: physaline, vitamine C (le suc en contient 2 fois plus que le citron), huile grasse, tanin, mucilage.

Propriétés

— *diurétique uricolytique* (qui élimine l'acide urique)
— fébrifuge.

Indications

— *rhumatisme goutteux*
— *lithiases urinaire, urique et oxalique*
— oliguries
— hydropisie
— ictère
— hépatisme.

Mode d'emploi

— décoction: 20 à 60 g de baies desséchées dans un litre d'eau. Bouillir 5 minutes, infuser 10 minutes. Boire par tasses en 24 heures. Même emploi des feuilles et tiges,
— *extrait aqueux:* 0,20 g à 0,40 g par jour,
— extrait mou: 1 g par jour,
— baies fraîches: 10 à 20 g.

Une cure annuelle de 30 à 40 baies chaque matin à jeun pendant 15-20 jours remplacerait une saison à Vittel ou en serait un très bon adjuvant (F. Decaux - P. Fournier).

Formules

— *Sirop antigoutteux:*

extrait mou de baies d'alkékenge	8 g
extrait aqueux de feuilles de frêne	10 g
sirop des cinq racines	qsp 400 ml

une cuillerée à soupe 3 fois par jour, entre les repas, dans une infusion.

— *Potion diurétique:*

extrait aqueux de baies d'alkékenge	2 g
sirop des cinq racines	400 g

2 à 4 cuillerées à soupe par jour.

— *Potion diurétique:*

extrait d'alkékenge	2 g
extrait de bugrane	3 g
oxymel scillitique	30 g
décocté de chiendent	qsp 450 ml

à prendre par tasses à café dans les 24 heures.

— *Vin d'alkékenge (diurétique):*

tiges entières avec feuilles et fruits	30 g
vin blanc	1 litre

laisser macérer 8 jours. Passer. Un verre par jour.

ALLÉLUIA

Oxalis acetosella
Oxalidée

Plante qui fleurit vers Pâques, d'où son nom.

Synonymes: pain de coucou, surelle, trèfle aigre, oseille à 3 feuilles, oxalis vulgaire.

Parties utilisées: feuilles.

Principaux constituants connus: sel d'oseille.

Propriétés

— anti-infectieux
— purifie le sang au printemps
— diurétique.

Indications

— ulcérations de la bouche et de la gorge

— scorbut
— abcès froids (usage externe).

Mode d'emploi

Usage interne

— feuilles fraîches mâchées ou en salade (ulcérations de la bouche).

Usage externe

— feuilles cuites en cataplasmes : facilitent la suppuration des abcès froids. Traitement d'appoint.

N.B.:
1. Elle doit toujours être employée fraîche car la dessiccation lui enlève ses propriétés.
2. Peut remplacer l'oseille dans l'alimentation. Associée à la laitue, donne une excellente salade.

ALLIAIRE

Alliaria officinalis
Crucifère

Synonyme: herbe à l'ail.

Parties utilisées : plante entière.

Principaux constituants connus : un glucoside (sinigroside), isosulfocyanate d'allyle...

Propriétés

— *topique,* vulnéraire et *antiputride*
— *antiscorbutique*
— *diurétique*
— vermifuge
— anticancer (?).

Indications

— eczéma, *plaies infectées,* ulcères
— pyorrhée alvéolaire.

Mode d'emploi

Usage interne

— infusion : 20 g par litre d'eau. Boire à volonté.

Usage externe

— lavages à l'eau bouillie additionnée de 10 % d'alcoolature d'alliaire,
— feuilles broyées en applications sur les dermatoses,
— infusion en gargarismes : affermit les dents branlantes, fortifie les gencives, prévient la carie,
— mâchée et rejetée ensuite : mêmes indications,
— *lotion vulnéraire et antiputride :*

alcoolature d'alliaire	aa 25 g
teinture de bédéguar	

une cuillerée à soupe pour 100 g de sérum physiologique. En lavages et pansements des plaies torpides, des plaies suppurantes, des escarres, des ulcères de jambe, des pyodermites,
— *pâte pour l'eczéma suintant :*

alcoolature d'alliaire	5 g
essence de camomille	V gouttes
oxyde de zinc	aa 10 g
lanoline	
vaseline	

ALOÈS

Aloe vulgaris
Liliacée

Provient d'Afrique et de Socotra (le meilleur).

Parties utilisées : suc épaissi et desséché.

Principaux constituants connus : barbaloïne, émodine, résine...

Propriétés

— *tonique*
— *emménagogue*
— vermifuge
— *purgatif drastique* (son usage répété entraîne des hémorroïdes, une congestion utérine et prédispose aux hémorragies)
— stomachique.

Indications

— *insuffisance des règles*
— dérivatif dans les congestions cérébrales, les céphalées rebelles
— *constipation.*

Contre-indications

— métrorragies, règles, affections utérines, grossesse
— hémorragies diverses
— prostatite, cystite
— dysenterie et colites
— congestions viscérales
— asystolie
— enfance.

Toxicité : à fortes doses, entraîne de la faiblesse générale, le ralentissement du pouls, de l'hypothermie. C'est, de plus, un abortif et 8 g de poudre peuvent entraîner la mort.

Mode d'emploi

— c'est un *purgatif* à prendre le soir pour action le lendemain,
— poudre : en cachets ou pilules de 10 centigrammes (10 cg comme laxatif, 20 à 50 cg ou 1 g comme purgatif),
— *pilules laxatives :*

aloès	10 g
extrait de quinquina gris	5 g
rhubarbe	2 g
savon médicinal	3 g

pour 100 pilules de 0,20 cg. 1 à 4 pilules par jour,
— *aloïne* granules de 4 cg (2 ou 3 comme purgatif à prendre le soir, 4 comme dérivatif).

Antagonistes : narcotiques, acides.

Incompatibilités : tanin, fer, iode, menthol, thymol, phénol.

AMANDIER

Amygdalus communis
Rosacée

Parties utilisées: feuilles, fleurs, coques.

Propriétés

— *émollient*
— calmant
— diurétique
— *fébrifuge*
— purgatif
— vermifuge.

Mode d'emploi et indications

— *feuilles* et fleurs en infusion, 30 g de feuilles et 15 g de fleurs pour un litre d'eau: contre les *toux quinteuses* (coqueluche) et l'*insuffisance hépatique.* Infuser 10 minutes. Une tasse avant chaque repas (foie), 4 tasses entre les repas (toux),
— *coques: pectorales* et calmantes (coqueluche), 2 poignées par litre d'eau. Bouillir 20 minutes. Par petites tasses dans la journée.

ANÉMONE PULSATILLE

Anemone pulsatilla
Renonculacée

Dangereux - Tableau C

Synonymes: coque lourde, fleur de Pâques, passe-velours, fleur de vent.

Parties utilisées: racine, feuilles, plante entière.

Principaux constituants connus: camphre d'anémone (anémonine), stérol, huile grasse, matières taniques et phénoliques, hétérosides...

Propriétés

— *antispasmodique* (diminue l'irritabilité du système nerveux)
— action sédative particulière sur l'appareil génital.

Indications

— *spasmes nerveux* divers, notamment des organes génitaux (ovarite, orchite)
— spasmes gastro-intestinaux (G. Parturier)
— *coryza spasmodique*
— toux spasmodiques (coqueluche, asthme)
— éréthisme cardio-vasculaire
— *règles douloureuses* (d'origine utérine)
— *migraines*
— névralgies
— ceraines névroses
— dartres, *taches de rousseur* (eau distillée d'anémone, en lotion).

Mode d'emploi

Usage interne

— plante entière fraîche en infusion à 5 g par litre d'eau. 2 ou 3 tasses par jour,
— poudre de racine: 15 à 40 cg par jour,
— *alcoolature:* 5 à 20 gouttes, 2 à 3 fois par jour,
— *mixture antalgique:*

alcoolature d'anémone	aa 10 g
teinture de lupulin	
teinture d'aubépine	

30 à 35 gouttes, 3 à 4 fois par jour, dans une infusion.

Usage externe

— les feuilles broyées peuvent être employées en sinapisme.

N.B.:
1. L'anémone pulsatille fraîche est un *poison* mais la dessiccation la rend inoffensive.
2. Storck (1771) l'utilisait contre la cataracte, la syphilis, la mélancolie.

ANETH

Anethum graveolens
Ombellifère

Synonymes: fenouil puant, fenouil bâtard.

Parties utilisées: semences.

Principaux constituants connus: une essence contenant limonène, carvone (60 %).

Propriétés: analogue à l'anis et au fenouil qu'il peut remplacer
— *stomachique*
— antispasmodique
— favorisant des règles
— favorise la lactation.

Indications
— *dyspepsies*
— *hoquet,* aérophagie
— vomissements.

Mode d'emploi
— infusion: 1 à 2 cuillerées à café pour un litre d'eau,
— eau distillée d'aneth: 50 à 100 g par jour.

N.B.:
1. L'aneth est utilisé comme condiment dans la préparation de certaines conserves et dans la fabrication de liqueurs digestives. On l'emploie dans les marinades de poissons en Suède et au Danemark, les pickles des Anglais, pour parfumer le vinaigre.
2. On lui a, autrefois, attribué des propriétés anti-épileptiques.

ANGÉLIQUE

Angelica archangelica
Ombellifère

L'angélique de Laponie serait la plus active.
Synonymes: racine du Saint-Esprit (des médecins de la Renaissance), herbe des Anges...

Parties utilisées: plante entière, *racine, semences.*

Principaux constituants connus: huile essentielle, acides angélique et valérianique, une résine, une lactone, tanins, sucres...

Propriétés: *une des plantes les plus précieuses*
— *stimulant*
— *tonique digestif* (crue ou cuite, facilite la digestion des aliments gras)
— apéritif
— *antispasmodique*
— *carminatif*
— béchique
— sudorifique
— emménagogue
— diurétique
— expectorant
— préventif des maladies contagieuses
— *contre-poison* de la belladone, ciguë, colchique.

Indications

Usage interne
— fatigue générale
— anémie
— *atonie digestive* des sujets faibles
— acidité gastrique
— *aérophagie,* spasmes de l'estomac et de l'intestin
— *vomissements spasmodiques*
— *ballonnements*
— entérite
— tuberculose, bronchites chroniques, *asthme* nerveux
— insuffisance hépatique
— *migraines* nerveuses
— *vertiges,* syncopes
— impuissance
— troubles des règles (insuffisance, douleurs)
— leucorrhées
— chlorose
— *rachitisme*
— scorbut.

Usage externe
— affections buccales
— algies rhumatismales
— contusions.

Mode d'emploi

Usage interne

— infusion (racine ou semences): 40 g par litre d'eau. Une tasse après les repas,
— teinture: 20 à 30 gouttes avant les repas,
— alcoolature: même posologie,
— poudre de racine: 4 à 8 g dans du sirop ou un liquide quelconque,
— *vin d'angélique:*

racines d'angélique coupées	60 g
cannelle fine	8 g
vin rouge	2 litres

infuser à froid pendant 4 jours dans un bocal fermé. Filtrer. Une cuillerée à soupe matin, midi et soir au coucher (*fortifiant,* surtout *digestif*),

— *vin tonique:*

racine d'angélique	30 g
racine de gentiane	20 g
vin généreux	1 litre

laisser macérer une semaine. Un verre à madère au début des repas,

— *crème d'angélique* (apéritive, digestive):

tiges fraîches d'angélique	8,5 g
muscade	4 g
cannelle	1,5 g
clou de girofle	0,30 g
sucre	300 g
eau	300 g
eau-de-vie	1 litre

faire fondre le sucre dans l'eau et mélanger tous les constituants (couper les tiges en petits morceaux). Laisser macérer 6 semaines. Filtrer à froid. Un verre à liqueur,

— *liqueur d'angélique* (apéritive, digestive):

tiges vertes d'angélique	45 g
eau-de-vie	1 litre 250
eau	750 g
sucre	1 kg

laisser macérer 4 jours les tiges coupées en petits morceaux dans l'eau-de-vie. Ajouter le sucre et l'eau et laisser macérer une semaine. Filtrer. Conserver bouché.

Usage externe

— teinture mère: 1 cuillerée à soupe dans un verre d'eau tiède.

N.B.:

1. Graines et racines figurent dans la chartreuse. Les tiges vertes sont employées en pâtisserie et en confiserie.

2. Annibal Camoux, qui mourut à 120 ans en 1759, mâchait continuellement de la racine d'angélique.
3. L'angélique était autrefois utilisée contre les morsures des chiens enragés.
4. La dessiccation enlève aux fleurs et aux feuilles leurs propriétés.
5. Le *baume du Commandeur* est un remède jadis utilisé dans le traitement des plaies.

Mode de fabrication :

racine d'angélique	10 g
millepertuis	20 g
alcool à 80°	720 g

laisser macérer 8 jours en agitant de temps en temps,

ajouter :

myrrhe	aa 10 g
encens	

dix jours plus tard, ajouter :

baume de tolu	60 g
benjoin	60 g
aloès	10 g

filtrer 10 jours plus tard.

ANIS DOUX

(Voir Fenouil)

ANIS ÉTOILÉ

Illicium anisatum
Magnoliacée

Synonyme : badiane.

Parties utilisées : fruits et semences.

Principaux constituants connus : huile volatile.

Propriétés : identiques à celles de l'anis vert.

Indications : *dyspepsies,* ballonnements, vomissements nerveux.

Mode d'emploi (ne l'utiliser que par périodes de quelques jours)

— *fruits :* infusion à 30 g par litre. Une tasse après chaque repas,
— *semences :* une cuillerée à café par tasse bouillante. Une tasse après les repas,

— *poudre:* 1 à 4 g par jour, en cachets,
— teinture: 5 à 20 g par jour,
— *liqueur d'anis:*

semences d'anis concassées	40 g
cannelle	1 g
sucre	500 g
eau-de-vie	1 litre

laisser macérer 6 semaines. Filtrer. Un verre à liqueur après les repas: *digestif,* facilite l'expulsion des gaz *(carminatif).*

ANIS VERT

(Voir «Aromathérapie»)

ANSÉRINE

(Voir Argentine)

ANSÉRINE ANTHELMINTHIQUE

(Voir «Aromathérapie»)

ARBOUSIER

Arbutus unedo
Éricacée

Arbre du Midi, fréquent en Italie, pouvant atteindre 10 m de haut, porteur de baies ressemblant vaguement à des fraises.

Synonymes: arbre aux fraises, fraisier en arbre...

Parties utilisées: feuilles, baies, fleurs, racines.

Principaux constituants connus: tanins, diastases, ac. arbutolique, arbutine, composés phénoliques...

Propriétés

— antiseptique urinaire
— astringent
— antirhumatismal (?).

Indications

— infections urinaires (employé autrefois dans la blennorragie)
— rhumatismes (?).

N.B.: Les investigations chimiques mises à part, les travaux relatifs à la clinique sont apparemment restreints. Je n'ai personnellement aucune expérience de l'utilisation de cette plante qui, pour certains auteurs, pourrait être employée comme la *busserole* (cf. plus loin).

ARGENTINE

Argentina vulgaris
Potentilla anserina
Rosacée

Synonymes: **ansérine,** patte d'oie, bec d'oie, herbe aux oies, plante des crampes...

Parties utilisées: feuilles et fleurs.

Principaux constituants connus: tanin, résine, amidon, gomme, cire, fibrine, choline, histidine, glycocolle...

Propriétés: analogues à celles de la tormentille

— *astringent*
— *tonique*
— *antispasmodique*
— stomachique
— *amie du sexe féminin* (stimulant et antispasmodique de l'utérus: Haupstein, Schneider).

Indications

— *diarrhées,* dysenterie
— *hémoptysies*
— *pertes blanches*
— *règles douloureuses*
— crampes d'estomac
— *angine de poitrine*
— *convulsions*
— *incontinence d'urine*

Mode d'emploi

Usage interne

— infusion : une poignée (30 g) par litre d'eau. Faire donner un bouillon, infuser 10 minutes. Trois tasses par jour entre les repas. On peut renforcer l'effet en ajoutant 10 g de valériane par litre d'infusion,
— poudre *(règles douloureuses),* cachets à 0,50 g, 3 à 6 cachets par jour. Commencer 3 jours avant, poursuivre 5-6 jours,
— ou teinture : 10 gouttes, 2 à 3 fois par jour.

Usage externe

— 2 poignées par litre. Bouillir 15 minutes (injections vaginales).

N.B. : La *racine,* mâchée de temps en temps, raffermit les gencives.

ARGOUSIER

Hippophaë rhamnoides
Éléagnacée

Abondant dans les Préalpes, vallées du Tessin, Valais, Grisons, Savoie.

Parties utilisées : fruits (ou baies).

Principaux constituants connus : *vitamine C* (l'un des plus riches, dépassant le citron et le cynorrhodon), provitamine A...

Propriétés

— tonique général
— anti-infectieux.

Indications

— fatigue (matinale, des convalescences, grippale, suite de grossesse, surmenage...)
— diminution de l'activité cardiaque, *cérébrale*
— inappétence
— anémie
— insomnies
— prévention de la grippe
— sénescence.

Mode d'emploi

— en sirop dans le commerce.

ARISTOLOCHE

Aristolochia clematitis
Aristolochiée

Synonymes: sarrazine, aristoloche des vignes...

Parties utilisées: feuilles, racine.

Propriétés

— *favorisant des règles*
— *fortifiant*
— astringent
— antirhumatismal
— diurétique
— sudorifique
— cicatrisant.

Indications

— *règles insuffisantes*
— asthme
— rhumatisme, goutte
— nervosisme
— hydropisie
— douleurs musculaires.

Mode d'emploi

Usage interne

— une pincée de feuilles par tasse. Infuser 15 minutes. Trois tasses par jour, entre les repas,
— ou décoction de racines: 15 g par litre. Un verre à Bordeaux matin et soir,
— teinture mère: 5 à 10 gouttes sur un morceau de sucre, 3 fois par jour.

Usage externe

— en pommade (dermatoses purulentes, ulcères de jambe, inflammations de la peau, prurit).

ARMOISE AURONE

(Voir Aurone mâle)

ARMOISE (VULGAIRE)

Artemisia vulgaris
Composée

Synonymes: herbe de Saint-Jean, couronne de Saint-Jean-Baptiste, herbe de feu, herbe aux cent goûts...

Parties utilisées: sommités fleuries, racine, feuilles.

Principaux constituants connus: huile essentielle (cinéol), résine, tanin...

Propriétés

— *emménagogue*
— *antispasmodique*
— *anti-épileptique*
— tonique de printemps
— vermifuge
— vulnéraire.

Indications

— *absence de règles* liée à l'*anémie,* au lymphatisme, à la chlorose
— troubles de la formation
— vertiges et lipothymie
— *épilepsie* (et accidents épileptiformes des jeunes filles à l'approche de la puberté)
— *troubles nerveux* (danse de Saint-Guy, hystérie)
— vomissements nerveux chroniques
— dyspepsies
— convulsions infantiles
— névralgies liées à des troubles menstruels.

Mode d'emploi

Usage interne

— *sommités fleuries:* infusion de 10 à 15 g par litre. Infuser 15 minutes. Trois tasses par jour, entre les repas (aménorrhées, vertiges, spasmes).

Dans l'aménorrhée: prendre pendant les 10 jours qui précèdent l'époque des règles (serait plus efficace en association avec la menthe pouliot et l'aurone mâle),

— *racine:* 50 g de racine pulvérisée dans 50 g de miel. 4 cuillerées à café par jour *(épilepsie),*
— *poudre de racine:* 2 à 4 g dans un liquide chaud (affections nerveuses),
— *poudre de feuilles:* 4 à 12 g par jour dans un liquide chaud,
— *teinture:* 5 à 15 gouttes par jour,
— *extrait aqueux en pilules:* 0,50 à 2 g par jour (aménorrhée des chlorotiques),
— vin d'armoise: 60 g de plante en macération dans 1 litre de vin rouge (même indication),
— *infusion contre l'aménorhée:*

tiges d'armoise	aa
tiges de camomille	
tiges de mélisse	
tiges de marrube	
tiges de rue	
tiges d'absinthe	
fleurs de souci	

une cuillerée à soupe pour un litre d'eau bouillante. Trois tasses par jour, entre les repas.

Usage externe

— *cataplasmes* de feuilles et sommités fleuries sur le bas-ventre: accélèrent la délivrance et facilitent l'expulsion des caillots dans les règles difficiles (donner également une infusion d'armoise).

N.B.:
1. A parties égales avec la bourse-à-pasteur (30 à 40 g de chaque pour 1 litre d'eau), en infusion, calme les *règles douloureuses et trop abondantes.*
2. A doses élevées, peut causer de graves intoxications, parfois mortelles (hépatonéphrite accompagnée de convulsions).
3. On prétendait autrefois que des feuilles d'armoise mises dans les chaussures le matin permettaient de faire des kilomètres sans fatigue.
4. Conservée dans la maison, elle passait pour repousser les mauvais esprits.
5. L'usage de l'armoise dans l'insuffisance de règles et syndromes épileptiques de la jeune fille m'a généralement donné de bons résultats.

Pour d'autres praticiens, l'action effective de l'armoise dans l'hystérie — bien qu'elle ne puisse être scientifiquement expliquée — était connue il y a des siècles. Il est curieux de rapprocher les termes hystérie et utérus, et «Artémisia» de Artémis, divinité grecque qui présidait aux accouchements et venait en aide aux femmes.

ARNICA

Arnica montana
Composée

Synonymes: plantain des Alpes, herbe aux chutes, tabac des montagnes. Croît dans les hautes montagnes (Alpes, Vosges, Forêt-Noire...).

Parties utilisées: racine, feuilles et *fleurs.*

Principaux constituants connus: 5-7 % de minéraux dont la silice, 0,10 % d'huile essentielle: thymol, stérols, triterpènes, polyphénols, une lactone sesquiterpénique..., caroténoïdes, pigments flavoniques, acides malique, chlorogénique, caféique, quinique..., choline, tanins.

Propriétés

Usage interne

— *stimulant cérébral* chez les traumatisés (stupeur, prostration)
— *stimulant du système nerveux* (fleurs)
— vomitif.

Usage externe

— s'oppose aux ecchymoses.

Indications

Usage interne

— coqueluche
— artériosclérose, spasmes artériels (Dani Hervouet)
— *contusions*
— certaines *paralysies.*

Usage externe

— *tous les traumatismes:* contusions, hématomes, foulures, déchirures musculaires (voie externe et, si nécessaire, par voie interne).

Mode d'emploi

Par voie interne, à employer avec précautions car peut provoquer des tremblements, étourdissements, secousses nerveuses, spasmes

— 5 g de feuilles ou, de préférence, de *fleurs* pour un litre d'eau, en infusion.

Chez un blessé, *n'en donner,* par petites tasses, *que jusqu'à* recoloration du visage et retour d'un bon pouls,

— racine ou feuilles en décoction: 10 à 20 g par litre d'eau. Bouillir 15 minutes. Deux tasses par jour dans la coqueluche (adultes) et certaines paralysies,

— *teinture d'arnica:*

fleurs d'arnica	25 g
girofle	5 g
cannelle	5 g
semences d'anis	50 g
alcool à 90°	1/2 litre

laisser macérer 8 jours. Filtrer à travers un linge. Garder hermétiquement bouché. Une cuillerée à café dans 1/2 verre d'eau sucrée, 2 ou 3 fois par jour,

— teinture mère d'arnica: dix gouttes dans un peu d'eau, 3 fois par jour.

Usage externe

— 2 cuillerées à soupe de fleurs dans un litre d'eau. Bouillir 5 minutes. En compresses chaudes sur les contusions *(sans plaies),*

— teinture: une cuillerée à café dans un verre d'eau, en compresses sur contusions *sans plaies,*
ou

teinture d'arnica	20 g
glycérine	50 g
eau	60 g

en onctions,

— mélange avec:

arnica	aa 25 g
eau blanche	aa 25 g
alcool camphré	qsp 250 ml

en compresses sur les articulations,

— pommade à l'arnica.

N.B.: L'arnica est également une plante ornementale.

ARRÊTE-BŒUF

(Voir Bugrane)

ARTICHAUT

Cynara scolymus
Composée

Connu depuis l'Antiquité, introduit en France au XVIe siècle, les propriétés thérapeutiques de ses feuilles, tiges et racines sont connues depuis des siècles.

Parties utilisées: la feuille (et non les bractées que l'on mange habituellement). Les racines étaient utilisées jadis contre les rhumatismes, la gravelle, l'hydropisie, la jaunisse.

Principaux constituants connus: flavonoïdes, acides phénols, cynarine, acides caféique, chlorogénique..., principes amers, acides alcools (ac. lactique, citrique, malique, glycérique, glycolique), sels minéraux (potassium, magnésium, calcium...), stéroïdes, tanins, enzymes (phénoloxydase...).

Propriétés

— cholérétique
— hypocholestérolémiant
— *diurétique*
— circulatoire
— apéritif
— fébrifuge
— laxatif
— tonique
— *rajeunissant tissulaire.*

Indications

— *insuffisances hépatiques,* ictère
— *hypercholestérolémie*
— *athérosclérose* et signes associés (vertiges, bourdonnements d'oreilles, céphalées, mouches volantes, sensations de doigts morts...) — Tixier 1933
— *états pléthoriques,* arthritisme
— *affections hépato-rénales*
— *excès d'urée sanguine*
— *goutte,* rhumatisme
— lithiase urinaire
— hydropisie (Lémery)
— paludisme (médication d'appoint).

Mode d'emploi

- infusion de feuilles: 10 g pour 1 litre d'eau. Une tasse avant les repas (très amère),
- *extrait hydro-alcoolique:* 1 à 4 g par jour (en solution, dragées, pilules) aux repas,
- teinture mère: 50 à 150 gouttes par jour,
- solution intégrale de plante fraîche (S.I.F.P.): 1 ou 2 cuillerées à café par jour.

N.B.: De nombreuses spécialités en contiennent, le plus souvent associé à d'autres végétaux.

ASARET

Asarum europoeum
Aristolochiée

Synonyme: cabaret (les ivrognes l'utilisaient pour se faire vomir).

Parties utilisées: feuilles, rhizome (à utiliser *frais* ou récemment récoltés).

Principaux constituants connus: asarite, asarone (camphre d'asarum), une huile essentielle...

Propriétés: remède «qui pousse par tous les couloirs» (Gilibert)

- *vomitif* (peut remplacer l'ipécacuana)
- *expectorant*
- *sternutatoire.*

Indications

- *bronchite*
- *asthme.*

Mode d'emploi

- infusion: 5 à 7 feuilles pour une tasse d'eau bouillante. A prendre le matin avec du miel
- poudre de rhizome: 1 à 2 g dans de l'eau chaude
- alcoolature (expectorant): 50 à 60 gouttes par jour
- *potion expectorante:*

alcoolature d'asaret	60 gouttes
extrait fluide de primevère	50 gouttes

teinture d'anis vert	20 gouttes
sirop d'erysimum composé	50 g
eau	qsp 150 ml

une cuillerée à soupe toutes les deux heures,

— *poudre sternutatoire* (pour réflexothérapie):

poudre d'asaret	20 g
poudre de bétoine	15 g
poudre de muguet	5 g
essence de camomille	V gouttes

(céphalées - certaines surdités).

ASPERGE

Asparagus officinalis
Asparaginée

Parties utilisées: racine.

Principaux constituants connus: mannite, asparagine, coniférine, sels de potasse,...

Propriétés

— *diurétique déchlorurant*
— *apéritif*
— sédatif du cœur.

Indications

— *oliguries des cardiaques* (véhicule de la digitale)
— *douleurs rénales*
— *hydropisie*
— ictère.

Mode d'emploi

— décoction: 50 g pour un litre d'eau. Bouillir 15 minutes. 3 verres par jour, à jeun,
— extrait aqueux: 1 à 4 g par jour,
— sirop des 5 racines (racines de petit houx, asperge, fenouil, ache, persil): 60 à 100 g par jour,
— suc: 80 à 100 g.

N.B.: Ne pas donner en cas d'inflammation des voies urinaires.

ASPÉRULE ODORANTE

Asperula odorata
Rubiacée

Synonymes: muguet des bois, reine des bois...

Parties utilisées: sommités fleuries, plante entière.

Principaux constituants connus: coumarine (qui lui donne son parfum).

Propriétés

— *calmant du système nerveux* (comme le mélilot)
— *antispasmodique*
— *somnifère*
— *diurétique*
— digestif
— *stimulant hépatique.*

Indications

— *insomnies des enfants,* vieillards, convalescents
— *neurasthénie,* mélancolie, hystérie
— *oliguries*
— indigestions
— *hydropisie*
— lithiase urinaire
— *hépatisme*
— fièvres éruptives: scarlatine, rougeole.

Mode d'emploi

— infusion: une cuillerée à dessert de fleurs par tasse d'eau. Infuser 3 à 5 minutes (ne pas faire bouillir). Trois tasses par jour,
— hydrolat: 20 à 30 g par jour,
— vin de mai: 60 g de fleurs pour un litre de vin sucré à 80 g (tonique).

N.B.:
1. Dans les armoires, elle parfume le linge et *chasse les insectes.*
2. Sert à aromatiser les vins, entre dans la composition de liqueurs.
3. Des feuilles sèches d'aspérule odorante mélangées à des feuilles de menthe et de tussilage composent un agréable tabac aromatique.
4. On s'en servait autrefois en Hollande pour rembourrer les paillasses.

AUBÉPINE

Crataegus oxyacantha
Rosacée

(*Oxyacantha:* du grec *oxus* = aigu et *akantha* = épine.)
Synonymes: épine de mai, épine blanche.

Parties utilisées: *fleurs* et baies (cueillette des sommités fleuries d'avril à juin).

Principaux constituants connus: *fleurs:* des polyphénols (flavonoïdes et proanthocyanidines), des amines, des triterpènes, des minéraux. Dans l'écorce: crataegine et oxyacanthine.

Propriétés

Fleurs

— *tonicardiaque* (Huchard)
— *hypotenseur* (par *vasodilatation*)
— *antispasmodique* («la valériane du cœur»)
— hypnotique léger
— fébrifuge.

Baies

— astringent (diarrhées)
— dissolvant des calculs (?).

Indications (l'*utiliser longtemps,* ne s'accumule pas)

— *palpitations*
— *douleurs cardiaques,* angine de poitrine (Clément, U.S.A., 1898)
— spasmes vasculaires
— tachycardie, arythmies (Jennings, U.S.A., 1896)
— bouffées congestives, palpitations, irritabilité, insomnies de la *ménopause*
— *athérosclérose,* hypertension
— *troubles de dystonie neuro-végétative* (angoisses, vertiges, bourdonnements d'oreille)
— dyspepsies
— insomnies
— diarrhées, dysenterie (baies)
— lithiase urinaire et biliaire (baies).

Mode d'emploi

— infusion de fleurs: une cuillerée à café par tasse d'eau bouillante. 2 ou 3 tasses par jour,
— *teinture au 1/5:* 1 à 5 gouttes par jour avant les repas, 3 semaines par mois (hypotenseur) — 50 gouttes au coucher (antispasmodique, hypnotique),
— extrait fluide: 10 à 25 gouttes, 3 fois par jour,
— tisane de baies: 15 g pour 1 litre d'eau. 2 à 3 tasses par jour,
— *mixture antispasmodique:*

teinture d'aubépine	20 g
teinture de passiflore	aa 10 g
alcoolature de ballote	

40 à 60 gouttes, 3 fois par jour,
également:

teinture de belladone	1 g
teinture de cratægus	aa 10 g
teinture de passiflore	

20 gouttes dans un peu d'eau, 2 fois par jour (anxiété, angoisses névroses),

teinture de passiflore	aa 3 g
teinture de cratægus	
extrait de valériane	4 g
hydrolat de menthe	qsp 90 ml

une cuillerée à café dans un peu d'eau (sédatif cardio-vasculaire),
— *vin* avec:

gui	100 g
aubépine	50 g
vin blanc	1 litre

laisser macérer une semaine. Un verre à madère avant les 2 grands repas (troubles de la ménopause, dyspepsies nerveuses, insomnies des cardiaques).

De nombreuses préparations pharmaceutiques en contiennent.

N.B.: L'aubépine est inscrite aux pharmacopées française, allemande, belge, suisse, soviétique.

AUNE OU AULNE

Alnus glutinosa
Bétulinée

Synonymes: aune commun, aunet.

Parties utilisées: écorce, feuilles vertes.

Principaux constituants connus: tanin.

Propriétés (écorce)
— astringent
— fébrifuge
— cicatrisant.

Indications
Écorce
— fièvres intermittentes (comme le quinquina)
— inflammations de la gorge, angines
— ulcères variqueux.
Feuilles
— rhumatismes
— paralysies.

Mode d'emploi

Usage interne
— poudre d'écorce: 30 g dans un verre de bin blanc, le matin à jeun (fièvres intermittentes).

Usage externe
— décoction d'écorce: en gargarismes (angines). Également en lotion sur les ulcères variqueux,
— applications de feuilles chauffées dans les *rhumatismes* (étendre les feuilles sur le lit, faire coucher le malade qu'on recouvre de feuilles et d'une couverture chaude).

N.B.: L'aune est un arbre qui pousse dans tous les terrains, surtout humides. Il peut être coupé tous les 3 ou 4 ans. Son bois était très apprécié des boulangers et, par ailleurs, pour faire des pilotis: le bois, qui pourrit rapidement à l'air, devient d'une très grande dureté dans l'eau (pilotis de Hollande, anciens ponts de Londres et de Venise). Il est, enfin, recherché par les sculpteurs, les tourneurs et les sabotiers.

AUNÉE

Inula helenium
Composée

Une des plantes les *plus précieuses.*

Synonymes: lionne, œil de cheval, panacée de Chiron, aromate germanique, plante à escarres...

Parties utilisées: racine.

Principaux constituants connus: huile volatile, hélénine, alantol, *inuline,* résine, camphre, albumine, sels de potasse, de chaux et de magnésie...

Propriétés

Usage interne

— *antiseptique calmant, asséchant des voies respiratoires*
— expectorant
— augmente la sécrétion biliaire (E. Chabrol et J. Chevalier)
— *diurétique éliminateur de l'urée et des chlorures* (E. Chabrol et J. Chevalier)
— sudorifique
— tonique
— stimulant de l'appétit et de la digestion
— bactéricide
— *favorisant des règles*
— *vermifuge*
— sédatif.

Usage externe

— cicatrisant
— antiprurigineux.

Indications

Usage interne

— *bronchites*
— *asthme,* toux quinteuses
— *tuberculose pulmonaire* (l'hélénine s'oppose au développement du bacille de Koch - Dr de Korab)
— affections hépato-biliaires, ictère

— hémorroïdes
— *néphrites,* pyélo-néphrites
— *anémie, fatigue générale,* chlorose
— atonie digestive
— règles douloureuses, insuffisance des règles
— *pertes blanches*
— hypertension
— *parasites intestinaux*
— diarrhée
— goutte.

Usage externe

— *dermatoses* (dartres, eczéma, gale), prurits
— ulcères atones, escarres
— trachéite.

Mode d'emploi

Usage interne

— décoction: 10 à 20 g par litre d'eau. Une tasse avant chaque repas,
— teinture: 15 à 20 gouttes, 4 à 5 fois par jour,
— poudre: 2 à 10 g dans un liquide quelconque,
— extrait fluide: 5 à 10 g par jour,
— *potion contre la bronchorrhée et la tuberculose pulmonaire:*

extrait mou d'aunée	2 g
teinture de bardane	1 g
sirop de capillaire	80 g
eau	qsp 200 ml

une cuillerée à soupe toutes les deux heures,
— *vin d'aunée:*

racine pilée	40 g
eau-de-vie	50 cl
vin blanc	1 litre

macérer 15 jours. Filtrer. Trois verres à liqueur par jour (béchique - tonique - diurétique),
— voir à millepertuis: mélange pour bronchites, asthme, cystites.

Usage externe

— décoction à 30 g par litre d'eau (ulcères atones, prurit),
— en onguent (escarres),
— inhalations: une cuillerée à café de la teinture dans un bol d'eau bouillante (trachéite chronique).

AURONE MÂLE

Artemisia abrotanum
Composée

Synonymes: citronnelle, armoise aurone, ivrogne, garde-robe...

Parties utilisées: plante entière.

Principaux constituants connus: huile essentielle (qui lui donne son parfum).

Propriétés

— tonique
— *vermifuge*
— détergent
— cicatrisant
— stomachique.

Indications

— *parasites intestinaux* (oxyures, ascaris)
— menstruations difficiles
— digestions pénibles
— plaies infectées, ulcères (usage externe).

Mode d'emploi

Usage interne

— une cuillerée à café par tasse, infuser 10 minutes,
  - comme *vermifuge:* une tase 15 minutes avant le petit déjeuner, 3 matins de suite à la lune descendante. Renouveler deux fois.
  - comme *stomachique:* une tasse après les repas.

Usage externe

— une poignée par litre d'eau. Bouillir 10 minutes. Ajouter 2 cuillerées à soupe de sel marin. En lavages des plaies infectées, ulcères.

N.B.: Placée dans les armoires, éloigne les mouches et les mites.

BADIANE

(Voir Anis étoilé)

BAGUENAUDIER

Colutea arborescens
Papilionacée

Synonymes: séné d'Europe, faux séné, arbre à vessie...

Parties utilisées: feuilles et gousses.

Principaux constituants connus: acide colutéique.

Propriétés

— laxatif (moins irritant que le séné)
— cholagogue.

Indications

— constipation.

Mode d'emploi

— infusion: 20 à 30 g par litre d'eau. Une tasse après les repas (préparation désagréable),
— *pilules* avec:

extrait de baguenaudier	0,10 g
poudre de réglisse	qsp 1 pilule

1 à 3 pilules avant le repas du soir,
— *pilules laxatives:*

extrait aqueux de feuilles de baguenaudier	aa 0,10 g
extrait aqueux d'écorce de bourdaine	
poudre de feuilles de belladone	cinq mg

pour une pilule - 2 ou 3 au coucher,
— *suppositoires drastiques:*

extrait de baguenaudier	0,30 g
extrait de bryone	0,15 g
beurre de cacao	qsp

un suppositoire.

BALLOTE

Ballota fœtida
Labiée

Synonymes: marrube puant, marrube noir.

Parties utilisées: sommités fleuries.

Principaux constituants connus: acides phénols, lactones diterpéniques, hétérosides flavoniques, choline.

Propriétés

— *antispasmodique*
— sédatif cardiaque
— rééquilibrant nerveux
— tonique
— détersif (usage externe).

Indications

— *anxiété*
— *neurasthénie*
— *instabilité psychique*
— névroses de la ménopause
— *états sympathicotoniques* (certaines insomnies, spasmes digestifs)
— bourdonnements d'oreille
— *coqueluche,* toux quinteuses
— ulcères de jambes (usage externe).

Mode d'emploi

Usage interne

— infusion: 30 g par litre d'eau. 2 ou 3 tasses par jour,
— *alcoolature:*
  • chez les *enfants:* 20 gouttes par jour et par année d'âge (coqueluche),
  • chez les *adultes* (névroses): 1 à 2 cuillerées à café par jour,
— teinture mère: 20 à 50 gouttes, 2 ou 3 fois par jour,
— *mixture antispasmodique* (voir aubépine),
— *mixture contre l'insomnie nerveuse:*

alcoolature de ballote .... 50 g
essence de carvi .... X gouttes

commencer par 30 gouttes le soir au coucher. Augmenter chaque jour de 5 gouttes jusqu'à 80 gouttes. Poursuivre à cette dose pendant une semaine. Redescendre en suivant la progression inverse, ou encore :

hydrolat de marjolaine .... } aa 50 g
alcoolature de ballote fétide .... }

une cuillerée à café le soir au coucher, suivie d'une tasse d'infusion de feuille d'oranger (20 g pour un litre d'eau) dans laquelle on mettra 1 cuillerée à café d'eau de fleur d'oranger.

Usage externe

— décoction de 25 à 30 g par litre d'eau (ulcères atones).

BALSAMITE ODORANTE

Tanacetum balsamita
Balsamitée

Synonymes : menthe coq, grande tanaisie...

Parties utilisées : plante entière.

Propriétés

— tonique
— antispasmodique
— vermifuge
— emménagogue
— diurétique
— carminatif
— digestif.

Indications

— bronchites avec toux spasmodique
— hystérie et maladies nerveuses
— règles difficiles ou insuffisantes
— parasites intestinaux
— digestions pénibles.

Mode d'emploi

— infusion : une cuillerée à dessert par tasse. Infuser 10 minutes. 2 ou 3 tasses par jour,

- vermifuge : une tasse le matin à jeun, 3 jours de suite à la lune descendante. Renouveler deux fois.
- autres usages : une tasse après les repas.

BARBARÉE

Barbarea vulgaris
Crucifère

Synonymes : cresson de terre, herbe de Sainte-Barbe...

Parties utilisées : feuilles.

Propriétés

— apéritif
— diurétique
— antiscorbutique
— détersif (usage externe).

Indications

Usage interne

— hydropisie
— goutte
— lithiase urinaire
— congestion hépatique
— scorbut.

Usage externe

— plaies, ulcères.

Mode d'emploi

— infusion de feuilles : 20 g pour un litre d'eau. Trois tasses par jour (*à utiliser fraîche* car la dessiccation lui fait perdre ses propriétés).

BARDANE

Arctium lappa et Lappa major
Composée

Synonymes: herbe aux teigneux, herbe aux pouilleux, choux d'ânes...

Parties utilisées: *racine* (que la dessiccation rend à peu près inactive), feuilles, semences.

Principaux constituants connus: huile essentielle, tanin, sels de potasse, de chaux et de magnésie, inuline, *principe antibiotique* comparable à la pénicilline (Osborn, Cavalliro, D. Vincent et Segonzac).

Propriétés (peut souvent remplacer la salsepareille)

— *dépuratif*
— *sudorifique*
— *diurétique éliminateur de l'acide urique*
— *cholérétique*
— laxatif
— antisyphilitique
— *antidiabétique*
— microbicide: antibiotique contre les bactéries à Gram positif (staphylocoque doré, streptocoque, pneumocoque...)
— antivénéneux
— topique.

Indications

Usage interne

— *furonculose,* anthrax, abcès (gorge, dentaires), staphylococcies
— *dermatoses* suintantes et purulentes, acné, dartres, eczéma, plaies, teigne
— *rougeole*
— *goutte* (particulièrement sur terrains vénérien ou hérédo)
— *rhumatismes*
— syphilis
— diabète
— *lithiase urinaire*
— morsures de vipères.

Usage externe

— séborrhée de la face, eczémas

— ulcères atones, adénites
— plaies purulentes.

Mode d'emploi: à utiliser fraîche

Usage interne

— décoction de *racines* à 40 g par litre. Bouillir 10 minutes,
  • dans la *rougeole:* une cuillerée à café toutes les 5 minutes. L'éruption est complète en 2 heures. Guérison en 3 jours (se méfier des courants d'air),
  • dans la *lithiase* et autres affections: 2, 3 tasses par jour,
  • dans la goutte: 60 g de racines, en décoction 5 minutes, par litre d'eau. Boire 2 litres dans la journée, entre les repas,
— poudre de racine: 2 à 4 g dans un liquide quelconque,
— semences: 4 à 6 g, en infusion (diurétique),
— *extrait mou* en pilules:

extrait mou de bardane stabilisé	0,20 g
poudre de réglisse	qsp 1 pilule

5 à 10 pilules par jour,
— teinture ou *extrait de racine stabilisée (préparation recommandée):* 10 à 30 gouttes, 2 ou 3 fois par jour.

Usage externe

— les feuilles fraîches écrasées: en cataplasmes sur les *morsures de serpents* (Legendre, de Bléneau, Brissemoret),
— les feuilles appliquées sur la poitrine dans les *affections pulmonaires chroniques,* rhumes traînants, et en applications sur toutes les douleurs (rhumatismes, *goutte...*),
— les feuilles cuites en cataplasmes dans la goutte,
— macérées dans l'huile d'olive, elles hâtent la cicatrisation des ulcères de jambe (essayer le traitement dans les cancers ulcérés),
— racines (de préférence fraîches): en décoction de 20 minutes (3 poignées par litre), en lavages dans les *affections cutanées* (séborrhée du visage, eczéma sec, impétigo, acné). Lotion de la tête et massage du cuir chevelu contre la *chute des cheveux,*
— alcoolature de feuilles fraîches en applications dans certaines infections bucco-pharyngées.

N.B.:
1. La racine de bardane passe pour avoir guéri Henri III de la syphilis.
2. Au Japon les racines, bouillies à l'eau salée et préparées comme des salsifis, sont consommées en guise de légume.

BASILIC

(Voir «Aromathérapie»)

BAUME DE TOLU

Balsamum tolutanum

Le baume de Tolu provient d'un arbre: *Myroxylon balsamum,* var. *genuinum* ou *Myroxylon toluiferum.* L'arbre pousse dans les régions nord de l'Amérique du Sud, entre autres au Venezuela. On fait couler le suc à la manière de la térébenthine dans les Landes.

Principaux constituants: oléo-résine aromatique contenant de nombreux éthers.

Propriétés

— balsamique
— antiseptique
— modificateur des sécrétions bronchiques et urinaires.

Indications

— bronchites, trachéites
— laryngite tuberculeuse
— cystites
— pyélonéphrites.

Mode d'emploi

— pilules à 0,10 g - 3 à 12 par jour,
— *émulsion du Codex,* à 20 pour mille, la plus active: 2 à 4 cuillerées à café par jour dans une infusion chaude,
— teinture alcoolique: mélanger avec teinture de benjoin, d'eucalyptus pour inhalations.

Synergiques balsamiques: baume du Pérou - benjoin - térébenthine - copahu.

BAUME DU PÉROU

Balsamum peruvianum
Légumineuse Papil

Le baume du Pérou provient d'un arbre: *Myroxylon balsamum,* var. *pereirae* ou *Myroxylon pereirae.* L'arbre ne pousse pas au Pérou, mais forme des forêts à la côte Pacifique de l'Amérique Centrale, surtout San Salvador. Il y a aussi un baume qui provient du Pérou (et de Bolivie), le quino-quin, d'un arbre nommé *Myroxylon balsamum,* var. *punctatum.*

Principaux constituants connus: acides cinnamique et benzoïque, éthers, coumarine, vanilline, résine...

Propriétés: balsamique, antiseptique, antiparasitaire, cicatrisant.

Indications

Usage interne: quelquefois dans la tuberculose, les leucorrhées.

Usage externe: topique (gale, ulcères douloureux, fistules anales, leucoplasie buccale), dans la tuberculose laryngée, osseuse, ganglionnaire.

Mode d'emploi

Usage interne: pilules de 0,05 ou 0,10 g. On donne 0,25 g à 1 g par jour.

Usage externe: pommade à 1 ou 2 %, glycéré au 1/10, en inhalations (mixture alcoolisée).

N.B.: Le baume du Pérou est peu toxique mais à hautes doses, il peut provoquer une irritation rénale ou intestinale, même en applications externes.

BEC DE GRUE

Erodium cicutarium
Géraniacée

Synonyme: erodium à feuille de ciguë...

Parties utilisées: plante entière, semences.

Principaux constituants connus: tanin, acide ellagique, acide gallique...

Propriétés
— stimulant du tonus utérin
— hémostatique.

Indications
— hémorragies utérines.

Mode d'emploi
— *infusion:* 10 g pour 100 g d'eau. Une cuillerée à soupe toutes les deux heures,
— *extrait fluide:* 3 à 5 g par jour,
— *semences pulvérisées:* 1 g dans du miel, matin et soir (ne pas dépasser 2 g par jour, administrer 2 heures après les repas).

N.B.: L'erodium a une action intermédiaire entre l'hydratis (Van Dongen) et l'ergot de seigle.

BELLADONE

Atropa belladonna
Solanée

Synonymes: herbe empoisonnée, belle dame, morelle furieuse...
Toxique - Tableau A (voir N.B.)

Parties utilisées: racine et *feuilles.*

Principaux constituants connus: acide atropique, des alcaloïdes: atropine, hyoscyamine, belladonine...

Propriétés
Paralysant du système sympathique, d'où:
— *antispasmodique* des fibres musculaires lisses (bronches, tube digestif...)
— *antisudoral*
— *modérateur des sécrétions* (salive, bile, sueur, pancréas...) *sauf* de la sécrétion intestinale (études de W. Jones, Brown-Séquard, Trousseau...)
— sédatif puissant dans névralgies et douleurs viscérales.

Indications

- *spasmes des tuniques musculaires* (gastro-intestinales, anus, urètre, vagin, col utérin)
- *spasmes des voies respiratoires* (coqueluche, asthme nerveux, spasmes glottiques)
- *incontinence d'urine nocturne*
- *priapisme,* spermatorrhée
- *sialorrhée,* galactorrhée
- *sueurs* des tuberculeux
- *constipation spasmodique*
- *névralgies, migraines*
- danse de Saint-Guy
- mal de mer.

Contre-indications

- *médicament dangereux,* avec des *intolérances individuelles.* L'utiliser avec prudence au cours des maladies infectieuses, le proscrire dans les états hypertensifs (artériosclérose, angine de poitrine) et lorsqu'on peut redouter la phase d'excitation cérébrale qu'il détermine à doses moyennes.

Mode d'emploi

Usage interne

- poudre de feuilles : 0,15 à 0,20 g par jour, en cachets,
- extrait hydro-alcoolique : 0,02 à 0,06 g par jour, en pilules,
- *teinture alcoolique au 1/10 :* cinq à vingt gouttes par jour. Pour les enfants après 2 ans : 1 goutte par jour et par année d'âge, avec maximum : dix gouttes (57 gouttes = 1 g),
- sirop : 5 à 20 g par jour pour les adultes, 1 g par année d'âge pour les enfants,
- pilules contre la *constipation :*

  extrait de belladone .... } aa 0,01 g
  poudre de belladone .... }

  pour une pilule. Une à trois au coucher,
- *atropine (sulfate d') : très toxique,* en granules à 1/10 de mg, 2 à 6 par jour,
- voir à aubépine formule contre anxiété, angoisses, névroses.

Usage externe

- décoction de feuilles à 20 g par litre, en injections vaginales dans le vaginisme,

— emplâtre à 20 % d'extrait,
— pommade avec :

extrait de belladone	3 g
axonge	30 g

— suppositoires avec :

extrait de belladone	0,01 à 0,02 g
beurre de cacao	5 g

— la belladone sert de base à l'huile de jusquiame composée (baume tranquille) et à l'onguent populeum.

N.B. :
1. Les fruits rouges de la belladone, ressemblant à des cerises, attirent les enfants. Leur ingestion, agréable, entraîne la mort.
2. La belladone augmente la tension oculaire, provoque la mydriase, entraîne la paralysie de l'accommodation, l'accélération cardiaque, augmente la tension artérielle, entraîne une congestion des centres nerveux.

Les signes d'intolérance sont : sécheresse de la gorge, soif, tachycardie, congestion de la face, dilatation pupillaire, puis : excitation violente, hallucinations, vertiges, délire bruyant, tremblements, spasmes, prostration, hypotension et coma.

Un bon *contre-poison :* l'angélique.

BENOÎTE

Geum urbanum (des villes), *rivale* (des ruisseaux), *montanum* (des montagnes)
Rosacée

Synonymes : herbe bénite, herbe de Saint-Benoît.

Parties utilisées : racine.

Principaux constituants connus : eugénol (principe odorant du girofle), tanin, résine...

Propriétés

— tonique et astringent
— sudorifique
— fébrifuge (comme le quinquina)
— vulnéraire, révulsif.

Indications

Usage interne

— asthénie

— entérite chronique avec diarrhée, dysenterie
— hypotonie des voies digestives (dyspepsies)
— hémorragies diverses (hémoptysies...)
— tuberculose (sécrétions bronchiques, diarrhées, état général)
— fièvres intermittentes (médecins danois Buchaave, Aaskow)
— ophtalmies, névralgies dentaires, céphalées (usages interne et externe).

Usage externe

— plaies
— conjonctivite, blépharite.

Mode d'emploi

Usage interne

— infusion: 60 g par litre d'eau. Infuser 10 minutes. Boire 1/2 litre par jour, entre les repas, pendant quelques jours,
— *teinture:* 30 à 50 gouttes avant les repas,
— extrait aqueux: 1 à 3 g par jour,
— poudre: 1 à 4 g par jour *(tonique),*
— *macération vineuse avec:*

benoîte (plante)	30 g
sauge	10 g
menthe poivrée	10 g
rue	10 g
vin rouge	1 litre

laisser macérer 24 heures. Filtrer. Une gorgée 4 à 6 fois par jour (gêne respiratoire) (J. Kunzlé).

Usage externe

— décoction: 30 g par litre d'eau, en lavages et compresses,
— cataplasmes de feuilles écrasées en applications (ophtalmies).

BERBERIS

(Voir Épine-vinette)

BERCE

Heracleum spondylium
Ombellifère

Synonymes: angélique sauvage, panais sauvage...

Parties utilisées: feuilles, racine, semences.

Principaux constituants connus: octanol.

Propriétés
— aphrodisiaque (H. Leclerc)
— stimulant
— digestif
— hypotenseur immédiat, doux, prolongé (R. Paris)
— diurétique
— vermifuge (semences)
— résolutif
— détersif.

Indications

Usage interne
— asthénie sexuelle
— digestions pénibles
— météorisme
— hypertension artérielle
— insuffisance rénale
— épilepsie.

Usage externe
— œdèmes, tumeurs, abcès, furoncles, ulcères atones.

Mode d'emploi

Usage interne
— décoction de racine: 15 g par litre, 3 verres par jour,
— *extrait fluide:* 1 à 2 g par jour,
— *alcoolature:* 1 à 2 g par jour,
— teinture: 10-15 gouttes, 2 ou 3 fois par jour (hypertension),
— les *fruits* sont employés contre la *blennorragie,* en infusion: une

cuillerée à dessert pour une tasse d'eau. Infuser 10 minutes. 3 tasses par jour, entre les repas,
— racine séchée et pilée: 8 g (épilepsie).

Usage externe

— décoction de racine: 30 g pour 1 litre d'eau, en compresses et lavages.

N.B.: R. Paris, H. Leclerc et J. Sterne ont démontré que l'octanol, injecté par voie intraveineuse à des chiens, provoquait une hypotension douce et prolongée accompagnée d'une vasodilatation périphérique, l'augmentation des urines et une diminution de l'urée sanguine.

BERGAMOTIER

(Voir «Aromathérapie»)

BÉTOINE

Betonica (ou Stachys) officinalis
Labiée

Plante autrefois très utilisée par les Grecs.

Parties utilisées: racine et feuilles.

Principaux constituants connus: deux bétaïnes (stachydrine et bétonicine), turicine...

Propriétés

Usage interne

— expectorant
— apéritif
— stomachique
— émétique (racine)
— purgatif (racine)
— fébrifuge.

Usage externe

— vulnéraire et antiputride
— topique.

Indications

Usage interne

— ictère (racine)
— paralysies (racine)
— affections pulmonaires, hémoptysie
— goutte et rhumatisme chronique
— vertiges
— migraines nerveuses.

Usage externe

— plaies infectées (cancéreuses ?)
— ulcères de jambe.

Mode d'emploi

Usage interne

— à employer prudemment car peut provoquer des vomissements : une cuillerée à café de *racine* pour une tasse. Bouillir, infuser 10 minutes. 1/2 tasse, 3 ou 4 fois par jour,
— 5 à 15 g de feuilles pour 1/2 litre d'eau, en infusion. Une ou deux tasses par jour,
— *poudre :* 1 à 2 g par jour,
— teinture : 10 gouttes, 3 fois par jour.

Usage externe

— décoction : 100 g pour 1 litre d'eau (ou de vin). Bouillir 20 minutes. En lavages et compresses sur les plaies infectées, ulcères de jambe,
— cataplasmes de feuilles fraîches écrasées.

N.B. :
1. Les feuilles séchées pulvérisées constituent un excellent sternutatoire (entraient dans la composition de la poudre capitale de Saint-Ange).
2. Dans certains pays, elles sont fumées en guise de tabac, parfois mélangées avec des feuilles de tussilage (Angleterre).

BISTORTE

Polygonum bistorta
Polygonacée

Synonymes: serpentaire femelle ou bistordue, langue de bœuf...

Parties utilisées: racine.

Principaux constituants connus: tanin (15 à 20 %), amidon, acides gallique, oxalique...

Propriétés (comparables à celles de la tormentille)
— *astringent* (intestin, voies génitales)
— modificateur des muqueuses
— tonique
— vulnéraire.

Indications

Usage interne
— diarrhées, dysenterie
— métrorragies
— pertes blanches
— urétrites
— hémorroïdes
— aphtes
— tuberculose
— fièvres intermittentes (associée à la gentiane).

Usage externe
— plaies
— stomatites, pharyngites
— urétrites, pertes blanches
— hémorroïdes, diarrhées.

Mode d'emploi

Usage interne
— décoction: 30 g pour 1 litre d'eau. Bouillir 5 minutes. 4 tasses par jour,
— poudre: 2 à 4 g par jour,

— extrait mou : 0,50 à 2 g par jour, en pilules,
— vin (conseillé par H. Leclerc) :
Laisser macérer 24 heures 125 g de racine de bistorte concassée dans 250 g d'alcool à 45°. Ajouter quantité suffisante de vin rouge de Bordeaux pour amener à un litre. Laisser macérer 4 jours. Passer. De 50 à 100 g par jour.

Usage externe

— 2 poignées par litre d'eau. Bouillir 15 minutes :
- en *injections* dans les leucorrhées, urétrites
- en *lavements* dans hémorroïdes, diarrhées
- en *compresses* comme antiseptique et cicatrisant des plaies
- en *gargarismes* dans angines, aphtes, et pour fortifier les gencives.

— *suppositoires astringents et calmants :*

extrait de bistorte	0,50 g
extrait de jusquiame	deux centigrammes
beurre de cacao	5 g

pour un suppositoire (hémorroïdes, diarrhées).

BLEUET

Centaurea cyanus
Composée

Synonyme : casse-lunettes.

Parties utilisées : fleurs, plante entière.

Principaux constituants connus : tanin, anthocyanine, pélargonine.

Propriétés

Usage interne

— dépuratif
— diurétique
— antirhumatismal
— fébrifuge
— calmant
— purgatif (graines).

Usage externe
— *anti-ophtalmique*
— léger astringent, adoucissant.

Indications

Usage interne
— rhumatisme
— ascite
— ictère.

Usage externe
— *conjonctivites,* blépharites, orgelets.

Mode d'emploi

Usage interne
— infusion de plante entière : 2 pincées par tasse. Infuser 10 minutes. 3 tasses par jour, entre ou avant les repas,
— décoction : 15 à 25 g de plante entière par litre d'eau : antinévralgique et antirhumatismal,
— *bière antirhumatismale :* 25 g de plante entière macérée dans un litre de bière,
— graines :
  • 2 g dans un peu de miel : purgatives,
  • 4 g dans un peu de miel : contre l'ictère.

Usage externe
— conjonctivites : une cuillerée à dessert pour une tasse. Bouillir 5 minutes. En lavage et bains d'yeux,
— ou eau distillée de bleuet : mêmes usages,
— *en collyre astringent :*

euphraise	50 g
fleurs de bleuet	aa 25 g
feuilles de plantain	aa 25 g

une cuillerée à soupe pour 100 g d'eau bouillante. Infuser 30 minutes. Filtrer. En bains d'yeux.

BOLDO

Pneumus boldus (arbre du Chili)
Monimiacée

Parties utilisées: feuilles.

Principaux constituants connus: huile essentielle, boldine (alcaloïde), boldoglucine (glucoside).

Propriétés

— *ami de la vésicule biliaire, favorise la sécrétion de la bile*
— diurétique
— stimulant général
— hypnotique.

Indications

— congestion du foie
— *insuffisances hépatiques,* cholécystites et leurs multiples conséquences
— *lithiases biliaires*
— infections urinaires, cystites
— insomnies des hépatiques.

Mode d'emploi

— infusion de feuilles: 2 cuillerées à soupe pour 1 litre d'eau. 2 tasses par jour, avant les repas,
— teinture au 1/5: 20 à 100 gouttes par jour, avant les repas,
— extrait fluide: 25 gouttes, 2 fois par jour,
— boldine (granules de un mg): 5 à 6 par jour (prendre toujours ces préparations *avant* les repas),
— *mixture cholagogue:*

teinture de boldo	aa 5 g
teinture d'ipéca	
teinture de gentiane	
teinture de noix vomique	

10 gouttes avant les deux principaux repas.

Synergiques: huile d'olive, artichaut, combretum, romarin.

BOUILLON BLANC OU MOLÈNE

Verbascum thapsus
Scrofulariée

Synonymes: cierge de Notre-Dame, herbe de Saint-Fiacre, fleur de grand chandelier, queue de loup, oreille de Saint-Cloud...

Parties utilisées: fleurs et feuilles.

Principaux constituants connus: huile essentielle, mucilage, matière colorante, sucre de canne (10 %), acides gras libres...

Propriétés

— *béchique,* pectoral
— *émollient*
— *diurétique*
— sudorifique
— légèrement narcotique.

Indications

Usage interne

— *trachéites,* angines
— *bronchites aiguës* et chroniques
— *asthme*
— diarrhées douloureuses
— hémorroïdes
— cystites
— dermatoses.

Usage externe

— furoncles, ulcères atones, brûlures, dartres.

Mode d'emploi

Usage interne

— infusion de fleurs: une poignée par litre d'eau. Infuser 10 minutes. Passer à travers du coton hydrophile pour retenir les poils des pétales. Trois tasses par jour, à jeun,
— décoction: 30 g de feuilles par litre d'eau (contre les *épreintes* avec mucosités, 3 verres par jour, à jeun, pendant 3-4 jours),
— voir à mauve: tisane antigrippale et contre la toux.

Usage externe

— *décoction concentrée:* 2 poignées de fleurs et feuilles pour un litre d'eau. Bouillir 10 minutes. En lotions et fomentations sur les *ulcères douloureux*. En lavements: diarrhées, dysenteries,

— *cataplasmes* ou lotions: feuilles cuites dans du lait contre furoncles, dartres, ulcères atones, brûlures, hémorroïdes. En même temps, boire 3 verres de cette décoction pendant 3 jours.

Synergiques: coquelicot, guimauve, mauve, tussilage, violette, pied-de-chat qui, avec le bouillon blanc, constituent la tisane dite des « quatre fleurs ».

BOULEAU

Betula alba
Amentacée

Synonymes: arbre de la sagesse.

Parties utilisées: feuilles, bourgeons, écorce, sève.

Principaux constituants connus: résine, bétulalbine, bétuline, acide bétulalbique...

Propriétés

Feuilles

— *diurétique éliminateur des chlorures, de l'urée, de l'acide urique*
— dépuratif
— stimulant
— sudorifique.

Bourgeons

— combat l'engorgement des ganglions lymphatiques.

Écorce

— dépuratif
— digestif
— fébrifuge.

Sève

— antilithiasique urinaire, détersif.

Indications

Usage interne

— *œdèmes des cardio-rénaux* (Winternitz)
— oligurie
— hyperazotémie et syndromes (vertiges, maux de tête... Artault)
— hypercholestérolémie
— *rhumatismes goutteux* (H. Huchard, Cremer), excès d'*acide urique*
— *lithiase urinaire, coliques néphrétiques* (surtout la sève)
— hydropisie
— obésité, pléthore
— *arthritisme*
— albuminurie
— hypertension et ses troubles (céphalées, vertiges, mouches volantes)
— parasites intestinaux
— certains cas de cellulite
— athérosclérose.

Usage externe

— *dermatoses,* adénites
— plaies.

Mode d'emploi

Usage interne

— infusion de feuilles: 40 g pour 1 litre d'eau bouillante. Infuser 10 minutes. Trois tasses par jour, entre les repas (quand l'infusion est à 40° environ, ajouter 1 g de bicarbonate de soude qui dissoudra les principes résineux),
— décoction de bourgeons: 50 à 150 g pour 1 litre d'eau, additionnés de 1 g de bicarbonate de soude pour faciliter la dissolution des résines. Bouillir 10 minutes. 2 à 3 tasses par jour,
— décoction d'écorce: une cuillerée à café par tasse. Bouillir 5 minutes. Une tasse avant les repas (fièvres intermittentes),
— *extrait alcoolique:* pilules de 0,20 g. De 6 à 10 par jour,
— teinture: 10 à 20 gouttes, 2 ou 3 fois par jour,
— extrait fluide: 1 à 3 g par jour,
— *sève de bouleau:* 1/2 verre à 1 verre chaque matin à jeun, pendant 15-20 jours,
— *sirop diurétique:*

extrait fluide de feuilles de bouleau	50 g
élixir de Garus	100 g
glycérine	40 g
sirop simple	500 g

2 ou 3 cuillerées à soupe par jour,

— *vin tonique et fébrifuge:* laisser macérer 50 g d'écorce de bouleau dans 1 litre de vin rouge pendant une semaine. Un verre à Bordeaux avant les 2 grands repas.

Usage externe

— 2 poignées de feuilles ou 30-50 g d'écorce pour 1 litre d'eau. Bouillir 10 minutes. En lavages et compresses (*dermatoses, adénites,* plaies),

— *sève:* en lavages quotidiens des taches de rousseur.

N.B.:

1. On récolte la sève de bouleau en sciant, au printemps, une branche de l'arbre. Une branche de bonne taille peut fournir 4 à 5 litres de sève par jour, une excellente boisson rafraîchissante. Mise en bouteilles, elle devient pétillante comme du champagne et acquiert un goût vineux dont on corrige l'acidité par du sucre. Pour empêcher la fermentation, mettre 4-5 clous de girofle par litre de sève.

2. L'essence de cuir de Russie *(Oleum Rusci)* — produit brut de la distillation pyrogénée de *Betula alba,* rectifié par distillation à la vapeur d'eau — est utilisée dans l'industrie de la peausserie.

BOURDAINE

Rhamnus frangula
Rhamnacée

Arbuste commun de nos campagnes.
Synonymes: bourgène, aune noir.

Parties utilisées: écorce desséchée et vieille d'un an (fraîche, elle est vomitive).

Principaux constituants connus: glucosides anthraquinoniques (2,71 à 2,77 % contre 1,27 à 2,47 % au cascara): franguline, gommes, mucilages... acide chrysophanique...

Propriétés

— *laxatif non irritant*
— *cholagogue*
— vermifuge
— cicatrisant.

Indications

Usage interne

— *constipation spasmodique* (peut être pris par les femmes enceintes, car n'augmente pas le péristaltisme intestinal)
— *insuffisance biliaire* et constipation consécutive
— hémorroïdes
— obésité, cellulite, troubles circulatoires
— parasites intestinaux.

Usage externe

— plaies atones, gale, teigne.

Mode d'emploi

Usage interne

— décoction suivie de macération : faire bouillir 1 à 3 cuillerées à café d'écorce desséchée dans 150 g d'eau, pendant 1/4 d'heure. Laisser macérer 6 heures. Le liquide décanté doit être absorbé au coucher. L'effet se produit le lendemain,
— poudre : cachets de 0,50 g, de 2 à 4 par jour, avant les repas,
— extrait fluide : 1 à 2 g par jour (dans un sirop) — pour les enfants, 5 gouttes par année d'âge et par jour (1 g = 38 gouttes),
— teinture mère : 15 à 20 gouttes avant les 3 repas,
— *extrait aqueux :* (0,20 à 0,40 g par jour) en *élixir :*

extrait aqueux de bourdaine	1 g
élixir de Garus	50 g
sirop d'oranges	qsp 100 ml

2 à 4 cuillerées à dessert au coucher,
— *sirop laxatif pour enfants* de 3 à 7 ans :

extrait fluide de bourdaine	5 g
sirop de roses pâles	25 g
sirop d'oranges	qsp 90 ml

1 ou 2 cuillerées à café au coucher,
— *pilules laxatives :*

extrait aqueux de feuilles de baguenaudier	aa 0,10 g
extrait aqueux d'écorce de bourdaine	
poudre de feuilles de belladone	5 mg

pour une pilule, 2 ou 3 au coucher,
— *mélange laxatif :*

bourdaine, écorce	25 g
angélique, racine	20 g
sauge, feuilles	20 g

mauve, fleurs .... 20 g
graines de lin .... 25 g

1 ou 2 cuillerées à soupe du mélange par tasse. Bouillir 3 minutes et infuser 10 minutes. Sucrer au miel. Une tasse matin et soir,

— *vin laxatif:* laisser macérer 100-120 g de bourdaine dans 1 litre de vin blanc pendant 10 jours. Un verre à Madère ou à Bordeaux.

Usage externe

— teinture mère: une cuillerée à café dans un verre d'eau, en compresses,
Une cuillerée à café dans 1/2 verre de vinaigre de vin contre la gale.

BOURRACHE

Borrago officinalis
Borraginée

Plante originaire d'Asie mineure. Sudorifique, « Père de la sueur », en arabe, se dit: abu rach.

Parties utilisées: feuilles et fleurs, tiges. La plante séchée perd beaucoup de ses propriétés.

Principaux constituants connus: mucilage (fleurs), saponine, nitrate de *potasse* (feuilles et tiges), résines, acide gamma linolénique (ac. gras essentiel).

Propriétés

— *dépuratif*
— *diurétique éliminateur des chlorures*
— *sudorifique*
— adoucissant (fleurs)
— laxatif.

Indications

— *oliguries,* rétention d'urine, néphrites, coliques néphrétiques
— états fébriles, sujets en puissance d'éruptions cutanées, pour stimuler la diurèse *(rougeole, scarlatine)*
— rhumatismes
— affections pulmonaires (rhumes, bronchites), pleurésies
— constipation, entéro-colite.

Mode d'emploi

— infusion de fleurs: une cuillerée à soupe pour une tasse. Infuser 10 minutes. 3 tasses par jour, entre les repas (plante fraîche),
— décoction de feuilles et tiges: 40 g par litre,
— *extrait aqueux:* 1 ou 2 g par jour,
— *extrait fluide:* 4 à 6 g par jour,
— *tisane diaphorétique* (contre les fièvres éruptives):

fleurs de bourrache	10 g
feuilles de mélisse	aa 15 g
capillaire de Montpellier	
eau bouillante	500 g

infuser 1 heure. Passer et ajouter 50 g de sirop de coquelicot. A prendre dans les 24 heures,

— *tisane des cinq fleurs:*

fleurs de lavande	10 g
fleurs de souci	aa 5 g
fleurs de bourrache	
fleurs de genêt	
fleurs de pensée sauvage	

une cuillerée à soupe par tasse d'eau bouillante. Laisser infuser 10 minutes. 3 ou 4 tasses par jour,

— *tisane diurétique:*

fleurs de bourrache	aa
fleurs de genêt	
fleurs de sureau	
feuilles de bouleau	
écorce de bouleau	
barbes de maïs	

N.B.:
1. Coupée fin, donne un goût agréable aux salades. Une excellente formule de salade proposée: bourrache, pissenlit et cresson à parties égales. Le jus de ces plantes constitue un puissant dépuratif.
2. Dans certains pays, on ajoute des fleurs et des feuilles au vin qui prend une saveur rafraîchissante.

BOURSE-A-PASTEUR

Capsella bursa pastoris, ou Thlaspi bursa pastoris
Crucifère

Très commune en Europe.
Synonymes: molette de berger, tabouret, thlaspi...

Parties utilisées: plante entière (à utiliser *fraîche,* de préférence).

Principaux constituants connus: bursine (alcaloïde du groupe des saponines), tanin, acides malique, citrique, acétique, lab-ferment...

Propriétés

— *tonique astringent* (augmente le tonus du muscle utérin)
— *hémostatique* (renforce la perméabilité des capillaires)
— régulateur du flux menstruel (H. Leclerc)
— dissolvant des calculs urinaires (?) (Rademacher).

Indications

Usage interne

— métrorragies de la puberté et de la *ménopause* (Ehrenwall en 1888, Defele en 1901)
— métrites hémorragiques
— règles profuses et irrégulières
— hématuries
— hémoptysies
— hémophilie
— lithiase urinaire
— blennorragie
— varices, hémorroïdes
— dysenterie
— scorbut.

Usage externe

— plaies.

Mode d'emploi

Usage interne

— infusion: 30 à 60 g par litre d'eau. Bouillir et infuser 10 minutes. 3 tasses par jour entre les repas,

— *extrait fluide:* 1 à 5 cuillerées à café par jour,
— teinture: 15 à 20 gouttes, 2 ou 3 fois par jour,
— *potion antimétrorragique:*

extrait fluide de bourse-à-pasteur	10 g
élixir de Garus	25 g
sirop simple	qsp 150 ml

une cuillerée à soupe toutes les 2 heures,
— *teinture:*

alcoolat de bourse-à-pasteur	1 litre
plante fraîche de bourse-à-pasteur	350 g

laisser macérer 10 jours. Passer avec expression et filtrer. Très active contre les hémorragies: 60 à 120 g,
— *contre les dysménorrhées:*

bourse-à-pasteur	50 g
armoise	50 g
eau	1 litre

bouillir 5 minutes. Passer. Boire un verre dès les premières douleurs et un second une heure après (à la *puberté,* pendant 4 jours avant les règles accompagnées d'irrégularité, d'insuffisance ou d'exagération),
— *décoction vineuse:*

bourse-à-pasteur	aa 50 g
vigne rouge	aa 50 g
vin rouge	1 litre

faire bouillir 10 minutes. Un verre à Madère avant les 2 grands repas, 15 jours par mois entre les règles (troubles de la *ménopause:* règles abondantes ou trop fréquentes - douleurs abdominales).

Usage externe

— applications de plante fraîche écrasée sur les plaies.

N.B.: La bourse-à-pasteur est également utile dans l'*épilepsie* et les *affections nerveuses.*

Son action sur l'utérus est connue depuis longtemps (Hippocrate, Paracelse).

L'action anti-hémorragique est décrite par Bock en 1565.

La plante fut utilisée pendant la Guerre 1914-1918 en remplacement de l'ergot de seigle et de l'hydrastis.

On ne sait toujours pas quels sont les principes actifs responsables de l'activité. D'autant que la présence d'isosulfocyanate est affirmée par les uns, contestée par d'autres. Il en est de même pour les alcaloïdes... (R. San Martin Casamada, de Barcelone).

BOUTON D'OR

Ranunculus acris
Renonculacée
Toxique

Synonyme: renoncule des prés.

Plusieurs espèces du genre *Ranunculus* ont été employées en médecine dans des syndromes aussi variés que le delirium tremens, l'alcoolisme, les crises épileptiformes, les éruptions herpétiques, les névralgies intercostales (les bovidés arthritiques se couchent, dit-on et semble-t-il effectivement, sur les lits de boutons d'or).

J'ignore tout de l'emploi actuel des *Ranunculus* en thérapeutique, me bornant à signaler quelques notions:

— l'âcreté des R. à l'état frais est due à un principe volatil détruit par la dessiccation ou la coction,
— *Ranunculus acris* et *R. sceleratus,* qui contiennent de la protoanémonine (ou anémonol), générateur d'anémonine et d'acide anémonique, sont parmi les plantes les plus **toxiques** d'Europe (F. Boas).

Outre *Ranunculus acris,* il faut citer:

— la renoncule aquatique: *Ranunculus aquatilis,*
— la grande douve: *R. lingua,*
— la petite douve: *R. flummula,*
— la renoncule scélérate: *R. sceleratus,* ou herbe de feu, mort aux vaches (une plante de nos marais, très *dangereuse*),
— la renoncule bulbeuse: *R. bulbosus,* ou grenouillette, patte de loup, pied de poule, de coq, rave Saint-Antoine,
— la renoncule des jardins: *R. asiaticus,*
— la renoncule aconit: *R. aconitifolius,* qui pousse en Auvergne,
— *Ranunculus Thora,* qui est peut-être encore plus toxique que le *sceleratus*.

Propriétés

ne sont actuellement retenues que les propriétés rubéfiantes et vésicantes.

Cette plante mériterait certainement beaucoup plus d'attention mais, eu égard à sa toxicité, l'utilisateur éventuel devra consulter les ouvrages dignes de foi, probablement anciens, que je ne suis d'ailleurs pas en mesure de lui indiquer.

BRUNELLE

Brunella vulgaris
Labiée

Synonymes: herbe au charpentier, petite consoude.

Parties utilisées: plante entière.

Propriétés

— astringent
— hypoglycémiant
— détersif.

Indications

Usage interne

— diabète.

Usage externe

— plaies
— angines, glossites, stomatites.

Mode d'emploi

Usage interne

— infusion: 40 g par litre. 3 ou 4 tasses par jour.

Usage externe

— en application, écrasée, sur les plaies: cicatrisant
— décoction: 40 g par litre. En gargarismes, lavages de bouche.

BRUYÈRE

Erica cinerea, Calluna vulgaris
Éricacées

Sous-arbrisseau de 0,20 à 1 m, ligneux et tortueux, très répandu dans toute l'Europe, sur les sols siliceux et acides par manque de chaux. Les détritus de divers végétaux, et surtout de bruyère, associés au sable constituent la terre de bruyère chère aux jardiniers.

Parties utilisées: sommités fleuries avec les feuilles.

Principaux constituants connus: arbutoside, tanins (ac. gallique, caféique, ac. phénols), éricoline, éricinol, triterpènes pentacycliques, ac. fumarique, citrique, gommes...

Propriétés

— *diurétique puissant* et *antiseptique urinaire* (apparentée à Busserole et Solidago)
— dépuratif
— *sédatif des voies urinaires*
— astringent
— antirhumatismal.

Indications

Usage interne

— *cystites* avec pyurie (surtout des *prostatiques*) — pour H. Leclerc, supérieure à la Busserole
— colibacillose, phosphaturie, albuminurie
— pyélonéphrites
— oliguries
— lithiase urinaire (?)
— rhumatismes
— leucorrhées.

Usage externe

— goutte, névralgies rhumatismales, paralysies
— taches de rousseur, dartres.

Mode d'emploi

Usage interne

— décoction: une poignée pour 1 litre d'eau. Bouillir 3 minutes et infuser 10 minutes. Boire en 24 heures,
— extrait fluide: 1 ou 2 cuillerées à café par jour,
— *dans la pyélonéphrite:* par périodes successives de 10 jours, donner avant les 2 principaux repas:
  1. 60 gouttes d'extrait fluide de bruyère,
  2. 50 gouttes d'extrait fluide de solidago,
  3. une cuillerée à soupe de la potion:

extrait mou de stigmates de maïs	3 g
extrait fluide de prêle	10 g
sirop de framboise	100 g
eau	qsp 300 ml

Usage externe

— faire bouillir 500 g de plante entière dans quelques litres d'eau. Ajouter à un *bain complet* chaud *(goutte, rhumatismes, paralysies),*
— cataplasme : bouillie de fleurs appliquée sur les articulations (rhumatismes, goutte),
— *huile de bruyère*

sommités fleuries de bruyères	60 g
huile d'olive	250 g

laisser macérer 15 jours. Remuer énergiquement de temps en temps. Passer. Conserver bouché.

- *contre les taches de rousseur, rougeurs, dartres :* en massages légers le soir,
- en frictions contre les *rhumatismes.*

BRYONE

Bryonia dioica
Cucurbitacée

Synonymes : navet du diable, vigne blanche...

Parties utilisées : racine (qui peut atteindre la grosseur d'une cuisse).

Principaux constituants connus : bryonine et bryonidine (glucosides), bryonase (enzyme), corps résineux, amidon...

Propriétés

— *purgatif drastique*
— cholagogue
— *diurétique*
— *antirhumatismal*
— expectorant
— vomitif.

Indications

— *hypertension*
— congestions
— inflammations des séreuses « a frigore » : pleurésie, péricardite, péritonite
— catarrhes aigus ou chroniques, pneumonie
— *œdèmes*

— hydropisie
— *rhumatismes* musculaires, articulaires, rhumatisme chronique
— *goutte*
— dyspepsies, pyrosis
— dysenterie
— coqueluche.

Mode d'emploi

Usage interne (à utiliser avec précautions)

— décoction: 10 à 15 g pour 1 litre d'eau. 2 tasses par jour,
— poudre: 0,50 à 3 g par jour (vomitif, purgatif),
— teinture: 2 à 5 g par jour,
— extrait: 0,50 à 2 g par jour,
— suc: 4 à 12 g dans un liquide quelconque (2 fois par semaine dans l'*épilepsie*),
— *vin de bryone:*

racine de bryone	70 g
vin blanc	1 litre

50 à 60 g par jour (diurétique - *hydropisie),*
— *oxymel de bryone:*

racine de bryone concassée	20 g
miel	250 g
vinaigre	350 g

faire bouillir 1/2 heure. Passer. 2 cuillerées à café toutes les 2 heures *(bronchites chroniques).*

Usage externe

— *suppositoires drastiques:*

extrait de bryone	0,15 g
extrait de baguenaudier	0,30 g
beurre de cacao	5 g

pour un suppositoire,
— *mixture contre les ecchymoses:*

teinture de bryone	10 g
teinture d'arnica	20 g

une cuillerée à café pour 100 g de sérum physiologique, en compresses sur les contusions,
— la *racine râpée,* appliquée en cataplasmes sur les douleurs *goutteuses et rhumatismales.*
Utile également contre les contusions, ecchymoses.

N.B. : Les feuilles et la racine de bryone contiennent un poison, relativement peu violent.

BUCHU

Barosma betulina
Rutacée

Parties utilisées: feuilles.

Principaux constituants connus: essence, hépéridine...

Propriétés

— diurétique balsamique.

Indications

— urétrites
— prostatites
— cystites
— pyélites.

Mode d'emploi

— infusion: 2 cuillerées à soupe par litre d'eau. 2 ou 3 tasses par jour
— sirop: 30 à 60 g par jour
— teinture: 4 à 15 g par jour.

BUGLE RAMPANTE

Ajuga reptans
Labiée

Synonyme: petite consoude.

Parties utilisées: sommités fleuries.

Propriétés

— astringent
— vulnéraire
— résolutif.

Indications

— hémorragies
— tuberculose (hémoptysies)
— ulcères gastro-intestinaux.

Mode d'emploi

— infusion: 20 à 30 g pour 1 litre d'eau. 2 ou 3 tasses par jour.

N.B.:
1. On l'utilisait autrefois comme la grande consoude dans le traitement des plaies, des plaies atones, même des fractures, souvent sous forme d'onguent fait de feuilles broyées de bugle, de scabieuse, de sanicle bouillies dans de la graisse de porc.
2. Pour certains, la *teinture mère* serait indiquée dans le traitement des *asthénies* à la dose de 50 à 100 gouttes par jour.

BUGLOSSE

Anchusa officinalis
Borraginée

Synonymes: fausse bourrache, langue de bœuf, grande bourrache.

Parties utilisées: plante entière.

Indications et mode d'emploi
— les mêmes que la bourrache.

BUGRANE

Ononis repens, Ononis spinosa
Papilionacée

Synonymes: herbe aux ânes, *arrête-bœuf* (la racine est si tenace qu'elle peut arrêter une charrue).

Parties utilisées: racine, feuilles et fleurs.

Principaux constituants connus: onocérine, ononoside, (glucoside, isoflavonique du formononétol), ononine (hétéroside crist.), amidon, résine, glycyrrhizine.

Propriétés

Feuilles et fleurs
— *diurétique*
— *sédatif des voies urinaires*
— sudorifique
— astringent.

Racine
— diurétique
— cholagogue
— dépuratif.

Indications

Feuilles, fleurs et racine
— *lithiase* rénale et hépatique
— *cystites*
— rhumatismes
— angines (usage externe).

Racine
— *congestion du foie*
— ictère.

Mode d'emploi

Feuilles et fleurs
— infusion : 30 g par litre d'eau. 3 tasses par jour entre les repas.

Racine
— décoction : une poignée pour 1 litre d'eau. Faire bouillir 5 minutes avec menthe, sauge, petite centaurée, genièvre ou anis pour aromatiser. Boire en 24 heures,
— extrait aqueux : 2 à 4 g,
— *apozème diurétique et sédatif*

racine de bugrane	20 g
semences de fenouil	5 g
eau	1 litre

faire bouillir la racine jusqu'à réduction d'un quart et laisser infuser les semences dans la décoction bouillante pendant 5 minutes. A boire dans les 24 heures,
— *potion diurétique :*

extrait de bugrane	3 g
extrait d'alkékenge	2 g
oxymel scillitique	30 g
décocté de chiendent	qsp 500 ml

à prendre dans les 24 heures, par tasses.

Usage externe
— infusion de feuilles et fleurs : en gargarismes contre les angines.

BUIS

Buxus sempervirens
Célastracée

Parties utilisées : feuilles, écorce de la racine.

Principaux constituants connus : buxine (alcaloïde), résine, buxéine...

Propriétés
— *dépuratif*
— sudorifique
— *laxatif*
— *cholagogue*
— fébrifuge
— désinfectant et cicatrisant.

Indications
— *insuffisance biliaire*
— infections des voies biliaires
— *affections fébriles (paludisme)*
— *rhumatismes, goutte*
— *syphilis*
— troubles nerveux
— épilepsie
— plaies atones et infectées.

Mode d'emploi

Usage interne
— *écorce et feuilles :* infusion avec une cuillerée à dessert pour une tasse d'eau. Bouillir et infuser 10 minutes. 2 ou 3 tasses par jour,
— décoction de *feuilles sèches* pulvérisées : 40 g par litre d'eau. Bouillir à réduction de moitié. Boire le matin à jeun, en 3 fois, et rester au chaud (sudorifique)
(ces deux préparations sont difficilement supportables par l'estomac),
— teinture : 4 g par jour (comme *fébrifuge :* 25 gouttes avant les 2 grands repas dans les infections biliaires, les fièvres intermittentes).

Usage externe

— décoction de feuilles en lavages, pansements, bains (ulcères et plaies gangréneuses).

N.B. : La lessive de cendre de buis, employée en lotion sur la chevelure, la ferait devenir rousse.

BUSSEROLE

Arctostaphylos uva ursi, Arbutus uva ursi
Éricacée

Sous-arbrisseau abondant en régions montagneuses dans presque toute l'Europe, Asie, Amérique septentrionale et centrale. En France : Alpes, Pyrénées, Cévennes, Gard, Lozère — moins dans le Jura et Vosges. Tiges rampantes pouvant atteindre 2 m de long. Très utile pour la stabilisation des sols soumis à l'érosion.

Synonymes : raisin d'ours (ses baies étaient très prisées de ces plantigrades montagnards), arbousier traînant.

Parties utilisées : feuilles.

Principaux constituants connus : arbutine (ou arbutoside), tanins, surtout galliques, triterpènes pentacycliques, flavonoïdes...

Propriétés

— *diurétique antiseptique et antiputride*
— *sédatif des voies urinaires*
— astringent.

Indications

— *inflammations des voies urinaires* (cystite, pyélonéphrite, urétrite *blennorragique,* hypertrophie *prostatique* accompagnée de pyurie, colibacillose)
— incontinence et rétention d'urine
— lithiase urinaire infectée
— diarrhées, dysenterie, entérocolites
— hématuries, ménorragies, hémoptysies
— leucorrhées.

Mode d'emploi

— infusion : 10-15 g de feuilles pour 1 litre d'eau. Bouillir et infuser 1/4 d'heure. Boire en 24 heures,

— ou décoction : mêmes doses. Bouillir à réduction d'1/3. 3 tasses par jour,
— *poudre:* 2 à 8 g par jour (cachets à 0,50 g),
— *extrait:* 0,50 à 2 g par jour,
— arbutine : granules de 0,04 g. 1 ou 2 toutes les heures ou 2 heures (maximum 2 g par jour). Colore les urines en vert,
— teinture : 10 à 15 gouttes, 2 ou 3 fois par jour,
— *contre la blennorragie aiguë:*

poudre de busserole	0,50 g
lupulin	0,10 g

pour un cachet. 5 à 10 par jour (H. Leclerc).

N.B.:
1. Les préparations concentrées peuvent provoquer des nausées ou des vomissements.
2. La busserole a été utilisée dans les mammites de la vache.
3. A rapprocher *Matïco* (arbre d'Amérique du Sud), dont les feuilles, en infusion à 15 g par litre, ont des propriétés antiblennorragiques.

CACAO

Theobroma cacao
Malvacée

Parties utilisées : amandes.

Principaux constituants connus : caféine, théobromine, tyramine, sérotonine, phényléthylamine, matières grasses (beurre de cacao), glucides, potassium, magnésium, fer, calcium, vitamines B1, B2, PP, E.

Propriétés

— *diurétique* éliminateur des chlorures.

Indications

— œdèmes
— ascite.

Mode d'emploi

— *théobromine:* cachets à 0,50 g. 2 à 6 par jour.

N.B.: Les matières grasses du cacao comportent environ 40 % d'acides gras non saturés dont 37 % d'ac. oléique et 2 % d'ac. linoléique.

LE CHOCOLAT

Ce dérivé le plus connu du cacao était, au XVIIe siècle, considéré comme un médicament. Depuis, il se trouve plus communément au rayon gourmandise mais les amateurs de chocolat sont beaucoup plus que de simples épicuriens.

Le chocolat est, en effet, un *énergétique* de qualité : 100 g procurent 500 calories (à vos tables diététiques si vous ne voulez pas ingurgiter trop de tablettes). *Psychostimulant,* il est aussi pourvu de propriétés *antidépressives* mises, en l'état actuel de nos connaissances, sur le compte de la phényléthylamine dont la structure est proche de celle des amphétamines. Son usage *modéré* (car il peut faire grossir, constiper, provoquer des maux de tête en dépit de ce qu'un de nos honorables confrères s'est autorisé à dire un jour de 1991) apparaît tout à fait souhaitable. Dans les années 20 (de 1900) et suivantes, la grande majorité des mères de famille françaises donnaient à leurs enfants, pour leur goûter, une tranche de pain et une demi-barre de chocolat, ou une tablette de poids équivalent. Ces femmes se comportaient en pures diététiciennes. Les goûters actuels, faits de biscuits industriels, sont parmi les grandes erreurs de ce siècle.

CACTUS GRANDIFLORUS

Cereus grandiflorus
Cactacée

Propriétés

— tonicardiaque
— antispasmodique des fibres musculaires circulaires
— sédatif.

Indications

— angine de poitrine
— toutes les affections cardiaques (malformations cardiaques, décompensations)
— emphysème
— hémoptysies
— ménorragies et dysménorrhées
— hémorragies en général.

Mode d'emploi

— teinture mère : 10 gouttes, 3 à 5 fois par jour, dans un peu d'eau sucrée.

CAFÉ

Coffea arabica, canephora
Rubiacées

Viendrait de l'arabe *kalweh,* mais aussi de *quahwa* que, depuis toujours, les militaires de la coloniale et les branchés prononcent et écrivent ka-oua ou ca-oua.

Parties utilisées : amandes. D'abord de couleur verte, les fruits deviennent rouges à maturité, sont alors cueillis, décortiqués (2 amandes par fruit), séchés puis torréfiés.

Principaux constituants connus : caféine (2 à 3 % selon la variété), caféol (détenteur de l'arôme), trigonelline, théobromine, théophylline, acide chlorogénique, minéraux, traces de vitamines A, E, B2, B3, tanins.

Propriétés

— *stimulant* nerveux et psychique, favorise le travail intellectuel (Balzac, Voltaire, Valnet...). Peut entraver le sommeil, sauf s'il est pris moins de 2 heures avant le coucher. Mais beaucoup ne pourraient dormir sereinement s'ils étaient privés de leur café du soir,
— *toni-cardiaque* (une consommation modérée ne provoque pas plus qu'elle n'entretient l'hypertension artérielle, mais l'abus peut provoquer des palpitations),
— vasoconstricteur périphérique : vaisseaux pulmonaires, coronaires, rénaux, cérébraux (d'où son action dans les *migraines*),
— *antispasmodique bronchique* (par la théophylline), d'où son utilité chez les asthmatiques et dans les toux spasmodiques (coqueluche),
— digestif : stimule les sécrétions gastriques et accroît la motricité du tube digestif (d'où son utilité dans la constipation),
— diurétique,
— aphrodisiaque ? cf. N.B.

Toxicité

— à doses fortes et prolongées (au-dessus de 800 mg - 1 g de caféine par jour, cf. N.B.), variables selon les individus : palpitations, agitation, tremblements, insomnies, névralgies, dépression.

Indications

— asthénies physique et intellectuelle, des convalescences
— migraines

— terrain asthmatique, toux spasmodiques (coqueluche)
— digestions lentes, constipation.

Contre-indications

— névroses
— myocardites.

Mode d'emploi

— l'infusion : « le petit noir »,
— sous forme de caféine : cachets (0,20 g à 1 g par jour, fractionnés), ou injections sous-cutanées.

N.B. :
1. La solubilité de la caféine dans l'eau dépend du mode de préparation de l'infusion et, curieusement, *l'expresso* solubilise moins la caféine que le café filtre.
2. L'*arabica,* espèce la plus importante, est la moins riche en caféine (Amérique, Brésil, Colombie, Guatemala...).
3. Le *coffea canephora* existe dans toute l'Afrique équatoriale occidentale. Le *robusta* est sa variété la plus répandue.
4. Les grains de café ne nécessitent aucun vieillissement pour être consommés. Ils ne doivent pas être trop grillés, la torréfaction — qui a pour but de développer l'arôme — doit se faire à température modérée sous peine d'aboutir à des grains noircis, porteurs d'hydrocarbures dangereux.

Dans les années 30, de nombreux commerçants (épiciers, restaurateurs, surtout dans les villages) torréfiaient eux-mêmes le café destiné à la consommation. Il m'a été donné de le faire de nombreuses fois pendant mes vacances scolaires dans mon pays d'Huanne en Franche-Comté, pour le restaurant « Chez la Mandine » de ma tante Armandine Valnet. Installé à l'air libre devant l'établissement, j'embaumais tout le village et les filles venaient m'en remercier. « Attention, faisait ma tante, parle moins et sois plus à ce que tu fais... surtout, pas de grains charbonnés ! » Ainsi, gastronomie rimait déjà, inconsciemment, avec santé.
5. Les cafés « décaféinés » ont été traités par des solvants (trichloréthylène) avant séchage. Ils contiennent moins de 10 % de la caféine d'origine mais des traces de solvants. Leurs avantages par rapport aux « vrais » cafés n'ont jamais été démontrés.

A titre comparatif, voici la teneur en caféine de diverses boissons :
— café filtre, cafetière automatique (1 tasse : 60 ml) : 60 mg,
— café filtre, cafetière non automatique : 57 mg,
— instantané : 26 mg,
— décaféiné : 5-10 mg,
— thé (1 tasse 80 ml) : 16-18 mg,
— cacao (200 ml) : 10-20 mg,
— Coca-cola (150 ml) : 34 mg,
— Pepsi-cola (150 ml) : 23 mg.
6. Café *aphrodisiaque :* une étude a été réalisée en 1989 dans le service d'urologie de l'hôpital Beaumont de Royal Oak (Michigan) chez 800 sujets de 60 à 80 ans. Résultats négatifs, on s'en serait douté. Mais en médecine, les expérimentateurs — comme les statisticiens — mélangent volontiers tout. Au cas où le café aurait été, un jour pas comme un autre, inscrit au catalogue des aphrodisiaques, il est probable que c'est en raison de l'insomnie provoquée qu'un quidam, finalement, se serait décidé à faire

joujou avec la dame allongée auprès de lui. Il en est de même de beaucoup d'autres végétaux, la menthe, par exemple, lorsqu'elle est trop concentrée. Mais nul remède n'a jusqu'ici été capable de ressusciter un mort.

7. *Café au lait toxique?* encore une de ces balivernes dont beaucoup de nos compatriotes sont friands. Depuis le jour où un «génial découvreur» a parlé de l'antinomie entre les tanins du café, la caséine du lait et les sucs gastriques pour faire bonne mesure, un certain nombre d'individus ont rejeté cette boisson dont ils n'avaient pourtant jamais pâti depuis les vingt ou trente ans qu'ils l'absorbaient quotidiennement. Ce sont les fidèles, ceux qui ont refusé de se laisser influencer qui ont eu raison. Et je pourrais faire état de nombreux vieillards qui, pendant les dernières années de leur existence, ont dîné d'un bol de café au lait et de quelques tartines de beurre. Aucun n'était un grabataire et leur activité, tout au contraire, faisait l'admiration de tous.

8. *Café cancérogène?* la question fut posée dans les années 1970-80. Pour Stocks, il y aurait une corrélation entre consommation de café et cancers de l'ovaire, de la prostate, du pancréas, leucémie, ce que Heyden dénie. Pour Cole, ce serait avec le cancer de la vessie, pour Shennan avec celui du rein. Ces opinions sont toutes réfutées par d'autres auteurs.

Würzner a fait absorber pendant deux ans à des rats mâles et femelles du café en poudre, du café décaféiné et un mélange de café décaféiné + caféine. Il en donnait 6 % dans le régime des animaux, ce qui correspond à 80 tasses par jour pour l'homme. Il n'a observé aucune apparition de cancers.

De son côté, le Norvégien Erik Bjelke a conduit une étude pendant onze ans sur 13 664 hommes et 2 891 femmes: aucun rapport statistique entre cancers et café (résultats de 1982).

9. Les acides caféique et chlorogénique du café ont été accusés, en 1970, d'avoir une activité contraire à la vitamine B1, la vitamine antibéribérique. Horman et col. (G.-B.) ont montré dix ans plus tard qu'il n'en était rien («Médecine et nutrition» - 1986).

10. Enfin, pour en terminer avec les connaissances actuelles relatives au café, bien que la caféine traverse la barrière placentaire, une consommation modérée de café peut être autorisée chez la femme enceinte car elle ne perturbe pas le sommeil du fœtus (Dr Pierre Chaouat).

«*Le Café et l'Hygiène*» par le Dr Jacobi.

Voici quelques extraits de ce qu'un de nos prédécesseurs pouvait écrire vers 1870 avec, en sous-titres: «conseils d'un médecin aux usagers du café, ouvrage indispensable aux mères et aux chefs de famille».

«*Rien de mieux justifié que la qualification de* **boisson intellectuelle** *que l'on a donnée au café.*

En effet, il n'est personne qui n'ait constaté sur soi-même, et avec une complaisance sensuelle, les effets produits par cette boisson. Le cerveau est doucement stimulé; l'imagination est plus vive, le travail plus facile; la mémoire a une activité insolite; les idées coulent avec fluidité; l'esprit devient plus libre et plus gai, en même temps qu'un sentiment de bien-être se répand dans toute l'économie.

Le café n'a qu'un défaut: c'est de donner de l'esprit à ceux qui n'en ont pas.

Si les gens de lettres puisent dans ce breuvage aromatique une excitation précieuse pour les travaux de l'intelligence, les gens qui demandent leur vie aux fatigues corporelles y trouvent également un soutien indiscutable.

Les ***mineurs*** *de la Belgique et du nord de la France doivent à l'usage continu du café le maintien de leur santé et de leurs forces.*

Le règlement administratif du 5 février 1825 a introduit le café dans l'alimentation du ***matelot,*** *et compensé ainsi le repas matinal très insuffisant du marin constitué jusqu'alors par le biscuit et le vin ou l'eau-de-vie.*

Les médecins militaires sont unanimes sur l'avantage hygiénique du café dans la ration des troupes en campagne; et les ***soldats*** *de notre armée d'Afrique reconnaissent à ce breuvage le double avantage de les désaltérer mieux qu'aucun autre et d'éloigner la fatigue. Le docteur Larrey n'a pas hésité à attribuer l'état satisfaisant de la santé du soldat pendant la guerre d'Italie de 1859 à la distribution journalière du café qui fut faite exceptionnellement dans cette campagne.*

Devant une expérience si convaincante, en face d'une pratique si générale, la médecine a enfin porté son étude sur ce précieux aliment: les professeurs les plus distingués se sont mis à rechercher et à observer attentivement les propriétés du café; puis, après l'étude minutieuse de cette substance, ils en ont préconisé l'emploi dans l'alimentation et la thérapeutique.

Valeur nutritive du café

Comme aliment, le café, si riche en azote, fournit à l'estomac des matériaux qui restaurent l'économie, et celui-ci, sous son influence, élabore mieux et utilise mieux les autres aliments qui lui sont confiés. Le café présente, en outre, une propriété singulière: absorbé soit à jeun, soit avec d'autres aliments, il ralentit le mouvement de décomposition interstitielle, il empêche de **se dénourrir,** et retarde ainsi la fatigue quand il ne la dissipe pas. Enfin, il n'y a pas de meilleur désaltérant, et en même temps c'est un excellent modérateur de la transpiration.

Action physiologique

Aujourd'hui, la plupart des auteurs reconnaissent que le café active la circulation.

Les docteurs Trousseau et Pidoux admettent également que le café, à dose modérée, augmente légèrement le rythme des mouvements respiratoires.

Cet aliment excite les aptitudes fonctionnelles de l'estomac, en l'excitant à se contracter, c'est-à-dire qu'il est un excellent digestif. Malgré quelques rares opinions contraires à la nôtre, il est impossible à quelqu'un qui observe sur soi-même les effets du café noir pris à jeun et le matin, de ne pas constater dans la masse intestinale des mouvements dont on a parfaitement conscience, et qui aboutissent à la production des borborygmes, indice certain de contractions par place de l'intestin, contractions qui amènent la migration des gaz et facilitent les fonctions chez les individus constipés.

Certaines sécrétions sont activées par le café : la salivation et d'autre part, passagèrement, une augmentation considérable des urines.

Les fonctions nerveuses sont le vrai domaine d'action du café. Il est un véritable stimulant cérébral.

Quant à l'aptitude du café à guérir certaines douleurs rhumatismales, névralgiques, hémicrâniennes, etc., elle ne saurait être mise en doute.

La contractilité des muscles trouve un stimulant énergique dans le café. Son action excito-motrice se manifeste du côté des muscles volontaires par un désir de la marche et par cette impression de défatigue qu'il procure dans les marches longues.

Applications médicales du café

L'observation des effets généraux du café sur les populations qui en font usage habituellement a d'abord conduit à l'étude de ses propriétés physiologiques ; puis la connaissance de ces propriétés a amené son emploi dans la thérapeutique.

Fièvres intermittentes. — Le traitement des fièvres intermittentes par le café a été indiqué par Murrey, par Paldanus, puis par Weber, Baxter et Formey. Mais la gloire de sa consécration appartient à notre compatriote Grindel, de Saint-Pétersbourg. En Morée, les habitants traitent leurs fièvres intermittentes par une infusion de café aiguisée de jus de citron ; en France, les habitants des pays marécageux, de la Bresse, par exemple, se traitent de la même manière.

Migraines, douleurs de tête, etc. — Les douleurs fixées sur les nerfs du crâne sont combattues presque toujours victorieusement par le café et la caféine ou du moins remarquablement atténuées.

Les migraines, dans le cas où elles sont nerveuses, quasi périodiques, héréditaires, trouvent dans le café un palliatif assuré, et le plus souvent un moyen de guérison. Quand elles se rattachent, à titre de symptôme, à quelque affection ou à quelque trouble (surtout chez les femmes), le café offre un soulagement précieux. Boileau de Castelnau a employé avec un grand succès l'association de la *morphine* et du *café noir*. La formule de ce médecin consiste à administrer, six ou huit heures après le repas, un centigramme de morphine dans une tasse de café noir ; dans les cas les plus rebelles, la guérison est définitive.

Asthme. — Dans l'asthme, le café est d'une efficacité frappante : les témoignages les plus autorisés en font foi.

Coqueluche. — F. Guyot (*Union médicale,* avril 1855) a employé le café sur plus de soixante enfants atteints de cette maladie, et pas une seule fois il ne lui a fait défaut. MM. Trousseau et Pidoux reconnaissent son utilité pour rendre les quintes moins fréquentes et prévenir les vomissements.

Goutte. — La goutte est à peu près inconnue en Turquie et aux Antilles, pays où le café est la boisson vulgaire.

Aujourd'hui, guidés par la théorie, bon nombre de médecins, loin de l'interdire, conseillent le café aux goutteux ; mais il doit être pris avec modération.

Rhumatisme chronique. — Le café présente la même efficacité dans le rhumatisme chronique constitutionnel.

Fièvre typhoïde. — L'excitation si remarquable communiquée au cerveau dénonce le café comme un agent précieux, quand il s'agit de combattre la torpeur cérébrale, symptôme d'une maladie intéressant le centre nerveux, à quelque titre que ce soit. Dès 1809, La Boussardière relate les détails de l'heureuse modification produite par le café dans une fièvre typhoïde. Martin-Solon, dans une note sur le traitement de la fièvre typhoïde, signale l'utilité que l'on peut retirer de l'usage du café dans la fièvre typhoïde ; les observations de cet éminent thérapeutiste affirment l'efficacité de cet agent, dans les cas les plus graves. Les effets remarquables de cette médication ont été maintes fois constatés dans les hôpitaux de Brest, de Montpellier et de Paris. Enfin, les docteurs Trousseau et Pidoux indiquent avec éloge cet emploi du café. (*Traité de thérapeutique,* 8e édit., tome II, p. 680.)

Empoisonnements. — L'intervention du café, même tardive, est d'une influence heureuse, très souvent décisive, dans les accidents soporeux qui accompagnent certains empoisonnements (Bouchardat, *Annuaire de thérapeutique* pour 1847). La *Lancette* (Londres, 1862) relate, dans un cas d'empoisonnement par les champignons, le succès inespéré obtenu à l'aide de lavements de 100 grammes de café renouvelés de quart d'heure en quart d'heure.

Hydropisie. — L'action diurétique du café l'a fait employer par Zwinger, dès le commencement du XVIIIe siècle, dans le traitement des hydropisies.

Albuminurie. — Plus récemment, le docteur Honoré a eu recours à l'emploi du café contre l'albuminurie ; et ses observations réitérées, à l'Hôtel-Dieu de Paris, démontrent surabondamment l'opportunité de ce médicament.

Hernies. — Une vérité d'une importance remarquable est celle-ci : **le café noir à fortes doses amène la réduction des hernies les plus rebelles.**

Dans le peuple, à La Havane, le café noir est un moyen usuel, un vrai remède de bonne femme, pour faire rentrer les hernies d'une réduction difficile ou même impossible : 250 grammes de café servent à préparer douze tasses d'infusion, puis l'on administre une tasse de quart d'heure en quart d'heure.

En 1857, M. Triger appliqua ce traitement : après la cinquième tasse *quelques gargouillements se produisirent,* et à la neuvième tasse la hernie rentra. Plein de confiance dans ce remède nouveau, et frappé de ce fait si remarquable, M. Triger le relata dans la *Gazette des Hôpitaux* (mai 1857), et il produisit un grand retentissement.

Bientôt affluèrent à tous les journaux les constatations sans nombre d'observations démontrant d'une façon éclatante que le café noir à forte dose réussit à faire rentrer les hernies étranglées ».

CAILLE-LAIT (ou Gaillet)

Galium
Rubiacée

Plusieurs espèces :

GAILLET ACCROCHANT (ou Gratteron)

Galium aparine

(Voir Gratteron)

GAILLET JAUNE

Galium verum

Propriétés

— dépuratif rénal et hépatique
— *antispasmodique*
— *galactogène.*

Indications

— oliguries
— épilepsie, hystérie
— allaitement.

Mode d'emploi

— infusion des fleurs : 1 cuillerée à dessert par tasse d'eau bouillante. 3 tasses par jour.

GAILLET BLANC

Galium album

Le plus commun.

A des propriétés *calmantes* comme le tilleul, antispasmodiques, diurétiques. Les nerveux peuvent en faire leur boisson ordinaire (infusion à 10 g pour 1 litre d'eau). A également des propriétés *anti-épileptiques :* 200 g de suc de plante, ou 15 g d'extrait par jour, pour un adulte — enfants : demi-dose.

Indiqué également contre l'*obésité, diabète.*

CAJEPUT

(Voir « Aromathérapie »)

CALAMENT

Calamintha officinalis
Labiée

Parties utilisées : plante entière.

Principaux constituants connus : essence.

Propriétés

— stimulant (Cadéac et Meunier)
— antispasmodique
— digestif
— carminatif.

Indications

— atonie digestive et spasmes intestinaux
— hoquet
— bourdonnements d'oreille
— douleurs gastriques.

Mode d'emploi

— infusion : une cuillerée à dessert par tasse. Infuser 10 minutes. Une tasse après chaque repas.

N.B. : Son essence entre dans la composition de l'eau *d'Arquebuse.*

CALENDULA

(Voir Souci)

CAMOMILLE

(Voir « Aromathérapie »)

CAMPANULE RAIPONCE

Campanula rapunculus
Campanulacée

Parties utilisées : la racine, qui constitue un excellent aliment rafraîchissant, et feuilles (par voie externe).

Mode d'emploi

Usage externe

— application des feuilles écrasées sur les verrues.

CANNELLE

(Voir « Aromathérapie »)

CAPILLAIRE DE MONTPELLIER OU ADIANTE

Adiantum capillus veneris
Fougère

Synonyme : cheveux de Vénus.

Parties utilisées : plante entière.

Principaux constituants connus : sucre, gomme, mucilage, tanin, huile volatile, nitre...

Propriétés

— *béchique expectorant*
— émollient
— astringent
— diurétique léger.

Indications

— *bronchites*
— trachéites
— inflammations urinaires.

Mode d'emploi

— infusion: une cuillerée à dessert par tasse. Bouillir une minute et infuser 30 minutes. 3 tasses par jour, entre les repas,
— sirop de capillaire du Codex: 30 à 100 g par jour.

Synergiques: hysope, lierre terrestre, scolopendre, véronique, capsules de pavot blanc.

N.B.: On peut lui substituer le capillaire rouge *(Asplenium trichomanes)* ou le capillaire noir *(Asplenium adiantum nigrum).*

CAPUCINE

Tropaeolum majus
Tropéolée

Synonymes: cresson du Mexique, cresson d'Inde, cresson du Pérou, fleurs d'amour, «la plante pour cheveux».

Parties utilisées: plante entière, feuilles, semences.

Principaux constituants connus: essence sulfurée, sénevol benzylique...

Propriétés

— stimulant
— *expectorant*
— laxatif (fruits)
— diurétique
— antiscorbutique

— emménagogue
— *topique* (cuir chevelu).

Indications

— lymphatisme
— *tuberculose,* bronchites
— *emphysème*
— règles insuffisantes
— *chute de cheveux* (voie externe) : séborrhée, pellicules, calvitie précoce, alopécies accidentelles de la grossesse, des infections fébriles, des intoxications chimiques ou médicamenteuses.

Mode d'emploi

Usage interne

— infusion de feuilles : une pincée par tasse d'eau. Infuser 10 minutes. 2 ou 3 tasses par jour,
— alcoolature : 2 ou 3 cuillerées à café par jour, en potion,
— poudre de semences *(laxatif) :* 0,50 à 1 g par jour.

Usage externe

— *lotion contre la chute des cheveux :*

feuilles et semences fraîches de capucine	aa 100 g
feuilles fraîches d'ortie brûlante	
feuilles fraîches de buis	
sommités fleuries de serpolet	
alcool à 90°	500 g

hacher les plantes, laisser macérer 15 jours dans l'alcool. Passer avec expression. Parfumer avec quelques gouttes d'essence de géranium. En frictions sur le cuir chevelu au moyen d'une brosse un peu rude (H. Leclerc).
Prévient la chute des cheveux, stimule la vitalité du bulbe pileux.

N.B. :
1. Les fleurs et les feuilles se mangent, mélangées à la salade (laitue, romaine...).
2. Le tubercule, exposé au soleil, perd son âcreté et est consommé au Pérou et en Bolivie.
3. On confit les fruits verts, encore tendres, et les jeunes boutons de capucine dans du vinaigre avec les cornichons. Le fruit a une composition comparable à celle des graines de moutarde noire.

CARDÈRE

Dipsacus sylvestris
Dipsacacée

Parties utilisées: racine.

Principaux constituants connus: acide silicique, sels de potasse, scabioside...

Propriétés

— diurétique
— sudorifique.

Indications

— dermatoses prurigineuses
— psoriasis
— eczéma
— acné.

Mode d'emploi

— décoction: une cuillerée à café par tasse. Bouillir 10 minutes. 2 tasses par jour,
— extrait fluide: 5 g par jour.

CAREX

Carex arenaria
Cyperacée

Synonyme: laiche des sables.

Propriétés

— *dépuratif*
— diurétique
— sudorifique.

Indications

— rhumatismes
— goutte
— dermatoses.

Mode d'emploi

— *décoction:* une poignée par litre d'eau. Bouillir 5 minutes à feu doux. Boire en 2 jours, entre les repas.

CARLINE

Carlina acaulis
Composée

Synonyme: chardon doré...

Parties utilisées: racine.

Propriétés

— diurétique
— sudorifique
— détersif
— cicatrisant.

Indications

— hydropisie
— atonie gastrique
— affections hépatiques
— cancers (?).

Mode d'emploi

Usage interne

— décoction: 20 g pour 1 litre d'eau. 3 tasses par jour.

Usage externe

— décoction: 30 g pour 1 litre d'eau. En lotions contre les dermatoses, la gangrène sénile. Autrefois préconisée en lavages de bouche contre le cancer de la langue.

CAROTTE

(Voir « Traitement des maladies par les légumes, les fruits et les céréales »)

CAROUBE

Ceratonia siliqua
Césalpinée

(Fruit du caroubier à grands fruits.)

Parties utilisées: fruits.

Principaux constituants connus: eau: 17 - matières azotées: 4,70 - matières grasses: 0,60 - glucose: 15 - saccharose: 25 - matières organiques non azotées: 22 - cellulose: 25,3 - cendres: 2,40 - tanin: 1,52.

Cendres: sulfate de chaux, acide silicique et phosphorique, combinés à la chaux, magnésie, fer (phosphore total: 0,16 à 0,24 ‰).

Propriétés

— astringent
— anticatarrhal.

Indications

— diarrhées
— entérites infantiles
— tuberculose pulmonaire.

Mode d'emploi

— décoction aqueuse de farine de caroube.

N.B.: Le bois du caroubier est utilisé en marqueterie. Les feuilles et l'écorce servent au tannage des peaux.

CARRAGAHEEN

Fucus ou Chondrus crispus
Gigartinacée

Synonymes: algue commune, mousse perlée, mousse d'Irlande, lichen blanc, goémon blanc.

Il s'agit d'une algue *rouge* abondante sur toute la côte Atlantique depuis la Norvège jusqu'à Gibraltar, et sur la côte orientale de l'Amérique du Nord.

Parties utilisées: le thalle.

Principaux constituants connus: *mucilage* (70-75 %), carraghénine, iode, brome, sels minéraux (sulfates de sodium et de calcium), acides aminés, galactanes, ergostérol (provitamine D, antirachitique)...

Propriétés

— *émollient*
— laxatif
— *expectorant*
— reconstituant.

Indications

Usage interne

— *bronchites,* pneumonies, rhumes, toux
— affections du tube digestif (entérite, diarrhées, dysenterie)
— *constipation chronique*
— *obésité*
— insuffisances glandulaires
— déficiences organiques, lymphatisme, scrofulose, *rachitisme, amaigrissement.*

Usage externe

— blépharite, conjonctivite
— vaginite, métrite.

Mode d'emploi

Usage interne

— *décoction:* 1 cuillerée à soupe par litre d'eau. Faire bouillir jusqu'à consistance de gelée. A volonté,
— *lait fortifiant:*

lait	1 litre
carragaheen	5 g
sucre	30 g
cannelle	1,5 g

Faire bouillir 10 minutes. Passer avec expression,
— gelée du codex,
— sirops, pâtes pectorales, pastilles,
— s'utilise à l'état naturel dans la *salade.* Faire tremper les algues sèches pendant quelques minutes. Couper fin (1 cuillerée à café par personne).

Usage externe

— décoction :
en cataplasmes sur les yeux (blépharite, conjonctivite),
en injections vaginales (vaginite, métrite).

N.B. :
1. Incompatibilités : chêne, kola, noix de Galle, noyer, tormentille, tanins, tannates.
2. Synergiques, les mucilagineux : bouillon blanc, coquelicot, guimauve, lichen d'Islande, graine de lin, mauve, pariétaire, pied de chat, tussilage, violette.
3. Contre l'*obésité,* on emploie aussi et surtout une autre algue marine : le varech vésiculeux (voir ce mot).

CARVI

(Voir « Aromathérapie »)

CASCARA SAGRADA

Rhamnus purshiana
Rhamnacée

Parties utilisées : écorce de la tige.

Principaux constituants connus : huile volatile, résines, glucosides arthraquinoniques...

Propriétés

— à doses faibles (0,50 à 1 g par jour) : laxatif
— à doses fortes (4 à 8 g par jour) : cholagogue, purgatif drastique.

Indications

— constipation chronique.

Mode d'emploi

— poudre : cachets de 0,25 g (1 à 3 par jour),
— extrait fluide : 0,50 à 2 g par jour en potion,
— teinture : 20 à 40 gouttes par jour,
— *cachets laxatifs :*

poudre de cascara	0,25 g
magnésie calcinée	0,50 g

pour un cachet. A prendre au coucher.

CASSE

Cassia fistula
Légumineuse

Fruit du canéficier (ou cassier).

Parties utilisées: pulpe du fruit.

Composition voisine de celle du séné.

Propriétés
— *laxatif* doux et efficace.

Mode d'emploi
— décoction: 50 g de la gousse broyée (ensemble du fruit) pour 1/2 litre d'eau. Bouillir 10 minutes. Une tasse au coucher et, si besoin, une tasse le matin à jeun,
— pulpe mondée:
4 à 8 g: laxatif, 30 g et plus: purgatif.

CASSIS

Ribes nigrum
Saxifragacée

Sa zone de culture en Côte-d'Or s'étend sur 70 km avec une largeur de 3 à 6 km.

Synonymes: groseillier noir, cassissier.

Parties utilisées: *feuilles, bourgeons et fruits.*

Principaux constituants connus: flavonoïdes (myrycétol, rutine...), anthocyanes (delphinidol, cyanidol), vitamines: C (130 mg % dans les feuilles fraîches et 100 mg dans les bourgeons), B1, B2, minéraux (10 % de l'extrait sec) potassium, phosphore, magnésium, zinc, cuivre — des acides phénols, des acides aminés, huile essentielle, tanins, enzymes.

Propriétés
— *diurétique éliminateur de l'urée et de l'acide urique*
— *antirhumatismal* (Hucard, F. Decaux)
— augmente la *résistance des capillaires*

— astringent, antidiarrhéique
— tonique nervin
— stimulant du système réticulo-endothélial (stimule les défenses de l'organisme)
— stimulant hépatique, de la rate et des reins
— antiscorbutique
— vermifuge
— antipalustre
— cicatrisant (usage externe).

Indications

Usage interne

— *rhumatismes*
— *goutte*
— *arthritisme*
(dans ces trois affections, l'action de la feuille de cassis pourrait être comparée à celle de l'*harpagophytum,* ou griffe du diable),
— lithiases rénales
— oliguries
— prostatisme
— hypertension
— *pléthore,* artériosclérose
— *troubles circulatoires* (*ménopause* et autres)
— lymphatisme
— hépatisme, ictère
— diarrhée, dysenterie
— prophylaxie de la grippe
— migraines
— parasites intestinaux.

Usage externe

— piqûres d'insectes
— furoncles, abcès, contusions.

Mode d'emploi

Usage interne

— *infusion* de feuilles: 1 cuillerée à soupe par tasse (ou 30-50 g par litre). 3 ou 4 tasses par jour (infusion très agréable),
— *teinture mère:* 2 à 3 cuillerées à café avant les repas,
— *extrait fluide:* 1 cuillerée à café, 2 fois par jour, avant les repas,

— S.I.P.F. (sol. intégrale de plante fraîche),
— *infusion diurétique et uricolytique, antirhumatismale:*

feuilles de cassis	100 g
feuilles de frêne	aa 50 g
sommités fleuries d'ulmaire (reine des prés)	

une cuillerée à soupe pour une tasse d'eau bouillante. 3 ou 4 tasses par jour (H. Leclerc),
— *décoction rafraîchissante et diurétique:*

feuilles de cassis	aa 30 g
racine de réglisse	

pour 1 litre d'eau. Bouillir 10 minutes. 3 ou 4 tasses par jour. Pour les affections précitées et également les *inflammations gastro-duodénales,*

Usage externe

— *piqûres d'insectes:* froisser les feuilles et frotter l'endroit,
— cataplasmes de feuilles froissées sur furoncles, abcès, plaies (si les feuilles sont sèches, les tremper 15 à 30 minutes dans l'eau tiède).

N.B.: L'importance de la vitamine C est bien connue dans les phénomènes de défense organique. Les flavonoïdes agissent sur la résistance et la perméabilité des capillaires, jouent un rôle anti-inflammatoire, sont des pièges à radicaux libres et contribuent ainsi au maintien de l'intégrité cellulaire.

Tous les jardins particuliers *devraient* comporter un ou plusieurs cassissiers. Une bonne coutume: infusion quotidienne de feuille de cassis d'octobre à fin mars, tous les ans.

CATAIRE

Nepeta cataria
Labiée

Synonymes: herbe aux chats, menthe de chats.

Parties utilisées: sommités fleuries.

Principaux constituants connus: huile volatile.

Propriétés

— stomachique
— *antispasmodique* (modérateur de l'excitabilité réflexe)
— carminatif
— emménagogue.

Indications

— *spasmes des voies digestives*
— spasmes des voies respiratoires *(hoquet)*
— coqueluche
— ictère
— hystérie.

Mode d'emploi

— infusion : 1 cuillerée à soupe par tasse. Infuser 10 minutes. 4 tasses par jour, entre les repas,
— alcoolature : 1 à 3 g par jour,

N.B. : Comme la valériane, la cataire excite le système nerveux des félins.

CÉLERI

(Voir « Traitement des maladies par les légumes, les fruits et les céréales »)

CENTAURÉE (Grande)

Centaurea centaurium
Composée

Parties utilisées : racines.

Propriétés

— apéritif
— tonique
— dépuratif.

Indications

— rachitisme
— affections hépatiques
— dermatoses.

Mode d'emploi

— décoction : 1 poignée pour 1 litre d'eau. Bouillir 2 minutes et infuser 10 minutes. Une tasse avant les repas.

CENTAURÉE (Petite)

Erythraea centaurium
Gentianacée

Synonymes: herbe à la fièvre, petite gentiane, herbe au centaure, herbe à Chiron...

Parties utilisées: sommités fleuries.

Principaux constituants connus: érytaurine, érythramarine, érytaurone, érythrocentaurine, matières cireuses...

Propriétés

— *tonique*
— *apéritif*
— *digestif*
— sédatif du tube digestif
— carminatif
— stimulant du pancréas
— fébrifuge (comparable au quinquina: Nepple)
— cholérétique
— vermifuge.

Indications

Usage interne

— inappétence
— *faiblesse générale,* anémie, convalescences
— *paresse digestive*
— congestion hépatique
— *dyspepsies douloureuses* (flatulences)
— affections fébriles (fièvres du printemps, de l'automne)
— goutte
— dermatoses eczématiformes
— parasites intestinaux.

Usage externe

— plaies atones, chute des cheveux.

Mode d'emploi

Usage interne

— infusion: 1 poignée pour 1 litre d'eau. Bouillir quelques secondes et infuser 10 minutes. 3 tasses par jour avant les repas (sucrer au miel),
— teinture: 2 à 5 g par jour,
— extrait aqueux: 0,50 à 1 g par jour, en pilules,
— poudre (cachets de 0,25 g): 2 à 4 par jour, aux repas,
— *« Rince-bouche » apéritif* (dans les anorexies par insuffisance de la sécrétion gastrique):

teinture de fève de Saint-Ignace	2 g
teinture de ményanthe	3 g
teinture d'absinthe	4 g
teinture de chardon bénit	5 g
teinture de camomille	6 g
teinture d'anis vert	10 g

30 gouttes dans un verre d'eau tiède. Se rincer la bouche 2 à 3 minutes avant les repas,
— *vin de centaurée* (contre l'*anémie,* la *chlorose,* les *convalescences traînantes*):
60 g de petite centaurée dans 1 litre de vin. Laisser macérer 8 jours. Passer et filtrer. Tenir bouché et au frais. Un verre à Bordeaux avant chaque repas.

Usage externe

— décoction: 2 poignées par litre d'eau. Bouillir 2-3 minutes. En lotions, compresses dans: ulcères de jambe, plaies atones, chute des cheveux.

CENTAURÉE CHAUSSE-TRAPE (ou Chardon étoilé)

Centaurea calcitrapa
Composée

Parties utilisées: feuilles et fleurs.

Propriétés

— *fébrifuge*
— tonique.

Indications

— fièvres intermittentes, fièvres de printemps et d'automne.

Mode d'emploi

— infusion ou décoction avec 20 à 60 g par litre d'eau. 3 à 5 tasses par jour,
— suc de plante: 130 à 160 g,
— *vin de chausse-trape:* faire macérer, pendant quelques jours, 50 à 60 g de sommités fleuries dans 1 litre de vin blanc. 60 à 100 g par jour.

CENTELLA ASIATICA

Ombellifère

Hydrocotyle asiatique très répandue dans les îles de l'océan indien et à Madagascar. Il en existe de nombreuses espèces mais seule la variété *typica* est envisagée ici.

Employée depuis longtemps contre la lèpre à Madagascar, connue depuis l'Antiquité aux Indes, Madagascar... pour ses propriétés *cicatrisantes,* c'est cette dernière action qu'on utilise en Occident.

Inscrite au Codex en 1884, cette plante peut présenter une certaine toxicité et provoque chez certains sujets des réactions cutanées qui en interdisent l'emploi (cas personnels).

Principaux constituants connus: dérivés triterpéniques: asiaticoside (Bontens, pharmacien militaire français, 1940), acide asiatique, acide madécassique.

Propriétés

— cicatrisant

Indications

— plaies, escarres, fistules

Mode d'emploi

— autrefois, suc de la plante fraîche, localement et par voie interne, ou macération de la plante dans l'eau

— de nos jours :
- en comprimés ou solutions injectables (avis partagés sur son utilité réelle),
- localement : poudre ou onguent (spécialités pharmaceutiques).

CERFEUIL

(Voir « Traitement des maladies par les légumes, les fruits et les céréales »)

CERISIER

Cerasus vulgaris
Rosacée

Parties utilisées : pédoncules (queues).

Propriétés

— *diurétique puissant* (*sédatif* des voies urinaires)
— laxatif
— rafraîchissant.

Indications

— insuffisances rénales
— néphrites - cystites
— lithiases urinaires
— arthritisme (rhumatisme goutteux)
— œdèmes (cardiopathies)
— constipation.

Mode d'emploi

— décoction : 1 poignée par litre d'eau. Bouillir 10 minutes, infuser 30 minutes. Boire 1/2 litre par jour (lorsque les pédoncules sont secs, les faire macérer au préalable pendant 12 heures dans de l'eau froide),
— extrait : 2 à 3 g par jour,
— *potion diurétique :*

extrait de queues de cerises	3 g
sirop de cerises	100 g
eau	qsp 1 litre

à boire en un ou deux jours,

— une excellente boisson : 30 g de queues de cerises pour 1 litre d'eau. Bouillir 10 minutes. Jeter la décoction bouillante sur 250 g de cerises fraîches (ou conservées, en hiver), ou sur des pommes coupées en rondelles. Laisser 20 minutes en contact. Passer en exprimant (H. Leclerc).

CHAMPIGNON DE PARIS

Agaricus campester

Principaux constituants connus : sels minéraux, fongine, vitamines, oligo-éléments, lipides, glucides, protides... (L. Randoin).

Propriétés

— nutritif, stimulant général
— anti-allergique, désensibilisant.

Indications

— *dermatoses prurigineuses* (urticaires...)
— *œdèmes* allergiques
— *eczémas* de sensibilisation
— *asthmes,* rhume des foins, rhinites.

Mode d'emploi

— spécialité en pharmacie.
— et dans l'alimentation, bien sûr, pour son plaisir, cru sous forme de salade.

CHANVRE BÂTARD

(Voir Galeopsis)

CHANVRE INDIEN

Cannabis indica
Cannabacée

Toxique - Tableau B

Parties utilisées: sommités fleuries et résine.

Principaux constituants connus: résine contenant du cannabinol, du cannabidiol et surtout des tétrahydrocannabinols.

Propriétés

— *analgésique*
— sédatif
— *narcotique.*

Indications

— *affections douloureuses du tube digestif* (ulcère, cancer)
— *affections des voies respiratoires* (asthme, emphysème, bronchite chronique)
— névralgies
— *migraines*
— affections urinaires
— troubles psychiques (cauchemars, neurasthénie, hystérie...).

Mode d'emploi

— extrait alcoolique: cinq centigrammes par 24 heures (en potion, pilules),
— teinture au 1/10: 0,50 à 1 g par jour,
— sous forme de cigarettes.

CHARBON VÉGÉTAL

Carbo ligni

Bois de peuplier ou de bourdaine calciné.

Propriétés

— *absorbant* des gaz intestinaux, des toxines microbiennes, des poisons divers.

Indications

— ballonnements
— diarrhées putrides, colites
— intoxications (alimentaires ou autres).

Mode d'emploi

— *poudre:* 1 à 20 g par jour, et plus, en cachets (0,50 g) ou en granulés. Aux repas.

(Associé souvent à la magnésie calcinée pour combattre son effet constipant.)

CHARDON BÉNIT

Cnicus benedictus
Composée

Synonymes: centaurée sudorifique, centaurée bénie.

Parties utilisées: sommités fleuries.

Principaux constituants connus: cnicine (découverte en 1841 par Nativelle), huile volatile, tanin...

Propriétés

— *tonique*
— *apéritif*
— digestif
— sudorifique
— *dépuratif*
— fébrifuge
— *diurétique,* éliminateur de l'acide urique
— sédatif des douleurs rhumatismales et des névrites (R. Augé)
— stimulant du système nerveux
— *anticancéreux* (?)
— désinfectant (usage externe).

Indications

Usage interne

— *inappétence*
— affections hépatiques, rénales

— atonie gastrique
— fièvres intermittentes
— fièvre de Malte (A. Raybaud)
— fièvres éruptives avec atonie (rougeole, scarlatine)
— convalescence des affections pulmonaires, rhumes traînants
— œdèmes, hydropisie
— rhumatismes
— vomissements de la grossesse
— chorée (R. Augé).

Usage externe

— zona (R. Augé)
— plaies atones, plaies cancéreuses.

Mode d'emploi

— infusion : 5 g (une cuillerée à café) pour une tasse d'eau bouillante. Infuser 10 minutes. Une tasse avant les 2 grands repas,
— teinture : 40 à 60 gouttes par jour,
— extrait aqueux : 0,30 à 1 g par jour (pilules), ou sous la forme :

extrait aqueux de chardon bénit	20 g
vin	1 litre

1 ou 2 cuillerées à soupe avant les 2 grands repas,
— *extrait fluide :* 100 à 400 gouttes par jour *(chorée),*
— *pilules apéritives :*

extrait hydro-alcoolique de chardon bénit	aa 0,05 g
extrait hydro-alcoolique de colombo	
poudre de réglisse	qsp 1 pilule

2 pilules avant les 2 grands repas,
— *contre la fièvre de Malte :* décoction avec une poignée de capitules desséchés de chardon bénit dans 3/4 de litre de vin rouge. Faire réduire à 1/2 litre. Une tasse matin et soir (A. Raybaud).

Usage externe

— décoction : une poignée de feuilles par litre d'eau. Bouillir 10 minutes. En lotions, compresses, contre les ulcères, plaies atones, cancers. Saupoudrer ensuite avec la poudre de feuilles de chardon bénit.
— eau distillée de chardon bénit : mêmes indications, mêmes usages.

N.B. : Un mélange de chardon bénit et de petite centaurée a été préconisé contre l'épilepsie (Kunzlé).

CHARDON ÉTOILÉ

(Voir Centaurée chausse-trape)

CHARDON MARIE

Carduus marianus - Sibylum marianum
Composée

Synonymes: chardon argenté, chardon de Notre-Dame, artichaut sauvage.

Parties utilisées: feuilles, semences.

Principaux constituants connus: alcaloïdes, saponines, glucosides, substances tanniques, principe amer, huile essentielle riche en acides gras insaturés, tyramine, histamine, flavonoïdes, substances phénoliques.

Propriétés

Feuilles
— tonique (voir chardon bénit)
— hépato-protecteur
— *cholagogue* laxatif
— stimulant gastrique
— diurétique.

Semences (effets comparables à ceux de l'ergot de seigle)
— tonicardiaque
— *hypertenseur* (par action stimulante cardiaque sur les surrénales, le rein et la vasoconstriction périphérique).

Indications

Feuilles
— hypochondrie
— dyspepsies
— *hypertension portale et ses conséquences* (hémorroïdes, varices, nausées...)
— pléthore
— insuffisance et affections hépatiques
— lithiase biliaire, ictère
— cirrhose

— ménorragies
— constipation.

Semences
— défaillances cardio-vasculaires dues à une perturbation de l'équilibre vago-sympathique,
— hypotension.

Mode d'emploi

Feuilles
— teinture: 2 à 5 g par jour.

Semences
— poudre: 1 à 2 g par jour
— extrait mou: 0,25 à 0,50 g par jour
— extrait hydro-alcoolique: 0,10 à 0,20 g par jour, en pilules à 0,05 g
— teinture mère: 30 gouttes dans un peu d'eau tiède, 20 minutes avant les 3 repas.

N.B.: Les feuilles jeunes peuvent être consommées en salade.

CHARDON ROLAND

Eryngium campestre
Ombellifère

Synonymes: chardon d'âne, panicaut.

Parties utilisées: racine.

Principaux constituants connus: huile essentielle à odeur d'ambrette, saponine, sels de potassium et de sodium...

Propriétés

— *diurétique:* éliminateur de l'urée et des chlorures.

Indications

— oliguries
— excès d'urée
— coliques néphrétiques
— néphrite chronique
— œdèmes
— ascite.

Mode d'emploi

— décoction : une poignée pour un litre d'eau. Bouillir 5 minutes. Boire en 2 jours, entre les repas,
— extrait fluide : 2 à 6 g par jour,
— *sirop diurétique :*

extrait fluide d'eryngium campestre	6 g
sirop de limon	50 g
eau	qsp 300 ml

un verre à Madère toutes les 3 heures (H. Leclerc),
— *mixture anti-uréique :*

extrait fluide d'eryngium campestre	aa 25 g
extrait fluide de vergerette du Canada	

une cuillerée à café, dans un verre d'eau le matin à jeun.

N.B. : Le Panicaut de mer (Eryngium maritimum) a les mêmes propriétés.

CHÉLIDOINE

Chelidonium majus
Papavéracée

(A haute dose, est un **poison.**)
Synonymes : herbe aux verrues, éclaire...

Parties utilisées : racine et feuilles.

Principaux constituants connus : latex = chélidonine (poison vésicant), sanguinarine, acide chélidonique, une substance colorante.

Propriétés

— *antispasmodique* (la chélidonine se rapproche, par sa constitution chimique et son action physiologique, de la papavérine : Hanzlik)
— hypotenseur
— cholérétique
— anticancéreux (?) : restreindrait momentanément l'extension
— vermifuge
— purgatif
— coricide.

Indications

— *angine de poitrine*
— *hypertension*

— *asthme*
— athérosclérose
— troubles gastriques et duodénaux
— hypertonie gastrique
— affections hépatiques (hépatite aiguë ou chronique, ictère)
— insuffisance biliaire
— lithiase biliaire
— syphilis
— parasites intestinaux
— cancer gastrique (associé au houblon, calme les douleurs du cancer gastrique et retarderait son extension).

Usage externe

— *ophtalmie*
— dartres
— adénites cervicales
— *verrues,* papillomes (H. Leclerc)
— *cors, durillons.*

Mode d'emploi

Usage interne

— infusion: 15 g de feuilles sèches pour 1 litre d'eau. Infuser 10 minutes. 3 tasses par jour entre les repas,
— extrait hydro-alcoolique: 0,30 à 1 g par jour,
— extrait fluide: 0,50 à 2 g par jour,
— teinture: 2 à 5 g par jour,
— la teinture diluée (2 DH) donnerait parfois de bons résultats dans la cirrhose,
— suc: 1 à 5 g dans de l'eau sucrée,
— *mixture contre les angiospasmes et l'hypertension artérielle* (H. Leclerc - L. Ebstein):

extrait de chélidoine	0,50 g
extrait d'eupatoire	aa 2,50 g
extrait de fumeterre	
extrait de piloselle	aa 3 g
extrait de bourdaine	
glycérine	40 g
eau	qsp 200 ml

une cuillerée à dessert avant les 2 grands repas.

Usage externe

— en applications locales: extrait et glycérine à parties égales (verrues, cors),

— suc fraîchement exprimé (le « lait » qui est jaune orangé) : applications 3 ou 4 fois par jour sur les *cors, verrues, durillons,* dartres. Protéger la peau saine,
— décoction, contre l'ophtalmie en bains oculaires,
— collyre :

suc	4 g
eau de roses	100 g

contre les ulcérations des paupières (en instillations).

CHÊNE

Quercus robur
Amentacée

Parties utilisées : écorce, feuilles, gland (7 % de tanin).

Principaux constituants connus : quercitanin (un peu irritant).

Propriétés

— *tonique astringent*
— antidiarrhéique
— hémostatique
— fébrifuge
— antiseptique.

Indications

Usage interne

— *hémorragies* (hémoptysies, intestinales, *métrorragies*)
— *tuberculose*
— métrites, pertes blanches
— diarrhées, dysenterie
— gastralgies, atonie gastrique
— *faiblesse générale,* lymphatisme
— incontinence d'urine des enfants
— fièvres paludéennes, augmentation de la rate.

Usage externe

— angines
— ulcères atones, engelures, dermatoses, transpiration des pieds
— fistules anales
— hémorroïdes.

Mode d'emploi

Usage interne

— *feuilles:* une poignée par litre. Bouillir 10 minutes. 3 tasses par jour (leucorrhées, hémorragies, hémoptysies, diarrhées opiniâtres, incontinence d'urine),
— *écorce:* 5 g par litre. Bouillir 10 minutes. 3 tasses par jour, entre les repas (tuberculose),
— *poudre d'écorce:* 3 g avec du miel, le matin à jeun (métrorragies, hémoptysies, selles sanglantes),
— *poudre de glands:* 30 g par litre. Une tasse d'infusion sucrée après les repas (gastralgies rebelles),
— les *glands* torrifiés et pulvérisés: infusion connue sous le nom de *café de glands* (dans paresse digestive, *diarrhées,* dysenteries),
— tanin: 1 à 3 g par jour dans eau, lait, miel — ou en *cachets.* Enfants: 0,20 g par année d'âge et par jour (associé à l'iode dans le sirop iodotanique simple ou phosphaté).

Usage externe

— *écorce ou feuilles:* 2 poignées par litre. Bouillir 10 minutes. En injections vaginales froides dans les leucorrhées, métrites, blennorragies,
— décoction d'écorce moulue en bains de pieds chauds de 20 à 30 minutes contre les *engelures,* sueurs fétides des pieds,
— décoction d'écorce dans un *grand bain:* contre faiblesse générale, rachitisme, lymphatisme.

En pansements (ou bains de siège) dans les hémorroïdes, fissures anales, gerçures, ulcères de jambe, impétigo, dermatoses.

En gargarismes (angines, stomatites, pharyngites): 15 g par litre

Synergiques: cachou, noyer, ratanhia, uva ursi, ronce, rose de Provins, cynorrhodon, tormentille, airelle, bistorte (tanin). Les inconvénients possibles sont ceux du tanin: irritation gastrique, vomissements, constipation.

N.B.: La *Mousse* de chêne servait, dans l'Égypte antique, de levain pour la panification.

CHÊNE (Petit)

(Voir Germandrée)

CHÉNOPODE VERMIFUGE (ou Ansérine Anthelminthique)

(Voir «Aromathérapie»)

CHÈVREFEUILLE

Caprifolium
Caprifoliacée

Parties utilisées: feuilles, fleurs.

Principaux constituants connus: substance antibiotique active contre le colibacille et le staphylocoque, acide salicylique...

Propriétés

— diurétique
— antiseptique, détersif.

Indications

— oliguries
— colibacillose
— angines.

Mode d'emploi

Usage interne

— infusion: 10 à 20 g de feuilles par litre. 3 tasses par jour.

Usage externe

— décoction: mêmes doses (gargarismes).

N.B.: Il semble que cette plante mériterait des études plus poussées.

CHICORÉE SAUVAGE

(Voir «Traitements des maladies par les légumes, les fruits et les céréales»)

CHIENDENT

Triticum repens
Graminée

Synonymes: herbe à chiens, laitue de chiens, froment rampant. Une des plantes *les plus utiles:* plante de *nettoyage.*

Parties utilisées: rhizome.

Principaux constituants connus: matière gommeuse, lévulose, mannite, sels de potasse, substance amylacée...

Propriétés

— *diurétique rafraîchissant*
— *dépuratif*
— émollient
— *cholagogue*
— *fébrifuge*
— vermifuge.

Indications

— *inflammation des voies urinaires et digestives*
— *lithiase biliaire et urinaire*
— *oliguries*
— *états infectieux divers*
— *arthritisme* - eczéma
— goutte
— hépatisme, ictère
— ménopause.

Mode d'emploi (de préférence fraîche)

— *décoction en 2 temps:* faire bouillir 30 g pendant une minute dans de l'eau. Rejeter l'eau, qui est amère. Écraser le chiendent et le faire bouillir à nouveau dans 1 200 g d'eau jusqu'à réduction à 1 litre. Ajouter 10 g de réglisse. Laisser refroidir et passer. Boire à volonté,
— dans l'*angiocholite,* l'*ictère,* la *cholécystite,* les maladies inflammatoires des voies urinaires, on ajoute au litre de décoction de chiendent:

racine de garance	15 g
racine de réglisse	20 g

qu'on laisse infuser 20 minutes. 3 verres par jour,

— extrait aqueux: 4 à 5 g par jour,
— *tisane diurétique:*

décoction de chiendent	1 litre
sirop des 5 racines	80 g

par tasse à café dans la journée,
— dans les *lithiases urinaires,* une poignée de chiendent pour 1 litre d'eau. Bouillir 15 minutes. Ajouter 2 g de racines de fraisier, d'oseille, de pissenlit, quelques feuilles d'aigremoine. Bouillir quelques minutes. En boisson ordinaire,
— *tisane adoucissante:*

orge	
gruau	aa 20 g
chiendent	

dans 1 litre et demi d'eau. Bouillir 20 minutes. Ajouter 20 g de racine de réglisse. Passer une heure plus tard.

N.B.: La racine de chiendent est facilement détériorée par les vers. Il convient de l'employer fraîche ou de la renouveler souvent.

Voir à *réglisse:* tisane «bonne à tout».

CHOU

(Voir «Traitement des maladies par les légumes, les fruits et les céréales»)

CHRYSANTHELLUM AMERICANUM

Composée

Plante d'Amérique du Sud et de l'Afrique de l'Ouest (Bolivie, Pérou, Côte-d'Ivoire, du Sénégal au Sud du Nigéria.)

Parties utilisées: feuilles, plante entière.

Principaux constituants connus: flavonoïdes spécifiques (hépato-protecteurs et de la micro-circulation), saponosides (veinotropes).

Toxicité: nulle aux doses de 100 g de plantes par kilo/souris.

Propriétés (préventives et curatives)
— draineur tissulaire, détoxicant
— vasculotrope, améliore la micro-circulation périphérique, augmente la résistance capillaire

— hépato-protecteur
— cholérétique
— hypolipémiant
— anti-athéroscléreux
— anti-inflammatoire.

Indications

— affections vasculaires (artérite des membres inférieurs, capillarites, affections rétiniennes et choroïdiennes)
— affections hépatiques (séquelles d'hépatite virale ou d'intoxication)
— *alcoolisme,* cirrhose
— hyper-lipémie, hyper-cholestérolémie, *hyper-triglycéridémie*
— lithiases biliaires et rénales (?)
— hypertension (appoint)
— rhumatismes (faiblement).

Mode d'emploi

— *infusion:* 2 cuillerées à café de plante entière coupée pour une grande tasse. Bouillir 1 minute, infuser 10-15 minutes. 3 tasses par jour, entre les repas,
— *extrait fluide:* 2 cuillerées à café dans 3/4 de verre d'eau, 3 fois par jour, à la fin des repas ou en dehors.
Dans un cas comme dans l'autre, 1 cuillerée à café de plante ou 1 cuillerée à café d'extrait fluide correspondant à 2 g de plante, vous absorbez environ 12 g de plante par jour.
Traitements d'attaque: 20 jours par mois pendant 3 mois. Traitements d'entretien: 10-15 jours tous les 2 mois ou plus souvent selon les cas.
— *nébulisat* (forme chère et n'apportant rien de plus).

CIGUË (Grande)

Conium maculatum
Ombellifère
Poison violent - Tableau A

Synonymes: faux persil, persil bâtard...

Plante pouvant atteindre un mètre avec une tige tachetée de rouille, des feuilles vert foncé et de petites fleurs blanches en ombelles. Pousse en Europe, le long des haies, dans les lieux humides.

Lorsqu'on l'écrase entre les doigts, il s'en dégage une odeur répugnante.

Parties utilisées: semences et feuilles.

Principaux constituants connus: huile essentielle, alcaloïdes: *cicutine,* conhydrine...

Propriétés
— *analgésique,* surtout du *trijumeau,* du pneumogastrique, du *sciatique*
— *antispasmodique*
— sédatif
— anaphrodisiaque
— anticancéreux (?).

Indications
— *raideurs musculaires* (Parkinson)
— *spasmes* œsophagiens, du pylore, vésiculaires, intestinaux, utérins (Ramond et Parturier)
— *toux spasmodiques* (coqueluche, *asthme*)
— dyspnée des *emphysémateux*
— érections douloureuses de la blennorragie.

Usage externe
— cancers (?).

Mode d'emploi

Usage interne
— extrait: 0,01 à 0,03 g en une fois, maximum 0,10 g par jour,
— poudre de semences: 0,10 à 0,50 g par jour, en pilules de 0,10 g,
— teinture de feuilles ou de semences: 10 à 60 gouttes par jour,
— *alcoolature:* 5 à 20 gouttes par jour.

Usage externe (calmant, analgésique)
— cataplasme de pulpe de feuilles fraîches, ou huile de ciguë, ou *pommade* (extrait de ciguë: 6 g, axonge: 60 g), ou emplâtre du Codex à 25 % (sciatique),
— *cataplasme résolutif et sédatif:*

poudre de feuilles de grande ciguë	10 g
pulpe fraîche de carotte crue	250 à 300 g

envelopper dans de la gaze et appliquer le cataplasme sur les *cancers inopérables* du sein (diminue les douleurs),

— *pommade sédative:*

extrait de houblon	5 g
extrait de ciguë	aa 1 g
extrait de jusquiame	aa 1 g
extrait d'opium	aa 1 g
axonge	100 g

en application sur les cancers inopérables.

N.B.:
1. Le poison que renferme la ciguë a un effet curarisant, paralysant des muscles et des nerfs sensitifs. A doses fortes, elle abolit la respiration.
2. La ciguë des jardins (Ethusa cynapium) et la cicutaire aquatique ou ciguë vireuse (Cicuta virosa) semblent avoir des propriétés comparables à celles de la grande ciguë.
3. Les pilules de ciguë étaient autrefois préconisées dans les états cancéreux. Cette étude serait incontestablement à reprendre.

CIMICIFUGA

Cimicifuga racemosa
Renonculacée

Parties utilisées: plante entière.

Principaux constituants connus: cimicifugine.

Propriétés
— *modérateur réflexe du système nerveux* (avec action dépressive sur la respiration et la circulation)
— *antispasmodique vasculaire*
— *anti-asthmatique*
— diurétique.

Indications
— accouchement
— *névralgies*
— *bourdonnements d'oreilles*
— *céphalées*
— hypertension
— *spasmes douloureux des règles*
— crampes musculaires aggravées par les règles.

Mode d'emploi
— extrait fluide: 15 à 30 gouttes par jour, en 3 fois dans la journée.

CITRONNELLE

(Voir Mélisse)

CITRONNIER

(Voir «Aromathérapie»)

CLÉMATITE

Clematis vitalba
Renonculacée

Synonymes: vigne blanche, vigne de Salomon, barbe à Dieu, cheveux de la Bonne-Dame, herbe aux gueux...

Il en existe environ 165 espèces. Comme toutes les clématites de notre flore, *Clematis vitalba* est une plante **vénéneuse.**

Parties utilisées: feuilles.

Principaux constituants connus: un alcaloïde: la clématine, saponines, alcools cérylique et mérycilique, phytostérol.

Propriétés

— révulsif et vésicant.

Indications (surannées)

— douleurs rhumatismales, névralgies, névrites, cellulalgies (usage externe).

Mode d'emploi

— alcoolature en liniment,
— *pommade antinévritique:*

alcoolature de clématite	10	g
extrait de jusquiame	0,50	g
essence de cajeput	XV	gouttes
lanoline	10	g
vaseline (ou axonge)	50	g

N.B.: Au Moyen Age, pour susciter la commisération, les mendiants pilaient des feuilles de clématite et les appliquaient un certain temps sur diverses parties de leur corps: il en résultait des plaies semblables à des ulcères.

COCHLÉARIA

Cochleria officinalis
Crucifère

Synonymes: herbe au scorbut, herbe aux cuillers...

Parties utilisées: plante entière *(fraîche),* feuilles.

Principaux constituants connus: essence (cochléarine, iode, isosulfocyanate de l'alcool butylique secondaire...).

Propriétés

— *antiscorbutique (le plus puissant après le raifort)*
— *stimulant*
— stomachique.

Indications

— *carences*
— *scorbut* (Dodoens, Chaumeton, Cazin)
— *lymphatisme*
— atonie digestive
— *asthme*
— lithiases biliaire et urinaire
— bronchite chronique
— leucorrhées
— rhumatismes
— paralysies.

Mode d'emploi

— *suc de la plante fraîche:* 50-100 g par jour,
— sirop: une partie de suc pour 2 de sucre,
— feuilles: une cuillerée à dessert pour une tasse d'eau bouillante. Infuser 10 minutes. Une tasse avant chaque repas (ne jamais faire bouillir le cochléaria),
— *liqueur pour calmer les affections dentaires, prévenir les caries, raffermir les gencives:*

romarin	aa 60 g
cochléaria	aa 60 g
sauge	aa 60 g
cannelle en poudre	8 g
un citron en tranches	

mettre dans un litre d'eau-de-vie de cognac. Boucher. Infuser un mois en agitant de temps en temps. Passer,
emploi: 10 gouttes dans une cuillerée d'eau en lavages de bouche (prévient les caries, raffermit les gencives),
contre les névralgies dentaires: lavages de bouche avec la liqueur pure.

N.B.: Les feuilles peuvent être consommées en salades.

COLCHIQUE D'AUTOMNE

Colchicum autumnale
Liliacée
Toxique - Tableau A (3 cg entraînent la mort)

Synonymes: tue-chien, narcisse d'automne...

L'un des remèdes les plus anciennement utilisés (Dioscaride, Ier siècle, J. Psychriste).

Parties utilisées: semences, bulbe.

Principaux constituants connus: colchicine (alcaloïde), huile essentielle...

Propriétés

— *antigoutteux* analgésique (paralyse les nerfs sensitifs)
— *diurétique* azoturique (?)
— inhibiteur des mitoses cellulaires *(anticancer):* Huant, Mallet et Le Camus, Lenègre et Soulié, Dustin
— excitant des sécrétions hépatiques et intestinales
— anti-allergique (Mugler...)
— antiviral (Katsilabros).

Indications (n'utiliser qu'en cas de bonne fonction rénale)

— crise de goutte, terrain goutteux
— névralgies
— migraines
— asthme
— atrophies musculaires progressives d'origine spinale
— hydropisie, ascite, catarrhe bronchique
— *cancers*
— allergies, accidents sériques.

Contre-indications

— néphrites.

Mode d'emploi

1. Contre la goutte

— *teinture* de semences (au 1/10): 15 à 60 gouttes par jour, en augmentant progressivement. A prendre en 3 fois. Arrêter dès la cédation de la crise,

— un gramme = 56 gouttes. Ne pas dépasser 1 g par prise et 3 g par 24 heures, bien que les doses maximales qui ont pu être avancées sont 3 g pour une dose et 12 g par 24 heures,

— *colchicine,* remède héroïque de la *crise aiguë:* 1/2 à 2 mg par 24 heures, pendant quelques jours. Stopper en cas de vomissements, diarrhées (plus de 4 selles par jour). Arrêter dès que la crise douloureuse est jugulée.

En outre, *traitement de fond* de la diathèse goutteuse: 1 mg tous les jours ou tous les 2 jours pendant plusieurs années (Yü et Gutman). Les crises aiguës s'espacent et disparaissent. Stopper ou diminuer la dose en cas de diarrhée ou troubles digestifs. Environ 75 % de succès, pour des doses quotidiennes de 0,5 mg à 2 mg pendant 2 à 10 ans.

En ce qui me concerne, le traitement de fond du terrain goutteux réside dans la teinture de colchique, beaucoup plus nuancée et active *(Teinture de Cocheux),*

— *solution antigoutteuse:*

intrait de colchique	1 g
alcoolature de morelle	1 g
alcool	2 g
glycérine	4 g
eau distillée	3 g

5 à 15 gouttes, 3 à 5 fois par jour dans une infusion de cassis.

2. *Vin de colchique:* 60 g de semences desséchées ou 100 g de bulbes de colchique macérés 10 jours dans 1 litre de madère. Filtrer. 1 ou 2 cuillerées à café par jour dans une infusion de tilleul, au coucher.

3. Pour les autres indications du colchique, notamment dans les cancers, s'en remettre au médecin.

4. *Empoisonnement* par le colchique: mêmes symptômes que celui de la belladone et même traitement.

Le thé d'angélique est un des contre-poisons du colchique.

N.B.:

1. Le mécanisme d'action du colchique dans la goutte est encore inconnu. Mais on sait qu'il n'agit pas sur le métabolisme de l'acide urique et sur le taux d'uricémie. Il faut donc adjoindre au colchique des diurétiques et un régime exempt d'aliments fai-

sandés, d'abats, de vins généreux, d'alcool. L'hygiène et le grand air, les cures minérales y seront également associés.
2. Contre les cors: mettre une poignée de feuilles de colchique dans la chaussure et marcher le plus possible ce jour-là. Le remède serait radical...

COLOMBO

Chasmanthera palmata
Ménispermacée

Parties utilisées: racine.

Principaux constituants connus: alcaloïdes: colombine, colombamine...

Propriétés

— tonique
— digestif.

Indications

— convalescences
— dyspepsies
— vomissements de la grossesse.

Mode d'emploi

— infusion: 2 cuillerées à café pour 1 litre d'eau. Une tasse avant les repas (apéritif)
— poudre: 0,50 à 1 g en cachets
— extrait: 0,10 à 1 g en pilules
— vin du Codex: 30 à 60 g par jour
— sirop: 100 g par jour
— *pilules apéritives:*

extrait hydro-alcoolique de colombo	aa 0,05 g
extrait hydro-alcoolique de chardon bénit	aa 0,05 g
poudre de réglisse	qsp 1 pilule

2 pilules avant les 2 grands repas,
— voir à gentiane: formule stimulante de l'appétit.

COLOQUINTE

Citrullus colocynthis
Cucurbitacée

Dangereux - Tableau C

Parties utilisées: fruit.

Principaux constituants connus: huile essentielle, citrullol, alcaloïdes...

Propriétés

— purgatif violent.

Indications

— *dérivatifs* dans états congestifs
— *goutte*
— urémie
— asystolie
— *cirrhose*
— *ascite.*

Contre-indications

— spasmes intestinaux
— entérites
— congestion pelvienne
— hémorroïdes
— colibacillose.

Mode d'emploi

— extrait: 0,05 à 0,20 g par jour,
— *pilules purgatives:*

extrait de coloquinte	0,05 g
aloès	0,05 g
scammonée	0,05 g

pour une pilule. 1 à 4 par jour,
— vin de coloquinte: laisser macérer pendant une semaine 5 g de coloquinte dans 150 g de madère. Prendre une cuillerée à soupe toutes les heures jusqu'à purgation.

COMBRETUM OU KINKELIBAH

Combretum Raimbaultii (C. micranthum)
Combrétacée

Parties utilisées: feuilles.

Principaux constituants connus: tanin, bétaïne, nitrate de potasse...

Propriétés

— *favorise la production de bile*
— *diurétique*
— désinfectant
— purgatif.

Indications

— *insuffisance hépatique*
— *lithiase biliaire*
— fièvre bilieuse hématurique
— constipation.

Mode d'emploi

— décoction: 10 g pour 1 litre d'eau. 3 à 4 verres par jour
— extrait fluide: 1 à 5 g par jour.

CONDURANGO

Gonobulus condurango (Marsdenia condurango)
Asclépiadacée

Parties utilisées: écorce de la tige, racine.

Principaux constituants connus: glucosides (condurangines), résines...

Propriétés

— tonique
— apéritif
— stomachique
— *analgésique gastrique.*

Indications

— anorexie

— dyspepsies atoniques douloureuses
— *toutes les affections gastriques (ulcère, cancer?)*
— gastralgies des hépato-biliaires.

Mode d'emploi

— macération: 15 g de racine coupée pour 300 g d'eau. Bouillir pour réduire à 200 g. Passer à chaud avec expression. 2 ou 3 cuillerées à soupe par jour, avant les repas,
— poudre: 1 à 4 g par jour (en paquets),
— extrait fluide: 20 à 30 gouttes, avant chaque repas.

CONSOUDE

Symphytum officinale
Borraginée

Synonymes: grande consoude, herbe aux coupures, oreille d'âne, langue de vache...

Parties utilisées: racine.

Principaux constituants connus: tanin, mucilage, allantoïne, huile essentielle, alcaloïdes pyrrolizidiques.

Propriétés

— *astringent*
— *cicatrisant*
— adoucissant.

Indications

Usage interne

— entérites, diarrhées, dysenterie
— ulcères digestifs
— cancer gastrique
— tuberculose (hémoptysies)
— hématuries.

Usage externe

— *plaies*
— *plaies atones* (Macalister)

— *brûlures*
— *ulcères de jambe* (H. Leclerc)
— crevasses du mamelon, gerçures
— fissures anales
— fractures et lésions osseuses (Glaucias, médecin militaire romain 180 avant J.-C.).

Mode d'emploi

Usage interne

— macération 100 g de racines par litre d'eau. Bouillir 5 minutes et macérer toute la nuit. Boire en 24 heures,
— extrait fluide: 1 à 3 g par jour,
— teinture: 10-20 gouttes, 3 fois par jour,
— *sirop antidiarrhéique:*

extrait fluide de consoude	10 g
sirop de coing	100 g
sirop de cassis	90 g

3 ou 4 cuillerées à soupe par jour.

Usage externe

— macération plus concentrée (bouillir 15 minutes). En lavages et compresses (plaies...), en injections vaginales (leucorrhées, vaginisme),
— *pommade cicatrisante:*

extrait fluide de consoude	aa 10 g
lanoline	
pommade de concombre	40 g

— racine fraîche râpée: calme instantanément la douleur d'une *brûlure,* guérit les *crevasses* du mamelon.

N.B.:
1. Cf. thèse de J.-L. Teissier: «Une plante épithéliogène: la grande consoude». Étude botanique, pharmacologique et thérapeutique (Paris, 1947).
2. L'ingestion prolongée de l'infusion de consoude peut ne pas être sans inconvénient en raison des alcaloïdes pyrrolizidiques toxiques pour le foie qu'elle contient. L'un d'eux, la lasiocarpine, peut provoquer des cancers chez les rongeurs, même à doses faibles (50 ppm dans l'alimentation). 0,5 % de feuilles dans l'alimentation de ces animaux suffisent à provoquer un cancer du foie ou de la vésicule biliaire.

Curieusement, la tisane de consoude, «la plus fréquemment offerte aux Américains», ne provoque aucune restriction à la vente de la part de la «Food and Drug Administration» (F.D.A.).

COQUELICOT

Papaver rhoeas
Papavéracée

Synonymes: pavot sauvage, pavot des champs...

Parties utilisées: fleurs.

Principaux constituants connus: mécocyanine, mucilage, rhoeadine, nitrate de potasse...

Propriétés

— *narcotique léger*
— *antispasmodique*
— sédatif de la toux
— adoucissant
— sudorifique.

Indications

Usage interne

— *insomnies* (pour personnes délicates, enfants, vieillards)
— *toux spasmodiques* (coqueluche, asthme)
— bronchites, pneumonie, pleurésie
— fièvres éruptives.

Usage externe

— angines
— inflammation des paupières.

Mode d'emploi

Usage interne

— infusion: une pincée de fleurs sèches par tasse d'eau bouillante (10 à 15 g par litre d'eau). Infuser 10 minutes. 3 tasses par jour,
— extrait mou: 0,20 à 0,40 g par jour, en pilules

extrait mou de coquelicot	0,10 g
extrait mou de réglisse	0,05 g

pour une pilule. De 2 à 4 au coucher,
— *suppositoires calmants:*

extrait de coquelicot	0,20 g
onguent populeum	1 g

beurre de cacao .... 3 g
cire blanche .... qsp 1 sup.

Usage externe

— en cataplasmes dans les inflammations oculaires.

N.B.: Fait partie des «quatre fleurs» (voir N.B. à Bouillon blanc).

COQUERET

(Voir Alkékenge)

CORIANDRE

(Voir «Aromathérapie»)

COUCOU

(Voir Primevère)

CRESSON

(Voir «Traitement des maladies par les légumes, les fruits et les céréales»)

CRITHME MARITIME

Crithmum maritimum
Ombellifère

Synonyme: perce-pierre...

Principaux constituants connus: iode, brome, vitamine C...

Propriétés

— reconstituant
— antiscorbutique
— équilibrant glandulaire.

Indications
— asthénie
— déficiences glandulaires
— obésité
— lymphatisme
— scorbut.

Mode d'emploi

— en salade (après l'avoir laissée macérer avec un peu de sel).

CUMIN

Cuminum cyminum
Ombellifère

Parties utilisées: semences.

Principaux constituants connus: essence (cuminol: 42 à 48 %)...

Propriétés (analogues à celles de l'anis, carvi, coriandre)
— *carminatif* (élimine les gaz putrides)
— digestif
— sédatif
— galactogène
— favorisant des règles
— diurétique
— vermifuge.

Indications

Usage interne
— *ballonnements,* dyspepsies nerveuses, aérophagie
— *éréthisme cardio-vasculaire*
— *règles insuffisantes*
— lactation
— parasites intestinaux.

Usage externe
— engorgement des seins
— diminution de l'audition.

Mode d'emploi

Usage interne

— dans la cuisine (saucisses, pain, soupes...),
— infusion : 1 cuillerée à café pour une tasse d'eau. Bouillir et infuser 10 minutes. Une tasse après les repas,
— poudre : 0,20 à 2 g par jour,
— teinture : 1 à 3 g par jour,
— alcoolat : 5 à 15 g par jour.

Usage externe

— cataplasmes (engorgements des seins),
— décoction : chaude dans l'oreille dans les cas d'audition fléchissante.

N.B. :
1. H. Leclerc a rappelé dans un de ses ouvrages que le cumin figurait dans la plupart des recettes culinaires des Romains, favorisant ainsi les émissions intestinales bruyantes publiquement réprouvées de nos jours mais admises alors à la table impériale à la suite d'un édit de Claude.
2. Usage vétérinaire : le cumin excite les désirs vénériens des femelles. C'est pourquoi on en donne aux vaches, aux truies et aux juments.

CURRY

Curcuma xantorrhiza
Curcuma

Synonyme : temoe lawaq.

Condiment couramment employé aux Indes et à Java. On appelle souvent curry ou *cari* des mélanges de divers aromates, variables suivant l'origine.

Parties utilisées : rhizome.

Principaux constituants connus : curcumine (cholagogue), huile essentielle (50 % de curcumène, 1 % de 1-camphre). Travaux de H. Kalk et Nissen (1931), Koch (1932), Franqueto (1933), H. Leclerc (1935)...

Propriétés

— *cholérétique* (essence)
— cholagogue
— cholestérolytique (essence)

— antispasmodique
— bactéricide.

Indications

— *insuffisance et congestion hépatique* (de la malaria...)
— *ictère*
— cholécystite, angiocholite
— *rétention biliaire*
— *lithiase biliaire*
— *hypercholestérolémie*
— fermentations intestinales
— infections urinaires
— *cellulite.*

Mode d'emploi

— *infusion:* 20 g pour 1 litre d'eau. 200 à 300 g par jour,
— *extrait fluide:* 20 gouttes avant les repas,
— poudre du rhizome stabilisé: 0,20 à 0,30 g par jour (cachets).

N.B.:
1. Les Allemands H. Kalk et K. Nissen ont montré, par des tubages duodénaux, que le temoe lawaq augmentait la sécrétion biliaire et provoquait des contractions de la vésicule en entraînant un véritable «lessivage» (expériences sous radio). Guttenberg a démontré les propriétés bactéricides du temoe lawaq dont la solution à 2 % tue le colibacille, le bacille typhique, le staphylocoque et le streptocoque. In vitro, le temoe lawaq mis au contact de calculs, les désagrège et provoque leur déliquescence (Guttenberg).
2. Le *cari indien* aurait dans sa composition:

coriandre en poudre	60 parties
curcuma	15 parties
poivre noir	10 parties
poivre enragé	15 parties

3. Cette plante fut utilisée à l'origine dans les affections hépato-biliaires parce que son emploi jaunit les téguments (théories des signatures). Les expérimentations modernes ont montré le bien-fondé de cette coutume.

CUSCUTE

Cuscuta epithymum
Cuscutacée

Synonymes: cheveux de Vénus, cheveux du diable.

Parties utilisées: plante entière.

Principaux constituants connus: cuscutine, cuscutaline...

Propriétés

— laxatif
— cholagogue
— carminatif
— détersif.

Indications

— constipation atonique et par insuffisance biliaire
— ballonnements
— plaies (usage externe).

Mode d'emploi

Usage interne

— *extrait:* 0,20 à 0,40 g par jour, en *pilules* sous la forme:

extrait de cuscute	0,10 g
poudre de belladone	0,02 g
poudre de réglisse	qsp 1 pilule

2 à 4 par jour, avant les repas,

— ou en *solution:*

extrait de cuscute	2 g
eau distillée	qsp 100 ml

2 à 4 cuillerées à café par jour, avant les repas.

Usage externe

— infusion pour nettoyer les plaies.

N.B.: La cuscute est un parasite du lin, du serpolet, des bruyères, du trèfle, de la luzerne...

CYNORRHODON

(Voir Églantier)

CYPRÈS

(Voir «Aromathérapie»)

DATURA

(Voir Stramoine)

DENTELAIRE

Plumbago europoea
Plumbaginée

Synonymes: herbe au cancer, malherbe.

Parties utilisées: plante entière.

Indications

— carie dentaire.

Usage externe

— cancers (?)
— gale, dartres, teigne.

Mode d'emploi

— contre la carie: mâcher la plante.

Usage externe

— infusion pour lavages, compresses.

DIGITALE

Digitalis purpurea
Scrofulariée

Plante décrite au XVIe siècle par Fuchs, botaniste bavarois.

Abondante à l'état sauvage dans le Massif Central et les Vosges.

Synonymes: digitale pourprée, gant de Notre-Dame, gant de bergère...

Toxique - Tableau A

Tendance à l'*accumulation,* d'où la nécessité d'une posologie très adaptée et intermittente. Peut provoquer: nausées, vomissements, diarrhées, vertiges, céphalées, bourdonnements, diplopie, amnésie, délire, irrégularité et ralentissement du pouls, fibrillation cardiaque finale.

Parties utilisées: feuilles (récoltées à la floraison).

Principaux constituants connus: *digitaline,* digitoxine, digitine, digitalose, acides, tanin, huile essentielle, digitoflavine... La digitaline fut cristallisée par Nativelle en 1868.

Propriétés

— *tonicardiaque majeur* (ralentit, régularise, renforce les contractions cardiaques: F. Franck). Propriété déjà utilisée en 1773 par Withering (Hôpital de Birmingham), qui la tenait d'une guérisseuse
— *diurétique* indirect (par action cardiaque)
— relève la tension artérielle.

Indications

— *insuffisance du myocarde* et ses conséquences:
— asystolie
— arythmie
— tachycardie
— oligurie
— œdèmes
— ascite, hydropisies (indication connue depuis longtemps dans l'art populaire)
— anasarque.

Contre-indications: troubles fonctionnels cardiaques des nerveux - aortites - embolies récentes - anévrismes - hémorragie cérébrale - maladie de Basedow - urémie - typhoïde.

Mode d'emploi

— *feuille pulvérisée* (0,40 g = 1 mg de digitaline cristallisée),
— infusion: 0,40 g pour 120 g d'eau bouillante. Infuser 2 heures,
— macération: 0,40 g pour 300 g d'eau froide. Laisser 12 heures en contact et filtrer.
Ces deux préparations sont à prendre en 2 fois dans la journée.
— pilules ou cachets de 0,05 g de feuilles pulvérisées: 2 à 8 pilules ou cachets par jour,
— teinture au 1/10: 25 à 100 gouttes par jour (1 g = 57 gouttes = 0,10 g de poudre),
— *vin de l'Hôtel-Dieu ou de Trousseau* (une cuillerée à soupe de 16 g = 0,08 g de poudre): 2 ou 3 cuillerées à soupe par jour (tonicardiaque et diurétique marqués),
— *intrait de digitale* (0,10 g = 1 mg de digitaline) en granules, pilules, *solution à 10 %* (5 à 10 gouttes pendant 10 jours comme cardiotonique - cinquante gouttes, en une seule dose, comme antiasystolique),
— *pilules de Lancereaux* (dues à Debreyne, médecin-trappiste):

digitale	aa 5 g
scille	aa 5 g
scamonnée	aa 5 g
sirop de gomme	qsp 100 pilules

2 à 6 pilules par jour (cardiopathies, hydropisie, néphrites),
— *digitaline* (solution au 1/1000: 50 gouttes = 1 mg): 5 gouttes par jour, d'entretien.
De toute manière, *surveillance médicale obligatoire.*

DIPLOTAXE

Diplotaxis tenuifolia
Crucifère

Parties utilisées: plante fleurie.

Principaux constituants connus: essence sulfo-azotée, diplotaxylène...

Propriétés (identiques et peut-être supérieures à celles de l'Erysimum)

— expectorant
— diurétique
— antiscorbutique.

Indications

— bronchites chroniques
— adénopathies trachéo-bronchiques.

Mode d'emploi

— alcoolature : 2 à 5 g par jour dans un sirop,
— *mixture expectorante :*

alcoolature de diplotaxe		30 g
alcoolature d'angélique	}	aa 5 g
alcoolature de tanaisie	}	

60 gouttes, 4 ou 5 fois par jour, dans un peu d'eau ou une infusion pectorale.

N.B. : La farine de ses graines peut remplacer celle de moutarde.

DOUCE-AMÈRE

Solanum dulcamara
Solanée

Synonymes : herbe à la fièvre, vigne sauvage, vigne de Judas, crève-chien...

Parties utilisées : *tige,* feuilles, baies.

Principaux constituants connus : glucosides, acide dulmarétique, acide dulcamarique, solacéine...

Propriétés

— *dépuratif* (Carrère)
— *antipléthorique*
— antisyphilitique
— antirhumatismal, antigoutteux.

Indications

Usage interne

— *hyperviscosité sanguine, pléthore*
— *dermatoses : acné* (puberté, ménopause), *eczéma, dartres,* herpès, psoriasis
— asthme, coqueluche, pneumonie, pleurésie, bronchites chroniques, toux spasmodiques

— furonculose
— syphilis (Linné)
— *rhumatisme, goutte*
— scrofulose
— cancers (?).

Usage externe

— dermatoses, abcès, hémorroïdes, tumeurs, contusions.

Mode d'emploi

Usage interne

— décoction : de 10 à 30 g de tiges (en progressant) pour 1 litre d'eau. Bouillir 2 minutes, infuser 10 minutes. 2 tasses par jour entre les repas.
(On conseille de prendre, pendant la première semaine, la décoction à 10 g par litre, puis d'augmenter la dose),
— extrait aqueux : 1 à 5 g par jour.

Usage externe

— 1 poignée de tiges ou de *baies* dans 1 litre d'eau. Bouillir 10 minutes. En lotions sur les dartres, herpès. En compresses sur les hémorroïdes non ulcérées, dartres, eczémas,
— cataplasmes : 4 poignées de feuilles pilées et 120 g de farine de lin, bouillies avec du lard. Appliquer chaud. Ce remède aurait résolu, en une nuit, des tumeurs volumineuses et des contusions graves,
— feuilles fraîches écrasées sur les contusions et abcès du sein.

DROSERA

Drosera rotundifolia
Droséracée

Parties utilisées : plante entière.

Principaux constituants connus : résine, drosérone, droséréside, glucose, sels...

Propriétés

— *calmant de la toux*
— *antispasmodique*
— antipyrétique

— *antiseptique*
— antiscrofuleux.

Indications
— *toux* (de toutes natures)
— *états sympathicotoniques*
— *enrouement* des orateurs.

Mode d'emploi
— infusion: 15 g pour 1 litre d'eau. 3 ou 4 tasses par jour,
— teinture: 20 à 100 gouttes par jour (par prises de 5 à 10 gouttes),
— enfants: 5 gouttes par année d'âge et par jour, jusqu'à 20 gouttes, dans un sirop, par prises fractionnées toutes les heures ou toutes les 2 heures,
par exemple:

teinture de drosera	2 g
sirop de coquelicot	200 g

une cuillerée à soupe correspond à 10 gouttes de teinture,
— *sirop béchique:*

extrait fluide de drosera	5 g
sirop de coquelicot	400 g
sirop de fleur d'oranger	200 g
sirop simple	qsp 1 000 ml

de 30 à 100 g par jour (une cuillerée à soupe = 0,10 g d'extrait fluide).

Synergiques: belladone, jusquiame.

ÉGLANTIER

Rosa canina
Rosacée

Synonymes: rosier sauvage ou des bois, rose de chien, *cynorrhodon,* gratte-cul.

Parties utilisées: fleurs, feuilles.

Propriétés
Feuilles
— tonique
— cicatrisant (usage externe).

Fleurs
— laxatif
— tonique.

Indications
— asthénie
— lithiase urinaire
— plaies, ulcères atones, brûlures (usage externe).

Mode d'emploi

Usage interne
— *fleurs ou feuilles coupées:* une cuillerée à dessert par tasse. Infuser 10 minutes. 3 ou 4 tasses par jour.

Usage externe
— infusion: pour lavages des plaies, ulcères, brûlures,
— teinture au 1/5: pure en méchages - diluée de moitié ou des 2/3 dans de l'eau pour les compresses.

N.B.: Fleurs + feuilles donnent une infusion agréable.

CYNORRHODON

Le fruit de l'églantier = baie.

Principaux constituants connus: vitamine C (232 - 459 mg % = l'un des fruits les plus riches en cette vitamine), vitamines B, E, K, PP, provitamine A, acide citrique, malique, tanin, pectine (20-25 %), glucose, résine, traces d'huile essentielle, vanilline...

Propriétés
— *astringent*
— hémostatique
— diurétique
— dépuratif
— tonique
— anti-anémique, antiscorbutique
— vermifuge.

Indications

— *diarrhées, dysenteries*
— *leucorréhes,* gonorrhées
— *hémorragies* diverses
— lithiase urinaire
— avitaminoses, croissance
— *asthénie*
— *cure de printemps*
— ascaris.

Mode d'emploi

— *infusion de baies:* 5 à 10 baies par tasse. Bouillir 2 minutes. Passer au linge fin. 3 ou 4 tasses par jour, n'importe quand (particulièrement recommandée le matin au petit déjeuner),
— contre la diarrhée: 20 à 25 baies pour 1/2 litre d'eau. Bouillir 2 minutes. Passer. A boire dans la journée,
— la *décoction de l'écorce du fruit* à 100 g pour 1 litre (contient, dans 1/3 de litre, 50 mg de vitamine C, la dose quotidienne nécessaire à l'homme),
— confitures.

ELLÉBORE BLANC

Veratrum album
Colchicacée

(Fleurit en décembre.)

Parties utilisées: racine.

Principaux constituants connus: vératrine, complexe alcaloïdique...

Propriétés

— *antispasmodique*
— sédatif
— analgésique.

Indications

Usage interne (à doses faibles)

— *palpitations* de la maladie de Basedow, de la chorée, des dyspepsies

— crampes
— hypertension artérielle (Salva et Tarvida)
— affections mentales (?).

Usage externe

— analgésique dans la goutte et le zona
— sur la région précordiale contre les palpitations.

Mode d'emploi

Usage interne

— poudre: 0,02 à 0,10 g par jour (pilules, cachets),
— extrait: 0,02 à 0,05 g par jour,
— teinture: 20 à 60 gouttes par jour.

Usage externe

— *pommade analgésique:*

teinture d'ellébore blanc	5 g
lanoline	10 g
axonge	20 g

N.B.: La vératrine, à doses fortes, est un *poison* violent (entraîne la mort par paralysie des nerfs moteurs et sensitifs).

ÉPHÉDRA

Ephedra vulgaris (et variétés)
Gnetacée

Parties utilisées: plante et *surtout* son alcaloïde: l'*éphédrine* (voisine de l'adrénaline).

Propriétés

— *sympathicomimétique mixte* = *hypertenseur* par vasoconstriction et *tonicardiaque*
— *eupnéïque* (décongestionnant des muqueuses respiratoires et autres, lève le spasme bronchique)
— *antichoc, anti-allergique*
— diurétique et sudorifique
(à doses fortes ou répétées: effets inverses).

Indications

— *asthme,* surtout au début de la crise

— *dyspnée emphysémateuse* paroxystique
— *rhume des foins - coryza*
— *allergies* (migraines, urticaire...)
— *choc*
— infarctus du myocarde
— *(N.B.: antagoniste de la morphine).*

Contre-indications: sympathicotonie, hypertension, Basedow.

Mode d'emploi *(par cures brèves et intermittentes)*
— infusion de feuilles: 10 à 20 g par litre. Une tasse avant les repas pour prévenir *asthme, urticaire* des *hépato-biliaires,*
— *éphédrine:* comprimés à 1, 2, 3 cg (3 à 10 cg par jour, en doses fractionnées),
maximum: 8 cg en une fois, 25 cg par jour.

Usage externe
— voie rectale: double des doses en ingestion,
— pulvérisations nasales (produits spécialisés).

ÉPIAIRES

(Voir Stachys)

ÉPINE-VINETTE

Berberis vulgaris
Berbéridacée

Synonymes: berberis, vinetier...

Parties utilisées: *racine, écorce,* feuilles, fruits.

Principaux constituants connus: alcaloïdes (berberine comme dans l'hydrastis canadensis, oxyacanthine).

Propriétés
— tonique
— apéritif
— stomachique
— cholagogue

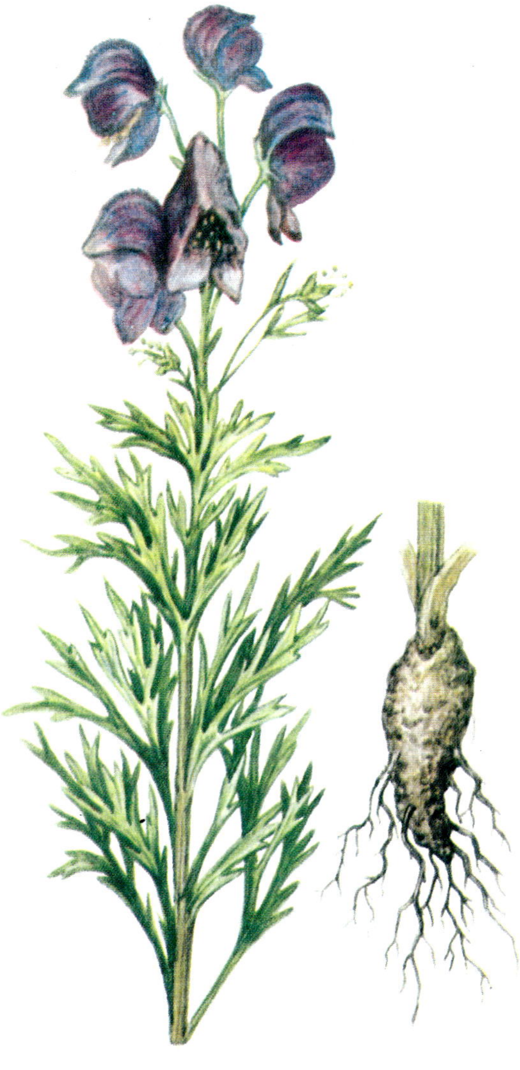

Aconit
Aconitum napellum

(Document L.H.F.)

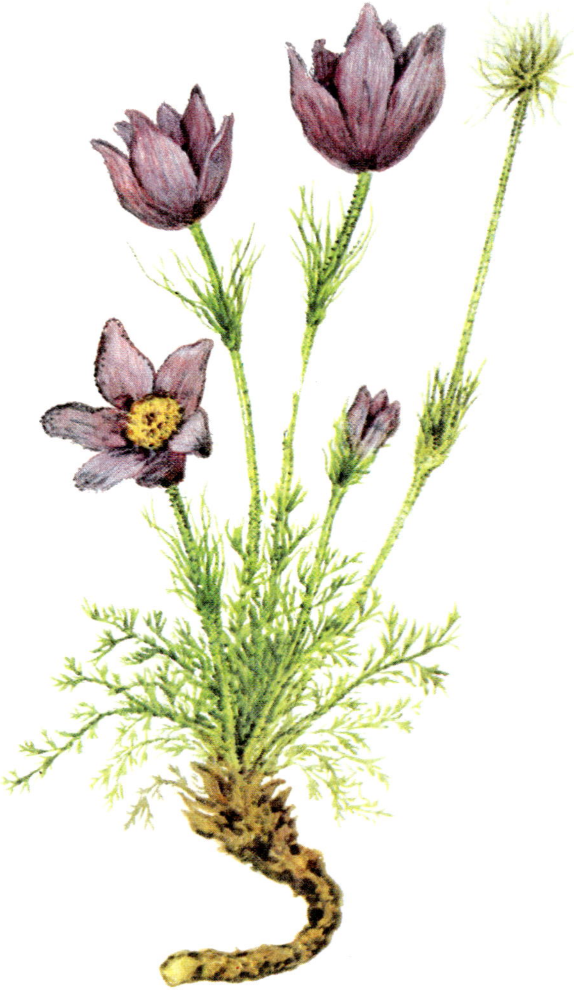

Anémone pulsatille
Anemona pulsatilla

(DOCUMENT L.H.F.)

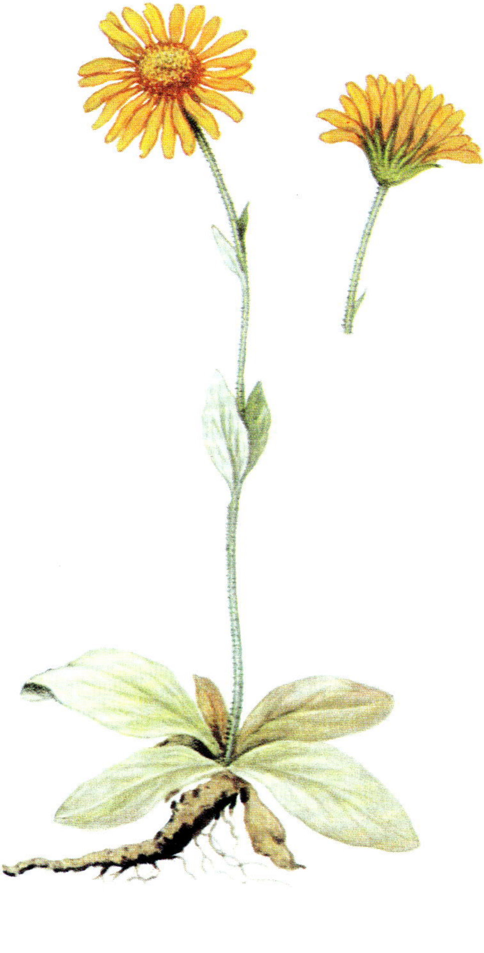

Arnica
Arnica Montana

(Document L.H.F.)

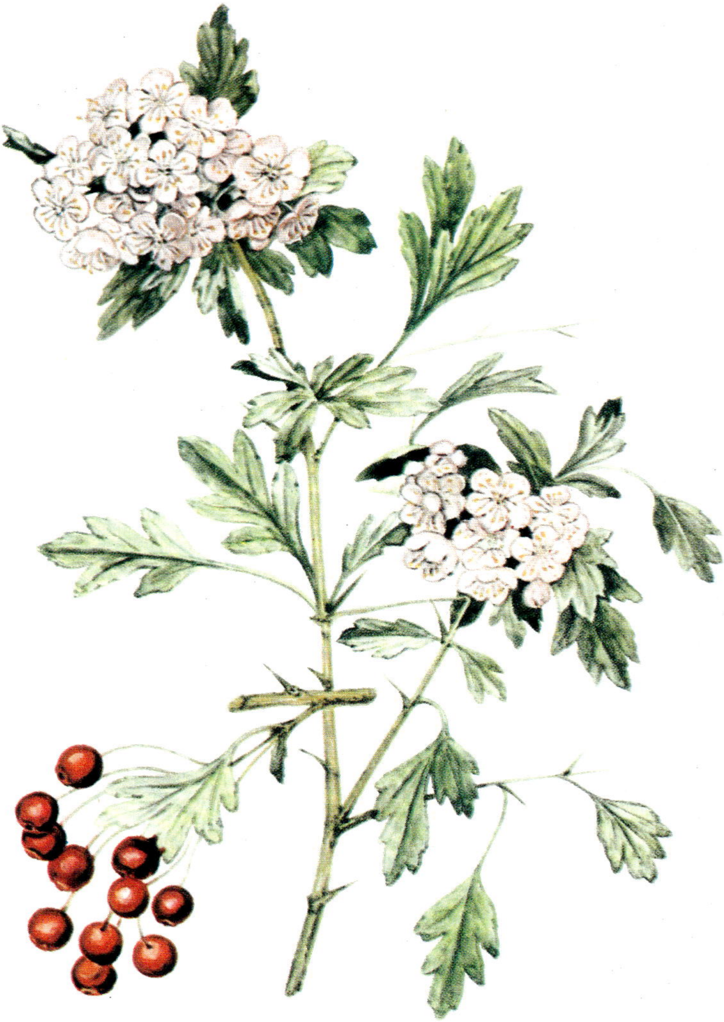

Aubépine épineuse
Cratœgus oxyacantha

(Document L.H.F.)

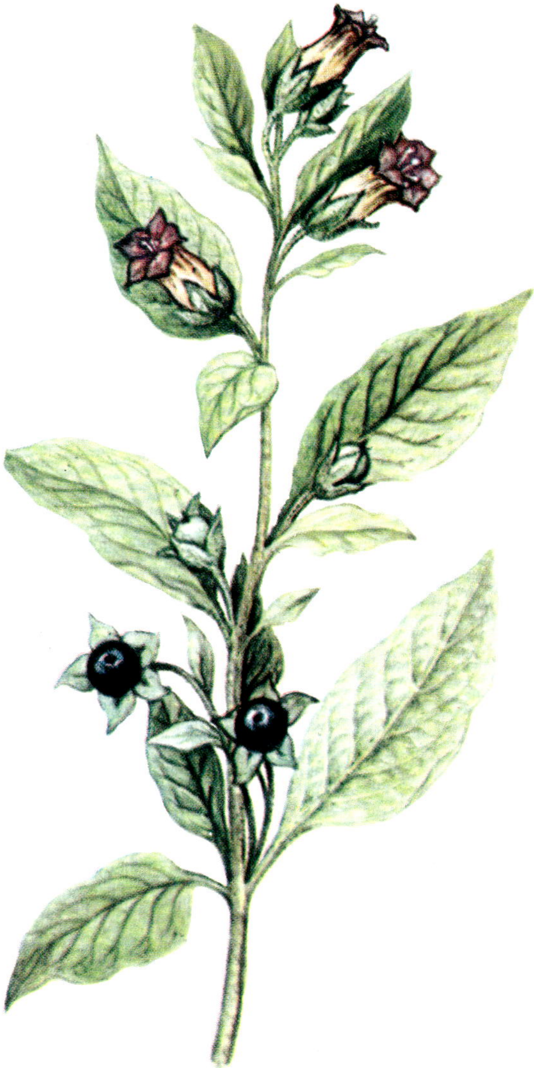

Belladone
Atropa belladona

(Document L.H.F.)

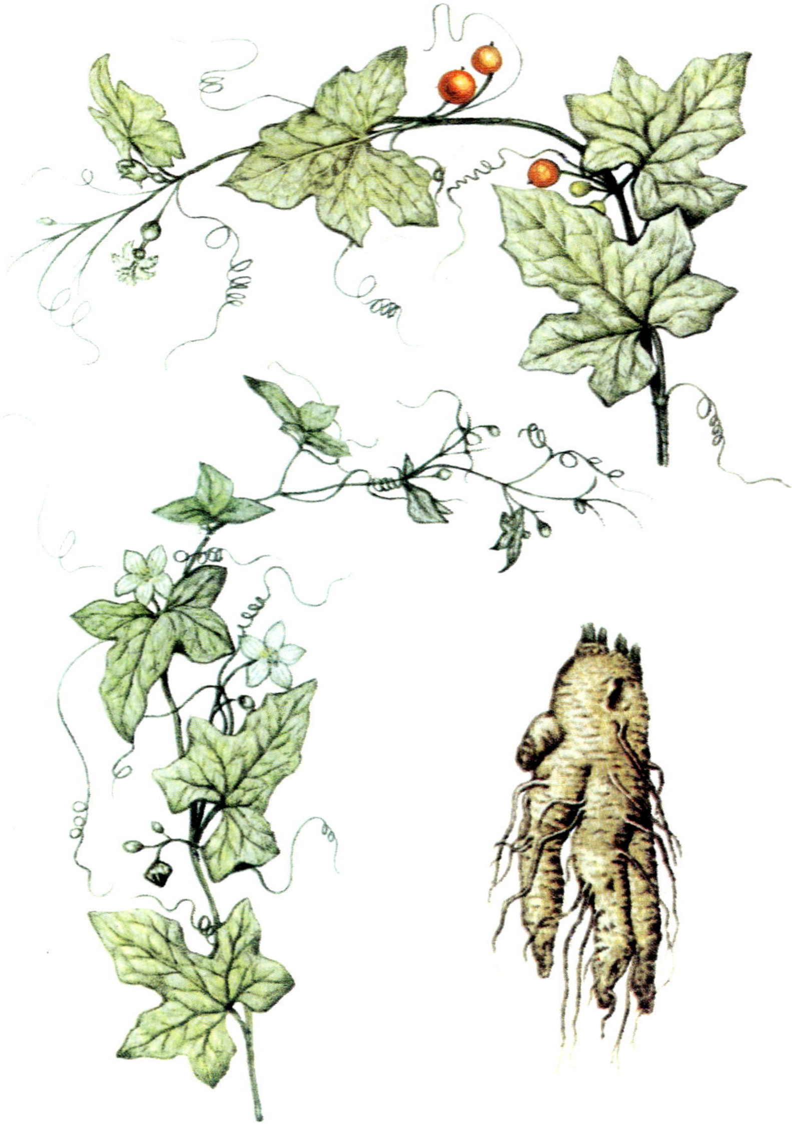

Bryone

Bryonia dioica

(Document L.H.F.)

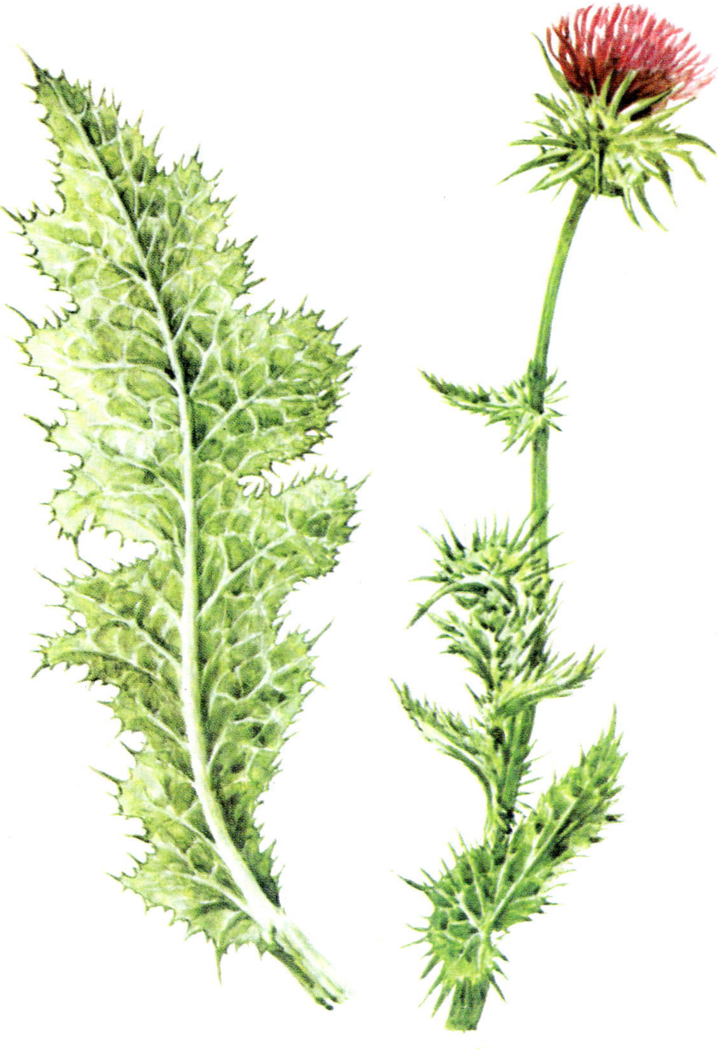

Chardon Marie
Carduus marianus

(Document L.H.F.)

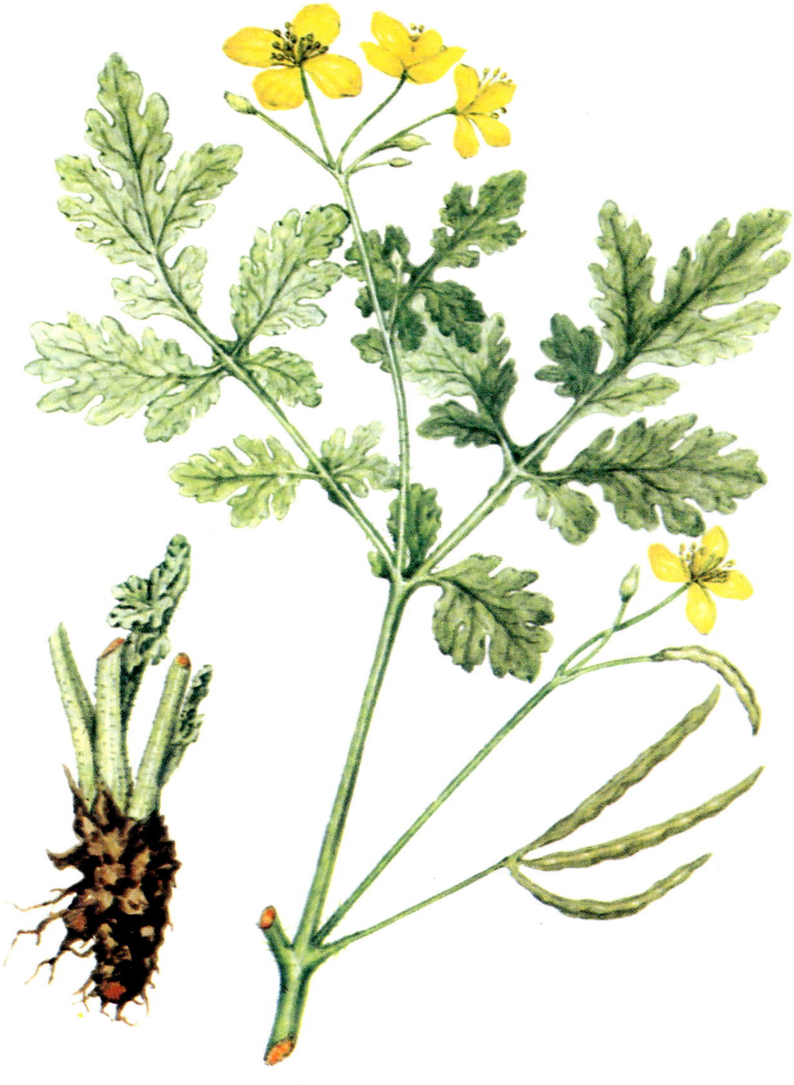

Chélidoine

Chelidonium majus

(Document L.H.F.)

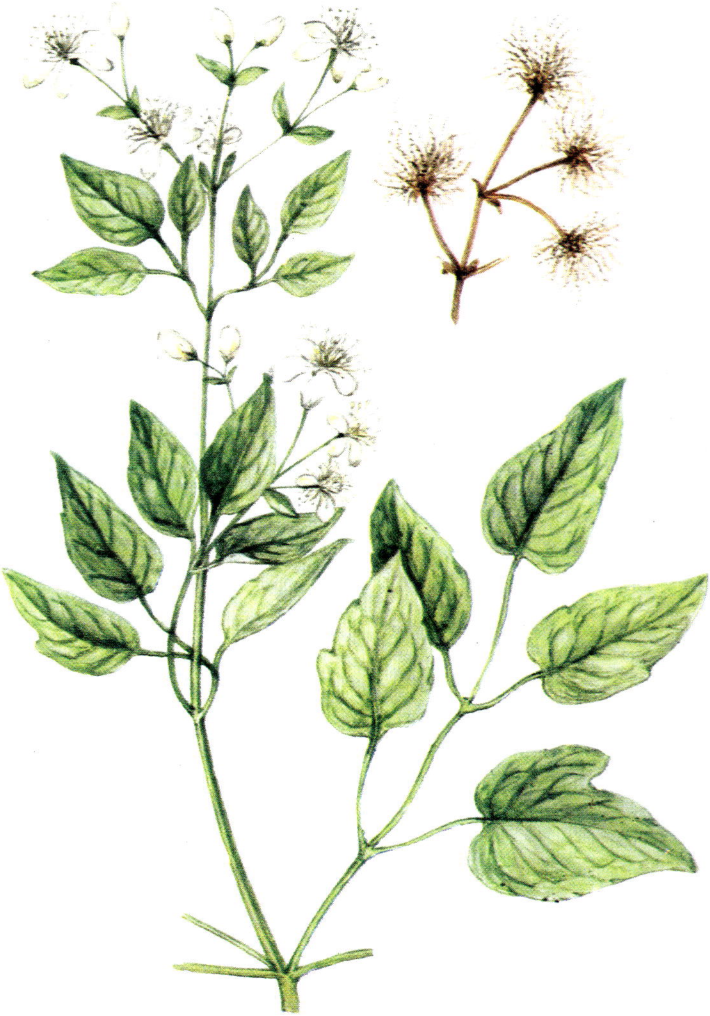

Clématite

Clematis vitulba

(DOCUMENT L.H.F.)

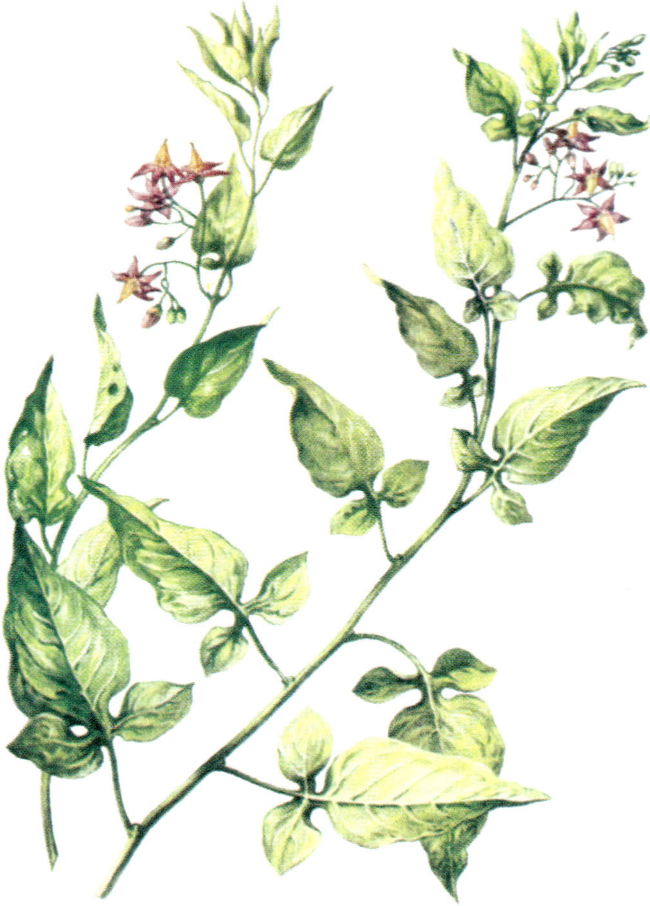

Douce-amère
Solanum dulcamara

(DOCUMENT L.H.F.)

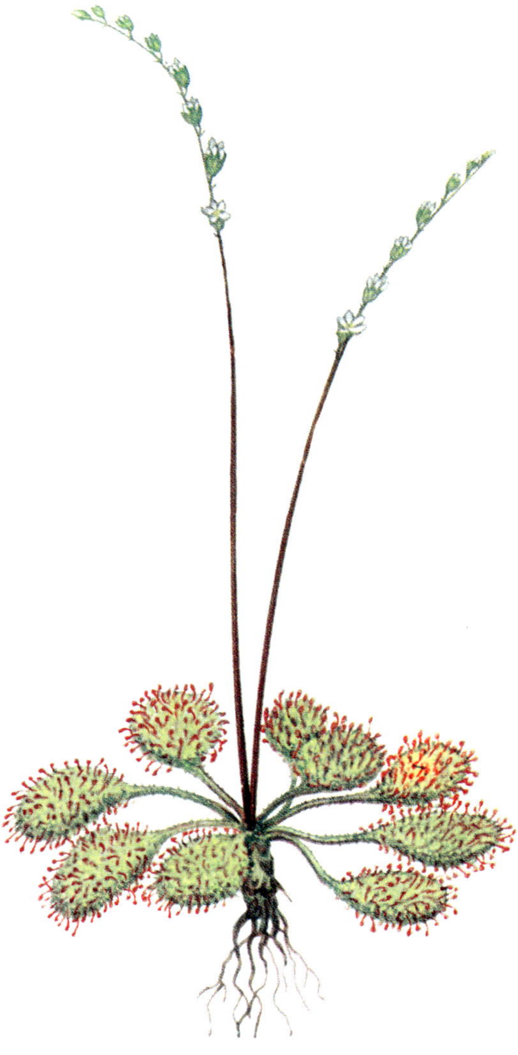

Drosera
Drosera rotundifolia

(Document L.H.F.)

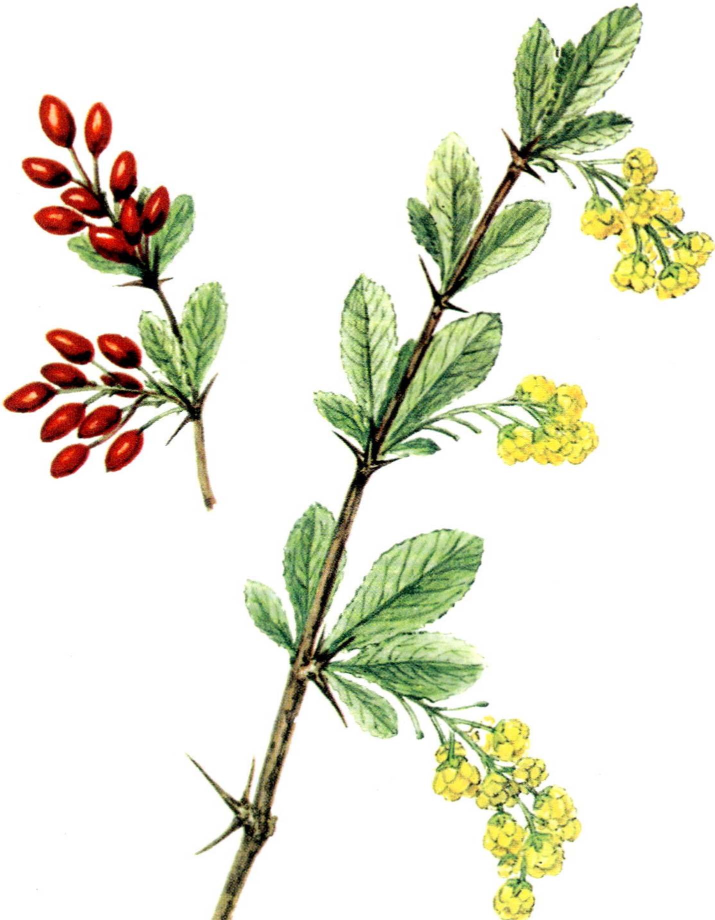

Epine-vinette ou Berbéris
Berberis vulgaris

(DOCUMENT L.H.F.)

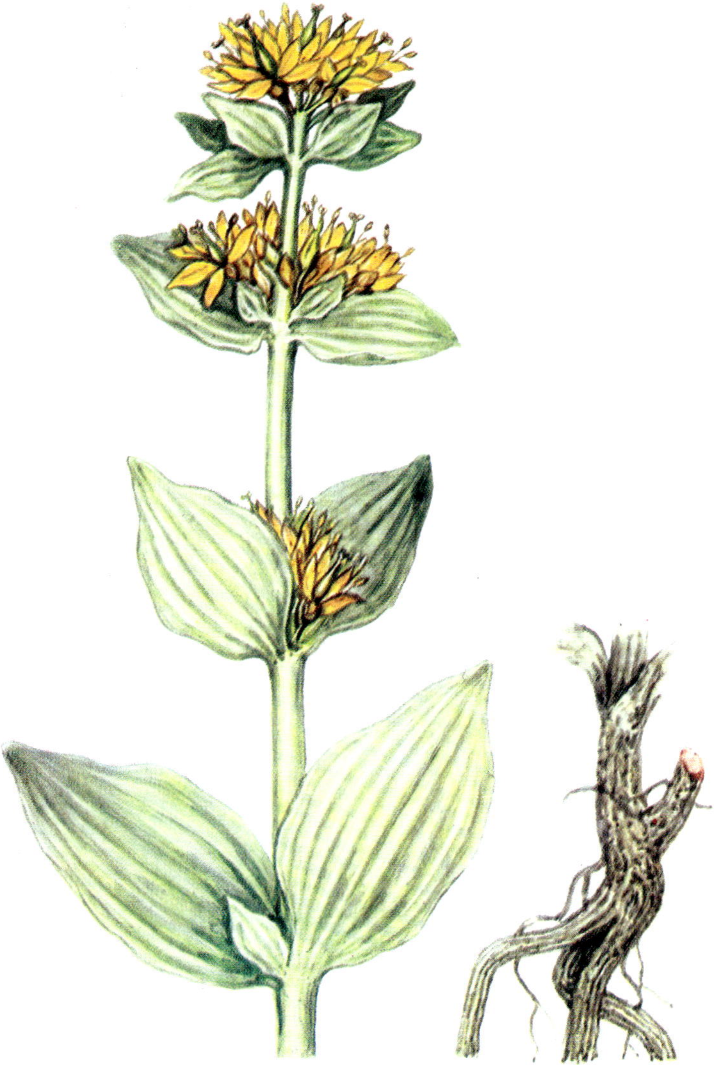

Gentiane
Gentiana lutea

(Document L.H.F.)

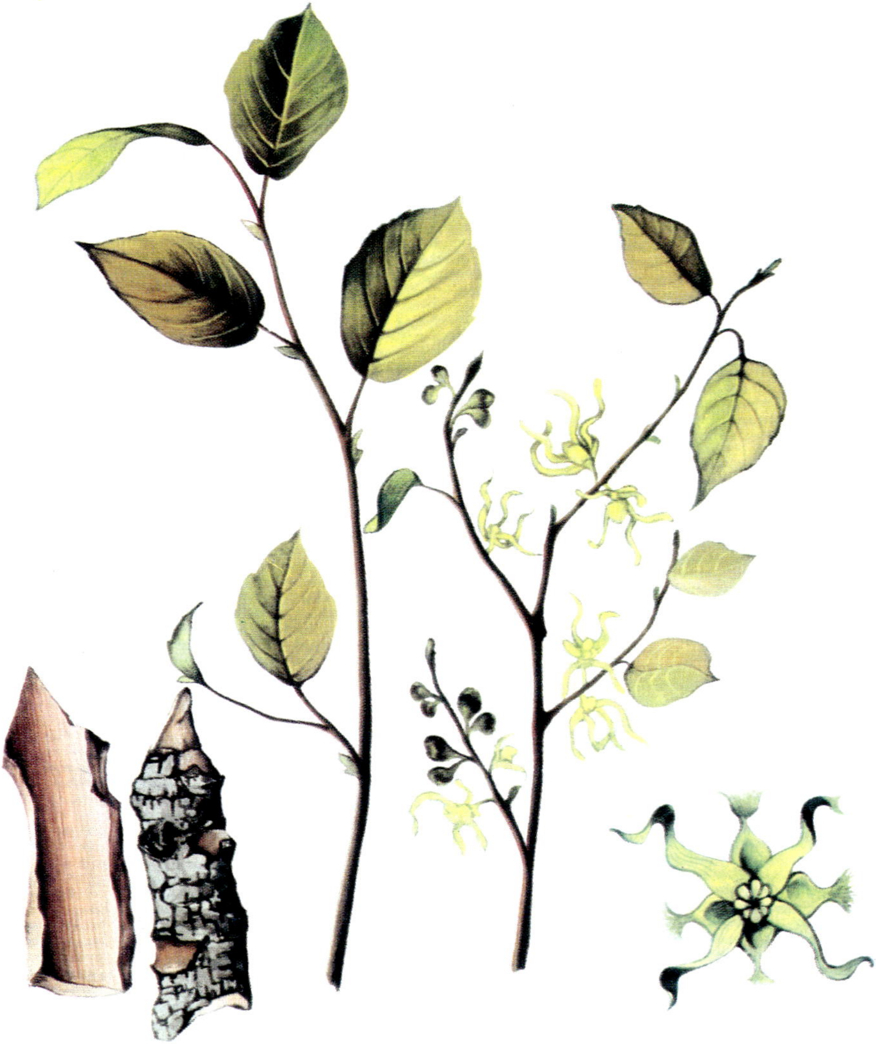

Hamamélis de Virginie
Hamamelis virginica

(DOCUMENT L.H.F.)

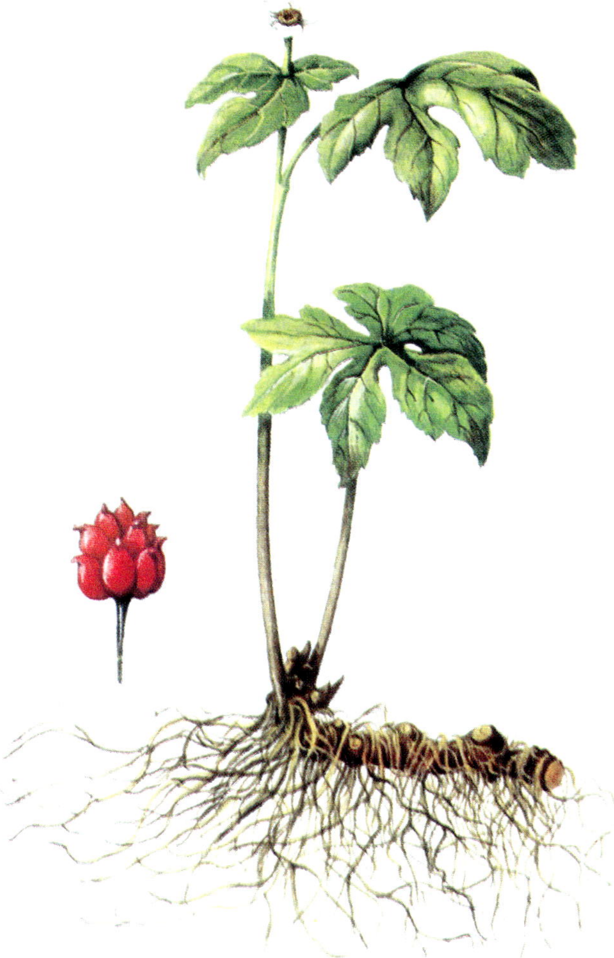

Hydrastis

Hydrastis canadensis

(DOCUMENT L.H.F.)

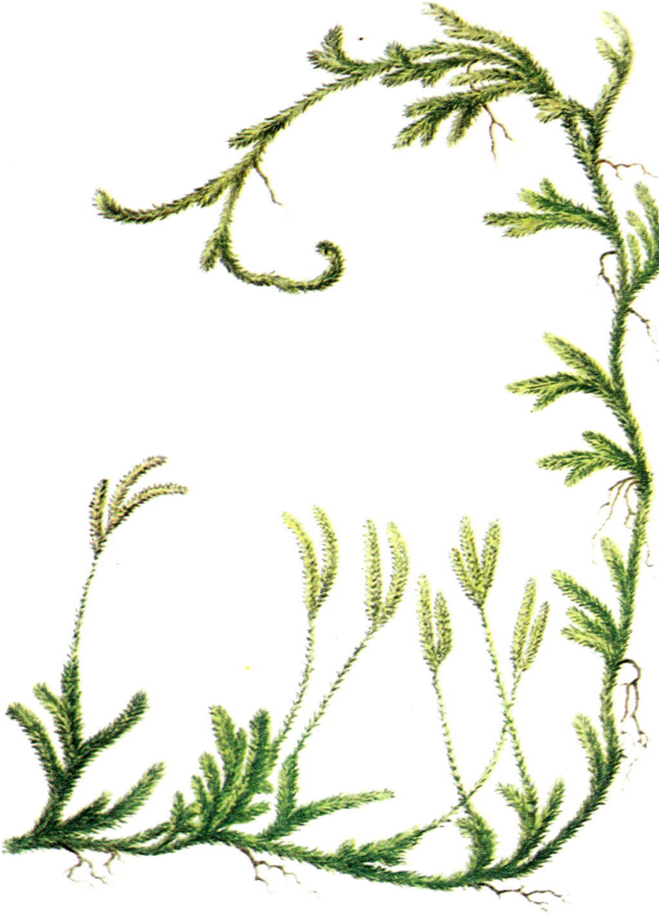

Lycopode

Licopodium clavatum

(Document L.H.F.)

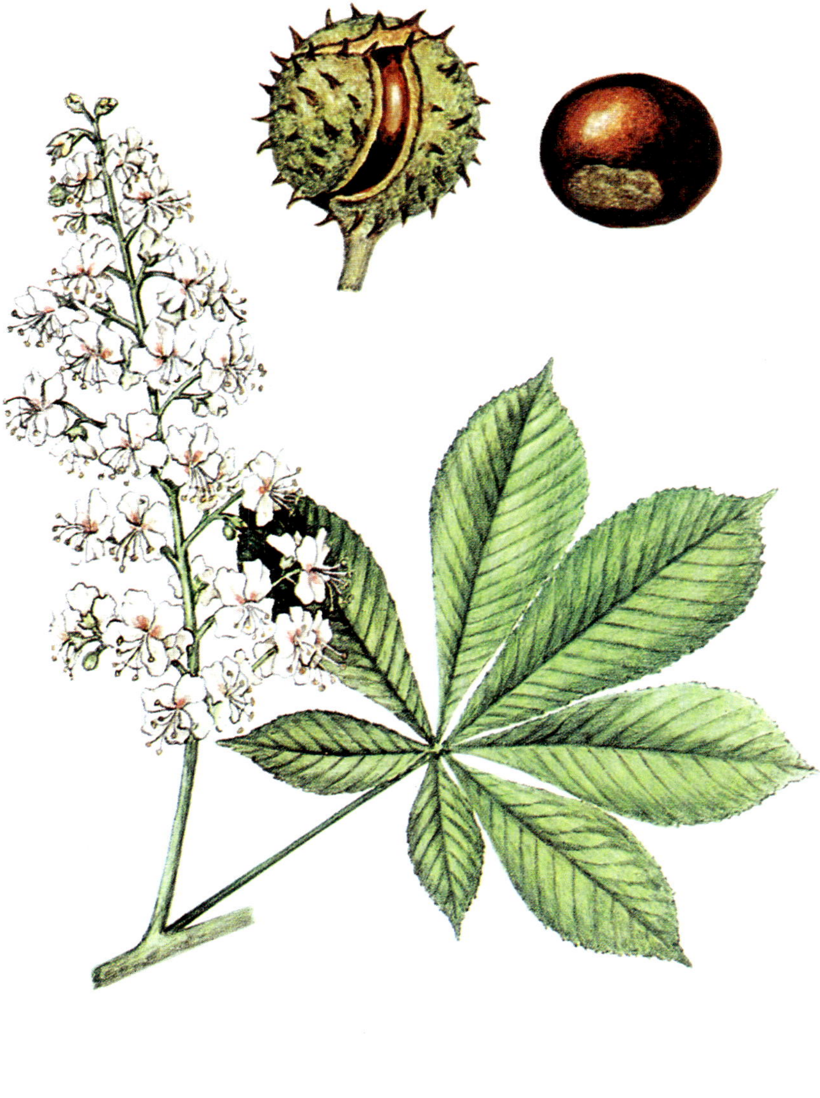

Marronnier d'Inde
Aesculus hippocastanum

(DOCUMENT L.H.F.)

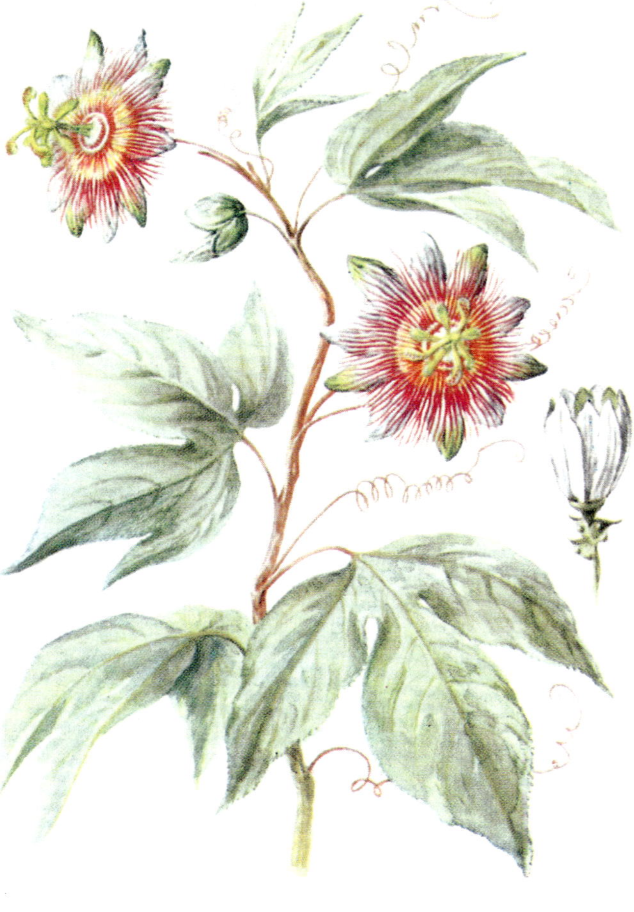

Passiflore

Passiflora incarnata

(Document L.H.F.)

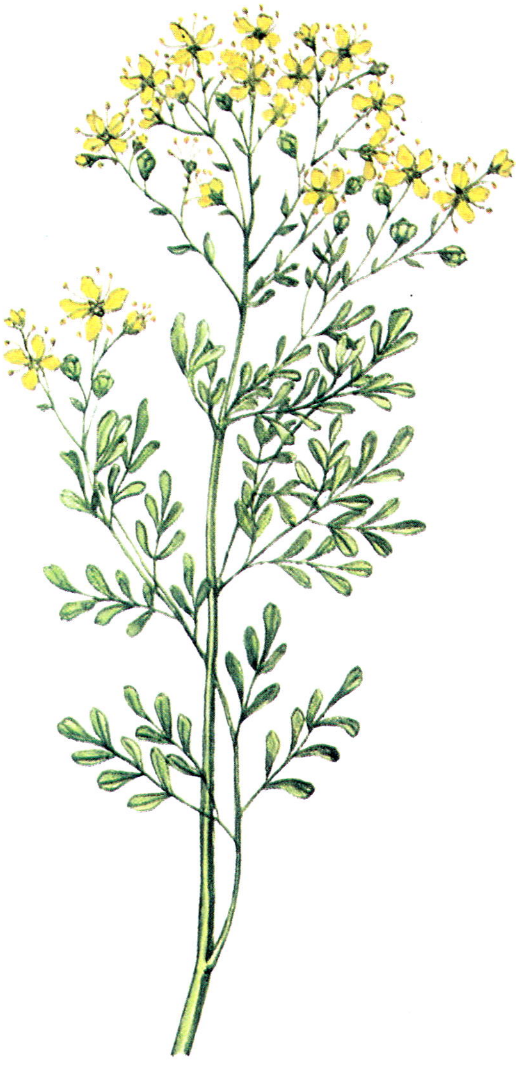

Rue

Ruta graveolens

(Document L.H.F.)

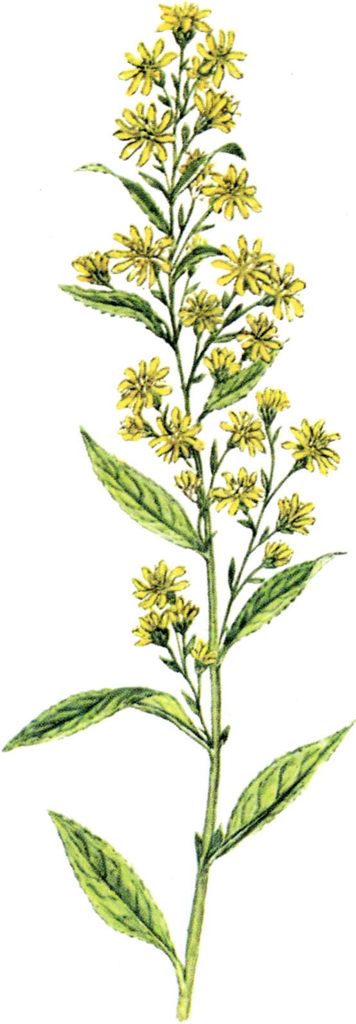

Solidago ou Verge d'or

Solidago virga aurea

(DOCUMENT L.H.F.)

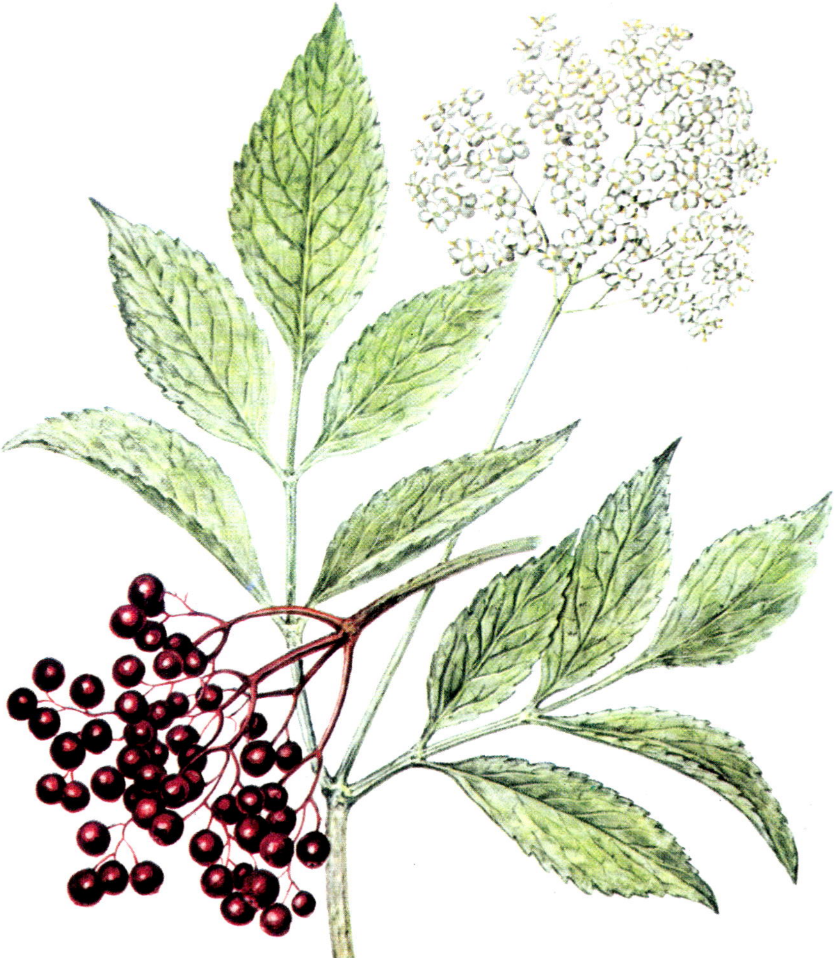

Sureau

Sambucus nigra

(Document L.H.F.)

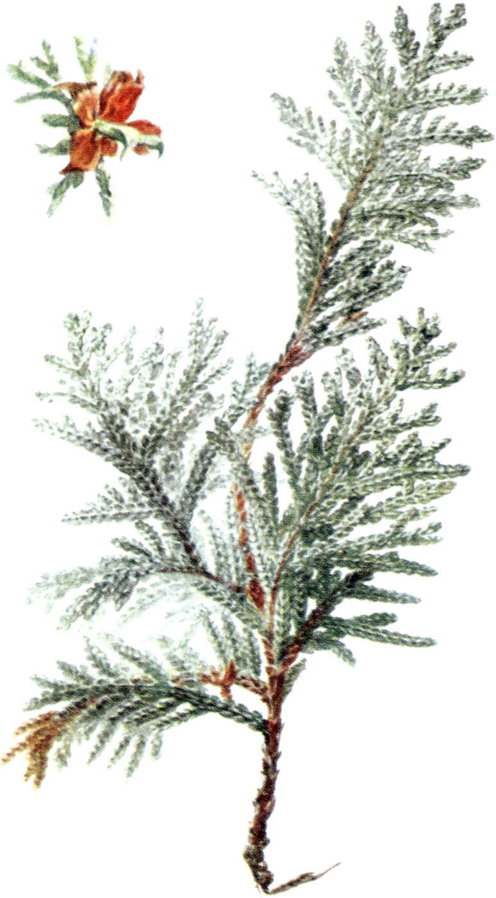

Thuya
Thuya occidentalis

(DOCUMENT L.H.F.)

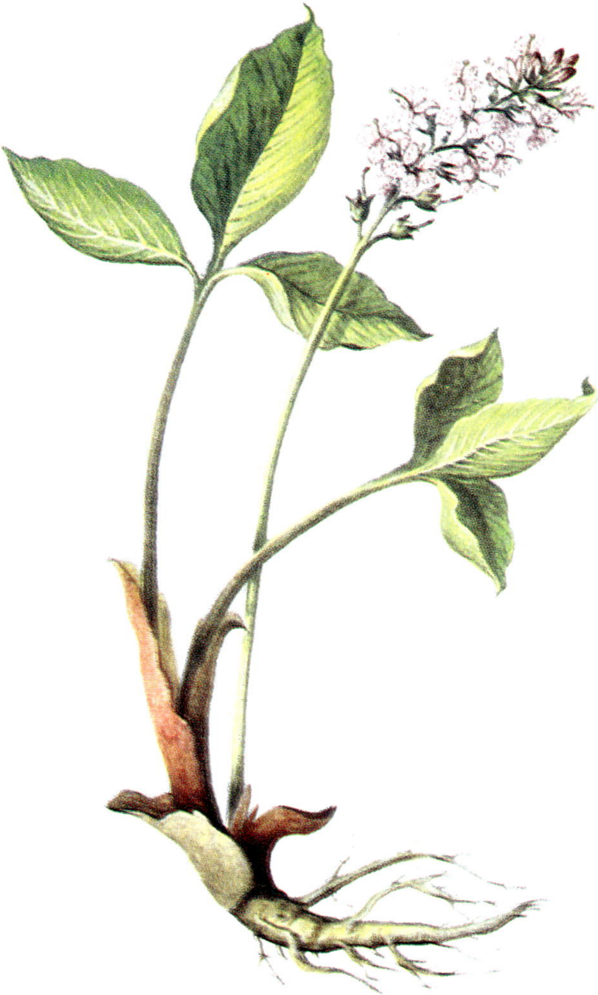

Trèfle d'eau, ou Ményanthe
Menyanthes trifoliata

(DOCUMENT L.H.F.)

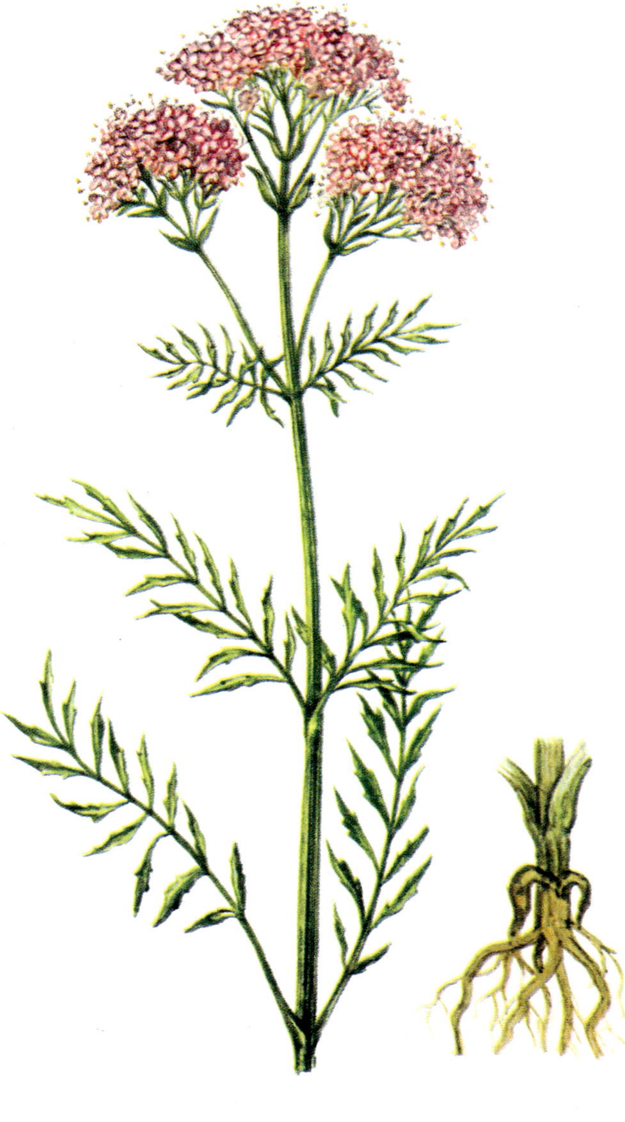

Valériane

Valeriana officinalis

(Document L.H.F.)

— *tonique veineux* (comparable à l'hydrastis)
— diurétique
— laxatif
— prévention du cancer (?).

Indications

— dyspepsies avec *inappétence*
— troubles des règles
— *dilatations veineuses* (*hémorroïdes,* varices)
— goutte, rhumatisme
— hépatisme, ictère
— *lithiase* biliaire et rénale, *coliques* hépatiques et néphrétiques (préventif et pendant l'accès)
— oligurie
— hypertrophie de la rate paludéenne (Typaldo Lascarato)
— constipation
— scorbut
— cancers (?).

Mode d'emploi

comme *tonique:*
— infusion *d'écorce,* de racine, feuilles ou fruits: 20 g pour 1/2 litre d'eau. 2 ou 3 tasses par jour, ou en boisson ordinaire,
— extrait hydro-alcoolique: 0,05 à 0,15 g par jour,
— teinture: 10 à 20 gouttes, 2 ou 3 fois par jour
comme *tonique veineux:*
— extrait fluide: 2 à 3 g par jour, par doses de 20 à 30 gouttes (métrorragies),
— *sirop antimétrorragique:*

extrait fluide de berbéris	2 g
extrait fluide de cupressus	2 g
élixir de Garus	20 g
sirop simple	qsp 150 ml

une cuillerée à soupe toutes les 2 ou 3 heures (H. Leclerc).

N.B.:
1. Des fruits (oxyacantha) on fait des confitures, gelées, sirops rafraîchissants. Confits dans du vinaigre, ils sont utilisés à la manière des câpres.
Ils ne sont consommables que lorsqu'ils ont subi les premières gelées.
2. La berbérine est toxique pour le leishmania tropica, cause du bouton d'Orient. On l'utilise, en injections dans la tumeur, sous forme d'une solution à 2 %.
3. La berbérine, présentant des rapports de constitution avec la morphine et douée d'une action dynamique, peut être employée avec profit dans les cures de désintoxication morphinique (Brissemoret et Challamel).

ERGOT DE SEIGLE

Claviceps purpurea
Champignon
Toxique - Tableau A

Parties utilisées: champignon entier.

Principaux constituants connus: ergostérine, fongistérine, scléroxanthine, acides, alcaloïdes, bases aminées...

Propriétés

— *stimulant*
— *vasoconstricteur des fibres musculaires lisses* de l'utérus, des artères, de la vessie, des bronches, de l'estomac...

Indications

— hémorragies des fibromes, cancers, polypes, métrites
— hémorragies après l'accouchement (l'utérus étant vide)
— *incontinence d'urine*
— *spermatorrhée*
— prolapsus du rectum
— *sueurs des tuberculeux et de la ménopause* (Triau)
— *sympathoses:* migraines, tachycardie paroxystique
— couperose.

Contre-indications

— *grossesse*
— *hypertension* (donc l'utiliser prudemment dans les hémorragies veineuses).

Mode d'emploi

— poudre d'ergot frais: 1 à 3 g par jour, délayée dans un liquide, ou en cachets de 0,50 g (action lente et prolongée), 3 g maximum à prendre en 3 fois, à 1/2 heure d'intervalle,
— extrait mou ou ergotine Bonjean: 1 à 5 g par jour en potion ou pilules à 0,50 g (action rapide et courte),
— extrait fluide ou Ergotine Yvon: 1 à 3 g (soit 1 à 3 cc) par jour, en injections sous-cutanées (action rapide et courte).

N.B.: L'intoxication par l'ergot de seigle provoque éblouissements, vertiges, spasmes, convulsions, gangrène des extrémités, mort.

ERYSIMUM OU HERBE AUX CHANTRES (ou Velar)

Sisymbrium officinalis
Crucifère

Synonyme: moutarde des haies.

Parties utilisées: plante entière (*fraîche* ou conservée à l'abri de la lumière).

Principaux constituants connus: essence allylique.

Propriétés

— *provoque les sécrétions* laryngées, pharyngées, bronchiques
— *expectorant* (Brissemoret)
— antispasmodique des voies respiratoires et biliaires.

Indications

— *laryngites (aphonie), pharyngites, trachéo-bronchites*
— *bronchites chroniques*
— cholécystite lithiasique douloureuse (A. Lehmann).

Mode d'emploi

— infusion: une cuillerée à dessert par tasse d'eau bouillante. Infuser 20 minutes. 3 ou 4 tasses par jour, entre les repas,
— teinture: 10 à 15 gouttes, 3 fois par jour,
— *sirop d'érysimum* composé du Codex: 40 à 60 g par jour. (Contient: bourrache, aunée, chicorée, capillaire, anis vert, romarin, lavande, stoechas, réglisse, raisins secs, orge mondé, miel...),
— *potion béchique et expectorante:*

extrait fluide de primevère	50 gouttes
liqueur ammoniacale anisée	20 gouttes
sirop d'érysimum composé	100 g
hydrolat de tilleul	qsp 200 ml

une cuillerée à soupe toutes les 2 heures,
— *sirop:* une poignée de feuilles et une poignée de fleurs, 10 g de réglisse, 1 litre d'eau. Bouillir à réduction d'1/3. Passer. Ajouter 200 g de miel. Faire un bain-marie bouillant jusqu'à consistance de sirop. Par cuillerée à soupe dans la journée *(enrouements, toux).*

ESTRAGON

(Voir «Aromathérapie»)

EUCALYPTUS

(Voir «Aromathérapie»)

EUPATOIRE D'AVICENNE

Eupatorium cannabinum
Synanthérée

Synonymes: chauvrine, origan des marais, herbe de Sainte-Cunégonde.

Parties utilisées: racine, feuilles.

Propriétés

— laxatif doux
— cholagogue
— tonique.

Indications

— *constipation* des convalescents, des anémiés, des cachectiques, des vieillards, des enfants
— insuffisance biliaire
— congestion hépatique
— anémie, faiblesse générale, chlorose.

Mode d'emploi

— poudre de racine: 4 à 5 g par jour,
— infusion:
  - une cuillerée à café de racines coupées par tasse d'eau. Bouillir 2 minutes, infuser 10 minutes. Une tasse avant les repas,
  - 20 g de feuilles par litre d'eau. Bouillir, infuser 10 minutes (anémies, chlorose, faiblesse générale).

EUPHORBES

Le genre *Euphorbia* comporte de nombreuses variétés intéressant la médecine. Je n'en évoquerai que deux ici.

EUPHORBIA HELIOSCOPIA

Euphorbiacée

Parties utilisées: plante entière, suc (latex) *frais.*

Principaux constituants connus (graine): 32,5 % d'huile, sels minéraux, protides (P. Gillot).

Propriétés

— vésicant.

Indications

— sciatique
— arthrite
— pleurite
— verrues.

Mode d'emploi

— *applications locales* de la plante fraîche écrasée, ou frictions de la peau avec une poignée de feuilles. Des vésicules remplies de sérosités et de pus apparaissent,
— suc qui s'écoule de la tige cassée: contre les *verrues.*

N.B.: Pénierès (1897) utilisait une solution de résine d'euphorbe dans l'eau distillée glycérinée (1/4 de mg de résine pour 1 ml d'excipient) en injections dans les tuberculoses cutanées, ganglionnaires, osseuses et articulaires. Injections répétées tous les 8 ou 15 jours.

EUPHORBIA PILULIFERA

Euphorbiacée

Parties utilisées: plante entière.

Principaux constituants connus: ac. gallique, quercétine, un hétéroside amorphe, jambutol, ac. gras = palmitique, oléique, linoléique, ac. mélissique, triacontane.

Propriétés

— *antispasmodique*
— sédatif
— eupnéïque.

Indications

— *asthme,* rhume des foins
— coryza
— *emphysème.*

Mode d'emploi

— infusion: 1 g pour une tasse d'eau bouillante. 2 ou 3 tasses par jour,
— extrait fluide: 0,50 à 1,50 g par jour,
— extrait hydro-alcoolique: 0,05 à 0,10 g par jour, en potion,
— teinture: 1 à 3 g par jour,
— *potion contre le coryza:*

extrait fluide d'euphorbia pilulifera	0,50 g
teinture d'anémone pulsatile	XXX gouttes
teinture d'euphraise	XI gouttes
sirop de menthe	50 g
eau	qsp 150 ml

une cuillerée à soupe toutes les heures.

EUPHRAISE

Euphrasia officinalis
Scrofulariée

Synonyme: brise-lunettes.

Parties utilisées: plante entière.

Principaux constituants connus: résine aromatique, tanin, aneubine...

Propriétés

— astringent et analgésiant léger des muqueuses
— anti-ophtalmique.

Indications

— *blépharites, conjonctivites,* kératites
— *coryza*

— pharyngites, stomatites
— hydrorrhée nasale (voie externe).

Mode d'emploi

Usage interne

— une cuillerée à dessert par tasse d'eau. Infuser 10 minutes. 3 tasses par jour, entre les repas,
— teinture et extrait fluide: 50 gouttes, 3 à 5 fois par jour.

Usage externe

— une poignée par litre d'eau. Bouillir 10 minutes.
En lavages oculaires dans les conjonctivites, blépharites.
En lavages du nez dans le coryza.
— *collyre astringent:*

euphraise	50 g
fleurs de bleuet	aa 25 g
feuilles de plantain	

une cuillerée à soupe pour 100 g d'eau bouillante. Faire infuser 1/2 heure. En bain d'yeux.
— *pommade contre l'hydrorrhée nasale:*

alcoolature d'euphraise	5 g
essence de bergamote	II gouttes
lanoline	5 g
vaseline	15 g

gros comme un pois dans chaque narine, 2 ou 3 fois par jour.

N.B.: Passait autrefois pour favoriser la mémoire.

EVONYMUS

Evonymus atropurpureus
Évonimacée

Synonyme: fusain noir.

Parties utilisées: écorce de la racine.

Principaux constituants connus: évonymine, asparagine, résines...

Propriétés

— *purgatif cholagogue*
— tonique des muscles intestinaux.

Indications
— constipation habituelle, surtout chez les insuffisants biliaires.

Mode d'emploi
— on utilise généralement l'*évonymine officinale* (extrait hydro-alcoolique pulvérulent) : 2 à 5 cg.

Synergiques : aloès, cascara, podophylle, rhubarbe.

FAINE

(Voir Hêtre)

FENOUIL

(Voir « Aromathérapie »)

FENUGREC

Trigonella fœnum græcum
Papilionacée

Légumineuse qui pousse en Inde, Pakistan, Afrique du Nord.

Parties utilisées : semences.

Principaux constituants connus : phytine, lécithine, mannogalactane, choline, essence, tanin, nucléoprotéide riche en phosphore et en fer organique...

Propriétés

Voie interne

— *tonifiant*
— stimulant du pancréas, de la digestion, dans tous les désordres du métabolisme général
— *favorise la prise de poids*
— apéritif.

Voie externe

— topique émollient.

Indications

Usage interne

— *troubles de la nutrition*
— *maigreur*
— diabète
— tuberculose (L. Rénon - R. Mignot)
— convalescences
— anémie, scrofule, lymphatisme
— rachitisme
— goutte.

Usage externe

— abcès des amygdales (gargarismes)
— métrites (irrigations vaginales)
— lymphangites, cellulites, phlegmons (compresses).

Mode d'emploi

Usage interne

— décoction : une cuillerée à soupe de semences pour 2 tasses d'eau. Bouillir à réduction de moitié. Boire le matin à jeun, une semaine sur deux,
— poudre de semences : 2 cuillerées à café par jour aux repas (avec du miel ou de la confiture en raison de son odeur nauséabonde),
— extrait fluide : 1 cuillerée à café le matin, dans un verre d'eau,
— *potion analeptique :*

extrait fluide de fenugrec	20 g
extrait fluide de prêle des marais	10 g
élixir de Garus	80 g
sirop simple	qsp 400 ml

2 à 4 cuillerées à soupe par jour.

Usage externe

— décoction à 60 g de semences par litre d'eau,
— *cataplasme émollient (cellulite) :*

farine de fenugrec	aa 50 g
farine de sarrazin	aa 50 g
poudre de racine de guimauve	100 g

N.B. : La farine de fenugrec peut remplacer la farine de lin dans les cataplasmes.

FÈVE DES MARAIS

Faba vesca
Légumineuse

Parties utilisées: fleurs, gousses vertes.

Propriétés

— *diurétique*
— *sédatif* des voies *urinaires* et *hépatiques.*

Indications

— *coliques néphrétiques et hépatiques*
— infections urinaires
— goutte, rhumatismes.

Mode d'emploi

Usage interne

— infusion de fleurs: 30 g pour 1 litre d'eau. 3 tasses par jour entre les repas: migraines, lombalgies, sciatiques, coliques néphrétiques,
— sommités fleuries en décoction: 30 à 60 g par litre d'eau. 3 tasses par jour, entre les repas: diurétique, rhumatisme, goutte, sciatique, *coliques néphrétiques, affections urinaires,* dysenteries, toux,
— décoction de gousses vertes: 30 g par litre d'eau (contre l'*albuminurie*),
— extrait fluide de gousses: 1 à 2 g par jour,
— gousses séchées au four et pulvérisées: 1 à 2 g le matin dans du vin (gravelle),
— *sirop anticystalgique* (cystite chronique):

extrait fluide de gousses de fève des marais	15 g
extrait mou de stigmates de maïs	5 g
sirop des cinq racines	qsp 400 ml

2 ou 3 cuillerées à soupe par jour.

LE LÉGUME

Principaux constituants connus: vitamines A, B, C... fer, calcium, protides, hydrates de carbone...

Propriétés

— très nutritif
— léger, digeste.

Mode d'emploi

— se mange, jeune et décortiqué, en hors-d'œuvre, cru, à la croque au sel,
— sec et décortiqué, convient aux purées et potages.

FÈVE DE SAINT-IGNACE

Strychnos ignatii
Loganiacée
Toxique - Tableau A

Parties utilisées: graines.

Principaux constituants connus: strychnine, brucine...

Propriétés

— tonique
— apéritif
— digestif
— antidote des barbituriques.

Indications

— *asthénie*
— *atonie gastrique*
— spermatorrhée
— incontinence nocturne d'urine
— *paralysies alcooliques*
— *intoxications barbituriques.*

Mode d'emploi

— poudre: un à dix centigrammes en cachets ou pilules
— gouttes amères de Baumé: 10 à 15 gouttes par jour.

FICAIRE

Ficaria ranunculoïdes
Renonculacée

Parties utilisées: racine.

Principaux constituants connus: ficarine, acide ficarique.

Propriétés

— décongestionnant
— analgésiant.

Indications

hémorroïdes.

Mode d'emploi

Usage interne

— alcoolature, extrait fluide: 50 gouttes, 3 fois par jour,
— extrait mou, 0,50 à 1 g par jour sous forme de pilules:

extrait mou de ficaire	0,10 g
poudre de noix vomique	0,01 g

pour une pilule. 2 pilules avant les 3 repas.

Usage externe (en pommade, suppositoires)

— *pommade anti-hémorroïdaire:*

extrait mou de ficaire	5 g
onguent populeum	50 g

— *suppositoires anti-hémorroïdaires:*

extrait mou de ficaire	0,10 g
extrait mou de cyprès	0,15 g
beurre de cacao	5 g

pour un suppositoire.

FOUGÈRE MÂLE

Polystichum filix mas
Fougère

Parties utilisées: rhizome et base des pétioles foliaires.

Forte toxicité - A employer prudemment

Principaux constituants connus: filicine, mélange d'aspidiol, de filmarone, d'acide filicique, huile essentielle.

Propriétés

— *anthelminthique* (ne pas utiliser chez l'enfant de moins de 4 ans).

Incompatibilités: huiles.

Indications

Usage interne

— *parasites intestinaux: tænia, ascaris, ankylostome,* douves, botriocéphale, oxyures.

Usage externe

— goutte.

Mode d'emploi

Usage interne

— *extrait éthéré,* en capsules à 0,50 g: à prendre au nombre de 10 à 16 (5 à 8 g), une toutes les 5 minutes. Une demi-heure après la dernière dose, donner un *purgatif* (sirop de Nerprun, alcoolature de grand liseron, *pas* d'*huile*),
diète hydrique la veille et le jour de la cure. Repos au lit le jour de la cure,
— *décoction:* 15 à 50 g de rhizome pour 1 litre d'eau. Réduire de moitié. Prendre le matin à jeun. Une heure après, boire l'infusion suivante: une cuillerée à soupe de bourdaine pour une tasse d'eau. Bouillir 2 minutes. Ajouter une cuillerée à soupe de follicules de séné. Infuser 10 minutes,
— *poudre:* 15 g dans du miel ou de la mélasse, sous forme de bols (H. Leclerc),

— *formule vermifuge:*

racine de fougère mâle		aa 30 g
racine de valériane		
racine de grenadier		
absinthe		aa 15 g
tanaisie		

bouillir 1/2 heure dans 2 litres d'eau. Passer. Sucrer.

Enfants

— extrait éthéré, 0,50 g par année d'âge, sous forme de *miel de Dunglison:*

extrait éthéré de fougère mâle	2 g
miel rosat	16 g

à prendre en 4 fois (en 1/2 heure). Enfants de 4 à 6 ans.

— ou de *potion de Lemoine:*

extrait éthéré de fougère mâle	0,50 à 5 g
sirop d'éther	10 g
gomme pulvérisée	1 g
looch	60 g

à prendre en 4 fois (en 1/2 heure). Enfants de 6 à 10 ans.

Usage externe

— *décoction* de racine de fougère, en *bains de pieds,* contre la goutte,
— bains entiers: douleurs rhumatismales, céphalées.

N.B.:
1. Avec les feuilles sèches, on fait des *matelas* recommandés pour les *enfants débiles, rachitiques, énurésiques* et les *rhumatisants,* les sujets affectés de crampes ou de céphalées.
2. Les feuilles de fougère éloignent les mouches, les puces et les punaises.
3. La fougère, dans les chaussures, dissipe la fatigue et réchauffe les pieds.
4. Des feuilles de fougère, appliqués localement, dissipent les algies rhumatismales.
5. Dans les cas de crampes des pieds ou des mollets, entourer la région d'une feuille de fougère.
6. Contre l'hypo-acousie due à un refroidissement, dormir sur un oreiller rempli de feuilles vertes de fougère.
7. Rapprochons ces notions des enseignements anciens:

Le meilleur matelas pour les personnes qui souffrent de crampes, de rhumatismes, de maux de dents et de maux de tête causés par les rhumatismes, c'est un sac rempli de fougère séchée. La fougère éloigne tous les maux, et procure au patient un repos complet.

Le rhizome de la grande fougère a une vertu étonnante. Des bains préparés avec ces rhizomes et pris pendant 8 à 15 jours guérissent les rhumatismes et les accès de goutte les plus opiniâtres.

On peut guérir le goitre et les membres raidis par le rhumatisme en faisant bouillir dans du vin le rhizome et en frictionnant la partie malade avec cette décoction.

On enlève la fatigue en portant de la fougère dans les souliers. Quand on ressent tout à coup des douleurs rhumatismales dans les membres et par le corps, il suffit de prendre une poignée de feuilles vertes de fougère et de les mettre sur la partie malade: la douleur augmente d'abord et disparaît ensuite.

FRAGON ÉPINEUX

(Voir Houx petit)

FRAISIER

Fragaria vesca
Rosacée

Parties utilisées: feuilles, racines.

Principaux constituants connus: tanin, acide silicique...

Propriétés

— *tonique astringent,* antidiarrhéique
— hémostatique
— *diurétique*
— *antirhumatismal*
— régulateur hépatique
— apéritif.

Indications

Usage interne

— *diarrhées, entérocolites*
— *hémorragies intestinales,* métrorragies
— leucorrhées
— affections des *voies urinaires* (blennorragie, cystite)
— lithiase urinaire, coliques néphrétiques
— *rhumatisme, goutte*
— hépatisme, ictère
— asthme.

Usage externe

— angines
— blennorragie.

Mode d'emploi

Usage interne

— *décoction* de jeunes feuilles: une poignée pour 1/2 litre d'eau (diarrhées, ictère, coliques néphrétiques),

— *décoction* de racine : 30 g par litre d'eau,
ou mieux : *feuilles + racines coupées :* une poignée par litre d'eau.
Bouillir et infuser 10 minutes,
boire *à volonté* (arthritisme, artériosclérose, hypertension, affections urinaires, blennorragie),
— décoction de racine et réglisse : soulage les *asthmatiques,*
— infusion de racine (20 g pour 1 litre d'eau) : contre les diarrhées des enfants
(les racines colorent les selles en rouge, les urines en rose).

Usage externe

— la décoction de feuilles : en gargarismes (angines), injections vaginales (leucorrhées et métrorragies), injections urétrales (blennorragie),
— feuilles fraîches pilées : en cataplasmes contre les ulcères.

N.B. : Les feuilles seront utilement employées dans la soupe.

FRAMBOISIER

Rubus idaeus
Rosacée

Parties utilisées : feuilles.

Propriétés

— *astringent*
— diurétique
— *laxatif*
— digestif.

Indications

— affections de la *gorge* et *bronchitiques*
— affections rénales
— constipation
— règles douloureuses.

Mode d'emploi

Usage interne

— *infusion :* une cuillerée à dessert ou 3 feuilles par tasse. Infuser 10 minutes. 3 tasses par jour.

Usage externe
— *décoction:* une poignée par litre. Bouillir 10 minutes. En gargarismes contre les angines, stomatites,
— en collyre dans les affections oculaires.

FRAXINELLE

Dictamnus albus
Rutacée

Parties utilisées: feuilles, écorce.

Propriétés

Feuilles
— stomachique
— vermifuge.

Écorce
— tonique
— anti-anémique.

Indications

Feuilles
— indigestions
— parasites intestinaux.

Écorce
— asthénie
— anémie.

Mode d'emploi

Feuilles
— infusion: 20 g pour 1 litre d'eau. 3 tasses par jour.

Écorce
— 40 g pour 1 litre d'eau. Bouillir 2 minutes et infuser 10 minutes. 3 tasses par jour.

FRÊNE

Fraxinus excelsior
Oléacée

Synonyme: quinquina d'Europe.

Parties utilisées: feuilles, semences, écorce.

Principaux constituants connus: fraxinite, fraxinine,
dans les feuilles: fer, cuivre,
dans la sève: un dérivé de la coumarine.

Propriétés

Feuilles
— *diurétique*
— *antigoutteux*
— *antirhumatismal*
— *dépuratif*
— purgatif.

Écorce
— tonique
— fébrifuge
— astringent.

Indications

Usage interne
— *rhumatisme goutteux*
— lithiases urinaires
— *oliguries,* hydropisie
— artériosclérose.

Usage externe
— névralgies goutteuses et rhumatismales.

Mode d'emploi

Usage interne
— *feuilles:* une poignée par litre d'eau. Bouillir et infuser 10 minutes. A volonté (c'est une boisson *recommandée aux rhumatisants et aux goutteux,* avec du jus de citron),

— *écorce:* une poignée par litre d'eau. Bouillir 5 minutes. Une tasse avant les repas (apéritif, stomachique),
— extrait aqueux: 1 à 2 g par jour,
— *infusion antigoutteuse:*

feuilles de frêne	aa 50 g
feuilles de cassis	aa 50 g
fleurs d'umaire	25 g

une cuillerée à soupe pour une tasse d'eau bouillante. Infuser 15 minutes. 2 à 3 tasses par jour, entre les repas (on peut également associer la feuille de frêne à la feuille de bouleau ou à la menthe),
— *sirop antigoutteux:*

extrait mou d'alkékenge	8 g
extrait aqueux de feuille de frêne	10 g
sirop des cinq racines	qsp 400 ml

une cuillerée à soupe 3 fois par jour, en dehors des repas, dans une infusion de pelure de pomme,
— *macération vineuse:*

écorce de frêne	aa 30 g
écorce de saule	aa 30 g
vin rouge	1 litre

laisser macérer une semaine. Un verre à Madère avant les repas (préventif du paludisme).

Usage externe

— une poignée de feuilles par litre d'eau. Décoction de 15 minutes. En compresses (algies rhumatismales, goutteuses).

N.B.:
1. L'infusion de feuilles de frêne *(thé de frêne),* avec 25-30 g pour 1/2 litre d'eau, à la dose d'une tasse chaque matin, fut prônée par un homme qui atteignit 107 ans.
2. Autrefois, il n'y a pas si longtemps puisque j'en ai souvent bu dans mon enfance (...), les paysans faisaient avec des feuilles de frêne, du sucre et de l'acide tartrique, une boisson agréable appelée frênette.

FUCUS VESICULOSUS

(Voir Varech vésiculeux)

FUMETERRE

Fumaria officinalis
Fumariacée
Une des meilleures plantes

Synonymes: herbe à la jaunisse, pisse-sang, fiel de terre, herbe à la veuve.

Parties utilisées: plante entière.
Principaux constituants connus: alcaloïdes (fumarine, ou protopine, fumaricine, fumarofine... Manske), hétérosides flavoniques, acides aliphatiques...

Propriétés

— *tonique*
— *dépuratif* (diurétique, fébrifuge)
— régulateur hépato-vésiculaire
— assouplit les artères
— *antipléthorique*
— apéritif
— antiscorbutique
— antiscrofuleux
— *vermifuge.*

Indications: favoriserait la longévité

— *congestion hépatique,* affections hépato-vésiculaires, ictères, migraines d'origine digestive
— *athérosclérose*
— *pléthore, hyperglobulie, hyperviscosité sanguine*
— hypertension
— *anémie,* lymphatisme
— parasites intestinaux
— scorbut
— dermatoses (dartres)
— maladies vénériennes (?).

Mode d'emploi

comme *tonique, anti-anémiant:*
— infusion: 50 g pour 1 litre d'eau. Infuser 15 minutes. 2 ou 3 tasses par jour, avant les repas, 10 à 15 jours par mois.
— troubles hépato-vésiculaires et migraines digestives: *nébulisat* de fumeterre (comprimés spécialisés à 0,25 g). 2 à 6 comprimés par jour, selon les indications du médecin,

— extrait aqueux : 2 à 4 g par jour (athérosclérose),
— *potion antipléthorique :*

extrait mou de fumeterre	3 g
extrait fluide de tilleul	25 g
sirop des cinq racines	250 g
hydrolat de tilleul	500 g

un verre à Bordeaux, 2 fois par jour.

N.B. :
1. On a conseillé l'infusion de plante entière en compresses sur les dermatoses.
2. Pourquoi la fumeterre est-elle appelée « herbe à la veuve » ? C'est parce qu'à l'état frais, c'est une mini-bombe lacrymogène dont certaines veuves, heureuses de voir enfin leur bonhomme hors d'état de les em...poisonner, se servaient pour faire croire à leur infinie détresse. Il leur suffisait d'écraser la tige d'une ou deux fumeterres devant les yeux qui, aussitôt, s'inondaient de larmes.

FUSAIN

(Voir Evonymus)

GAILLET

(Voir Caille-lait)

GALÉGA

Galega officinalis
Papilionacée

Parties utilisées : plante entière.

Principaux constituants connus : galégine (alcaloïde) : G. Tanret.

Propriétés

— *antidiabétique* (H. Leclerc, G. Parturier)
— galactogogue
— diurétique
— vermifuge
— épilepsie (Lemery).

Indications

— *diabète*
— allaitement.

Mode d'emploi

— extrait fluide: 50 à 100 gouttes au début des repas, par périodes de 8 jours séparées par des intervalles de 8 jours,
— *potion hypoglycémiante:*

extrait mou de galéga	20 g
glycérine neutre	50 g
eau	qsp 300 ml

une cuillerée à soupe 2 fois par jour.

Synergiques hypoglycémiants: eucalyptus, laitue, mûrier noir, myrtille, olivier, noyer, genièvre.

Synergiques galactogènes: aneth, anis, angélique, coriandre, cumin, ortie.

GALEOPSIS

Galeopsis ochroleuca
Labiée

Synonymes: chanvre fou, chanvre bâtard.

Parties utilisées: plante entière.

Principaux constituants connus: *silice.* Sa composition minérale se rapproche de celle du sang.

Propriétés

— astringent
— reminéralisant
— anti-anémique.

Indications

— tuberculose
— anémie
— leucémie (W. Bohn).

Mode d'emploi

— décoction: 15 g pour 1 litre d'eau. Bouillir 5 minutes, infuser 15. 3 ou 4 tasses par jour,
— teinture mère: 10 à 15 gouttes dans de l'eau, 3 ou 4 fois par jour.

GARANCE

Rubia tinctorum
Rubiacée

Parties utilisées: racine.

Principaux constituants connus: substances colorantes (glucosides): galliorine, purpurine, alizarine...

Propriétés

— *provoque le flux biliaire*
— *laxatif*
— *diurétique*
— *antilithiasique urinaire.*

Indications

— *insuffisance biliaire*
— constipation
— oliguries
— *excès d'urée*
— *lithiase urinaire* (surtout les phosphates)
— arthritisme
— albuminurie
— rachitisme.

Mode d'emploi

— infusion de racine: une cuillerée à café de racine écrasée dans une tasse d'eau. Bouillir et infuser 10 minutes. 2 tasses par jour, entre les repas (préparation âcre),
— poudre: 2 à 10 g par jour (en cachets de 0,50g): *Rubia-Pulvina* Lehning.
— extrait hydro-alcoolique: 1 g par jour,
— *pilules cholagogues et laxatives:*

extrait hydro-alcoolique de garance	0,20 g
poudre de réglisse	qsp 1 pilule

1 ou 2 pilules avant les 3 repas.

N.B.: La garance peut ***désintégrer,*** solubiliser et ***éliminer*** les calculs des phosphates et carbonates de calcium, d'ammonium, de sodium et de magnésium *(surtout les phosphates ammoniaco-magnésiens).*

Il faut, en même temps, traiter l'infection et rendre l'urine acide.

Elle n'a aucune action sur les calculs oxaliques et uriques.

GATTILIER

(Voir Agnus-castus)

GELSEMIUM

Gelsemium sempervivens
Loganiacée

Parties utilisées: racine.

Principaux constituants connus: acide gelsémique, gelsémine, résine...

Propriétés

— sédatif
— analgésique.

Indications

— *états spasmodiques*
— *asthme - rhume des foins*
— névralgies.

Mode d'emploi

— teinture de racine: 0,20 à 1 g par jour
— extrait fluide: 15 à 30 gouttes par jour.

GÉNÉPI

Artemisia...
Composée

Sous ce terme, on décrit quatre variétés d'armoises de haute montagne dont les propriétés sont identiques:
— le génépi vrai: *Artemisia glacialis* (génépi mâle),
— le génépi noir: *Artemisia spicata* (génépi femelle),
— le génépi blanc: *Artemisia mutellina,*
— le génépi à fleurs laineuses: *Artemisia eriantha.*

Propriétés

— stimulant gastrique
— tonique général
— fébrifuge, remède des «chaud et froid»

— facilite la menstruation
— vulnéraire (interne et externe).

Indications
— manque d'appétit
— asthénie
— affections pulmonaires dues au refroidissement
— règles insuffisantes
— gastrites, entérites.

Mode d'emploi
— infusion à 30-50 g par litre d'eau. 2 à 4 tasses par jour,
— en liqueur sucrée (coups de froid, « coups de pompe » chez les alpinistes).

N.B. : Le génépi bâtard, ou achillée laineuse : *Achillea nana,* bénéficie des mêmes pouvoirs.

GENÊT

Sarothamnus scoparius
Papilionacée

Synonymes : genêt à balai, genêt d'or, juniesse.

Parties utilisées : fleurs fraîches, branches jeunes.

Principaux constituants connus : trois alcaloïdes : la *spartéine (dangereux : tableau C),* la génistérine, la sarothamnine, une matière colorante jaune, la scoparine, des résines, une oxytyramine vasoconstrictrice, appelée autrefois « adrénaline végétale » et augmentant la tension artérielle.

Propriétés
— *tonicardiaque* (spartéine) : tonique *des nerfs* propres du cœur, différent de la digitaline et de la strophantine, toniques du *muscle cardiaque*
— *vasoconstricteur*
— *diurétique éliminateur des chlorures* (scoparine : A. Clerc)
— antiscrofuleux
— antitoxique
— *antivenimeux* (en ingestion et en applications)

— purgatif
— émétique.

Indications

— *œdèmes des cardio-rénaux* (seconde les effets du traitement digitalique)
— *affections pulmonaires aiguës* (pleurésie, pneumonie, bronchopneumonie)
— lithiase urinaire
— oligurie des fièvres éruptives
— ascite
— *hémophilie*
— hémorragies obstétricales, gingivales
— scrofule, faiblesse générale
— *goutte*
— *rhumatisme*
— *albuminurie.*

Contre-indications

— hypertension, personnes sujettes aux palpitations.

Mode d'emploi

— infusion de fleurs : une cuillerée à café par tasse. Infuser 10 minutes. D'abord une tasse par jour et, si elle est bien supportée, 2 ou 3 tasses par jour,
— dans l'*ascite:* 1 litre d'infusion par jour, en 4 fois, entre les repas, pendant un mois,
— *extrait fluide de la plante stabilisée:* 1 à 3 g par jour, en potion (excellents effets, après un traitement à la digitale, par sa spartéine),
— teinture: 2 à 8 gouttes, 2 ou 3 fois par jour,
— *tisane antirhumatismale et antigoutteuse:*

genêt (sommités)	aa 15 g
genièvre (baies)	
pissenlit (racine)	

dans 750 g d'eau. Bouillir pour réduire à 1/2 litre. Passer. Sucrer au miel. Une cuillerée à soupe toutes les heures,
— *tisane diurétique:*

genêt à balai (extrait fluide)	2 g
genièvre (extrait aqueux)	2 à 5 g
sirop des cinq racines	80 g
eau bouillante	1 litre

— *tisane des cinq fleurs* (voir à bourrache).

N.B.: Les moutons ayant ingéré du genêt subissent sans dommage les morsures de vipères. G. Billard a démontré qu'en mélangeant une solution de sulfate de spartéine (principe du genêt) à du venin de vipère, on rend le venin inactif.

L. Binet et G. Wellers ont pu tirer des conclusions analogues avec le venin de cobra. Les fleurs même du genêt ont «in vitro» une action antitoxique vis-à-vis de ce venin.

GENÉVRIER

(Voir «Aromathérapie»)

GENTIANE

Gentiana lutea
Gentianacée

Synonyme: quinquina du pauvre.

Parties utilisées: racine.

Principaux constituants connus: trois glucosides dont la gentiopicrine, active contre le paludisme, deux ferments, pectine, gentisine (matière colorante), acide gentiotannique, un principe volatil odorant, matières huileuses, glutineuses, mucilage sucré...

Propriétés

— *tonique amer*
— *apéritif*
— *stomachique* (son emploi est indiqué «soit avant le repas pour exciter l'appétit, soit après, pour favoriser la digestion» - Vaquez)
— cholagogue et cholérétique
— *dépuratif*
— *antirhumatismal*
— *leucocytogène* (accroît les défenses organiques en augmentant le nombre des globules blancs)
— *antipaludéen*
— fébrifuge
— *vermifuge.*

Indications

— fatigue générale
— inappétence

— *dyspepsies,* atonie gastrique et intestinale (flatulences)
— *anémies, convalescences,* scrofulose
— insuffisance hépatique
— *goutte*
— *paludisme* (Tanret)
— *tuberculose*
— diarrhées, dysenterie
— *parasites intestinaux.*

Mode d'emploi

— infusion: 30 g de racine coupée dans 1 litre d'eau. Bouillir 2 minutes. Infuser toute la nuit. Une tasse avant les repas (très amère),
— poudre: 1 g dans une cuillerée de potage: tonique, stomachique,
— macération: 3 g de poudre pour une tasse d'eau froide. Passer après un contact de 4 heures (très amère),
— sirop: 50 à 100 g par jour,
— *vin:* 30 g de racine dans 1 litre de vin blanc. Laisser reposer 10 jours. Un verre à liqueur avant les repas,
— teinture: 30 à 50 gouttes avant les repas,
— extrait mou: 0,50 à 2 g comme stomachique, 6 à 8 g comme fébrifuge,
— formule *stimulante de l'appétit:*

teinture de gentiane	aa qsp 60 ml
teinture de colombo	
teinture de badiane	
teinture de noix vomique	

20 à 40 gouttes dans 1/2 verre d'eau ou de vin sucrés 10 minutes avant les repas
— *infusé apéritif:*

racine de gentiane	8 g
petite centaurée	aa 12 g
trèfle d'eau	
eau bouillante	500 g

laisser infuser 2 heures. Passer. Une tasse avant les 2 grands repas,
— *vin de gentiane:*

racine de gentiane sèche	30 g
eau-de-vie	50 g

laisser macérer 24 heures. Ajouter 1 litre de vin blanc. Laisser macérer 6 jours. Passer. Un verre à liqueur avant les repas,
— ou:

racine de gentiane	65 g
absinthe	15 g

écorce d'orange .... 8 g
vin blanc .... 2 litres

infuser à froid pendant 4 jours et filtrer. Une tasse avant les repas (tonique dans les convalescences).

N.B.:
1. A dose élevée, la gentiane peut entraver la digestion et provoquer des vomissements.
2. *Gentiana campestris* (des prairies) est la plus commune mais c'est la variété alpine: *lutea* qui est surtout utilisée en pharmacie.

GÉRANIUM

(Voir «Aromathérapie»)

GERMANDRÉES

Labiées

Teucrium chamaedrys (germandrée petit chêne), *Teucrium scordium* (germandrée aquatique), *Teucrium scorodonia* (germandrée sauge des bois).

Parties utilisées: sommités fleuries, plante entière.

Principaux constituants connus: teucrio-résine.

Propriétés

— *toniques*
— *stomachiques*
— cholagogues
— diurétiques
— *antiseptiques*
— vermifuges.

Indications

— *convalescences*
— inappétence
— *dyspepsies atoniques*
— adénopathies
— insuffisance hépatique
— *maladies infectieuses*
— bronchite chronique, grippe (H. Leclerc)

— *rhumatisme*
— *goutte*
— dysenteries.

Mode d'emploi

— infusion : une cuillerée à dessert de sommités par tasse d'eau bouillante. Infuser 10 minutes. 3 tasses par jour,
— alcoolature : 30 à 50 gouttes avant les repas.

N.B. : Le petit chêne entre dans la composition de certaines liqueurs (Chartreuse, Vermouth...).

GINGEMBRE

(Voir « Aromathérapie »)

GINKGO

Ginkgo biloba
Ginkgoales

Arbre sacré des temples d'Asie, très répandu il y a environ 200 millions d'années. On ne le trouve plus actuellement que dans certaines forêts d'Extrême-Orient et dans quelques parcs. Introduit en Europe au XVIIIe siècle. En 1995, en gage de bienvenue au futur quartier Seine-Rive gauche dans le XIIIe arrondissement à Paris, 300 ginkgos bilobas auront été plantés le long de la nouvelle avenue créée à cette occasion.

Parties utilisées : en Asie (depuis plus de 5 000 ans), le fruit entier, sa pulpe, les feuilles. En Occident : seulement les feuilles.

Principaux constituants connus : hydrocarbures, acides organiques libres et estérifiés, acides aminés, polyphénols, sitostérol, pinitol, catéchols, flavonols, sesquiterpènes, diterpènes..., mais on ne connaît toujours pas les véritables principes actifs.

Propriétés

— pour les Asiatiques, le fruit entier est expectorant et sédatif, la pulpe digestive et vermifuge. On utilise aussi le fruit dans certaines conjonctivites et leucorrhées (action antibiotique probable). Les feuilles sont insecticides et antifongiques,

— pour les Occidentaux n'utilisant que les feuilles : action circulatoire (antispasmodique, vasodilatatrice, anti-inflammatoire),
— pièges de radicaux libres (1).

Indications

— insuffisances veineuses des membres inférieurs
— troubles de la perméabilité capillaire (œdèmes, capillarite, purpura),
— déficit de la circulation artérielle cérébrale et périphérique (troubles de la vigilance et de la mémoire, séquelles d'accidents vasculaires cérébraux ou de traumatismes crâniens, manifestations de l'artérite des membres inférieurs).

Mode d'emploi

— feuilles séchées : 10 g par tasse d'eau bouillante, infuser 10 minutes. 3 tasses par jour,
— extraits dans plusieurs spécialités pharmaceutiques. Les posologies sont précisées sur les flacons.

Voici ce qu'écrivait le Pr A. Foucaud, doyen de la Faculté de Pharmacie de Nantes en 1976, à propos du Ginkgo :

« Les *maladies veineuses,* causes de manifestations plus ou moins gênantes ou disgracieuses — varices, œdème des membres inférieurs, hémorroïdes et autres — peuvent être traitées grâce à de nombreuses substances tirées du règne végétal. Ces dernières années, une plante très ancienne, le Ginkgo, est venue s'ajouter à cet arsenal médicamenteux naturel.

Grand arbre pouvant atteindre une quarantaine de mètres de hauteur, originaire d'Extrême-Orient, le *Ginkgo biloba,* L (2) faisait partie d'un groupe végétal qui s'est surtout développé au Carbonifère mais dont il est le seul à s'être maintenu. Il vit sur terre depuis environ 200 millions d'années — c'est de loin le plus ancien des arbres — ayant traversé les âges en conservant à peu près le même aspect et Darwin a pu le qualifier de « fossile vivant ». Connu depuis les temps les plus reculés, il fut cultivé en Chine et au Japon, comme arbre sacré, autour des pagodes et des palais. On attribue la persistance du Ginkgo à sa longévité exceptionnelle ainsi qu'à la longueur de sa période de reproduction, qui dépasse 1 000 ans ; cette longévité serait due à une grande

---

(1) Termes sibyllins destinés aux professionnels mais qui, pour une fois, correspondent à une réalité très technique. On traduira : anti-maladies de civilisation.

(2) *Ginkgo* vient du japonais *Yin-Kuo* qui signifie abricot d'or, par allusion au « fruit ». Le nom d'espèce, *biloba,* se rapporte à la forme de la feuille, plus ou moins bilobée.

résistance de l'espèce aux attaques des insectes, des champignons, des bactéries et des virus (R.T. Major, *Science,* 1967, *151,* p. 1270). Introduit en France vers la fin du XVIIIe siècle, en passant par la Hollande et l'Angleterre, son prix élevé — les spécimens étaient alors rares — le fit désigner sous le nom d'arbre aux quarante écus (F. Mérat et J. de Lens, Dictionnaire de Matière médicale, 1831, 111, p. 377). On le rencontre fréquemment dans les parcs et les jardins botaniques que sa frondaison jaune d'or — d'aucuns voient là l'origine des « quarante écus » — revêt en automne d'une parure magnifique. Il existe plusieurs beaux exemplaires dans les parages du Champs de Mars, à Paris. Les « fruits » mûrs, en s'écrasant sur le sol, forment un enduit visqueux, dégageant une odeur désagréable, d'où l'inconvénient de planter des arbres femelles. Il existe en effet des individus mâles et des individus femelles, particularité que les botanistes expriment en disant qu'il s'agit d'un végétal dioïque (3). D'autre part, étant donné l'ancienneté de ses origines, le Ginkgo présente un certain nombre de caractères archaïques qui concernent ses feuilles, en forme d'éventail, et surtout son « fruit ». Celui-ci dont la taille et la couleur rappellent la mirabelle, comprend une enveloppe charnue, jaune-orangé, entourant une sorte d'amande. Il s'agit en réalité d'un *ovule* qui, fécondé, a grossi en accumulant des réserves ; tombé sur le sol, il s'y développe un embryon qui donne une petite plantule capable de s'enraciner et produire un nouvel individu. Ce « fruit » appelé le plus souvent « graine » présente une saveur âcre et résineuse à l'état cru ; il est toutefois consommé, grillé à la manière des châtaignes, en Chine et au Japon. J. Roy (Traité des plantes médicinales chinoises, 1955, p. 328) signale son emploi comme dépuratif, béchique et contre les maladies de peau. A noter que la partie externe molle peut provoquer une certaine irritation des téguments.

L'organe de la plante utilisé actuellement en thérapeutique est *la feuille* qui contient divers composés flavoniques : les feuilles vertes renferment des hétérosides dérivés du quercétol, du kaempférol et de l'isorhamnétol ; dans les feuilles jaunissantes existe un biflavonoïde particulier, la ginkgétine.

L'expérimentation a montré que l'extrait de feuilles de Ginkgo :
— améliore le tonus de la paroi veineuse ;
— active la circulation de retour ;
— exerce un effet favorable sur la dilatation capillaire, l'œdème, les états inflammatoires et douloureux, en inhibant l'action de certaines substances de l'organisme comme l'histamine et la sérotonine.

(3) Dioïque : mot dérivé du grec et signifiant : deux demeures, une pour chaque sexe.

Il en ressort que la plante peut être considérée comme un bon *phlébotonique susceptible* d'être utilisé avec succès contre l'insuffisance veineuse et les divers troubles en résultant. Elle est notamment indiquée pour le traitement des varices — dont on connaît la fréquence actuelle, surtout chez la femme — et est à même de pallier les inconvénients d'ordre fonctionnel et esthétique qu'elles entraînent.

Des expériences récentes ont permis de constater que des extraits de feuilles de Ginkgo agissaient sur la *circulation cérébrale et artérielle périphérique* en provoquant une augmentation du débit sanguin cérébral — surtout chez les sujets âgés — et une vasodilatation des petits vaisseaux artériels des membres.

Si l'arbre sacré de Chine et du Japon ne constitue pas un médicament miracle, il n'en offre pas moins des possibilités thérapeutiques intéressantes dont certaines, non encore exploitées, auront peut-être des applications dans l'avenir».

GINSENG

Panax ginseng
Araliacée

Il en existe plusieurs espèces : *Panax* ginseng (Corée), *Panax* japonicum (Japon), *Panax* quinquefolium (Amérique).

Panacée millénaire des Chinois et des Japonais, récoltée principalement en Mandchourie, Corée, Sibérie, également en Amérique. La racine, d'odeur et de saveur aromatiques, fusiforme, est souvent bifurquée à la façon de cuisses humaines. Celle de ginseng sauvage n'est arrachée que lorsque la plante est âgée d'au moins 10 ans. Elle peut atteindre un mètre, avec un diamètre de 5 à 10 cm à la base.

Parties utilisées : racine.

Principaux constituants connus : amidon, gomme, stérols, saponosides triterpéniques, glucosides (panaquilon), une phytostérine, hétérosides (panaxosides), un constituant chimiquement voisin des hormones sexuelles (l'expérimentation a montré qu'il agit comme la folliculine : R. Paris), minéraux, vitamines B, C...

Propriétés

— *stimulant* (du système nerveux, physique et intellectuel)
— active les échanges (glycogénèse, diurèse avec élimination d'urée)
— revitalisant

— *aphrodisiaque* (action gonadotrope)
— tonicardiaque
— vasomoteur
— hépatoprotecteur (?)
— hypoglycémiant (?)
— hypotriglycéridique
— stomachique
— fébrifuge
— antalgique (douleurs rhumatismales).

Indications

— *fatigue* générale *(physique* et *intellectuelle)*
— athérosclérose (vertiges, éblouissements, céphalées, bourdonnements d'oreille)
— *sénescence,* tremblements séniles
— *convalescences* après maladies graves
— *impuissance*
— frigidité (?)
— affections pulmonaires (pleurésies)
— *inappétence*
— atonie gastrique
— syndromes vasculaires
— affections fébriles
— *affections psychosomatiques.*

Mode d'emploi

— racine: 3 g par tasse, en décoction, 1 à 3 tasses par jour,
— poudre: 0,50 g à 1,50 g par jour, en cachets,
— vin: 15 g de poudre dans 1 litre de bon vin blanc, à laisser macérer 15 jours à 1 mois en remuant chaque jour. Une cuillerée à soupe 2 ou 3 fois par jour, avant les repas,
— teinture mère: 15 à 30 gouttes dans un peu d'eau, 3 fois par jour,
— en 2ᵉ décimale: 2 comprimés à laisser fondre dans la bouche 3 ou 4 fois par jour.

Ces divers traitements ne doivent pas excéder des périodes de 4 à 6 semaines, à renouveler à la demande.

N.B.:
1. Comme pour nombre d'autres produits (on devrait dire **tous** les produits: vins, alcools, farines, laits, huiles essentielles, plantes en vrac et en gélules, beurres, préparations culinaires...), les diverses présentations du ginseng peuvent être l'objet de *fal-*

sifications: par le *ningi* japonais et *l'angelica* polymorphe pour le ginseng asiatique, par les racines de *daucus carota* et de *polygala senega* pour le ginseng américain.

Quant au *produit pur,* sachez que, bien emballées, **les racines se conservent 3 semaines,** puis leurs qualités **diminuent.**

2. *Toxicité:* on n'en a jamais démontré sur l'animal (lapin et rat, surtout). Mais l'abus de ginseng peut provoquer, chez l'être humain, une turgescence douloureuse des seins dans les deux sexes, de la nervosité et, selon les cas, de l'hyper- ou de l'hypotension artérielle. Pour des doses de l'ordre de 15 g en ingestion : possibilité de syndrome confusionnel.

LE GINSENG: PANACÉE OU ILLUSION? (1)

Il faut deux yeux à ceux qui récoltent les drogues, un seul à ceux qui les vendent, pas du tout à ceux qui les prennent.

(Proverbe chinois.)

« Périodiquement, une drogue-panacée réapparaît sous diverses formes sur le marché, avec d'autant plus de succès qu'elle est auréolée du charme mystérieux de son origine extrême-orientale. La vogue renouvelée du ginseng est-elle justifiée ?

Un peu d'histoire

Si certains parlent de plusieurs millénaires, on sait de façon certaine que les Chinois utilisaient déjà il y a 1 500 ans les vertus de la racine de la plante connue sous l'appellation de ginseng. Le nom originel provient de l'association de deux caractères chinois formant un vocable qui se prononce *nhón sãm* en vietnamien (quoc ngu) et *ginseng* dans la langue mandarine, cette dernière manière ayant prévalu. Cependant, la prononciation orthodoxe serait celle de la langue pékinoise, *jénsieng,* d'où le mot de gen-seng parfois employé. Sans insister sur les interprétations données par certains sinologues à propos des signes désignant le ginseng, on peut dire que le nom de la plante traduit l'aspect de sa racine qui évoque (vaguement) la partie inférieure d'un corps humain, avec ses deux jambes. Le bénéfique ginseng, comme la maléfique mandragore de nos ancêtres, fait ainsi partie de ces végétaux dits anthropomorphes dont on sait à quelles légendes ils ont autrefois donné naissance.

L'histoire moderne du ginseng est liée, comme c'est aussi le cas pour de nombreuses plantes originaires de contrées lointaines, à celle des pères jésuites, grands voyageurs devant l'Éternel. L'un d'entre eux,

---

(1) Article paru en 1976, dans le *« Journal du Docteur Nature »,* sous la signature du Pr A. Foucaud, alors doyen de la Faculté de pharmacie de Nantes.

le père Jartoux avait été chargé par l'empereur de Chine Lang-Hi d'établir la carte de la Tartarie. Dans une lettre de Pékin datée de 1711, il fut ainsi à même d'établir une très remarquable monographie sur le ginseng, qu'il avait vu à cette occasion aux frontières du royaume de Corée en 1709. C'est également vers cette époque, en 1718, que le père Lafiteau, missionnaire des Iroquois, publia son "Mémoire concernant la précieuse plante du ginseng de Tartarie découverte au Canada *Panax quinquefolius,* Linné)", celle-ci ayant d'ailleurs été précédemment décrite, en 1704, par le médecin québécois Sarrazin. Introduit en France, le ginseng suscita un engouement dû sans doute au fait que Louis XIV en aurait usé, grâce, dit-on, à un cadeau de l'ambassadeur du Siam. Par la suite, le ginseng américain, d'un prix moins élevé, se trouva bientôt en abondance chez les apothicaires, mais l'intérêt porté à la drogue ne dura qu'un temps et, à partir du XIXe siècle, "cette racine délaissée se vermoulut dans les officines", selon l'expression imaginée d'un auteur de l'époque.

La plante et sa culture

Sans entrer dans des considérations botaniques superflues, nous nous contenterons de rappeler que le terme ginseng a longtemps désigné deux espèces du genre Panax (2), que l'on croyait bien distinctes: *Panax ginseng,* Meyer, d'Asie et *Panax quinquefolium,* Linné, d'Amérique, dont on fait actuellement une seule et même plante.

Le ginseng est une herbe vivace, pouvant atteindre 60-80 cm, avec une tige dressée, simple, non ramifiée, qui porte à son sommet un verticille de trois à cinq feuilles divisées elles-mêmes en cinq folioles *(quinquefolium)* finement denticulées. De la base des pétioles s'élève une modeste ombelle terminale de teinte vert-grisâtre, rappelant celle du lierre, dont les fleurs, peu visibles, donnent naissance à de petits fruits charnus rouges contenant généralement deux graines. La racine tubérisée, bifurquée, blanc-jaunâtre, mesure de 30 cm à plus de un mètre de long pour un diamètre de 5-8 cm à sa partie supérieure. Elle possède une faible odeur aromatique et présente une saveur un peu sucrée — rappelant, d'après certains, celle de la réglisse — qui s'accompagne d'une légère amertume.

La variété asiatique est originaire de Corée et de Mandchourie où elle croît à l'état spontané sur les versants méridionaux des montagnes humides, au bord des ravins, dans d'épaisses forêts, au milieu d'une abondante végétation. Sa rareté et la difficulté de sa récolte expliquent les sommes exorbitantes payées par les Chinois pour s'en procurer. Les

(2) *Panax:* nom donné par les auteurs anciens (Théophraste, Pline) à plusieurs plantes et qui signifie: remède à tous les maux. *Panacea* était la fille d'Esculape, dieu de la médecine.

plantes dites "de cueillette" avaient une valeur inestimable, aussi étaient-elles traitées avec un maximum de précautions. La pratique traditionnelle voulait que la racine soit nettoyée, brossée, puis ébouillantée durant quelques minutes, et enfin séchée, de préférence à la fumée. Elle était alors placée à l'abri de l'humidité dans une boîte réservée à cet effet. La variété américaine, elle aussi hôte des bois frais, est native d'une région s'étendant depuis le Québec et le Manitoba jusqu'à l'Arkansas, la Lousiane, l'Alabama et la Floride. Des tonnes de ses racines furent expédiées vers la Chine dès le début du XVIIIe siècle.

Il faut plusieurs dizaines d'années pour qu'un pied sauvage puisse fournir une racine suffisamment intéressante par son poids et sa qualité, d'où le prix prohibitif des produits de cueillette. Devant une demande accrue et les impératifs économiques en découlant, l'obtention de plantes "de culture" fut naturellement envisagée pour l'une et l'autre sortes. C'est ainsi que le ginseng fut cultivé en Corée dès le début du XIXe siècle, de même qu'en Chine, au Japon et en U.R.S.S. où il jouit d'une excellente réputation. Aux États-Unis, la culture du ginseng, entreprise aux environs de 1870, s'est poursuivie avec des fortunes diverses. Une grande partie des récoltes passe par Hong Kong d'où les racines sont largement distribuées dans le Sud-Est asiatique. En culture, quelques années suffisent pour obtenir des racines de bonnes dimensions et bien pourvues en principes actifs. Le ginseng d'Asie a conservé sur certains marchés, à tort ou à raison, une réputation prééminente et les produits offerts sont en général importés de Corée, ce qui traduit cette préférence.

Propriétés pharmacologiques et composition chimique

Sans parler des histoires fantastiques rapportées à son sujet, le ginseng, depuis des siècles, jouit d'une extraordinaire réputation en Chine et en Corée où il passe pour un remède quasi universel. On lui attribue une action dépurative, eupeptique, tonique, stimulante qui le fait utiliser notamment contre les états dépressifs et l'asthénie. C'est le médicament de choix pour les personnes fatiguées, les convalescents et surtout les vieillards, auxquels il passe pour donner une nouvelle jeunesse. Il est considéré comme un des meilleurs aphrodisiaques et il n'est pas douteux que cette réputation a grandement contribué à servir son prestige. Le père Jartoux, qui l'a essayé, affirme à propos de la racine de ginseng: "Ce qui est certain, c'est qu'elle subtilise le sang, qu'elle le met en mouvement, qu'elle l'échauffe, qu'elle aide à la digestion et qu'elle fortifie d'une manière sensible." Et il conclut en disant que la drogue produit les meilleurs résultats en tant que tonique et comme excitant. En Extrême-Orient, la façon la plus habituelle de procéder consiste à débiter de petits copeaux de racine que l'on place dans un récipient de grès. On verse de l'eau bouillante et on maintient au bain-marie pendant environ 6 heures. Ce procédé empirique est tout à fait judicieux si l'on considère que les solvants aqueux se sont révélés sur le plan expérimental, particulièrement indiqués pour l'extraction des principes contenus dans la plante. La décoction finale, concentrée, a la couleur du thé foncé et ne doit être préparée que pour quelques jours: on l'absorbe le matin au lever et le soir au coucher. Les doses varient selon les cas, ainsi que la durée de la cure qui, pour être efficace, peut aller de 7 jours à plusieurs mois. Il existe également divers mixtures et élixirs à base de ginseng composés avec d'autres produits végétaux que l'on ajoute pour améliorer l'effet ou, comme la racine de *Bac-ky* (*Sophora japonica,* L.), pour édulcorer la préparation.

Les croyances empiriques relatives aux légendaires vertus curatives du ginseng ne sont plus de mise et l'on commence à avoir des données valables à propos de l'action physiologique réelle de la plante. Le ginseng agit principalement sur le *système nerveux central* et manifeste un effet marqué sur les *fonctions cérébrales,* notamment en ce qui concerne les processus d'excitation et de relaxation qui se déroulent dans la région du cortex; des expériences effectuées sur l'homme et sur l'animal auraient montré qu'il améliore la *mémoire.* En outre, en activant certaines synthèses dans l'organisme, il augmenterait le nombre des globules rouges ainsi que la quantité d'hémoglobine et favoriserait la spermatogénèse. De plus, il aurait une action détoxicante pour le foie et abaisserait le taux de cholestérol en cas d'hypertension. Enfin, il exercerait une action favorable sur le rythme cardiaque et les fonctions respiratoires. Peu toxique, il n'est pas à proprement parler un excitant et ne trouble pas le sommeil; il ne semble pas créer d'accoutumance. On notera d'autre part que ses effets ne sont pas extemporanés et ne se manifestent que progressivement, comme c'est souvent le cas pour les drogues végétales.

Cette pharmacodynamie complexe peut-elle s'expliquer par la composition chimique de la drogue? C'est une question à laquelle il est difficile de répondre. On sait que la racine de ginseng contient des produits banals: amidon, résine, essence, stérols. Des vitamines du groupe B, la riboflavine et la thiamine, ont été également identifiées. On y connaît aussi l'existence de saponines, les ginsénosides, dont la constitution commence à être bien élucidée et qui jouent un rôle prépondérant. Mais de nombreuses obscurités persistent qui ne permettent pas pour le moment une réponse entièrement satisfaisante. Sans doute peut-on parler de synergie renforçatrice — on dit aussi potentialisation — termes qui s'appliquent lorsque l'effet global de plusieurs principes actifs est supérieur à la somme de leurs effets respectifs. Le phénomène est courant avec les plantes, ce qui fait que, d'une manière générale, elles gagnent à être utilisées sous forme d'extraits *totaux* ou partiels (infusés, teinture, préparations galéniques concentrées...), plusieurs substances médicamenteuses s'y trouvant associées en un pool thérapeutique d'activité renforcée.

Conclusion

L'activité physiologique du ginseng n'est pas un leurre, ne serait-ce qu'à cause de certains de ses composants — comme les saponosides, principes ayant une activité marquée — dont la présence justifie pleinement l'inscription de la racine à la Pharmacopée française, sous le nom de Panax de Chine, ce qui implique que les formes destinées à l'usage interne ne peuvent être vendues que par les pharmaciens, à l'instar des spécialités, avec toutes les garanties que cette disposition apporte aux utilisateurs.

Dire que le ginseng constitue une panacée est certes exagéré, mais dire qu'il est une illusion ne l'est pas moins. En stimulant certaines activités hormonales et en réactivant de nombreux processus métaboliques, il agit effectivement comme un stimulant et un défatigant. Mais encore ne faut-il pas en abuser, des doses trop importantes ou une utilisation trop prolongée étant susceptibles de provoquer certains inconvénients. Quant à ses vertus aphrodisiaques, sans les nier a priori, il reste à en prouver le bien-fondé.»

GIROFLE

(Voir «Aromathérapie»)

GIROFLÉE

Cheiranthus cheiri
Crucifère

Synonyme: verge d'or.

Parties utilisées: fleurs, semences.

Principaux constituants connus: cheirotoxine (diglucide de la strophantine).

Propriétés
— tonicardiaque
— diurétique.

Indications
Fleurs
— *nervosisme*
— affections nerveuses
— oliguries.
Semences
— diarrhées, dysenterie.

Mode d'emploi
— infusion de fleurs: 20 à 30 g par litre. 3 ou 4 tasses par jour.

GLOBULAIRE

Globularia alypum
Globulariée

Synonymes: herbe terrible, séné de Provence...

Parties utilisées: feuilles.

Principaux constituants connus: essence, résine, stérols, acide cinnamique, chlorophylle, tanin, choline, mannitol, mucilage, sels, hétérosides (rutoside, globularoside).

Propriétés
— *purgatif doux*
— cholagogue
— astringent.

Indications
— *constipation*
— goutte
— arthrite
— hémorragies (gastriques, pulmonaires...).

Mode d'emploi

— décoction : 40 g pour 1 litre d'eau. Bouillir et infuser 10 minutes. Une tasse, 2 fois par jour (préparation amère).

N.B. : Le globulaire vulgaire (globularia vulgaris) appelé aussi petit globe, boulette, marguerite bleue, a les mêmes propriétés.

GOUDRON VÉGÉTAL

Pix liquida des Pinus sylvestris et Pinus maritima

Parties utilisées : le produit obtenu par distillation des troncs et racines des conifères.

Principaux constituants connus : benzol, crésylol, créosote et polymères de l'essence de térébenthine.

Propriétés

— balsamique
— antiseptique
— topique.

Indications

— *bronchites chroniques,* rhumes, asthme
— *affections catarrhales des voies urinaires.*

Mode d'emploi

Usage interne

— 0,25 à 0,75 g par jour, en pilules ou capsules à 0,25 g,
— eau de goudron à 5 pour mille : par cuillerée à soupe aux repas,
— sirop de goudron : 50 à 200 g par jour.

Usage externe

— pommade au 1/10 avec de l'axonge,
— *pommade contre le prurit anal :*

goudron liquide	aa 5 g
lanoline	aa 5 g
oxyde de zinc	7 g
vaseline	20 g

GRASSETTE

Pinguicula vulgaris
Lentibulariée

Parties utilisées : feuilles.

Principaux constituants connus : mucilage, tanin...

Propriétés (à rapprocher de celles du drosera)
— équilibrant des fonctions *neuro-végétatives,* calmant
— antipyrétique.

Indications
— *sympathicotonie,* nervosisme
— *toux* (coqueluche).

Mode d'emploi
— extrait fluide : 20 à 30 gouttes par jour (par prises de 5 gouttes dans la coqueluche),
— *mixture béchique :*

extrait fluide de grassette	aa 15 g
extrait fluide de drosera	
extrait fluide de pouliot	10 g

de 30 à 60 gouttes, 5 fois par jour.

GRATIOLE

Gratiola officinalis
Scrofulariée

Synonymes : grâce de Dieu, herbe à pauvre homme, herbe à la fièvre, séné des prés, petite digitale.

Parties utilisées : feuilles, sommités fleuries, racine.

Principaux constituants connus : gratioline (glucoside).

Propriétés
— *purgatif violent* (un peu irritant - à ne donner qu'aux personnes ayant un estomac et des intestins indemnes)

— *diurétique*
— *vermifuge*
— émétique.

Indications

— *constipation rebelle*
— *cirrhoses*
— œdèmes et *ascite* des cardio-rénaux
— hydropisie
— urémie
— dermatoses
— parasites intestinaux
— goutte
— fièvres intermittentes.

Contre-indications

— inflammations de la muqueuse gastro-intestinale.

Mode d'emploi

— infusion de feuilles : 1 à 3 cuillerées à soupe de feuilles coupées dans un litre d'eau bouillante. Infuser 10 minutes. Une tasse au lever ou au coucher,
— infusion de sommités fleuries : 6 à 10 g par litre,
— extrait fluide : 1 à 2 g le matin à jeun dans une infusion de fleurs de mauve,
— infusion de sommités fleuries dans du lait chaud : *vermifuge,*
— racine : 1 à 2 g = purgatif, 4 à 5 g = vomitif.

N.B. : En raison de sa toxicité, la gratiole ne doit pas être utilisée à des doses supérieures à celles indiquées.

GRATTERON

Galium aparine
Rubiacée

Propriétés

— diurétique
— sudorifique
— apéritif
— anticancer (Angleterre), surtout en usage externe.

Indications
— troubles circulatoires
— jaunisse
— pleurésie
— prostatisme et ses troubles
— lymphatisme
— cancers.

Mode d'emploi

Usage interne
— une cuillerée à dessert pour une tasse d'eau bouillante. Infuser 10 minutes. 2 ou 3 tasses par jour,
— teinture mère: 30 gouttes dans un peu d'eau, 3 à 5 fois par jour.

Usage externe
— teinture mère: une cuillerée à café dans 1/2 verre d'eau, en compresses.

GREMIL

Lithospermum officinale
Borraginée

Synonymes: herbe aux perles, thé d'Europe ou de Fontainebleau, *herbe aux yeux.*

Parties utilisées: plante entière, semence.

Principaux constituants connus: rutine, quercitine, mucilage.

Propriétés
— diurétique
— dissolvant des calculs (?).

Indications

Usage interne
— lithiases biliaire et urinaire
— rhumatismes
— goutte.

Usage externe
— corps étrangers oculaires.

Mode d'emploi

Usage interne
— infusion : 2 cuillerées à soupe de plante entière par tasse. Infuser 20 minutes. Une tasse après les repas.

Usage externe
— *« herbe aux yeux » :* en cas de corps étranger dans l'œil, placer sous la paupière une graine sèche. L'humidité fait apparaître à sa surface une membrane mucilagineuse et le corps étranger, happé et fixé par elle, est expulsé avec la graine (A. Legrand, H. Leclerc).

N.B. : Jouirait — comme le lithospermum ruderale utilisé par les Indiens — de *propriétés contraceptives.* La macération aqueuse des racines rendrait les femmes stériles plus ou moins longtemps, suivant la dose et la durée (inhibition des gonadostimulines hypophysaires).

GRENADIER

Punica granatum
Myrtacée

Remède employé depuis l'Antiquité.

Parties utilisées : écorce de la racine et des jeunes rameaux, fleurs.

Principaux constituants connus : pelletiérine (alcaloïde *dangereux - tableau C*), isopelletiérine, méthyl et pseudo-pelletiérine (Tanret - 1878).

Propriétés

Écorce
— *tænifuge*
— astringent.

Fleurs
— astringent.

Indications

Écorce
— *tænia,* ascaris, botriocéphale
— dysenteries, diarrhées.

Fleurs
— leucorrhées
— métrorragies.

Mode d'emploi

Usage interne

— *décoction* (Laboulbène) : faire macérer 24 heures 60 g d'écorce de racine dans 2 verres d'eau. Bouillir pour réduire à un verre. Boire le matin, en 3 fois, à 15 minutes d'intervalle. (Préparation très amère qu'on peut aromatiser à la menthe et sucrer.) Une heure et demie plus tard, prendre une tisage purgative préparée avec une cuillerée à soupe de follicules de séné et une cuillerée à soupe de bourdaine par tasse (tænia...) (voir Fougère mâle),
pour les enfants : décoction avec 10 à 20 g d'écorce,
— extrait alcoolique : 20 g,
— *potion tænifuge :*

extrait alcoolique de racine de grenadier	20 g
eau	140 g
hydrolat de menthe	10 g
sirop simple	30 g

à prendre en 3 fois le matin à jeun.

Usage externe

— infusion de fleurs : 30 g pour 1 litre d'eau bouillante. Infuser 10 minutes. En injections vaginales.

Contre-indications
— enfants de moins de 5 ans,
— sujets déprimés, nerveux, femmes enceintes.

GRIFFE DU DIABLE

Harpagophytum procumbens
Pédaliacée

La plante développe à l'aisselle de ses feuilles rampantes de merveilleuses fleurs rouge-violet qui donnent naissance à un étrange fruit ligneux garni de griffes acérées, véritable cauchemar des éleveurs du Sud-Ouest Africain, ces griffes se prenant dans les sabots des animaux dont le comportement confine à la folie.

Parties utilisées : les tubercules de la *racine secondaire,* très riches en principes actifs.

Des marchands peu scrupuleux mettent sur le marché les racines primaires (de moindre prix de revient), totalement inefficaces de par leur faible teneur en principes actifs. Encore un bel exemple, à la fois de falsification et d'échec garanti dû, non à la médecine des plantes, mais aux produits vendus par des escrocs.

Principaux constituants connus : hétérosides (harpagoside, harpagide, procumbide), sucres, résine, traces d'essence, bêtasitostérols.

Propriétés

— *anti-inflammatoire :* pouvoir comparable sinon supérieur à celui de la phénylbutazone mais sans ses inconvénients (1)
— analgésique, antispasmodique
— *antirhumatismal* (Zorn)
— stimulant biliaire, hypoglycémiant (?).

Indications

— *rhumatismes,* arthrite
— pléthore
— excès de cholestérol et d'acide urique.

Mode d'emploi

— *infusion-décoction :* une cuillerée à café dans 1/2 litre d'eau, faire bouillir 3 à 4 minutes, laisser reposer la nuit, filtrer le lendemain matin. Boire le tout en 2 ou 3 fois au cours de la journée. Cures de 20 jours par mois pendant plusieurs mois,
— *nébulisat,* à condition d'en être sûr. Posologies indiquées par le fabricant : 1 g à 1,50 g par 24 heures, parfois plus.

(1) Premiers travaux publiés en 1962.

GRINDELIA

Grindelia robusta
Composée

Parties utilisées : sommités fleuries.

Principaux constituants connus : oléo-résine, huile essentielle, alcaloïdes, glucosides.

Propriétés

— *balsamique*
— *béchique*
— *antispasmodique* respiratoire et gastro-intestinal.

Indications

— *asthme*
— *coqueluche*
— laryngite
— bronchite
— *toux des tuberculeux et des autres*
— *dyspnée* des artérioscléreux et des cardiaques
— *spasme du tube digestif*
— néphrite.

Mode d'emploi

— poudre : 1 à 2 g par jour, en cachets, comprimés
  enfants : 0,10 g par jour et par année d'âge
— teinture : 20 à 60 gouttes par jour, en 3 fois
  enfants : 10 gouttes par jour et par année d'âge
— extrait fluide : 0,50 à 2 g par jour, fractionnés (56 gouttes au gramme)
— *potion contre l'asthme infantile :*

extrait fluide de grindelia	1 g
teinture de lobélie	aa 2 g
alcoolature d'anémone	aa 2 g
sirop de fleur d'oranger	40 g
eau de tilleul	60 g

par cuillerées à café dans les 48 heures.

Synergiques : balsamiques (térébenthine) - lobélie - convallaria - belladone.

GROSEILLIER NOIR

(Voir Cassis)

GUI

Viscum album
Loranthacée

Très fréquent en France et dans presque toute l'Europe, aisément reconnaissable par ses touffes plus ou moins grosses agrippées aux branches de nombreux arbres.

Au temps des Gaulois, les druides allaient cueillir cette plante sacrée sur les chênes à l'aide de faucilles d'or. Le gui parasite de nombreux arbres : frênes, érables, pins, platanes, peupliers, poiriers, tilleuls, châtaigniers, sorbiers, saules, chênes... Les guis de peuplier et de poirier seraient les plus actifs. De nouveaux travaux sont certainement nécessaires à ce point de vue car, pour d'autres auteurs, le gui de peuplier serait toxique, le gui de chêne supérieur.

Parties utilisées : *feuilles* et jeunes tiges (les baies sont toxiques pour le cœur).

Principaux constituants connus : alcaloïdes (viscotoxine), choline, saponosides, flavonoïdes, glucosides, acides aminés.

Propriétés

- *vasodilatateur*
- *hypotenseur* (action centrale sur le système vasomoteur, également sur artérioles et capillaires : R. Gaultier)
- antispasmodique
- diurétique éliminateur de l'urée (associé souvent avec la *scille*)
- décongestif
- *anticancer* (par sa viscotoxine, stimulant du thymus).

Indications

Usage interne

- athérosclérose
- *hypertension* et ses troubles (vertiges, bourdonnements d'oreille...)
- néphrite chronique
- *hémorragies congestives* (*ménorragies,* hémoptysies, épistaxis)
- *crises nerveuses, épilepsie,* convulsions, hystérie, danse de Saint-Guy (médecins de l'Antiquité, Lesieur, Schulz en 1929)

— migraines
— *albuminurie* (Vachez)
— *asthme,* coqueluche
— *ménopause* et ses symptômes : palpitations, tachycardie, troubles circulatoires périphériques, dyspnée
— *prostatisme*
— goutte
— *cancers.*

Usage externe

— pertes blanches
— algies rhumatismales, névrites, sciatique.

Mode d'emploi

Usage interne

— infusion : 1 ou 2 pincées de feuilles coupées pour une tasse d'eau. Bouillir et infuser 10 minutes. 2 tasses par jour, entre les repas,
— macération vineuse : 30-40 g de feuilles dans 1 litre de vin blanc. Un verre par jour, 10-15 jours par mois,
— *poudre :* 1 g à 1,50 g par jour, en cachets de 0,20 g (4 à 5 g comme antispasmodique),
— *extrait aqueux* (de 0,20 à 0,40 g par jour) sous forme de *pilules :*

extrait aqueux de gui	0,05 g
poudre de réglisse	qsp 1 pilule

4 à 8 pilules par jour,
ou sous forme de *potion :*

extrait aqueux de gui	0,50 g
sirop simple	200 g

de 4 à 8 cuillerées à soupe par jour.

Usage externe

— une poignée pour 1 litre d'eau. Bouillir 1/4 d'heure. En injections dans les *leucorrhées* - en cataplasmes dans les *algies rhumatismales, névrites, sciatiques,*
— autrefois, les cataplasmes de gui étaient employés contre les engelures et les crevasses des mains.

N.B. :
1. Utilisé depuis des siècles (Pline et Théophraste en font déjà état), le gui a suscité de nombreux travaux et l'École anthroposophique lui accorde une grande importance, notamment dans le traitement de l'état cancéreux (R. Steiner).
2. *Toxicité :* 10 à 20 baies suffisent à provoquer une intoxication chez l'adulte par la viscotoxine. Symptômes : vomissements, diarrhée sanglante, soif intense, hypotension pouvant entraîner un collapsus.

GUIMAUVE

Althaea officinalis
Malvacée

Une des plantes les plus utiles.

Parties utilisées: racine, feuilles, fleurs.

Principaux constituants connus: mucilage, huile fixe, bétaïne, asparagine... sels, amidon, sucre, ferment...

Propriétés

— *béchique*
— *émollient* (trouve son emploi *partout où il y a inflammation*).

Indications

Usage interne

— *irritation des muqueuses* de la bouche et du pharynx: stomatites, glossites, pharyngites
— inflammation, irritation gastro-intestinale
— *affections pulmonaires*
— toux, bronchites
— entérites
— affections des voies urinaires (cystites).

Usage externe

— maturatif des abcès, furoncles
— plaies infectées,
— en gargarismes dans angines, gingivites, abcès dentaires
— affections aiguës de l'intestin.

Mode d'emploi

Usage interne

— infusion de feuilles ou de fleurs (qui font partie de la tisane des «quatre fleurs»): une cuillerée à dessert par tasse d'eau. Bouillir 1 minute et infuser 10 minutes. 3 tasses par jour,
— poudre de racine:

poudre de racine de guimauve	2 g
poudre de racine de réglisse	1 g
lactose	1 g
	pour un paquet

1 ou 2 paquets dans un peu d'eau au lever (constipation avec irritation intestinale).

Usage externe

— décoction de la racine : une poignée de racines coupées pour 1 litre d'eau. Bouillir 10 minutes. En gargarismes, lavages, compresses, lavements, injections vaginales,
— cataplasmes de racines ou de fleurs sur les abcès, plaies sèches et douloureuses,
— *gargarisme émollient et calmant :*

racine de guimauve	30 g
tête de pavot	n° 1
eau	1 litre

faire bouillir 1/4 d'heure et ajouter 100 g de mellite simple.

N.B. :
1. On peut donner la racine à mâcher aux enfants : facilite la sortie des dents.
2. Voir à Bouillon blanc la composition de la tisane des « quatre fleurs ».

HAMAMÉLIS DE VIRGINIE

Hamamelis virginiana
Saxifragacée

Synonymes : noisetier des sorciers, noisetier d'Amérique.

Originaire d'Amérique du Nord, cet arbuste a pu être cultivé en Europe sur sols acides et profonds. Utilisé d'abord par les Indiens, puis aux États-Unis à la fin du XIXe siècle.

Parties utilisées : *feuilles,* écorce des jeunes tiges.

Principaux constituants connus : tanins, dérivés galliques, chaux, potasse, fer, huile essentielle (0,05 %), acides phénols, hétérosides flavoniques...

Propriétés (sa sphère d'action est le *système veineux*)

— *vasoconstricteur veineux,* décongestif
— *tonifiant veineux* (améliore l'élasticité des veines)
— régulateur de la circulation
— analgésique
— *hémostatique*
— astringent
— anti-infectieux.

Indications

— *affections veineuses* (varices, hémorroïdes, phlébites, ulcères de jambe, varicocèle)
— *congestions utérines* et ovariennes, congestions pelviennes
— *hémorragies* (métrorragies, hémoptysies, purpura hémorragique)
— ménopause
— prurit.

Mode d'emploi

Usage interne

— décoction : une cuillerée à dessert de feuilles coupées dans une tasse d'eau. Bouillir 2 minutes. 2 tasses par jour,
— extrait fluide : 1 à 6 g par jour (50 gouttes au gramme),
— teinture mère : 10 à 30 g par jour,
— *bouffées de chaleur* de la ménopause :

acide phosphorique officinal	2 g
marron d'Inde TM	aa qsp 125 ml
hamamélis TM	
passiflore TM	
aubépine TM	

50 gouttes dans un demi-verre d'eau avant les 3 repas.

Usage externe

— en pommade, en suppositoires,
— compresses d'eau distillée d'hamamélis : poches sous les yeux.

N.B. :
1. L'hamamélis est pourvu de propriétés antibactériennes non négligeables (Hale, au XIXe siècle, le recommandait dans certaines infections génito-urinaires dont la blennorragie). M.L. d'Amico a prouvé l'activité « in vitro » d'extraits hydro-alcooliques et aqueux des feuilles sur des germes Gram + et – (1950). P. Bernard (Marseille) a confirmé l'action surtout sur les Gram –, en l'attribuant au gallate d'éthyle.
2. Seule la feuille est inscrite à la pharmacopée française. Marché annuel en France : 40 à 60 tonnes pour la pharmacie, outre les besoins de la cosmétologie.

HARPAGOPHYTUM PROCUMBENS

(Voir Griffe du diable)

HELLÉBORE NOIR

Helleborus niger
Renonculacée

Synonymes: rose de Noël, herbe de feu...
C'est un **poison,** à manier prudemment.

Parties utilisées: racine.

Principaux constituants connus: elléborine, elléboréine...

Propriétés

— *entraîne la congestion de l'utérus* et des organes pelviens
— purgatif.

Indications

— *absence de règles* par inertie de l'utérus.

Mode d'emploi

— poudre de racine: 0,25 à 1 g par jour,
— extrait: 0,05 à 0,30 g par jour,
— teinture: 0,50 à 2 g par jour,
— *pilules emménagogues:*

extrait d'hellébore noir	2 cg
poudre de safran	0,10 g
extrait de jusquiame	5 mg

pour une pilule. 4 à 8 par jour.

HÉLIANTHE

Helianthus annuus
Composée

Synonymes: grand soleil, fleur du soleil, *tournesol.*

Parties utilisées: fleurs.

Principaux constituants connus: glucoside, choline, quercitine, bétaïne, résine analogue à celle du pin maritime...

Propriétés

— fébrifuge.

Indications
— affections fébriles
— paludisme (Moncorvo, L. Danzel).

Mode d'emploi
— teinture au 1/10 de fleurs : 20 à 30 gouttes, 2 ou 3 fois par jour.

N.B. : Les homéopathes utilisent *helianthus annuus* contre le paludisme et les affections de la rate.

HÉPATIQUE

Hepatica
Renonculacée

Synonymes : hépatique officinale, herbe aux poumons...

Parties utilisées : plante entière.

Indications
— affections hépatiques.

Mode d'emploi
— infusion : 30 à 60 g de plante par litre d'eau. 2 ou 3 tasses par jour.

HÉPATIQUE DES FONTAINES

Marchantia polymorpha
Marchantiacée

(Plante dédiée au botaniste Nicolas Marchant, mort en 1678.)
Synonyme : lichen étoilé.
Se trouve dans les lieux humides : bords des ruisseaux, marais, fontaines, au pied des murs... en France, Espagne, Grèce, Italie, Laponie...

Parties utilisées : le thalle.

Principaux constituants connus : plante sèche : lipides (4,3 %), fer, calcium, magnésium, potassium, sodium, phosphore, soufre, silice, manganèse..., un stérol, une essence aromatique, carotène...

Propriétés
— tonique hépatique
— diurétique.

Indications
— hépatisme
— lithiase urinaire.

Mode d'emploi
— infusion de 60 g de plante séchée broyée dans 1 litre de vin blanc. 2 verres à Bordeaux par jour (Cazin).

HERBE A LA FIÈVRE

Eupatorium perfoliatum
Composée

Synonyme: herbe parfaite.

Jouit, aux États-Unis, d'une grande réputation comme tonique, diurétique, sudorifique, purgatif, selon les doses.

HERBE A LA GRAVELLE

Eupatorium purpureum
Composée

Est vantée aux États-Unis contre la gravelle, les inflammations chroniques de la vessie et des organes génitaux.

Aurait, par ailleurs, la propriété de dégoûter du tabac.

HERBE A ROBERT

(Voir Géranium)

HERBE AUX CHANTRES

(Voir Erysimum)

HERBE AUX CHATS

(Voir Cataire)

HÊTRE

Fagus sylvatica
Cupulifère

Synonymes: foyau, foyard, fagette, faillette.

Parties utilisées: écorce.

Propriétés

— *fébrifuge,* serait un succédané du quinquina (Furhman)
— antiseptique général et pulmonaire
— vermifuge
— purgatif à doses fortes
— astringent.

Indications

— paludisme
— affections pulmonaires
— parasites intestinaux
— diarrhées.

Mode d'emploi

— décoction: 30 g pour 1 litre d'eau. Bouillir à réduction de moitié. 2 tasses par jour,
— poudre: 10 g par jour (dermatoses, affections pulmonaires chroniques).

N.B.:
1. Du goudron de hêtre, on extrait la *créosote officinale* (pour *affections pulmonaires, tuberculose*). «L'afflux des médicaments nouveaux et efficaces en tuberculose ne doit pas faire oublier l'ancienne créosote de hêtre. Ils doivent même contribuer à sa réhabilitation», écrit Cuénot en 1960 (Clinique orthopédique d'Arcachon).
2. La créosote de hêtre serait conseillée contre les cancers susceptibles d'être résorbés, et contre les hémorragies intestinales où l'on soupçonne le cancer. A utiliser en 4 DH, «Kreosotum 4 DH», sucer un comprimé à la fin des 3 repas.

HIEBLE SUREAU

Sambucus ebulus
Caprifoliacée

Synonyme: petit sureau.

Plante de la même famille que le sureau (voir ce terme). Leurs composition et propriétés sont comparables.

Parties utilisées: feuilles, fleurs, écorce des racines et 2ᵉ écorce, baies.

Principaux constituants connus

feuilles: sucres, une huile essentielle, invertine...,
racine: diastase, sucres...,
fruit: huile essentielle, tanin, acides malique et tartrique, sucres...

Propriétés

Usage interne

Fleurs
— *sudorifique*
— *calmant de la toux.*

Écorce des racines et 2ᵉ écorce, feuilles, baies (les baies fraîches sont dangereuses)
— *diurétique*
— *purgatif*
— *diaphorétique.*

Usage externe
— action comparable à celle de l'arnica contre les contusions.

Indications

Fleurs
— maladies infectieuses
— bronchites, toux.

Écorce des racines et 2ᵉ écorce, feuilles, baies
— oliguries
— néphrites, cystites
— œdèmes
— hydropisie
— constipation.

Mode d'emploi

Fleurs

— *infusion:* une poignée par litre d'eau bouillante. Infuser 10 minutes. A volonté.

Écorces et baies

— *décoction:* 50 g pour 1 litre d'eau. Bouillir à réduction de moitié. Une tasse au lever et au coucher.

N.B.: Le docteur Sébillote utilisait les feuilles en frictions sur les piqûres de guêpe et les morsures de vipères (dans ce dernier cas, il donnait en plus la décoction à boire).

HOANG-NAN

Strychnos gaultheriana
Loganiacée
Très toxique

Parties utilisées: écorce.

Principaux constituants connus: strychnine et brucine.

Propriétés

— tonique neuromusculaire
— digestif
— aphrodisiaque
— analgésique.

Indications

— convalescences
— dyspepsies atoniques
— impuissance
— rhumatismes
— névralgies.

Mode d'emploi

Usage interne

— poudre: 0,05 à 0,20 g par jour, en cachets de 0,05 g,
— extrait hydro-alcoolique: 0,02 à 0,05 g par jour,
— *mixture apéritive:*

teinture de hoang-nan	4 g
teinture de houblon	6 g

teinture de ményanthe	...	aa 5 g
teinture de chardon bénit	...	
alcoolature de tanaisie	...	10 g

30 gouttes dans un peu d'eau, avant les 2 principaux repas.

Usage externe

— teinture à employer en liniment, en frictions.

HOLARRHENA FLORIBUNDA

Holarrhena floribunda
Apocynacée

Parties utilisées: écorce, graine.

Principaux constituants connus: conessine et alcaloïdes variés.

Propriétés

— *anti-amibien*
— vermifuge
— antiseptique.

Indications

— *amibiase* (formes végétatives et kystes)
— *trichomonas*
— oxyures.

Mode d'emploi

— extrait mou: 6 pilules à 0,05 g par jour,
— extrait fluide: 1 à 4 g par jour pendant des périodes d'une semaine suivies de périodes de repos de 15 jours (dans l'amibiase chronique).

HOUBLON

Humulus lupulus
Urticacée

Synonyme: vigne du Nord.

Parties utilisées: fleurs femelles dont le *lupulin* est la poussière résineuse, fruits (ou cônes).

Principaux constituants connus: principes résineux: lupulon, humulon, un alcaloïde: lupuline, une huile essentielle, bêta-glutanes (responsables des propriétés galactogènes). Les cônes contiennent des hormones œstrogènes retrouvées en quantité notable dans la bière (N. Koch et G. Heim).

Propriétés

Usage interne

— tonique
— apéritif
— stomachique
— sédatif génital
— hypnotique
— diurétique
— dépuratif, régénérateur sanguin
— fébrifuge
— antiscrofuleux
— vermifuge
— antiscorbutique
— galactogène.

Usage externe

— antalgique.

Indications

Usage interne

— *rachitisme*
— *convalescences*
— *anémie,* chlorose
— *inappétence* (des enfants surtout)
— *dyspepsies atoniques* nerveuses
— excitabilité sexuelle
— pertes blanches
— insomnies, nervosisme
— *goutte*
— lithiases
— dermatoses (eczémas, herpès, dartres)
— scorbut
— lymphatisme
— *adénites cervicales,* scrofulose

— énurésie
— fièvres de printemps et d'automne
— parasites intestinaux
— insuffisance lactée des nourrices.

Usage externe

— algies rhumatismales
— goutte
— abcès froids
— cancers externes.

Mode d'emploi

Usage interne

— infusion: 30 g de cônes de houblon dans 1 litre d'eau bouillante. Infuser 10 minutes. Une tasse avant les repas. Ou en macération à froid, 12 à 24 heures, procédé préférable (tonifiant),
• pour les enfants *mous,* au visage bouffi, prédisposés aux adénites, *rachitiques, vermineux,* 3 petits verres par jour,
— extrait aqueux: 0,25 g à 0,75 g par jour,
— *comme sédatif:* un verre d'infusion au coucher (avec 1 cuillerée à café d'eau de fleur d'oranger),
— lupulin: 0,25 g à 1 g en cachets de 0,25 g,
— extrait: 0,10 à 0,50 g par jour,
— teinture: 2 à 4 g par jour,

Usage externe

— en *cataplasmes:* cônes et feuilles bouillis dans l'eau contre goutte, rhumatismes, abcès froids, ulcères cancéreux (calmant et résolutif),
— cônes chauffés et mis dans un sachet appliqués sur les *névralgies* (lombalgies, sciatique).

N.B.: Les jeunes pousses peuvent être mangées au printemps comme les asperges (apéritif, digestif, dépuratif).

Aux enfants urinant au lit, aux insomniaques, on recommande d'utiliser un oreiller de houblon.

HOUX

Ilex aquifolium
Ileacée

Parties utilisées: feuilles, écorce.

Principaux constituants connus: ilicine.

Propriétés

Feuilles
— tonique
— *antirhumatismal*
— *antispasmodique*
— stomachique
— fébrifuge.

Écorce
— *anti-épileptique.*

Fruits
— purgatif.

Indications

Feuilles
— *rhumatismes*
— coliques intestinales
— atonie gastrique
— affections fébriles (paludisme).

Écorce
— *épilepsie.*

Mode d'emploi

Feuilles
— décoction: une cuillerée à soupe par tasse. Bouillir 2 minutes. Infuser 10 minutes. 2 ou 3 tasses par jour entre les repas.

Écorce
— *une poignée* par litre d'eau. Infuser toute la nuit. 2 ou 3 tasses par jour entre les repas.

N.B.: Les feuilles hachées macérées dans l'alcool puis étendues de vin blanc donnent le *vin de houx* (fièvres intermittentes).

HOUX (Petit)

Ruscus aculeatus
Liliacée

Synonymes: fragon épineux, fragon piquant (c'est le houx des *fêtes de Noël*).

Étudié en France par F. Caujolle et coll. en 1952, H. Leclerc, J.-M. Verne et coll., R. Paris.

Parties utilisées: rhizome.

Principaux constituants connus: huile essentielle, saponosides, résine, sels de potasse et de chaux, hétérosides stéroliques.

Propriétés

— *vasoconstricteur du système veineux* (plus actif que le marron d'Inde, est peut-être le plus puissant vasoconstricteur naturel connu l'« ouabaïne des veines » pour F. Caujolle).
— tonifiant veineux
— anti-hémorroïdaire
— *désinfiltrant, anti-œdémateux* (anti-inflammatoire)
— *diurétique* urique.

Indications

— *maladies veineuses et capillaires,* varices
— *séquelles de phlébites, jambes lourdes*
— *œdèmes des membres inférieurs*
— crampes des membres inférieurs, impatiences nocturnes
— *hémorroïdes* chroniques
— troubles de la ménopause
— douleurs prémenstruelles, règles douloureuses
— lithiases urinaires
— ictère
— oligurie
— urémie
— *goutte*
— adénites
— acrocyanose (coloration bleue des mains et des jambes)
— prévention des embolies post-opératoires.

Mode d'emploi

— décoction: 60 g pour 1 litre d'eau. Bouillir 10 minutes et infuser 20 minutes. 2 ou 3 tasses par jour en dehors des repas,

— *intrait:* 30 à 50 gouttes d'une solution hydro-alcoolique à 10 %,
— extrait aqueux: 1 à 4 g par jour,
— sirop des cinq racines: 60 à 100 g par jour (contient, à parties égales: fenouil, fragon, ache, asperge et persil),
— suppositoires à 0,10 g d'intrait,
— formes spécialisées: comprimés, ampoules buvables.

N.B.: Dans l'Antiquité, Dioscoride célébrait déjà ses vertus diurétiques. Plus tard, Pitton de Tournefort mentionna ses pouvoirs «propres à emporter les obstructions des viscères et à faire passer les urines».

De nos jours, on le connaît surtout en tant que médicament majeur des troubles de la circulation veineuse. On peut l'associer à la vigne rouge, à l'hamamélis, au marron d'Inde.

HYDRASTIS

Hydrastis canadensis
Renonculacée

Parties utilisées: rhizome (racine).

Principaux constituants connus: huile volatile et 3 alcaloïdes: hydrastine ***(toxique - tableau A),*** canadine, berbérine.

Propriétés

— *vasoconstricteur surtout pelvien*
— *hémostatique*
— antisudoral
— cholagogue.

Indications

— *hémorroïdes,* varices
— *hémorragies utérines* (métrorragies, ménorragies, ménopause)
— *sueurs des tuberculeux*
— états congestifs du corps et du col utérin
— constipation des biliaires
— *ulcères de jambe.*

Mode d'emploi

— décoction de racine à 60 g pour 1 litre d'eau. 2 ou 3 tasses par jour,
— extrait fluide: 0,50 à 4 g par jour (59 gouttes au gramme) dans de l'eau ou une potion,
— teinture: 1 à 3 g par jour, en potion, mixture.

Usage externe
— décoction de racine en injections vaginales.

N.B.: L'hydrastis est un antidote des intoxications par le chloral.

HYSOPE

(Voir «Aromathérapie»)

IF COMMUN

Taxus baccata L.
Gymnosperme

Arbre dioïque de 6 à 15 mètres de haut, à feuillage persistant et à baies rouges. Pousse spontanément dans les monts calcaires. Peut atteindre plusieurs siècles.

Nombreuses variétés: fastigiata, erecta, adpressa, recurvata, lutea, nana, aurea, repandens, pygmœa...

Parties utilisées: écorce.

Principaux constituants connus: taxol, taxatère.

Propriétés
— *anticancer* (études du National Center Institute de Bethesda, Maryland - E.-U.).

N.B.: L'extraction du taxol, présent dans les écorces de *Taxus sp.* en petites quantités, a entraîné en 1979 la destruction de milliers d'arbres pour obtenir quelques grammes de matière (12 000 arbres pour obtenir 2,5 kg de taxol).

En France, fut mise en évidence dans les jeunes pousses de *Taxus baccata L.* la présence d'un précurseur du taxol, le désacéthyl-10 baccatine-3 permettant d'obtenir le taxol par hémisynthèse (1 g produit par kg de feuilles).

Le *Taxus baccata L.* supportant très bien une taille saisonnière permet donc d'obtenir les quantités indispensables de taxol sans destruction des populations.

Le taxol est toujours en cours d'expérimentation, il pourrait avoir une certaine importance dans l'avenir.

IPÉCA ANNELÉ

Uragoga ipecacuanha
Rubiacée

Synonyme: Ipécacuana.
Plante du Brésil.

Parties utilisées: racine.

Principaux constituants connus: 2 alcaloïdes: *émétine* (1,40 %, antidysentérique) et céphéline (0,60 %, vomitive), ac. ipécanuanique...

Propriétés

Fortes doses
— *vomitif* (1 à 2 g)
— *antidysentérique* (2 à 8 g en prises fractionnées).

Doses faibles (0,10 à 0,50 g)
— *expectorant*
— décongestif
— *hémostatique* par vasoconstriction capillaire
— modérateur cardiaque et de la tension artérielle.

Indications

Fortes doses
— *empoisonnements*
— embarras gastriques
— *dysenterie amibienne.*

Doses faibles
— *bronchites, broncho-pneumonie*
— *congestion pulmonaire*
— *hémoptysies*
— tachycardie paroxystique
— goitre exophtalmique.

Contre-indications

— cardiopathies, artériosclérose, asthénies, sénilité.

Incompatibilités

— astringents, tanins, sels de plomb et de mercure, acides.

Mode d'emploi

— *poudre* pour *effets vomitifs, adultes:* 1 à 2 g. Diviser en 3 prises et prendre dans un peu d'eau à 1/4 d'heure d'intervalle. Pour les *enfants:* 0,15 à 0,25 g de 6 mois à 1 an, 0,25 à 0,50 g de 1 à 3 ans, 0,50 à 0,75 de 3 à 5 ans, 0,75 à 1 g de 5 à 10 ans,
pour effets *expectorants* et *décongestifs:* 0,50 g par jour (adultes) par prises de 0,05 toutes les heures,

— *infusion:* pour effets expectorants et décongestifs: 0,60 g d'ipéca concassé pour 150 g d'eau bouillante. Prendre par prises fractionnées dans la journée,
pour les enfants: 0,05 à 0,15 g pour 50 à 100 g d'eau jusqu'à 3 ans, 0,15 à 0,25 g de 3 à 5 ans, 0,25 à 0,35 g de 5 à 12 ans,

— *extrait alcoolique:* de 0,10 à 0,30 g (vomitif), de 0,01 à 0,05 g (expectorant),

— *sirop* (20 g = 0,20 d'extrait): 20 à 40 g par jour (vomitif). Pour les enfants: une demi-cuillerée à café toutes les 5 minutes jusqu'à effet désiré,

— sirop vomitif pour les enfants:

sirop d'ipéca	30 g
poudre d'ipéca	0,50 g
eau de fleur d'oranger	10 g

une cuillerée à café toutes les 10 minutes,

— *teinture:* 2 à 10 g par jour (adultes),

— *poudre de Dower* ou d'ipécacuana opiacée (1 g = 0,10 g d'ipéca et 0,10 g de poudre d'opium): 0,30 g à 1 g en cachets (décongestif),

— *sirop de Desessartz* ou sirop d'ipéca composé (20 g = 0,10 g de poudre d'ipéca): 20 à 60 g par jour (bronchites, rhumes, toux), pour enfants: 5 à 30 g. Ce sirop comprend ipéca, séné, vin blanc, coquelicot, serpolet, eau de fleur d'oranger, sulfate de magnésie, sucre,

— *pilules contre les hémoptysies:*

poudre d'ipéca	aa 0,05 g
poudre de digitale	

pour une pilule. 5 ou 6 par jour,

— *préparation antidysentérique* (Delioux de Savignac):

ipéca concassé	4 à 8 g
eau	300 g

faire bouillir 5 minutes, passer et ajouter:

sirop d'opium	aa 30 g
hydrolat de cannelle	

à prendre par cuillerées à soupe dans les 24 heures,

— *pâte de Ravaut contre la dysenterie amibienne:*

poudre d'ipéca	4 g
poudre de charbon sous-nitrate de bismuth sirop simple glycérine	aa 100 g

3 cuillerées à soupe de cette pâte tous les 2 jours pendant 12 jours.

ÉMÉTINE

Cet alcaloïde de l'ipéca peut être utilisé dans les *hémorragies* (hémoptysies, hématémèses), la bronchite chronique et le psoriasis, mais il représente surtout le traitement de l'**amibiase aiguë** sous forme de chlorhydrate d'émétine en injections sous-cutanées : 0,04 à 0,08 g par jour, pour un total de 0,40 g à 1 g suivant le poids du sujet. S'accumulant dans l'organisme, l'émétine doit être utilisée sous surveillance médicale.

IRIS COMMUM

Iris germanica, ou Iris versicolor
Iridacée

Synonymes : iris des jardins, iris germanique, glaïeul bleu...

Parties utilisées : racine séchée.

Principaux constituants connus : iridine, un tanin...

Propriétés
- diurétique
- dépuratif
- expectorant
- circulatoire
- cholagogue
- antifermentaire.

Indications
- céphalées
- migraines menstruelles avec vomissements bilieux
- inflammation des organes respiratoires, digestifs, urinaires.

Mode d'emploi

— râper la racine et la mélanger aux aliments,
— ou infusion à froid : 125 g de racine râpée dans 250 g d'eau. Laisser macérer toute la nuit. La prendre le matin à jeun,
— teinture mère : 10 gouttes dans un peu d'eau, 2 ou 3 fois par jour.

N.B. : Placée dans les armoires, la racine d'iris parfume le linge.

IRIS DE FLORENCE

Iris florentina
Iridacée

Parties utilisées : rhizome.

Principaux constituants connus : camphre d'iris (dont le principe odorant, l'irone, a un parfum de violette), tanin, iridine, résine...

Propriétés

— selon les doses : *expectorant* ou vomitif.

Indications

— stase bronchique (vieillards)
— bronchites
— *asthme,* coqueluche.

Mode d'emploi

— infusion : 1/2 cuillerée à café pour une tasse d'eau. Infuser 15 minutes. 2 ou 3 tasses par jour,
— extrait mou : 0,25 g à 0,40 g par jour,
— *potion expectorante et béchique :*

rhizome d'iris de Florence	5 g
racine de réglisse	5 g
semences d'anis vert	2 g
eau bouillante	200 g

infuser 20 minutes. Une cuillerée à soupe toutes les heures,
— *pilules expectorantes :*

extrait mou d'iris de Florence	aa 0,05 g
extrait mou d'aunée	

pour une pilule. 5 à 8 par jour.

N.B. : Il est un autre iris, l'iris jaune des marais *(Iris pseudo-acorus)* dont la racine a des propriétés diurétiques et purgatives. Mais en raison de sa toxicité, mieux vaut s'en abstenir.

JABORANDI

Pilocarpus jaborandi, ou *Pilocarpus pennatifolius,*
ou *Pilocarpus microphyllum*
Rutacée

Arbuste du Brésil.

Parties utilisées: feuilles, tiges.

Principaux constituants connus: huile essentielle et plusieurs alcaloïdes: *pilocarpine,* pilocarpidine, isopilocarpine.

Propriétés

— *sudorifique*
— facilite la salivation
— purgatif
— émétique
— parasympathicomimétique (s'oppose à l'action exagérée du sympathique).

Indications

Usage interne

— *grippe*
— *bronchite aiguë,* pleurésie
— néphrite chronique
— *névralgies* rhumatismales et goutteuses.

Usage externe

— *alopécie.*

Mode d'emploi

— infusion: 2 cuillerées à café de feuilles coupées par litre d'eau. 2 tasses par jour entre les repas,
— extrait aqueux: 0,50 à 1,25 g par jour,
— extrait alcoolique: 0,25 à 0,75 g par jour,
— teinture au 1/5: 2 à 5 g par jour.

Pilocarpine

— *en collyre dans le glaucome, décollement de la rétine (collyre à 1 ou 2 %). Antagoniste:* atropine.

JALAP

Ipomœa purga, ou *Exogonium officinale,*
ou *Convolvulus jalapa*
Convolvulacée

Plante grimpante du Mexique.

Parties utilisées: racine.

Principaux constituants connus: résine, convolvuline.

Propriétés

— *purgatif drastique, dérivatif*
— vermifuge.

Indications

— *hydropisies* d'origine cardiaque ou rénale
— *hémorragie cérébrale*
— *états congestifs* dus à l'arrêt des règles.

Contre-indications

— inflammations intestinales (appendicite chronique)
— grossesse, allaitement.

Mode d'emploi

— poudre: 0,50 à 2 g en cachets, *pilules,*
— *eau-de-vie allemande* ou teinture de jalap composée:

jalap concassé	80 g
turbith végétal	10 g
scamonnée	20 g
alcool à 60°	1 litre

laisser macérer 10 jours en agitant de temps en temps. Passer, filtrer. Donner 5 à 15 g par jour avec 15 g de sirop de nerprun,
— résine: 0,10 à 0,50 g, en poudre ou en pilules.

JOUBARBE (Grande)

Sempervirum tectorum
Grassulacée

Synonymes: joubarbe des toits, artichaut sauvage, herbe aux cors, herbe du tonnerre...

Pousse sur les toits de chaume, les ruines.

Parties utilisées: feuilles (on ne les fait jamais sécher).

Principaux constituants connus: acide malique, sels astringents, caldium...

Propriétés et mode d'emploi

Usage interne

— *astringent (dysenterie):* 10 à 15 g par litre. Infuser 10 minutes. Une tasse toutes les 3 heures
— diurétique
— antiseptique.

Usage externe

Topique utilisé dans
— *cors* aux pieds: exprimer le suc de la plante et appliquer la feuille sur le cor. Maintenir. Répéter chaque jour jusqu'à obtention du résultat,
— *hémorroïdes, tumeurs, dartres,* gerçures des seins, *plaies,* brûlures, piqûres d'insectes: cataplasmes de feuilles fraîches pilées,
— *ulcérations de la bouche, aphtes, muguet:* suc étendu d'eau en gargarismes,
— *céphalées, délires:* suc étendu d'eau en compresses sur le front,
— angines: 5 g de suc de joubarbe, 50 g d'eau, 5 g de miel: en gargarismes,
— *surdité:* quelques gouttes de suc de joubarbe dans l'oreille, 2 ou 3 fois par jour.

JOUBARBE (Petite)

Sedum acre
Grassulacée

Synonymes: poivre des murailles, pain d'oiseaux...

Propriétés

Usage interne (pour mémoire)
— anti-épileptique
— sudorifique
— antiscorbutique.

Usage externe
— topique.

Mode d'emploi

Usage externe
— ulcères, plaies atones, tumeurs, adénites: en cataplasmes
— ulcérations de la bouche: gargarismes
— en Allemagne, on l'applique pilée sur les *cancers*
— cors aux pieds: applications de pulpe de joubarbe.

JUJUBE

Zizyphus vulgaris
Rhamnée

Principaux constituants connus: mucilage, sucre, pectine, malates, nitrates, tartrates, acide zizyphique...

Propriétés

Frais
— nutritif.

Sec
— calmant
— émollient
— pectoral
— diurétique.

Indications

— inflammations de la gorge et des voies respiratoires (enrouement, bronchites, rhumes, asthme...)
— inflammations intestinales et urinaires
— constipation.

Mode d'emploi

— *décoction:* 30 à 60 g par litre. Bouillir 30 minutes. A volonté.

N.B.: La jujube s'opposerait aux désirs vénériens.

JULIENNE

Hesperis matronalis
Crucifère

Synonyme: giroflée musquée.
Pour certains, une des plantes les plus intéressantes.

Parties utilisées: feuilles.

Propriétés

— sudorifique
— diurétique.

Indications

— *bronchites chroniques*
— *asthme*
— *goutte,* rhumatismes
— insuffisance hépatique
— *dermatoses*
— lithiase urinaire
— abcès, tumeurs.

Mode d'emploi

— infusion: 10 g de feuilles pour 1 litre d'eau. Infuser 10 minutes. 3 à 4 tasses par jour,
— décoction: dans les lithiases urinaires.

JUSQUIAME

Hyoscyamus niger
Solanée
Toxique - Tableau A

Synonymes: herbe aux engelures, mort aux poules, herbe des teigneux...

Parties utilisées: feuilles, semences.

Principaux constituants connus: *hyoscyamine,* hyoscine (comparable à la *scopolamine...*).

Propriétés: comparables à celles de la belladone, mais la jusquiame est plus sédative et plus hypnotique

— *antispasmodique*
— *sédatif* du système nerveux
— hypnotique
— antinévralgique.

Indications (on emploiera la jusquiame de préférence à la belladone lorsqu'il faudra obtenir à la fois des effets anesthésiques et antispasmodiques, la belladone pouvant avoir au début de son action des effets excitants)

Usage interne

— *tremblements* des parkinsoniens, de la chorée
— délire alcoolique
— *spasmes* gastriques, œsophagiens, vésiculaires, intestinaux
— mélancolie anxieuse
— agitation des maladies mentales.

Usage externe

— *goutte,* rhumatismes
— *contusions, entorses* (douleur)
— *névralgies* dentaires, *inflammation des oreilles*
— mammites.

Mode d'emploi

Usage interne

— teinture au 1/10: 1 à 4 g par jour (57 gouttes = 1 g),
— extrait hydro-alcoolique: 0,05 à 0,20 g par jour, en pilules,

— sirop : 20 à 50 g par jour (une cuillerée à dessert = 0,75 g de teinture),
— feuilles sèches fumées : *asthme,*
— *pilules de Méglin modifiées :*

extrait de jusquiame	aa 0,05 g
extrait de valériane	
extrait de lactucarium	

pour une pilule. 1 à 2 pilules par jour (excellent antispasmodique),
— *suppositoires anti-hémorroïdaires :*

extrait de jusquiame	0,05 g
extrait d'hamamélis	0,10 g
beurre de cacao	5 g

pour un suppositoire.

Usage externe

— cataplasmes de tiges et feuilles fraîches contre *mammite* et *engorgement mammaire,* furoncles,
— huile de jusquiame : en frictions contre les douleurs rhumatismales,
— liniment calmant huile de jusquiame 60 g + chloroforme 8 g.

N.B. : A doses élevées, la jusquiame est un poison, comparable à la belladone mais moindre.

L'empoisonnement par la jusquiame donne les symptômes suivants : prostration, engourdissements des membres, somnolence, ivresse, myosis, délire, convulsions, paralysie et mort.

Contrairement au délire furieux de la belladone, celui de la jusquiame est calme.

KARI

(Voir Curry)

KAWA-KAWA

Piper methysticum
Pipéracée

Poivrier des îles du Pacifique sud, connu en Europe depuis le XVIIIe siècle. Le fruit est une baie plus petite que celle du poivre noir.

Parties utilisées : rhizome.

Principaux constituants connus : 2 principes cristallins (méthysticine et kawaïne), résine (5 à 10 %), substance aromatique, lactones (dérivées de l'α-pyrone).

Propriétés

— *bactéricide*
— antiputride
— sédatif et décongestif pelvien
— anti-inflammatoire.

Indications

Usage interne

— *blennorragie*
— *prostatites, cystites*
— priapisme.

Usage externe

— *vaginites*
— *salpingites*
— métrites.

Mode d'emploi

Usage interne

— décoction : 20 g de rhizome pour 300 ml d'eau. 2 tasses par jour,
— extrait hydro-alcoolique : 0,60 à 0,80 g par jour, en pilules à 0,20 g,
— *pilules antiblennorragiques :*

extrait hydro-alcoolique de kawa-kawa	0,10 g
lupulin	0,15 g

pour une pilule. 6 à 8 par jour,
— plusieurs spécialités pharmaceutiques.

Usage externe

— suppositoires contenant 0,10 g d'extrait : 1 à 3 par jour,
— *suppositoires calmants :*

extrait de kawa-kawa	0,10 g
onguent populeum	1 g
beurre de cacao	3 g
cire blanche	qsp 1 sup.

1 à 2 suppositoires par jour.

N.B. : Le rhizome permet de faire une boisson (kava-kava, ou ken, ou ava, ou yangona selon les idiomes) que l'on trouve dans des débits analogues à nos bistrots. Ses effets sont semblables à l'ivresse : insouciance, sommeil lourd. L'abus peut rendre agressif.

KHELLA

Amni visnaga
Ombellifère

Parties utilisées: semences.

Principaux constituants connus: *khelline,* visnagine, khellol...

Propriétés

— *antispasmodique des fibres lisses* (artères coronaires, uretères, bronches)
— *vasodilatateur coronaire*
— modérateur du système nerveux central.

Indications

— *coliques néphrétiques*
— *lithiase urinaire*
— *asthme.* coqueluche
— *infarctus* du myocarde.

Mode d'emploi

— teinture alcoolique de semences au 1/10: 3 g par jour,
— khelline: 100 à 200 mg par jour, en ingestion ou suppositoires, ou: 50 à 100 mg par jour en injections intramusculaires.

KINKELIBAH

(Voir Combretum)

KOLA

Cola acuminata, nitica, verticillata, ballayi
Sterculiacée

Parties utilisées: graines.

Principaux constituants connus: caféine, kolatine, tanin, théobromine.

Propriétés

— *stimulant nerveux*
— *tonicardiaque* et musculaire

— diurétique
— *aphrodisiaque.*

Indications

— *manque de tonus*
— *convalescences*
— *neurasthénie*
— entraînement sportif
— affections cardiaques et pulmonaires
— grippe.

Mode d'emploi

— graines concassées: 4 à 8 g par jour,
— teinture: 5 à 10 g par jour, en potion (53 gouttes = 1 g),
— extrait fluide: 1 à 10 g par jour, en potion,
— élixir: 4 cuillerées à café par jour,
— vin de kola: un verre à Bordeaux 2 fois par jour,
— poudre: 1 à 2 g par jour, en cachets, aux repas,
— noix fraîche: à mastiquer lentement,
— mélange contre la *fatigue:*

teinture de kola .... }
teinture de coca .... } aa qsp 250 ml
teinture quinquina .... }

1 cuillerée à café dans 1/2 verre d'eau sucrée avant les 2 grands repas. Un excellent remède.

N.B.: Il existe en Côte-d'Ivoire une autre sorte de kola appelée la petite kola des Dioula du nom de la peuplade qui la récolte. Tonifiante générale, elle passe pour redonner de la vigueur aux mâles sur le déclin.

LAITUE

(Voir « Traitement des maladies par les légumes, les fruits et les céréales »)

LAMIER BLANC OU ORTIE BLANCHE

Lamium album
Labiée

(A la différence des autres orties, ne pique pas.)

Parties utilisées: feuilles et fleurs.

Principaux constituants connus: acide gallique, sels de potasse, tanin, sucre...

Propriétés

— *tonique astringent* (remède à spécificité *utérine*)
— *vasoconstricteur*
— fébrifuge
— anti-inflammatoire
— dépuratif.

Indications

— diarrhées, dysenteries
— *métrorragies* (Florain), hémoptysies, hémorragies
— *pertes blanches* (Dodoens)
— règles douloureuses
— hémorroïdes, varices
— difficultés de la miction des hommes âgés, cystite.

Mode d'emploi

Usage interne

— infusion: une cuillerée à dessert de feuilles coupées ou de fleurs pour une tasse d'eau. Bouillir et infuser 10 minutes. 2 ou 3 tasses par jour, entre les repas,
— alcoolature: 2 à 4 cuillerées à café par jour,

teinture d'ortie blanche	100 g
sirop simple	50 g
eau	25 g

une cuillerée à soupe, toutes les 1/2 heures, jusqu'à cessation de l'hémorragie (métrorragies).

Usage externe

— une poignée de la plante entière coupée dans un litre d'eau. Bouillir 10 minutes. En injections vaginales dans les *leucorrhées*.

LAMINAIRES

Laminaria flexicaulis, L. cloustoni, L. saccharina
Laminariacées

Algues brunes (phéophycées) fixées aux rochers, abondantes sur les côtes de l'Atlantique et de la Manche. Peuvent atteindre 4 mètres de long.

Laminaria flexicaulis

Laminaria digitata, fucus digitatus, palmaria digitata.
Synonymes: fouet de sorcières, varech palmé.

Laminaria cloustoni

Synonyme: laminaire de Clouston (naturaliste anglais).

Laminaria saccharina

Synonymes: ceinture ou baudrier de Neptune, varech sucré...

Parties utilisées: stipe et thalle desséchés et pulvérisés (pour usage interne et bains).

Principaux constituants connus: *iode* (0,25-0,30 % de la poudre), sels minéraux: chlorures de sodium, de potassium, phosphates de magnésium, de calcium, silice, nombreux oligo-éléments, un glucide (laminarine), un mucilage, un acide faible (l'*algine*), un alcool (mannitol), algulose... Vitamines A, B, C, D, E... (voir N.B. 1 et 2).

Propriétés

Usage interne

— *stimulant des échanges* des glandes endocrines
— rééquilibrant organique, *correcteur de terrain*
— *réminéralisant*
— stimulant circulatoire
— antigoitreux
— antiscrofuleux
— *amaigrissant* (pour certains pléthoriques)
— mobilisateur des graisses (anti-athéroscléreux).

Usage externe

— les mêmes
— dilatateur.

Indications

Usage interne

— *troubles glandulaires*
— *déficience de terrain,* fatigue générale
— obésité (déséquilibre glandulaire)
— hypercholestérolémie
— hypothyroïdie, myxœdème
— rachitisme
— retards intellectuels et staturaux de l'*enfance*
— adénites, lymphatisme, scrofulose
— *artériosclérose,* hypertension, *coronarite* (voir N.B. 5)
— *ménopause*
— *sénescence*
— asthme, emphysème
— rhumatismes chroniques, arthritisme
— entérites, colites,
— bien entendu, toutes les indications de l'*iode.*

Usage externe

— toutes les indications précédentes
— gynécologie, fistules (comme dilatateur).

Contre-indications des bains d'algues

— maladies infectieuses à leur phase aiguë
— inflammations aiguës, affections évolutives
— certaines dermatoses (eczémas suintants)
— tuberculose pulmonaire
— abcès pulmonaires
— décompensation cardiaque
— affections cardio-rénales
— rhumatisme articulaire aigu
— hyperthyroïdie (maladie de Basedow)
— maladies mentales.

Mode d'emploi

Usage interne

— *poudre,* en comprimés de 0,50 g: 1 g contient environ un demi cg d'iode,
  • adultes: 3 à 5 g par jour,
  • enfants de 1 à 3 ans: 0,50 g par jour,

- enfants de 3 à 7 ans : 1 à 2 g par jour,
- enfants de 7 à 11 ans : 2 à 3 g par jour.

Usage externe

— cataplasmes émollients,
— *bains d'algues* (voir N.B. 6),
— les sels de sodium de l'algine (alginates) sont des sels utilisés comme excipients dans certaines pommades et autres préparations pharmaceutiques à usage externe,
— on utilise le stipe de laminaire, stérilisé, comme dilatateur du col utérin, de l'urètre lors de certains trajets fistuleux...

N.B. :

1. *Composition* du *plasma* de *laminaria flexicaulis,* en pourcentage (donnée par le Dr de la Farge - « La Santé par la mer », Vigot Édit., 1961).

Sucres	: 54	Protides	: 9	Graisses	: 3
Calcium	: 4,1	Magnésium	: 2,6	Potassium	: 7,5
Chlore	: 2,7	Bromure	: 0,2	Iode	: 0,7
Sodium	: 5,4	Phosphore	: 0,8	Soufre	: 0,9
Aluminium	: 1,1	Fer	: 0,6	Manganèse	: 0,05

Silicium, étain, rubidium, germanicum, gallium, argent, plomb, bismuth, arsenic, antimoine, lithium, bore, zinc, or, strontium, baryum, cobalt, argon, crypton, glucinium, cérium, titane, vanadium, zénon, etc.

Parmi les éléments glucidiques : mannitol, laminarine, algulose...

On trouve, en outre, des diastases et les vitamines, A, B1, B2, B3, C, D, D2, E, F, K, PP.

A. Monceaux a pu extraire, par une technique spéciale d'un broyat de laminaires un composé très riche contenant de grandes quantités d'acides aminés, constituants des protéines, composantes essentielles de la cellule vivante (acide glutamique, leucine, valine, sérine, tyrosine, méthionine, cystine...).

La laminaria flexicaulis renferme de l'iode sous forme d'iodure de rubidium combiné à un complexe bétaïnique (désintoxicant hépatique, protecteur des endothéliums vasculaires).

2. *Composition moyenne* d'une *farine* de laminaria flexicaulis

Humidité	: 12 à 14 %	Fer, alumine et manganèse	: 0,1 à 0,4 %
Matières protéiques	: 4,9 à 5,4 %	Calcium	: 1 à 1,2 %
Matières grasses	: 0,9 à 1 %	Magnésium	: 0,4 à 0,1 %
Cellulose	: 5,4 à 5,9 %	Chlorure de sodium	: 7,7 à 40 %
Extractif non azoté	: 55 %	Potassium	: 3 à 4 %
Matières minérales	: 25 à 30 %	Soufre en SO_3	: 1,5 à 2 %
Iode	: 0,25 à 0,30 %		

— plus, nombreux oligo-éléments : cuivre, nickel, cobalt...,
— vitamines : carotène, complexe B, C, K (traces), ergostérol...

3. La *laminaria saccharina* est considérée par les Extrême-Orientaux comme étant douée de propriétés aphrodisiaques.

4. L'algine en poudre, appliquée sur les plaies et les blessures, en favorise la cicatrisation (Smith, C.A.H. « Sciences » 1946).

5. Besterman et Evansjohn ont démontré les propriétés mobilisatrices des lipides du sulfate de laminarine (extrait de *L. cloustoni*) chez des malades atteints de coronarite. (« Un agent antilipémique dépourvu d'action anticoagulante », British Medical Journal - 1957).

6. Pour être efficaces, les *bains d'algues* doivent évidemment contenir des algues en proportion suffisante, récoltées et séchées avec art. Il s'en faut de beaucoup qu'il en soit toujours ainsi.

LAURIER D'APOLLON

Laurus nobilis
Lauracée

On l'appelle *laurier d'Apollon* parce qu'il était consacré à ce dieu mythologique. Mais aussi *laurier des poètes* car, comme les généraux ou les empereurs, les poètes se couronnaient de lauriers. La coutume a traversé les siècles, de l'ancienne Rome jusqu'au Moyen Age où l'on en couronnait aussi les savants. Les jeunes médecins recevaient, eux, une couronne garnie de baies de laurier *(Bacca laurea)*, d'où l'origine du vocable « baccalauréat ».

Synonymes: laurier noble, laurier-sauce, ou des cuisines...

Parties utilisées: feuilles, baies (drupes de la grosseur d'une petite cerise).

Principaux constituants connus: huile grasse constituée de trilaurine, ou lauro-stéarine.

Propriétés

— antiseptique, stimulant, stomachique, carminatif, antispasmodique, expectorant, diurétique, emménagogue.

Indications

Usage interne

— *dyspepsies atoniques*
— *fatigue* (grippale...)
— flatulences, fermentations intestinales
— bronchites chroniques, états grippaux
— hydropisie
— rhumatismes

— insomnies
— règles douloureuses.

Usage externe

— angines, infections bucco-pharyngées, sinusites
— règles douloureuses.

Mode d'emploi

Usage interne

— *infusion de feuilles:* 3-4 feuilles dans une tasse d'eau bouillante. Infuser 10 minutes. 2 ou 3 tasses par jour. Avant les repas: *apéritif.* Après: digestif, contre *ballonnements* et aigreurs,
— *baies:* 5 à 10 g par litre d'eau. Bouillir 1 minute et infuser. 2 ou 3 tasses par jour.

Usage externe

— *décoction* avec 5 feuilles pour une tasse d'eau. Bouillir 3 minutes. Pour la désinfection des plaies,
— en *gargarismes* et lavages de bouche contre *angines, infections bucco-pharyngées,*
— en *compresses* sur le front contre les *sinusites,*
— *décoction* avec une dizaine de feuilles pour une tasse d'eau. Bouillir 3 minutes. En compresses chaudes dans les cas d'*abcès, contusions, névralgies,*
— *onguent de baies:* contre les douleurs rhumatismales.

N.B.:
1. L'huile obtenue par distillation des feuilles, ou pressage des baies, se prend en masse (beurre de Laurier) et est utilisée en frictions contre les douleurs rhumatismales. Elle entre dans la composition du baume de Fioravanti.
2. En cuisine, l'usage du laurier pourrait avoir une place encore plus importante pour le plus grand profit du consommateur. Les amateurs de pâtes seront bien inspirés de faire cuire ces somptuosités dans une décoction de laurier et de thym: deux feuilles de laurier et une belle branche de thym pour un litre et demi d'eau. Bouillir 2 minutes, infuser 15.

LAURIER-CERISE

Prunus laurocerasus
Rosacée

Synonyme: laurier-amandier, laurier royal.

Parties utilisées: feuilles.

Principaux constituants connus: émulsine, prulaurasine (glucoside) se dédoublant en acide cyanhydrique, en glucose et en acide benzoïque.

Les feuilles jeunes sont celles qui donnent à la distillation le plus d'essence et le plus d'acide cyanhydrique.

Propriétés

— *antispasmodique*
— sédatif nerveux
— action comparable à celle des anesthésiques (entraîne la faiblesse musculaire, une diminution des battements du cœur).

Incompatibilité: *calomel* (production de cyanure de mercure, très *toxique*).

Indications

— spasmes et douleurs
— *spasmes* du tube digestif et des bronches
— *asthme*
— *toux nerveuse*
— *palpitations*
— insomnie
— vomissements de la grossesse
— dartres, irritations cutanées (usage externe).

Mode d'emploi

Usage interne

— eau distillée ou hydrolat **(dangereux - tableau C):** 2 g en une fois, maximum 10 g par jour (1 g = 22 gouttes). Contient, pour 100 g, 120 à 160 mg d'acide cyanhydrique, titre ramené à 100 mg pour l'usage médical - Codex 1908 *(ne pas en donner aux enfants),*
— *sirop contre les bronchites, trachéites:*

eau de laurier-cerise	10 g
sirop de tolu	50 g

sirop de capillaire .... 50 g
sirop de codéine .... 30 g
sirop de gomme .... qsp 250 ml

4 ou 5 cuillerées à soupe dans la journée dans un demi-verre d'eau chaude.

Usage externe

— une poignée de feuilles pour 1 litre d'eau. Bouillir 3 minutes. En *compresses* sur le front, poitrine, estomac, intestin, selon les cas. Contre prurit dartreux, douleurs cancéreuses, plaies atones.

LAURIER-ROSE

Nerium oleander
Apocynacée
Poison

Parties utilisées: plante entière.

Principaux constituants connus: nériine (comparable à la digitaline), oléandrine, pseudo-curarine...

Propriétés: se rapprochent de celles du strophantus et de la digitale.
— *tonicardiaque* (renforce et ralentit le cœur, élève la tension artérielle: G. Tanret, M. Mouquin)
— *diurétique* indirect.

Voix externe

— antiparasites.

Indications

Usage interne

— hyposystolie
— myocardites séniles (tachy-arythmie).

Usage externe

— dermatoses prurigineuses, cancers ulcérés, contusions.

Mode d'emploi

Usage interne

— extrait (pilules de 0,02 g ou 0,05 g). Dose maxima: 0,20 g par jour.

Usage externe

— macération de feuilles pulvérisées dans l'eau (20 g pour 1 litre) : en lotions contre la teigne, la gale, cancers ulcérés, contusions,
— infusion : 125 g de feuilles pour 1 litre. En compresses. Mêmes indications.

N.B. : Le pouvoir d'accumulation du laurier-rose est faible, son élimination rapide.
Cette médication est surtout précieuse en cas d'intolérance ou de contre-indication à la digitaline (Mouquin, Macrez, Paris, Renard).

LAVANDE

(Voir «Aromathérapie»)

LESPÉDÉZA

Lespedeza capitata
Légumineuse

Plante d'Amérique du Nord.

Parties utilisées : plante entière.

Principaux constituants connus : dérivés flavoniques.

Propriétés

— diurétique *abaisse le taux d'urée*
— abaisse le taux de *cholestérol* (J. Loeper)
— antidiabétique.

Indications

— *excès d'urée sanguine*
— *néphrite chronique*
— oligurie
— excès de cholestérol
— diabète.

Mode d'emploi

— teinture au 1/10 : selon les cas, 30 à 100 gouttes (parfois plus) avant les 3 repas.

LEVURE DE BIÈRE

Saccharomyces cerevisiae
Saccharomycétacée

Le Saccharomyces cerevisiae est un champignon microscopique dont le thalle est constitué par des cellules ovoïdes (8 à 10 millièmes de millimètre) isolées ou disposées en chapelets.

Il existe deux groupes de levures:

1. Les levures *hautes* (dont l'optimum d'activité se situe entre 15 et 20°). Elles sont également appelées: levures de panification. Dans certains pays, on les utilise dans la fabrication des bières fortes.

2. Les levures *basses* (l'optimum d'activité se situe entre 5 et 6°) qui servent à la fabrication des bières légères. Ce sont les *seules* à être utilisées en *thérapeutique.*

A l'état *frais,* la levure est une pâte jaune clair, de conservation limitée.

A l'état *sec,* il s'agit d'une poudre grisâtre que l'on peut conserver un an dans des flacons bien bouchés.

Parties utilisées: la levure fraîche ou sèche.

Principaux constituants connus: il s'agit d'un produit d'une *richesse considérable.*

100 g de levure fournissent environ 12 g de cendres dont les éléments principaux sont le *phosphore,* le *potassium,* le *magnésium.*

En outre:

— sucres (glycogène...),
— lipides (5 à 20 %): stéarine, palmitine, acide arachinique, lécithines, nombreux stérols (ergostérol, zymostérol...),
— protides: zymocaséine, cérévisine... très riches en *acides aminés indispensables,*
composition de la *zymocaséine* (Luërs et Novak):

histidine	3,53 %
arginine	8,39 %
lysine	11,45 %
tryptophane	1,48 %
leucine	3,18 %
cystine	0,74 %
acide glutamique	19,52 %

La *cérévisine* contient: histidine (2,02 %), arginine (4,42 %), *lysine* (8,10 %), *tryptophane* (2,30 %): Thomas,
— glutathion (protide sulfurée) composé d'acide glutamique, cystéine, glycocolle..., participant à tous les phénomènes biologiques,

— *enzymes* ou diastases en quantité : zymases, invertine, maltase, phosphatases...,
— *vitamines* (la levure de bière en est la *meilleure source*). C'est d'abord l'ensemble des vitamines du groupe B *(complexe B)*, facteurs essentiels de la respiration et de la nutrition cellulaires. Leur importance est capitale dans le maintien de l'équilibre organique.
  • B1 : (aneurine ou thiamine) protectrice et équilibrante du système nerveux, importante pour le métabolisme des glucides...
  • B2 : (riboflavine) facteur de croissance, favorise la respiration cellulaire.
  • B6 : (adermine ou pyridoxine) facteur de croissance, stimulant musculaire, favorisant la formation des globules rouges, protectrice de la peau.
  • B3, B4, B5, B7, B12 : qui ont une très grande importance pour le maintien de l'équilibre physiologique sous de nombreux aspects.
  • B9 : (acide folique) également rencontrée dans l'épinard, facteur de croissance et anti-anémique.
  • PP : (amide nicotinique) antipellagreuse, importante pour l'assimilation des amidons et des graisses.
  • Acide pantothénique, de grande utilité pour le foie, les épithéliums, les muqueuses respiratoires et digestives...
— Ergostérol ou provitamine D.
— E : (ou alpha-tocophérol) vitamine de la reproduction.
— H : protectrice de la peau, antiséborrhéique.
— BX : qui s'oppose au blanchiment des cheveux.
— X2 : antirachitique.
— Des facteurs anti-anémiques, etc.

Propriétés

— *reconstituant*
— équilibrant et protecteur du système nerveux
— tonique (général, cardiaque, circulatoire)
— stimulant des glandes endocrines : thyroïde, pancréas, surrénales, glandes sexuelles
— favorise l'assimilation des aliments
— anti-anémique
— anti-artérioscléreux
— antimicrobien
— antitoxique intestinal
— digestif.

Indications

— *déminéralisation,* rachitisme (préventif et curatif)
— asthénies diverses (fatigue musculaire et nerveuse)
— *avitaminoses*
— troubles de la croissance
— *inappétence*
— nervosisme, irritabilité
— convalescence
— grossesse, allaitement
— lymphatisme
— anémie
— artériosclérose
— intoxications alimentaires
— *infections intestinales* (maintien ou reconstitution de la flore)
— colites
— constipation
— furonculose
— diabète
— névrites
— dermatoses, acné, psoriasis, impétigo, pyodermites, aphtes.

Mode d'emploi

Usage interne

— levure *fraîche:* 3 cuillerées à soupe par jour, diluées dans de l'eau,
— levure *sèche* officinale: 4 à 10 g par jour en cachets, *comprimés,* ampoules.

Usage externe

— lavements dans gastro-entérites aiguës infantiles, entérites muco-membraneuses.

Incompatibilités

— les *antiseptiques chimiques,*
— la chaleur (+45°),
— la lumière (ultraviolets), donc conserver en flacons colorés bruns.

N.B.:
1. Malgré (ou «à cause de») ses incomparables propriétés, la levure de bière ne doit pas être administrée sans interruption. Les rats nourris avec une alimentation constamment enrichie en levure de bière deviennent stériles (Osborne et Mendel).
2. Dans le domaine *vétérinaire,* la levure de bière trouve de nombreuses indications (usage interne et externe) dans les suppurations, les infections intestinales, les avitaminoses particulièrement.

LICHEN D'ISLANDE

Cetraria islandica
Cétrariacée

Synonyme: mousse d'Islande.

Abonde dans les landes des contrées boréales, sur les rochers et l'écorce des arbres. En Norvège, Islande, Groenland... En France: dans les Alpes, Vosges, Auvergne, Pyrénées.

Parties utilisées: le thalle.

Principaux constituants connus: une substance amylacée (lichénine: 70 %), un acide gras (acide lichenstéarique), un principe amer (cétrarin), une substance antibiotique (acide usnique), hydrates de carbone...

Propriétés

a) Non débarrassé de son principe amer (cétrarin)
— antivomitif
— stomachique
— fébrifuge
— tonique (stimulant du système nerveux central)
— anti-anémique.

b) Débarrassé de son principe amer
— diurétique
— émollient expectorant
— fortifiant.

Indications

a) *vomissements* des hépato-biliaires, des *migraineux*
— vomissements de la grossesse
— sueurs nocturnes
— anémie
— fatigue générale.

b) *bronchites,* toux
— *tuberculose pulmonaire*
— irritation laryngée
— diarrhées, diarrhées des enfants en sevrage
— fatigue générale
(à ne pas donner en périodes fébriles, à cause de ses propriétés nutritives).

Mode d'emploi

— décoction: 20 g pour 1 litre d'eau. Bouillir. Rejeter l'eau, laver à l'eau froide (pour rejeter le principe amer) et faire bouillir à nouveau dans un litre et demi d'eau pendant 30 minutes. Sucrer avec 80 g de miel. 3 ou 4 tasses par jour *(pectoral, tonifiant),*
— teinture alcoolique: 50 gouttes par jour *(antivomitif),*
— *mixture antivomitive:*

teinture d'euphraise	aa 10 g
teinture de lichen d'Islande	

30 gouttes de 3 à 5 fois par jour,
— *mixture antivomitive* (H. Leclerc):

teinture de chardon bénit	30 g
teinture de lichen d'Islande	10 g
essence d'aneth	IV gouttes

40 à 60 gouttes avant chaque repas.

Contre-indications: ulcères gastro-duodénaux et intestinaux, interventions sur le tube digestif.

N.B.: Un lichen voisin *(buella canescens)* contient un principe antibiotique (diploïcine) contre le bacille de Koch. Il est possible que le lichen d'Islande ait le même.

Le lichen des tilleuls (parmélie) et le lichen pulmonaire ou pulmonaire du chêne (herbe aux poumons) qui croît sur le tronc des vieux chênes, hêtres, sapins *(lobaria pulmonaria)* ont à peu près les mêmes propriétés que le lichen d'Islande. Cazin prescrivait le second, en décoction avec du miel, dans les bronchites chroniques et la tuberculose pulmonaire. Le lichen pulmonaire sert également à préparer le thé des Vosges ou thé des forêts.

LIERRE GRIMPANT

Hedera helix
Araliacée

Synonymes: herbe à dents, herbe à cors, herbe à cautère...

Parties utilisées: feuilles (qu'on ne fait pas sécher puisqu'on peut le cueillir toute l'année).

Principaux constituants connus: hédérine, une hormone œstrogène, saponosides.

Propriétés

Usage interne

— *antispasmodique* de l'appareil respiratoire, *expectorant*

— dépuratif
— cholagogue
— facilite la menstruation (le lierre peut provoquer des modifications du cycle chez la rate castrée : R. Paris et A. Quevauviller).

Usage externe (feuilles)

— *topique*
— *antinévralgique*
— *vasoconstricteur,* décongestionnant
— hémolytique.

Indications

Usage interne

— *coqueluche* (F. Leuret)
— bronchites chroniques
— *trachéites*
— laryngites
— goutte, rhumatismes
— lithiase biliaire
— règles insuffisantes
— leucorrhées
— *hypertension.*

Usage externe

— *cellulite*
— *névralgies,* rhumatismes
— névrites
— séquelles de phlébites (œdèmes circulatoires)
— plaies et brûlures
— cors, durillons
— polypes du nez.

Mode d'emploi

Usage interne

— décoction : 3 cuillerées à soupe de feuilles coupées par litre d'eau. Bouillir 1 minute, infuser 10 minutes. 3 tasses par jour,
— teinture au 1/10 : 5 à 10 gouttes par prise selon l'âge (40 à 50 gouttes par jour) : coqueluche, hypertension.

Usage externe

— *feuilles fraîches* en applications sur les douleurs rhumatismales, sciatique. Les renouveler lorsqu'elles commencent à sécher. Calment également les brûlures. Facilitent la suppuration des plaies,
— les feuilles confites dans du vinaigre sont indiquées contre les *cors* et durillons. On peut, dans ces cas, utiliser également la teinture pure,
— *décoction* de feuilles fraîches de lierre : 200 g pour 1 litre d'eau. Bouillir 10 minutes (en compresses dans rhumatismes, névrites, *cellulites douloureuses*),
— eau additionnée de 2 cuillerées à soupe d'alcoolature par litre. En bains locaux ou enveloppements humides chauds (mêmes indications),
— *cataplasmes :* 1/4 de feuilles de lierre fraîches incorporées à 3/4 de farine de lin (mêmes indications),
— pommade à 10 %,
— *liniment anticellulitique* (calme la douleur) :

alcoolature de lierre grimpant	10 g
baume tranquille	20 g
huile de camomille	30 g

— *pommade antirhumatismale, antinévralgique :*

alcoolature de lierre grimpant	5 g
essence d'origan	XX gouttes
lanoline	20 g
axonge (ou vaseline)	40 g

Ces deux préparations seront utilisées en massages, en dehors des poussées inflammatoires qui seront traitées par des applications de décoction, de cataplasmes ou autres médications mentionnées plus haut.

N.B. : Les infusions répétées sont susceptibles de provoquer des cirrhoses hépatiques, même chez les enfants. (Travaux de l'hôpital pédiatrique de Lima, au Pérou.)

LIERRE TERRESTRE

Glechoma hederacea
Labiée

Synonyme : herbe de Saint-Jean...

Parties utilisées : plante fleurie entière.

Principaux constituants connus : principe amer, choline, tanins, huile essentielle, résine.

Propriétés

— *béchique*
— stimulant des bronches
— tonique
— diurétique
— antispasmodique
— vulnéraire.

Indications

Usage interne

— *affections pulmonaires* (bronchites chroniques, asthme)
— atonie gastrique
— affections urinaires (lithiases), hématurie
— leucorrhées.

Usage externe

— abcès, furoncles.

Mode d'emploi

Usage interne

— infusion : une cuillerée à dessert par tasse d'eau. Infuser 10 minutes. 3 ou 4 tasses par jour, entre les repas,
— suc de la plante fraîche : 40 à 50 g par jour,
— alcoolature : 2 cuillerées à café par jour,
— voir à millepertuis : mélange pour bronchites, asthme, cystites.

Usage externe

— cataplasmes sur abcès, furoncles.

LILAS

Syringa vulgaris
Oléacée

Parties utilisées : feuilles.

Principaux constituants connus : syringine.

Propriétés

— fébrifuge

— décongestionnant hépatique
— antinévralgique (voie externe).

Indications

— *états fébriles,* fièvres intermittentes (Cazin)
— *congestion hépatique*
— algies rhumatismales (voie externe).

Mode d'emploi

Usage interne

— 6 feuilles par tasse d'eau bouillante. Infuser 10 minutes. Une tasse avant les repas.

Usage externe

— 2 poignées de feuilles fraîches dans 1/2 litre d'huile d'olive. Macérer 15 jours en exposant au soleil. En applications sur les rhumatismes.

LIMNANTHÈME

Limnanthemum nymphoïdes
Gentianacée

Synonyme: faux nénuphar.

Parties utilisées: tiges et feuilles.

Principaux constituants connus: substance amère.

Propriétés

— stimulant gastrique.

Indications

— inappétence
— dyspepsie
— aérophagie.

Mode d'emploi

— infusion: 5 feuilles pour une tasse d'eau bouillante. Une tasse avant ou après les repas,
— teinture: 40 gouttes avant les repas.

LIN

Linum usitatissimum
Linacée

Parties utilisées: graines *(graines de longue vie).*

Principaux constituants connus: *mucilage* (6-15 %): arabine, bassorine, pentosanes, hexosanes, sels minéraux (calcium, potassium, phosphore, fer, aluminium), un glucoside: linamarine, une *huile* (30 à 40 %) riche en acides gras insaturés (acides isolinolénique, linoléique, oléique, linolénique...).

Propriétés

— *topique émollient* (adoucissant, tant à l'intérieur qu'à l'extérieur)
— laxatif.

Indications: partout où il y a de l'*inflammation.*

Usage interne

— *constipation*
— inflammation des *voies digestives (entérites, gastrites)*
— inflammation des *voies urinaires* (pyélite, cystite, blennorragie).

Usage externe

— *inflammations:* furoncles, abcès
— affections cutanées (dartres, eczéma).

Mode d'emploi

Usage interne

— *macération:* 3 cuillerées à soupe de graines dans 1 litre d'eau chaude. Macérer toute la nuit. 3 ou 4 tasses dans la journée,
— huile de lin *fraîche:* laxative, à donner dans les *bronchites chroniques,* la toux, la tuberculose,
une cuillerée d'huile de lin + suc de citron: *vermifuge.*

Usage externe

— *cataplasmes* (avec de la farine de lin bien *fraîche*): 15 à 25 g de farine délayée dans 1/2 litre d'eau privée de ses éléments calcaires. Faire bouillir pour épaissir (il est préférable de prendre une

décoction de racine de guimauve en guise d'eau). Adoucissant, maturatif : sur tumeurs, abcès, adénites
(la farine de fenugrec serait supérieure),
— *lavement:* 50 g de graines pour 1 litre d'eau. Bouillir 2 minutes. Dans constipation, inflammation intestinale et de la vessie.

N.B.: L'usage de farine de lin ancienne expose à des dermatoses provoquées par le rancissement de l'huile.

LINAIRE COMMUN

Linaria vulgaris
Scrofulariée

Synonymes: lin sauvage, gueule de lion jaune...

Parties utilisées: fruits, plante entière.

Propriétés
— anti-hémorroïdaire
— dépuratif.

Indications
— hémorroïdes
— dermatoses, dartres
— ictère.

Mode d'emploi

Usage interne
— décoction : 15 à 20 g par litre d'eau (dermatoses, dartres, ictère).

Usage externe
— cataplasmes cuits dans du lait : 50 g par litre (hémorroïdes).

LIS BLANC

Lilium candidum
Liliacée

Parties utilisées: fleurs, oignon.

Principaux constituants connus: fer, bore.

Propriétés

— *topique émollient*
— maturatif.

Indications et mode d'emploi

— *plaies et contusions:* appliquer des fleurs de lis qu'on a fait tremper dans de l'eau-de-vie pendant au moins 6 heures,
— *brûlures:* pétales frais imbibés d'huile d'olive,
— *abcès, furoncles, panaris:* application de l'oignon du lis cuit sous la cendre (renouveler toutes les 6 heures).

N.B.:
1. Dans une chambre à coucher, provoque des maux de tête, des vertiges, des syncopes.
Le parfum du lis est utilisé dans les pommades, les huiles de toilette.
2. Le lis tigré *(lilium tigrinum)* serait le remède de la femme, indiqué dans la mélancolie, pendant la grossesse, la nymphomanie. En teinture: 10 gouttes dans une infusion de camomille, 3 fois par jour.

LISERON (Grand)

Convolvulus saepium
Convolvulacée

Synonymes: liseron des haies, gobelet de Notre-Dame, clochette, manchette de la Vierge...

Parties utilisées: racine, feuilles, résine, suc.

Principaux constituants connus: suc gommo-résineux, tanin.

Propriétés

— purgatif (analogue au jalap et scammonée, mais moins irritant)
— cholagogue.

Indications

— constipation
— insuffisance hépatique
— excès d'urée sanguine
— cirrhoses
— asystolie.

Mode d'emploi

— infusion de feuilles ou de racine: 5 à 10 g pour 1 litre d'eau bouillante. Une tasse avant les repas,
— résine: 0,50 à 1 g par jour,
— alcoolature de racine: 10 à 15 g par jour dans une infusion,
— poudre de feuilles: 1 à 5 g par jour,
— poudre de racine: 1 à 2 g par jour.

N.B.: Le **liseron des champs,** ou petit liseron *(convolvulus arvensis)* a les mêmes propriétés et indications.

LIVÈCHE

Ligusticum levisticum, ou Levisticum officinale
Ombellifère

Synonyme: ache des montagnes.

Parties utilisées: graines, racine, quelquefois feuilles.

Principaux constituants connus: essence à base de terpinéol...

Propriétés

— stimulant du tonus intestinal (carminatif) et des fonctions rénales
— diurétique
— favorisant les règles
— stomachique
— apéritif
— antispasmodique
— modificateur du terrain.

Indications

— goutte, rhumatismes
— *affections rénales* en général: rétention d'urine, cystite, néphrite, albuminurie, insuffisance rénale

— hydropisie, œdème des chevilles
— insuffisance hépatique
— règles insuffisantes
— troubles digestifs, *ballonnements*
— affections cardiaques
— dermatoses
— migraines.

Mode d'emploi

— infusion de graines : 1 cuillerée à café pour 1 tasse d'eau bouillante. 2 ou 3 tasses par jour,
— teinture mère : 30 gouttes avant les repas,
— décoction de la racine ou des feuilles : 20 g pour 1 litre d'eau. 3 tasses par jour.

N.B. : Les feuilles constituent un excellent condiment pour les soupes et les ragoûts. D'une manière générale, graines, feuilles et tiges peuvent être employées dans la cuisine. Les feuilles hachées donnent aux salades une odeur de céleri.

Dans certains pays, les racines fraîches sont cuites et coupées en tranches, consommées en salade avec une vinaigrette.

LOBÉLIE ENFLÉE

Lobelia inflata
Lobéliacée

Parties utilisées : tige fleurie, feuilles.

Principaux constituants connus : lobéline (alcaloïde), lobélarine, acide lobélique, huile volatile...

Propriétés

— *antispasmodique respiratoire*
— expectorant
— tonique circulatoire, vasoconstricteur.

Indications

— asthme
— emphysème
— coqueluche
surtout accompagnés de fatigue cardiaque.

Mode d'emploi

— poudre: 0,05 à 0,30 g par jour, en cachets,
— teinture au 1/10: 1 à 3 g par jour, en mixture, potion (57 gouttes = 1 g). On peut y adjoindre de la belladone,
— lobéline: 0,05 à 0,40 g par jour. **Toxique.** Difficile à manier.

Contre-indications

— anesthésies au chloroforme.

N.B.: La lobéline a été appelée «l'alcaloïde qui dégoûte du tabac», à la suite d'expérimentations faites sur des fumeurs.

LOTIER CORNICULÉ

Lotus corniculatus
Papilionacée

Synonymes: pied-de-poule, trèfle cornu, pantoufles du petit Jésus...

Parties utilisées: fleurs.

Propriétés: analogues à celles de la *passiflore* (H. Leclerc, J. Brel)
— sédatif nerveux.

Indications

— *dystonies* neuro-végétatives, insomnies
— *angoisses* des psychasthéniques
— états dépressifs
— tachycardie.

Mode d'emploi

— infusion: 10 g de fleurs pour 1 tasse d'eau bouillante. Infuser 10 minutes. Une tasse 3 ou 4 fois par jour, dont une au coucher,
— extrait fluide: 2 à 3 g par jour, par prises de 50 gouttes,
— *potion calmante:*

extrait fluide de lotier corniculé	10 g
sirop de fleurs d'oranger	qsp 100 g

1 à 2 cuillerées à dessert au coucher.

LOTUS SACRÉ

Nelumbo nucifera
Nymphéacée

Propriétés

— rééquilibrant du vago-sympathique.

Indications

— *éréthisme nerveux* des surmenés, spasmés, asthmatiques
— insomnies.

Mode d'emploi

— en sirops (spécialités).

LYCIET

Lycium barbarum
Solanée

Parties utilisées: feuilles.

Principaux constituants connus: lycine (alcaloïde), hétéroside azoté...

Propriétés

— modérateur du parasympathique
— *antispasmodique* (R. Weitz - Delphaut et Balansard)
— expectorant.

Indications

— *toux spasmodiques* (coqueluche)
— *irritation laryngée* des orateurs
— hypertonie gastrique
— sueurs des tuberculeux
— dysménorrhées
— prostatisme.

Mode d'emploi

— alcoolature: 30 à 60 gouttes par jour (1 g = 50 gouttes), en 3 fois, en dehors des repas,
une goutte par prise et par année d'âge chez les enfants de 2 à 10 ans, 3 ou 4 fois par jour.

LYCOPODE

Lycopodium clavatum
Lycopodiacée

Synonymes: corne de cerf, griffe de loup, lycopode en massue...

Parties utilisées: spores (groupées en massue).

Principaux constituants connus: huile grasse, stérols, mucilages, sels minéraux, saponosides, flavonoïdes, tanins.

Propriétés

— topique émollient
— antivermineux.

Indications

— érythème des nourrissons, intertrigo.

Mode d'emploi

— poudre (appelée soufre végétal) en usage externe.

N.B.: L'homéopathe américain J.T Kent préconisait le lycopode contre le vieillissement prématuré (Dr B. Vial - Président Fondateur de la « Médecine affective » - 07400 Le Teil - Ardèche).

MAÏS

Zea maïs
Graminée

Synonymes: blé de Turquie, d'Inde, d'Espagne, Gaude.

Parties utilisées: stigmates (cheveux du maïs).

Principaux constituants connus: mannite, potassium, calcium, glucose, maltose, hydrocarbures saturés, stéarols, acides oléique, linoléique, stéarique, palmitique, etc.

Propriétés

— *diurétique* éliminateur de l'acide urique et des phosphates
— *sédatif des voies urinaires*

— fluidifiant biliaire, cholagogue et cholérétique
— hypotenseur léger.

Indications

— *lithiases urinaires* (urique, oxalique, phosphatique)
— néphrites
— *cystites*
— oliguries (des cardiopathies, affections fébriles...)
— albuminurie
— goutte
— cholécystites chroniques, hépatites en dehors des crises aiguës.

Mode d'emploi

— décoction: 1 poignée par litre d'eau. Bouillir 10 minutes. *Boire à volonté (lithiase urinaire)* - voir *Fenouil,*
— *extrait* sous forme de sirop avec:

extrait de stigmates de maïs	25 g
sirop de sucre	975 g

2 à 4 cuillerées à soupe par jour (chaque cuillerée contient 0,50 g d'extrait, équivalent d'une tasse de tisane),
— *potion contre la cystite:*

extrait mou de stigmates de maïs	5 g
extrait fluide de gousses de fèves des marais	15 g
sirop des cinq racines	qsp 400 ml

— extrait aqueux: 0,50 à 2 g par jour, en pilules, potions,
— (voir aussi: *« Traitement des maladies par les légumes, les fruits et les céréales »,* 9e édit. - Maloine, éditeur).

MANDRAGORE

Atropa mandragora
Solanacée

Parties utilisées: racine.

Principaux constituants connus: alcaloïdes: hyoscyamine, hyoscine, pseudo-hyoscyamine, mandragorine.

Propriétés

— *antispasmodique* (comme la *belladone*)
— modérateur réflexe.

Indications
— *spasmes* (entéro-colites, hémorroïdes)
— crises douloureuses hépatiques et de l'ulcère gastrique
— *asthme,* rhume des foins, *coqueluche*
— règles douloureuses.

Mode d'emploi
— alcoolature de racine: 15 à 30 gouttes par jour.

MANNE

Fraxinus ornus
Oléacée

Parties utilisées: suc épaissi de l'arbre. On obtient ce suc par incision.

Principaux constituants connus: mannite, résine, glucose, lévulose...

Propriétés
— *purgatif* doux et agréable utilisé *surtout en médecine infantile.*

Mode d'emploi
— *manne en larmes*

5 à 10 g	jusqu'à 15 mois,
10 à 15 g	jusqu'à 3 ans,
15 à 20 g	de 3 à 5 ans,
20 à 30 g	au-dessus de 5 ans,
50 à 60 g	chez l'adulte,

dans du lait chaud, après filtration à travers un linge pour éliminer les impuretés.

MARJOLAINE

(Voir «Aromathérapie»)

MARRONNIER D'INDE

Aesculus hippocastanum
Hippocastanée

Arbre bien connu, introduit de Turquie en Europe au XVIe siècle.

Synonymes: faux châtaignier, châtaignier de cheval.

Parties utilisées: fruit décortiqué, écorce, feuilles.

Principaux constituants connus: huile grasse, esculine, fraxine, argyrine, esculeol, *minéraux:* magnésium, calcium, potassium, sodium, phosphore, cuivre, manganèse, *vitamines:* B6, aneurine, biotine, acide pantothénique, acide folique, B12, acide nicotique, matière savonneuse... L'esculoside est un glucoside retiré des semences et de l'écorce, indiqué dans les affections veineuses.

Propriétés (l'un des grands médicaments des veines et de la stase veineuse)

— *vasoconstricteur* et *tonique veineux*
— anti-inflammatoire
— *fluidifiant sanguin*
— facilite la miction chez les prostatiques
— astringent.

Indications

— *hémorroïdes, varices,* varicocèle (Artault de Vevey)
— congestion du foie
— congestion *prostatique* et du petit bassin
— troubles de la ménopause
— athérosclérose
— engelures.

Contre-indications

— insuffisances rénales
— hypertension et grossesse (à forte doses).

Mode d'emploi

Usage interne

— décoction: une poignée de copeaux d'écorce pour 1 litre d'eau. Bouillir 15 minutes. Boire en 2 jours (très désagréable),

— *alcoolature stabilisée:* 20 à 40 gouttes par jour, avant les repas, par périodes de 10 à 15 jours par mois,
— solution d'intrait à 5 % : mêmes doses (100 gouttes et plus par jour dans les crises hémorroïdaires),
— soluté intégral de plante fraîche (S.I.P.F.), 3 mesures par jour,
— voir à hamamélis: formule pour bouffées de chaleur de la ménopause.

Usage externe

— pommade à 20 % d'alcoolature,
— suppositoires à 0,02-0,03 g d'intrait,
— *pommade anti-hémorroïdaire:*

alcoolature de marron d'Inde	20 g
lanoline	20 g
onguent populéum	60 g

— *suppositoires anti-hémorroïdaires:*

intrait de marron d'Inde	0,03 g
intrait de jusquiame	0,02 g
intrait de morelle	0,05 g
beurre de cacao	qsp 1 sup.

N.B.:
1. L'écorce séchée, en poudre, à la dose de 8 g macérés dans 1 litre de vin, donne une boisson *tonique* et *fébrifuge* comme le *quinquina* (Bon, 1720), action déniée par d'autres auteurs. On récolte l'écorce des branches au printemps.
2. En 1796, Murray prit un brevet pour l'extraction de la fécule du marron, dont on nourrissait les animaux. La pratique existe toujours par endroits, surtout pour les porcs et les moutons.
3. A l'état frais, les marrons sont dangereux par leurs saponosides qui ont un effet hémolytique. A fortes doses, possibilité de phases de délire et de somnolence, dilatation des pupilles, angoisse, dépression.

MARRUBE BLANC

Marrubium vulgare
Labiée

Il a beaucoup de ressemblance avec la grande ortie.
Synonymes: herbe vierge, Mont-Blanc...

Parties utilisées: feuilles, plante entière.

Principaux constituants connus: huile essentielle, marrubine, choline, saponine, nitrate de potasse, acide gallique, principe amer, matières pectiques, fer...

Propriétés

— *tonique*
— *dépuratif*
— stimulant de l'appétit, stimulant hépatique
— stomachique
— fluidifiant et aseptisant de l'infection pulmonaire (comme la terpine)
— *expectorant*
— tonicardiaque (Pagès et Comte)
— antitoxique, antiseptique
— fébrifuge
— amaigrissant
— diurétique
— favorisant des règles.

Indications

— *inappétence* (tuberculose)
— anémie
— digestions difficiles
— insuffisance biliaire
— bronchites
— *asthme*
— tuberculose (s'opposerait aux germes qui favorisent l'action du B.K.)
— laryngite
— *arythmies extrasystoliques*
— oligurie
— infections fébriles (typhoïde: Garnier et Vannier)
— sueurs profuses
— *obésité, cellulite*
— *rhumatisme,* arthritisme
— dermatoses, eczéma chronique
— hystérie, affections nerveuses
— insuffisances menstruelles.

Mode d'emploi

— infusion: une cuillerée à soupe de feuilles par tasse d'eau bouillante. Infuser 10 minutes. Une tasse avant les repas,
— *vin:* macération de 60 g de plante sèche dans 1 litre de vin blanc. Laisser macérer 15 jours. Filtrer. 1/2 verre avant les repas (obésité, cellulite),
— extrait hydro-alcoolique: en pilules de 0,10 g. 4 à 8 par jour,
— teinture: 10 à 15 gouttes, 2 ou 3 fois par jour.

MARRUBE NOIR

(Voir Ballote)

MATÉ

Ilex paraguariensis
Ilicacée

Synonyme: thé du Brésil.

Origine: arbre du Brésil dont il est une richesse naturelle, se trouve au Paraguay, en Argentine, en Uruguay.

Parties utilisées: feuilles et petites branches.

Principaux constituants connus: tanin, résine, substance gélatineuse, principes chimiquement comparables à la caféine, potassium, magnésium, manganèse, fer, matéine (base alcaloïdique).

Propriétés

— *stimulant nerveux* (sans les inconvénients du thé ou du café)
— stomachique.

Indications

— *asthénies,* neurasthénies
— convalescences
— dyspepsies.

Mode d'emploi

— infusion de feuilles légèrement torréfiées, pulvérisées,
— extrait hydro-alcoolique: 0,50 à 1 g par jour,
— extrait fluide: 1 à 3 g par jour.

N.B.:
1. Le thé renferme 7,9 g d'huile essentielle par kg, le café 0,41 g et le maté 0,01 g. En revanche, le maté contient 62 g de chlorophylle par kg contre 22 pour le thé et 13 pour le café.
2. La consommation annuelle est approximativement de cent mille tonnes en Argentine, dix-huit mille en Uruguay, sept mille au Chili.

MATRICAIRE

(Voir Camomille in «Aromathérapie»)

MAUVE

Malva rotundifolia et sylvestris
Malvacée

Synonymes: Malva rotundifolia = petite mauve. Malva sylvestris = grande mauve, mauve sauvage, fromageon, fouassier...

Parties utilisées: feuilles et *fleurs.*

Principaux constituants connus: mucilages pectosiques.

Propriétés

— émollient
— laxatif
— calmant
— pectoral
— diurétique.

Indications: partout où il y a de l'*inflammation*

Usage interne

— *constipation chronique* (atonique ou spasmodique), *entérocolite* (recommandé aux enfants et aux vieillards)
— *stomatites, glossites,* pharyngites
— bronchites aiguës, rhumes
— *asthme*
— grippe.

Usage externe

— dermatoses, furoncles, abcès, tumeurs...
— vaginite
— *aphtes,* piqûres d'insectes (guêpes...).

Mode d'emploi

Usage interne

— infusion de fleurs ou de feuilles (ou des deux): une poignée par

litre d'eau. Bouillir et infuser 10 minutes. A volonté. (Les fleurs font partie de la tisane des « quatre fleurs »),
— extrait fluide de mauve stabilisée : une cuillerée à café dans une infusion, 2 fois par jour,
— dans les crudités (favorables aux estomacs fragiles, aux entéritiques),
— *tisane antigrippale* et contre la toux :

fleurs de mauve	aa qsp 100 g
fleurs de violette	
fleurs de bouillon blanc	

25 g en infusion dans 1 litre d'eau. 3 ou 4 tasses par jour.

Usage externe

— *cataplasmes* de feuilles avec farine de lin dans les dermatoses, abcès, furoncles, tumeurs,
— décoction de feuilles : une poignée par litre d'eau. Bouillir 15 minutes. En lavages oculaires, injections vaginales, lavements émollients, lavages des plaies infectées et douloureuses, bains de bouche (aphtes),
— suc de mauve fraîche contre piqûres de guêpes.

MAUVE POURPRÉE

Sterculia lychnophora
Malvacée

Parties utilisées : graines.

Principaux constituants connus : sterculine, bassorine.

Propriétés

— sédatif et décongestif pelvien.

Indications

— *pyélonéphrites*
— congestion *prostatique* et utéro-ovarienne
— prostatites, urétrites, *cystites*
— *hémorroïdes*
— *métrites,* salpingites.

Mode d'emploi

— extrait : 1,50 à 3 g par jour, en 3 fois,
— suppositoires à 0,50 g d'extrait.

MÉLILOT

Melilotus officinalis, ou Trifolium melilotus
Papilionacée

Plante très appréciée des Anciens.
Synonyme: trèfle de cheval.

Parties utilisées: sommités fleuries.

Principaux constituants connus: coumarine.

Propriétés

Usage interne
— *antispasmodique,* calmant du sympathique
— *somnifère*
— *antiseptique urinaire* et diurétique
— anticoagulant.

Usage externe
— anti-ophtalmique
— émollient, résolutif.

Indications

Usage interne
— *insomnie* des enfants, vieillards, convalescents
— *nervosisme,* mélancolie
— toux spasmodique
— *affections urinaires*
— entérite, dysenteries
— troubles de la ménopause
— *pléthore,* hypertension artérielle
— phlébites, périphlébites, risques d'embolies (par exemple au cours de traitements par les antibiotiques dont J. Bréhaut et C. Finas ont depuis longtemps signalé les risques thrombogènes).

Usage externe
— *affections oculaires,* conjonctivites, blépharites
— plaies, névrites, douleurs rhumatismales
— érysipèle.

Mode d'emploi

Usage interne

— infusion : 1 cuillerée à dessert par tasse d'eau bouillante. Infuser 10 minutes. 2 ou 3 tasses par jour, entre les repas,
— hydrolat : 20 à 30 g par jour,
— teinture de mélilot : 4 à 6 g par jour.

Usage externe

— l'infusion à 20 g pour 100 g d'eau : en collyre, lavages et bains d'yeux dans les blépharites et conjonctives,
— *espèces ophtalmiques :*

fleurs de mélilot	à parties égales
fleurs de bleuet	
euphraise	
feuilles de plantain	

une cuillerée à soupe du mélange pour un verre d'eau. Bouillir 1 minute et infuser 15. En bains oculaires,
— l'infusion en compresses chaudes sur les névrites, algies rhumatismales, tumeurs. En lotions tièdes : cicatrisant des plaies.

MÉLISSE

Melissa officinalis
Labiée

Synonymes : citronnelle, citronnade, piment des ruches, thé de France.

Plante de la région méditerranéenne, d'odeur très citronnée, cultivée en Anjou, Provence, à Milly (Seine-et-Marne). Trop âgée, la mélisse sent la punaise, d'où la nécessité de la récolter au moment de la floraison.

Son nom de citronnelle (qu'elle partage avec l'Aurone mâle et la Verveine odorante... outre la Citronnelle des Indes), est sans doute due à son ancienne appellation de Cédronnelle (1).

(1) La **Citronnelle** (*Cymbopogon,* graminée) est une plante ligneuse très odorante par ses constituants (géraniol, citronellol...) douée de propriétés antiseptiques et insectifuges. On l'utilise en boisson rafraîchissante.

Parties utilisées: *sommités fleuries* et feuilles.

Principaux constituants connus: une essence dont le rendement est médiocre (de 0,01 à 0,10 % selon les auteurs), ce qui explique les fréquentes falsifications par des produits d'odeur voisine ou plus simplement l'adjonction d'essence de citron. Ce qui explique aussi que des chercheurs de la Faculté de Montpellier, n'ayant pu trouver de cette essence pour leurs travaux, se sont vus dans l'obligation de faire pratiquer une culture personnelle (cf. *N.B.* 2).

Les recherches des différents auteurs sont assez discordantes, surtout sur les pourcentages des constituants, ce que pourraient expliquer un cycle végétatif différent et le procédé d'hydrodistillation: un phénomène pratiquement général.

Pour J. Pellecuer et coll.: hydrocarbures: 54 %, surtout des sesquiterpènes, les fractions oxygénées sont surtout des citrals a et b et des alcools sesquiterpéniques. Les auteurs ont découvert pour la première fois du thymol, du benzoate d'octyle et de l'isogéraniol.

Pour d'autres: aldéhydes: 4 à 5 % avec une partie de citral pour 3 ou 4 de citronnellal — alcools: 35 à 38 % dont 6 à 8 de citronnellol, 12-14 % de linalol, 12 à 20 de géraniol, tanin, résine, acide succinique...

Propriétés

— action tonique sur cerveau, cœur, utérus, appareil digestif
— *antispasmodique*
— *stimulant physique et intellectuel* (serait un brevet de longévité...)
— cholérétique (Chabrol et coll.)
— stomachique
— carminatif
— emménagogue
— sudorifique
— vermifuge.

(Néanmoins, l'essence de mélisse n'est pas plus anodine que les autres: pour Cadéac et Meunier, 2 g à jeun entraînent une lassitude suivie d'un engourdissement, et un sommeil s'accompagnant d'un ralentissement respiratoire et du pouls, d'un fléchissement de la tension artérielle).

Indications

Usage interne

— *migraine* (due à de mauvaises digestions)

— indigestions
— névralgies (faciales, dentaires, de l'oreille, de la tête)
— *émotivité*
— insomnies d'origine nerveuse
— *crises nerveuses,* convulsions, épilepsie
— *syncopes, vertiges,* bourdonnements d'oreilles
— *spasmes* (*asthme,* digestif, cardiaque)
— vomissements de la grossesse
— déficience intellectuelle *(mémoire), mélancolie*
— règles douloureuses
— anémie.

Usage externe

— piqûre d'insectes (guêpes...).

Mode d'emploi

Usage interne

— infusion : une cuillerée à dessert de sommités fleuries ou de feuilles par tasse d'eau bouillante. Infuser 10 minutes. 3 tasses par jour,
— 20 g pour 1 litre de vin blanc. Bouillir 2 à 3 minutes. 1/2 verre, 2 fois par jour,
— hydrolat : 10 à 20 g par jour,
— *alcoolat composé du Codex:* 2 à 5 g par jour, dans une infusion ou sur du sucre,
— teinture mère : 40 à 50 gouttes dans une infusion de fleurs d'oranger, après les repas,
— *solution intégrale de plante fraîche* (S.I.P.F.),
— *eau de mélisse des Carmes,* fabriquée par les Carmes dès 1611 rue Vaugirard à Paris,
dans une cruche en grès :

esprit de vin à 33°	3 litres
feuilles et fleurs de mélisse	500 g
racines sèches d'angélique	16 g
zeste de citron	125 g

boucher. Macérer 9 jours, en agitant chaque jour. Passer à travers un tissu fin en exprimant, remettre dans la cruche et ajouter :

coriandre	200 g
noix muscade concassée	40 g
cannelle fine concassée	4 g
clous de girofle	2 g

boucher. Macérer 8 jours en agitant chaque jour. Passer avec expression et ajouter 350 g d'eau distillée, reposer 24 heures. Fil-

trer. Mettre en bouteilles et boucher. Par petits verres, en usage interne (stomachique, antispasmodiques).
Sur coupures, plaies, en usage externe.
A ne pas prendre en cas de chaleur, soif intense.

Usage externe

— huile de mélisse en frictions (migraines, rhumatismes),
— feuilles de mélisse en décoction dans un grand *bain* (action *calmante* contre troubles nerveux et spasmes, règles douloureuses),
— feuilles en compresses: engorgement mammaire, ecchymoses,
— suc de mélisse fraîche (piqûres de guêpes...),
— pour éloigner les insectes (moustiques...).

N.B.:
1. Les feuilles servent à parfumer les potages, salades, ragoûts et sont utilisées dans les marinades de harengs et d'anguilles (Hollande, Belgique).
2. J. Pellecuer, F. Enjalbert, J.-M. Bessière, G. Privot: «Contribution à l'étude de l'huile essentielle de mélisse: melissa officinalis L. (Lamiacées)». Faculté de pharmacie, Montpellier. In «*Plantes médicinales et phytothérapie*», 1981, T. XV.

MENTHE POIVRÉE

Mentha piperita
Labiée

Plante indigène cultivée, dérivant probablement d'un hybride de *mentha viridis* (menthe verte). Appellation commune: menthe anglaise. Cultivée sur de grandes étendues en France, Italie, Angleterre, Amérique.

On utilise les feuilles et l'essence obtenue par distillation à la vapeur des feuilles et des sommités fleuries.

Principaux constituants connus: surtout une *essence* (2 à 3 %) qui contient du menthol, selon la variété de 30 à 90 %, des terpènes, des cétones, du tanin.

L'essence a plus de qualité chez les plantes venues des contrées froides (Angleterre: variété Mitcham, du nom de la localité où elle est le plus cultivée).

Propriétés

Usage interne

— *stimulant* du système nerveux, tonique général
— *stomachique*

— *antispasmodique* (gastrique, colique)
— *carminatif*
— *antiseptique* général, surtout intestinal
— analgésique faible (intestinal)
— emménagogue
— expectorant
— vermifuge
— légèrement aphrodisiaque
— antilaiteux
— à forte dose, entrave le sommeil.

Usage externe

— antiseptique
— parasiticide
— antispasmodique
— antalgique
— éloigne les moustiques.

Indications

Usage interne

— fatigue générale
— *atonie digestive,* indigestions
— gastralgies
— *aérophagie* (Martial)
— spasmes gastriques et coliques (Trousseau)
— vomissements nerveux (Trousseau)
— *flatulences,* diarrhées, choléra
— intoxications d'origine gastro-intestinale
— fétidité de l'haleine des dyspeptiques
— affections hépatiques
— *palpitations et vertiges*
— migraines, tremblements, paralysies
— règles insuffisantes ou douloureuses
— impuissance
— asthme, bronchite chronique (favorise l'expectoration)
— tuberculose
— parasites intestinaux.

Usage externe

— gale
— asthme, bronchites, sinusites

— migraines, névralgies dentaires
— moustiques (les éloigne).

Mode d'emploi

Usage interne

— *infusion:* une cuillerée à dessert de feuilles par tasse d'eau bouillante, ou 10 g par litre. 3 tasses par jour, après ou entre les repas (attention aux susceptibilités individuelles: peut empêcher le sommeil),
— *alcoolat:* 15 à 20 gouttes dans un verre d'eau sucrée,
— sirop: 20 à 100 g par jour,
— *essence:* 2 à 5 gouttes, 2 à 4 fois par jour, en solution alcoolique. Doses moyennes: 0,05 à 0,30 g par jour (45 gouttes au g),
— *élixir stimulant:*

alcool de menthe	20 g
sirop de sucre	100 g
eau de cannelle	50 g

par cuillerées à café ou à soupe,
— *potion stomachique:*

alcool de menthe	aa 15 g
alcool d'anis	
sirop de cannelle	30 g
eau de tilleul	120 g

par cuillerées à café ou à soupe.

Usage externe

— en inhalations (dans l'asthme, la bronchite, les sinusites),
— en onctions pour soulager les *migraines,* les névralgies dentaires,
— contre la gale, voir à lavande: pommade d'Helmerich,
— pour éloigner les moustiques et les mouches: déposer pour la nuit quelques gouttes de menthe sur l'oreiller, ou pendre dans les chambres un bouquet de feuilles de menthe,
— l'essence de menthe est utilisée dans les dentifrices, divers collutoires.

N.B.:
1. On ne saurait trop conseiller d'ajouter (modérément) des feuilles de menthe aux crudités et aux salades.
2. La décoction de mousse de Corse dans laquelle on a fait infuser une pincée de feuilles de menthe est un des *meilleurs vermifuges* pour enfants.
3. Contre la suppression des règles: une pincée de feuilles de menthe sauvage, de romarin, d'armoise, de sauge: infuser à froid pendant 8 jours dans 2 litres de vin rouge. Passer. Prendre un verre le matin à jeun, pendant 10 jours.
4. L'essence de menthe tue le staphylocoque en 3 h 30 (L. Sévelinges). Elle neutra-

lise le bacille de la tuberculose à la dose de 0,4 ‰ (Courmont, Morel, Rochaix).
5. Voir à girofle une formule d'élixir dentifrice.
Voir à romarin: formule de bains aphrodisiaques.
6. *Autre élixir dentifrice:*

eau-de-vie de gaïac	187 g
eau-de-vie camphrée	4 g
essence de menthe	VI gouttes
esence de cochléaria	VI gouttes
essence de romarin	VI gouttes

7. Une infusion de menthe, le soir, peut entraver le sommeil. Certains l'emploient pour veiller.
Autres variétés de menthe
— Menthe du Japon: *mentha arvensis, mentha piperascens,* son essence contient 75 % de menthol. Principale source d'essence et de menthol: plus des 3/4 de la production mondiale.
— Menthes crépue *(crispa),* verte *(viridis), spicater, cardiaca, rubra,* etc.

Menthe et « médecines douces »

On ne répétera jamais assez ce que je tente de faire comprendre depuis de nombreuses années: le terme de «médecines douces» est sans doute l'une des trouvailles majeures du siècle mais aussi une prodigieuse tromperie. Il n'est pas de médecine anodine: l'infusion de lierre peut provoquer une cirrhose, les essences de sauge, de romarin, d'hysope... une crise d'épilepsie. Un Anglais est mort pour avoir bu trop de jus de carotte.

Les propriétés stimulantes de la menthe peuvent dégénérer en intoxication, surtout s'il s'agit d'une variété contenant une forte proportion de *carvone,* c'est-à-dire une cétone, constituant susceptible de déclencher des convulsions ou un syndrome épileptique. L. Augibeau, Y. Barbin et J.-F. Verbist (Nantes) ont publié en 1987 le cas d'un enfant de 9 ans qui, à la suite d'une infusion de menthe trop concentrée, présenta un syndrome d'agitation, avec tachycardie à 160 par minute, nécessitant l'hospitalisation. La guérison survint d'elle-même, sans traitement, au bout de 24 heures.

MÉNYANTHE OU TRÈFLE D'EAU

Menyanthes trifoliata
Gentianacée

Parties utilisées: plante entière.

Principaux constituants connus: ményanthine, ményanthol, méliatine...

Propriétés

— excitant du sympathique, modérateur du parasympathique
— tonique
— stomachique
— apéritif
— antiscorbutique
— *dépuratif*
— *antimigraineux*
— vermifuge
— emménagogue
— fébrifuge
— purgatif.

Indications

— inappétence
— anémie
— dyspepsies
— rachitisme
— *scorbut*
— *rhumatismes, goutte*
— dermatoses (dartres)
— *migraines* post-prandiales
— règles insuffisantes
— parasites intestinaux
— fièvres intermittentes.

Mode d'emploi (utiliser fraîche de préférence)

— infusion: 1 cuillerée à dessert par tasse d'eau bouillante. Infuser 10 minutes. 3 tasses par jour, avant les repas,
— teinture: 30 gouttes avant chaque repas,
— poudre: 2 à 3 g par jour, en cachets de 0,50 g,
— extrait hydro-alcoolique: 1 à 2 g par jour en pilules ou en potion,
— vin à 10 %:

trèfle d'eau	10 g
vin rouge bouillant	100 g

laisser infuser 1/2 heure (Pr A. Robin). 1 ou 2 cuillerées à soupe avant les repas,

— *mixture apéritive:*

teinture de ményanthe	aa 5 g
teinture de chardon bénit	aa 5 g
teinture de houblon	6 g
alcoolature de tanaisie	10 g

25 gouttes avant les 2 grands repas.

MERCURIALE

Mercurialis annua
Euphorbiacée

Synonymes: ortie bâtarde, caguenlit, chiole, foirole...

Parties utilisées: plante entière *fraîche* (séchée, elle devient inerte).

Principaux constituants connus: mercurialine, matière colorante analogue à l'indigo...

Propriétés

— purgatif
— diurétique
— antilaiteux.

Indications

— *constipation* (femmes enceintes)
— *suppression de la sécrétion lactée* chez les nourrices.

Mode d'emploi

— décoction: 30 g de feuilles (une poignée) pour 1 litre d'eau. Bouillir 2 minutes. Infuser 15 minutes. 2 à 4 tasses par jour,
— suc exprimé: 30 à 100 g dans du bouillon,
— mellite de mercuriale: 100 g dans un lavement,
— *sirop de longue vie ou vin de mercuriale:*

jus de feuilles de mercuriale	500 g
jus de feuilles de bourrache	60 g

miel blanc .... 1 500 g
vin blanc .... 250 ml

avant d'utiliser le vin blanc, y faire macérer à froid 10 g de racine de gentiane. Faire fondre le miel à feu doux et mélanger le reste. Passer à travers un linge et faire cuire jusqu'à consistance de sirop. Une cuillerée à jeun le matin, dans un peu d'eau tiède ou de lait. Ce sirop est *tonique.*

N.B. : Hippocrate préconisait le suc dans l'oreille contre la *surdité.*

MILLEFEUILLE

(Voir Achillée)

MILLEPERTUIS

Hypericum perforatum
Hypericacée

Synonymes : herbe de Saint-Jean, herbe aux piqûres, chasse-diable (fuga dœmonium).

Une des plantes les plus utiles.

Parties utilisées : *sommités fleuries,* feuilles.

Principaux constituants connus : tanin, pectine, matières colorantes, résine, huile essentielle (0,05 à 0,10 % dans les sommités, 0,4 à 0,5 % dans les fleurs).

Propriétés

Usage interne

— stimulant
— apéritif
— digestif
— astringent
— anti-acide gastrique
— diurétique
— balsamique
— vermifuge
— fébrifuge.

Usage externe

— topique vulnéraire et antiputride.

Indications

Usage interne

— *bronchites,* affections pulmonaires
— *asthme*
— dyspepsies atoniques
— diarrhées
— *cystites*
— congestion hépatique
— pertes blanches
— oliguries
— fièvres intermittentes
— *affections d'origine médullaire*
— névrites
— insuffisance circulatoire
— *artérite oblitérante*
— maladies infectieuses infantiles.

Usage externe

— *plaies, brûlures, ulcères* de jambe.

Mode d'emploi

Usage interne

— infusion : 15 à 30 g de sommités fleuries pour 1 litre d'eau. 3 ou 4 tasses par jour (pour les enfants, diluer en fonction de l'âge),
— *mélange pour bronchites,* asthme, cystites :

millepertuis	à parties égales
lierre terrestre	
racine d'aunée	

une cuillerée à dessert dans une tasse d'eau bouillante. Infuser 10 minutes. 3 tasses par jour, avant ou entre les repas.

Usage externe

— *huile* préparée avec :

sommités fleuries fraîches de millepertuis	500 g
huile d'olive	1 litre
vin blanc	500 g

laisser macérer 5 jours. Faire bouillir au bain-marie jusqu'à

consomption du vin. Pour imbiber des *compresses* de gaze (plaies, *brûlures,* ulcères) - en *frictions:* névralgies rhumatismales.
Ou : une poignée de plante coupée dans 1/2 litre d'huile. Au bain-marie bouillant pendant 2 heures. Laisser macérer à froid pendant 3 jours. Passer à travers un linge. Mêmes usages.
(H. Leclerc conseille de conserver cette huile dans de petits flacons de 20 g, pour éviter l'altération qu'entraînent les débouchages répétés.)

N.B.:
1. Le millepertuis passait pour préserver les maisons de l'esprit malin et des sorcières. Aussi le suspendait-on au plafond la veille de la Saint-Jean-Baptiste.
2. Il fait partie du baume du Commandeur et de l'eau d'*Arquebuse.*

MOLÈNE

(Voir Bouillon blanc)

MOMORDIQUE

Ecbalium elaterium
Cucurbitacée

Synonymes: concombre sauvage, concombre d'âne, élatérion.

Parties utilisées: suc du fruit.

Principaux constituants connus: élatérine.

Propriétés

— *purgatif* énergique
— dépuratif
— hypotenseur.

Indications

— asystolie
— néphrite chronique
— excès d'urée sanguine
— *obésité*
— *cirrhoses*
— hypertension artérielle
— athérosclérose (vertiges).

Mode d'emploi

— extrait hydro-alcoolique: 0,005 à 0,02 g par jour,

— *pilules drastiques:*

elaterium de la pharmacopée de Londres	0,005 g
extrait de jusquiame	0,01 g
poudre de guimauve	qsp 1 pil.

2 pilules par jour, puis 4, puis 6 suivant tolérance (maximum: 10).

N.B.: Les feuilles seraient indiquées, en cataplasmes, sur les plaies suppurantes.

MONOTROPE

Monotropa hypopitys
Monotropacée

Synonyme: sucepin (parasite des racines vermoulues des pins, sapins et charmes).

Parties utilisées: feuilles.

Principaux constituants connus: monotropitine qui fournit une essence, monotropéïne...

Propriétés

— antispasmodique

— expectorant.

Indications

— coqueluche, toux spasmodiques (Soins - H. Leclerc)

— bronchites chroniques.

Mode d'emploi

— extrait fluide: 20 à 30 gouttes par jour, par prises de 5 gouttes,

— teinture: même posologie.

MORELLE

Solanum nigrum
Solanée
Dangereux - Tableau C

Synonymes: morelle noire, raisin de loup, crève-chien.

Parties utilisées: plante entière.

Principaux constituants connus: solanine (action analogue à celle de la belladone et de la jusquiame, mais beaucoup plus faible).

Propriétés

Usage interne

— *antispasmodique*
— *analgésique,* narcotique
— sédatif.

Usage externe

— émollient.

Indications

Usage interne

— *dyspepsies douloureuses* (douleurs gastriques et intestinales: Desnos)
— spasmes vésicaux
— *coqueluche.*

Usage externe

— *affections cutanées* (prurits, parakératoses, eczémas suintants, prurit anal et vulvaire)
— gerçures des seins
— hémorroïdes
— ulcères douloureux
— abcès
— dartres.

Mode d'emploi

Usage interne

— suc frais: 30 g par jour,

— alcoolature: 5 à 10 g par jour (10 gouttes par année d'âge et par jour, dans la coqueluche).

Usage externe

— décoction de feuilles de morelle: une poignée pour 1 litre d'eau. Bouillir 10 minutes. En lavages, bains, compresses, injections vaginales (prurits ano-vulvaires, cancers de ces régions, leucorrhées, affections cutanées, panaris, furoncles, ulcères douloureux, gerçures des seins, arthrites, contusions),

— *suppositoires calmants:*

extrait hydro-alcoolique de chanvre indien	3 cg
extrait hydro-alcoolique de morelle	5 cg
extrait hydro-alcoolique de lupulin	20 cg
beurre de cacao	5 g

pour 1 suppositoire. 1 ou 2 par jour (vaginisme, dysurie, règles douloureuses).

N.B.: Le suc de morelle entrait dans la composition d'un mélange utilisé au XIIIe siècle comme anesthésique général pour les opérés.

MOURON BLANC (Mouron des oiseaux)

Stellaria media
Caryophyllée

Synonyme: morgeline.

Parties utilisées: plante fleurie.

Principaux constituants connus: huile grasse, saponine, acide silicique, magnésie, phosphate de fer, chaux, vitamines.

Propriétés

— *tonique* (général et cardiaque)
— diurétique
— pectoral
— résolutif.

Indications

— fatigue générale
— convalescence
— palpitations et faiblesse cardiaque

— inflammations des reins et de la vessie
— hémoptysies
— hémorroïdes.

Mode d'emploi

Usage interne

— décoction : une poignée de plante *fraîche* pour 2 litres d'eau. Bouillir jusqu'à réduction de moitié. Une tasse avant les repas.

Usage externe

— plante macérée, en applications contre : pneumonie, néphrites, congestions locales.

N.B. : Préparé comme les épinards, le mouron blanc est un excellent légume. Des tuberculeux ont été guéris par le *suc* de mouron blanc.

MOURON ROUGE (ou Mouron des champs)

Anagallis arvensis
Primulacée
Dangereux - Tableau C

Parties utilisées : plante fleurie.

Principaux constituants connus : saponines, ferment.

Propriétés

Usage interne

— expectorant
— antalgique et sédatif des troubles nerveux
— dépuratif (diurétique et sudorifique)
— stimulant.

Usage externe

— topique.

Indications

Usage interne

— stases bronchiques

— troubles hépatiques, ictère
— hémorroïdes
— néphrite
— lithiase urinaire
— *épilepsie*
— troubles mentaux, *mélancolie*
— hydropisie
— coryza spasmodique, asthme des foins.

Usage externe

— *plaies fongueuses,* torpides
— ulcères, *escarres*
— dartres
— prurit.

Mode d'emploi

Usage interne

— extrait fluide: 0,50 à 1 g par jour, 20 gouttes avant les 3 repas ou dans un sirop,
— teinture mère: 10 à 15 gouttes dans 1/2 verre d'eau, 3 ou 4 fois par jour.

Usage externe

— *macération vineuse* de la plante sèche à 150 g pour 1 litre de vin rouge. Pour lavages des plaies que l'on recouvre ensuite de compresses enduites de la pommade:

extrait fluide de mouron rouge	3 g
lanoline	5 g
vaseline	52 g

(H. Leclerc)

N.B.: La racine de mouron en poudre, cuite dans du vin, en boisson ou en gargarismes, serait indiquée dans les enrouements.

Cette racine en poudre est utile, en ingestion, dans les affections pulmonaires, les entéro-colites.

Macérée dans du vinaigre, en compresses sur les plaies infectées ou fongueuses.

MOUSSE DE CORSE

Alsidium helminthocorton
Rhodomélacée

Synonymes: Coralline de Corse, varech vermifuge, dentelle de Vénus.

C'est un mélange d'algues marines qu'on trouve en abondance sur les rochers de la côte provençale et de Corse. Il faut le débarrasser du sable, des petits coquillages et de toutes les impuretés qui l'imprègnent.

L'alsidium helminthocorton est souvent mêlé à la *corallina officinalis, fucus purpureus* et *plumosus*... Mais elle est la seule espèce vraiment active.

Parties utilisées: le thalle.

Principaux constituants connus: 60 à 70 % d'une matière gélatineuse (oléine, myristine), matière résineuse, sels de chaux, de fer, de sodium, un peu d'iode.

Propriétés

Usage interne

— vermifuge doux (propriété connue il y a plus de 2 000 ans, Théophraste), utilisée jusqu'au Moyen Age, tombée dans l'oubli et ressuscitée par un médecin corse (Stephanopoli en 1775)
— stimulant thyroïdien.

Usage externe

— anti-inflammatoire.

Indications

Usage interne

— *ascaris, oxyures (surtout pour les enfants)*
— goitre.

Usage externe

— adénites.

Mode d'emploi

Usage interne

— décoction de 30 g pour 1 litre d'eau bouillante. Faire macérer au moins 3 heures. 3 tasses par jour (Cazin),

— poudre: 1 g pour les enfants au-dessous de 5 ans. 2 à 4 g après cet âge. A prendre dans de l'eau, du bouillon, du lait, le matin à jeun (Pic et Bonnamour),

— paquets vermifuges:

calomel	0,05 g à 0,10 g
camomille	0,50 g à 1 g
semen contra	aa 1 g à 2 g
mouse de Corse	

1 paquet le matin à jeun, 3 jours de suite (éviter les matières grasses),

— lavement vermifuge: mousse de Corse 10 g, absinthe maritime 20 g pour une grande tasse de décoction.

Usage externe

— cataplasmes chauds de son et de mousse de Corse sur engorgements glandulaires et goitres.

MOUTARDES

Sinapis nigra (noire), *S. alba* (blanche), *S. arvensis* (sauvage)
Crucifères

La moutarde sauvage s'appelle sénevé (du latin: *sinapi*).

Une des plus anciennes plantes culinaires et médicinales. Il en existe de nombreuses espèces, mais on utilise surtout la variété blanche en cuisine, la noire en médecine.

Parties utilisées: semences (graines) qui donnent la farine de moutarde.

Principaux constituants connus: sinapine, acide sinapique, myrosine, myronate de potasse, qui se décompose en donnant de l'essence de moutarde. Une température supérieure à 50° détruit cette essence qui, seule, confère à la moutarde son action révulsive.

Propriétés

— *topique révulsif* et dérivatif sanguin dans les affections respiratoires, rhumatismales, congestions céphalique, utérine...

Indications

— *congestion pulmonaire, bronchite,* pleurite
— *névralgies,* douleurs rhumatismales
— congestion cérébrale.

Mode d'emploi

Usage externe

— cataplasme sinapisé (farine saupoudrée sur un cataplasme de farine de lin *tiède*),
— bain de pieds sinapisé : 20 à 30 g de farine de moutarde par litre d'eau tiède (congestion céphalique),
— bain sinapisé : 150 g de farine de moutarde dans un sachet plongé dans un bain (paralysies),
— sinapisme : farine de moutarde malaxée dans de l'eau tiède. En imbiber une mousseline. A conserver en enveloppements 10 à 15 minutes.

N.B. :
1. On a conseillé la moutarde blanche, par voie interne, comme purgatif. Traitement à déconseiller en raison de l'intoxication qui peut en résulter.
2. La moutarde de Dijon est de la farine de moutarde broyée dans du verjus et aromatisée.
3. Une pincée de farine de moutarde dans les chaussettes protège les pieds contre le froid.
4. Une ou deux boulettes de poudre de moutarde avec du miel, prises le matin à jeun, éclairciraient la voix et seraient favorables aux chanteurs.

MUGUET

Convallaria maialis
Liliacée

Synonymes : muguet des bois, lis des vallées...

Parties utilisées : rhizome, feuilles et fleurs.

Principaux constituants connus : convallamarine, convallarine, convallatoxine (glucosides, ce dernier tonicardiaque très actif : W. Karrer).

Propriétés

— *tonicardiaque* (ralentit et renforce) sans élever la tension artérielle. Semble se placer entre la digitaline et l'oubaïne (Ch. Aubertin)

— diurétique
— antispasmodique
— émétique, purgatif
— sternutatoire.

Indications

— *insuffisance cardiaque*
— *asystolie,* hyposystolie, arythmie
— *angine de poitrine*
— *palpitations*
— *maladie de Basedow*
— néphrites chroniques
— goutte
(indications analogues à celles de la *digitaline,* mais ne s'accumule pas).

Mode d'emploi

— *extrait aqueux de la plante entière:* 0,50 à 1,50 g par jour,
— teinture de fleurs: 20 à 40 gouttes par jour,
— infusion de feuilles: 3 à 5 g de feuilles pour 200 g d'eau bouillante. Infuser 10 minutes. Boire en plusieurs fois dans la journée,
— infusion de fleurs: 1 ou 2 pincées dans une tasse d'eau bouillante. Infuser 10 minutes. Une tasse au lever ou au coucher,
— intrait: 0,10 à 0,15 g par jour,
— fleurs: 2 g avec du miel (purgatif) - 1 g contre les palpitations - 5 g: émétique,
— fleurs séchées pulvérisées et prisées: sternutatoire (céphalées),
— convallatoxine en injections intraveineuses contre l'insuffisance cardiaque (Ch. Aubertin).

N.B.: Ne pas conserver le muguet dans les chambres à coucher: provoque des céphalées, spasmes, convulsions, délire.

MÛRIER NOIR

Morus nigra
Morée

Parties utilisées: feuilles.

Propriétés

— antidiabétique (Bart).

Indications

— diabète.

Mode d'emploi

— extrait fluide : 30 à 50 gouttes avant les repas,
— infusion des feuilles (qui peut être utilisée en gargarismes dans les angines, et en bains de bouche dans les stomatites et aphtes),
— les fruits servent à préparer un sirop acide et astringent utilisé en gargarismes dans les angines.

MÛRIER SAUVAGE (ou Ronce)

Rubus fructicosus et cœsius
Rosacée

Environ 90 genres, 2 000 espèces.
Synonymes : ronce, mûrier des haies.

Parties utilisées : feuilles, bourgeons.

Principaux constituants connus : acides malique, succinique, oxalique, lactique, salicylate de méthyle, tanins, pectine.

Propriétés

— *astringent*
— hémostatique
— antiseptique
— *antidiabétique* (H. Leclerc)
— diurétique
— cicatrisant (ext.).

Indications

Usage interne

— *hémoptysies,* hématuries
— hémorroïdes
— diarrhées, dysenteries
— pertes blanches
— métrorragies
— *angines*

— paludisme
— *diabète*
— dyspepsies
— rhumatisme goutteux
— anémie
— *oliguries*
— lithiase urinaire.

Usage externe

— *angines,* gingivites, glossites, pharyngites, névralgies dentaires
— pertes blanches
— plaies atones.

Mode d'emploi (il est nécessaire de *passer les infusions* et décoctions de feuilles à travers un linge fin pour retenir les épines qu'elles portent).

Usage interne

— décoction de feuilles: 40 g (une poignée) par litre d'eau. Bouillir 2 minutes, infuser 10. En boisson à volonté (hémoptysies, hématuries, angines, dyspepsies, diabète),
— contre le *paludisme,* décoction à 80 g par litre: 2 grandes tasses au début des accès,
— *extrait fluide:* 30 à 50 gouttes avant chaque repas *(diabète).*

Usage externe

— *décoction de feuilles:* 25 g par litre d'eau, en gargarismes (angines, gingivites), injections vaginales (leucorrhées), en compresses sur les ulcères et plaies atones,
— décoction à 60 g par litre d'eau: en bains de bouche contre les névralgies dentaires,
— les *bourgeons* récoltés au printemps, placés dans un flacon exposé au soleil, laissent s'écouler un suc sirupeux qu'on utilise en *pansements* sur les plaies (cicatrisant, analgésiant), en *gargarismes* et collutoires contre les *angines.*

N.B.:
1. Dans certains pays (Allemagne, Grande-Bretagne...), les feuilles sont utilisées en boisson courante comme *succédané du thé.* Leur arôme rappelle le thé de Chine. Indiqué aux *glycosuriques.*
2. *Synergiques antidiabétiques:* aigremoine, bardane, eucalyptus, genièvre, géranium, lactucarium, myrtille, noyer, olivier, pervenche aquatique, renouée des oiseaux, scrofulaire.

3. Il existe des ronces de culture: les fruits sont plus gros, les feuilles ne portent pas d'aiguillons.
4. Font également partie des rosacées: fraises, framboises, brugnons, cerises, abricots, mirabelles, pêches, coings, nèfles, pommes, poires, cynorrhodons...
5. Selon le *Codex,* on ne doit pas confondre les fruits des *Rubus* improprement appelés «mûres» ou «mûres des haies», avec les fruits du mûrier noir.

MYOSOTIS

Myosotis palustris
Borraginée

Parties utilisées: plante entière.

Principaux constituants connus: 42 à 57 g de potassium par kilogramme (L. Binet et Didier Bertrand).

Indications

— L. Binet a préconisé l'infusion de myosotis dans les *asthénies, paralysies,* constipation, hypotension.

MYRTE

Myrtus communis
Myrtacée

Remède populaire.

Parties utilisées: la plante.

Principaux constituants connus: huile volatile (myrtol), cinéol, tanin...
L'essence contient des terpènes, du cinéol, du dipentène. Elle est employée comme celles d'eucalyptus et de niaouli.

Propriétés

— tonique
— *balsamique*
— *antiseptique bronchique*
— *antiputride*
— astringent
— hémostatique.

Indications

— bronchites, dilatations bronchiques
— *catarrhes muco-purulents des voies respiratoires et urinaires*
— tuberculose pulmonaire
— rhinorrhée
— sinusites, otites
— diarrhées
— prostatites
— pertes blanches
— hémorroïdes.

Mode d'emploi

Usage interne

— poudre: 1 à 2 g par jour,
— infusion de feuilles: une cuillerée à café pour une tasse d'eau bouillante. Infuser 15 minutes. 3 tasses par jour,
— teinture: 2 à 4 g,
— myrtol (essence de myrte) à 3 %, en capsules à 0,25 g, ou en gouttes: 2 à 5 aux repas, dans un peu d'eau.

Usage externe

— suppositoires de myrtol à 0,25 g ou 0,50 g,
— soluté huileux de myrtol à 10 %, en injections sous-cutanées,
— infusion de feuilles en compresses ou lavages, dans les *plaies suppurantes.*

MYRTILLE OU AIRELLE

Vaccinium myrtillus
Ericacée

Parties utilisées: feuilles.

Principaux constituants connus: anthocyanes, *néo-myrtilline* (antidiabétique: Rathery), acide quinique, arbutine...

Propriétés

— augmente la résistance des petits vaisseaux
— *antidiabétique*
— draineur urique

— *anticolibacillaire* (l'un des plus puissants actuellement connus)
— augmente l'acuité visuelle.

Indications

— athérosclérose
— troubles de la circulation
— *diabète* (rétinite des diabétiques, micro-angiopathie)
— *excès d'urée*
— *colibacillose* (cystites)
— déficience de l'acuité visuelle.

Mode d'emploi

Usage interne

— *décoction:* 40 g (une poignée) pour 1 litre d'eau. Bouillir 5 minutes, infuser 10 minutes. Un litre par jour (diabète, cystites). Également contre l'incontinence d'urine des enfants,
— *infusion* de feuilles de myrtille et de feuilles de fraisier (parties égales): 30 g par litre, très recommandée aux diabétiques,
— teinture mère: 50 à 100 gouttes, 3 fois par jour,
— extrait fluide: 1 à 2 g par jour,
— *néo-myrtilline:* 0,30 g à 1 g par jour, aux repas (diabète).

N.B.:
1. La *décoction de racine:* 15 à 20 g par litre, en compresses sur les *plaies* (assainit, cicatrise).
2. L'extrait de myrtille entre dans la composition de divers produits destinés à augmenter la vision nocturne.
3. ***Pourcentage d'améliorations après traitement par les anthocyanosides de myrtille***

a) *Affections artérielles*

— athérosclérose	97 %
— diabète	93 %
— hypertension artérielle	92 %
— coronarites	75 %

b) *Maladies veineuses*
s'accompagnant d'une fragilité capillaire

— purpuras	93 %
— cirrhoses	91 %
sénescence vasculaire	91 %
prévention des hémorragies dues aux anticoagulants	73 %

(H. Pourrat, sur 8 000 cas, 1977) (voir aussi: «Traitement des maladies par les légumes, les fruits et les céréales» - Maloine, 9e édition).

NARCISSE DES PRÉS

Narcissus pseudo-narcissus
Narcissée

Ses propriétés calmantes sont connues depuis l'Antiquité. *Synonymes:* fleur de coucou, coquelourde.

Parties utilisées: fleurs.

Propriétés

— *antispasmodique*
— vomitif doux
— antidiarrhéique.

Indications

— asthme
— coqueluche, toux convulsives
— troubles nerveux, convulsions
— diarrhées chroniques.

Mode d'emploi

— infusion: une cuillerée à café pour une tasse d'eau bouillante. Infuser 10 minutes. Par cuillerées à soupe dans la journée,
— poudre de fleurs: 1 à 2 g dans un liquide quelconque.

N.B.: En 1777, le Dr Dufresnoy observa qu'une jeune fille sujette à des convulsions quotidiennes trouva le calme une nuit. Or, on avait entreposé dans la chambre à coucher de nombreuses fleurs de narcisse en vue d'une cérémonie.

NÉNUPHAR

Nymphæa alba et Nymphæa lutea
Nymphéacée

Synonymes: lis d'eau, lis des étangs, reine des lacs.

Parties utilisées: fleurs, rhizome.

Principaux constituants connus: nupharine (alcaloïde), principe œstrogène... (travaux de A. Goris et L. Crété, R. Hamet, J. Delphaut et J. Balsansart).

Propriétés

Fleurs et racine
— *calmant sexuel* («destructeur des plaisirs et poison de l'amour»)
— antispasmodique
— hypnotique
— léger tonique cardiaque et respiratoire
— astringent.

Indications

— *éréthisme génital* (priapisme, nymphomanie, pollutions nocturnes)
— insomnies
— syndromes anxieux
— dysenterie
— toux
— cystites, néphrites.

Mode d'emploi

— infusion de fleurs ou de racine: une cuillerée à café pour une tasse d'eau bouillante. Infuser 10 minutes. 2 ou 3 tasses par jour, entre les repas, dont une au coucher,
— *extrait aqueux:* 0,20 à 0,30 g par jour (en pilules à 0,05 g),
— extrait fluide: 1 à 2 g par jour, en potion,
— *pilules anaphrodisiaques:*

extrait de nénuphar	0,10 g
lupulin	0,05 g

pour une pilule. 2 ou 3 au coucher.

N.B.:
1. On a extrait, il y a quelques années, d'une nymphéacée un alcaloïde stimulant respiratoire capable de remédier aux méfaits d'une dose trop forte de morphine. R. Hamet se demande si on n'a pas découvert là un procédé nouveau de réanimation.
2. Des travaux japonais sur les alcaloïdes du Nuphar japonicum sembleraient prouver que certains ont des propriétés bactériostatiques contre le bacille de Koch.

NERPRUN

Rhamnus catharticus
Rhamnacée

Synonymes: nerprun épineux, nerprun purgatif, épine du cerf, bourgépine...

Arbrisseau commun dans nos campagnes.

Parties utilisées: baies.

Principaux constituants connus: rhamno-cathartine (émodine, rhamnégine, rhamnosine, gestérine, rhamnose...), 3,45 % d'hydroxyméthylanthraquinones.

Propriétés

— *purgatif énergique* « à réserver aux individus robustes qu'il est difficile d'émouvoir » (Alibert)
— diurétique
— vermifuge.

Indications

— *hypertension*
— *congestion cérébrale* (comme dérivatif)
— hydropisie
— paralysies.

Mode d'emploi

— suc: 15 à 30 g par jour,
— décoction de baies: 30 baies par litre d'eau. Bouillir 4 à 5 minutes. Boire dans la journée avec du miel,
— avaler 10 à 20 baies le matin avec un verre de tisane de racine de *guimauve* ou autre tisane émolliente,
— extrait: 4 à 8 g par jour,
— sirop: 10 à 40 g le matin à jeun dans du thé (enfant: 2 g par année d'âge),
donné généralement associé, à parties égales, avec de l'eau-de-vie allemande (voir Jalap),
— *potion:*

sirop de nerprun	30 g
infusé de gousses de baguenaudier à 10 %	120 g

— *mixture purgative:*

sirop de nerprun	30 g
huile de ricin	30 g
eau-de-vie allemande	15 g

à prendre à jeun, en 2 fois, à 1/2 heure d'intervalle.

N.B.: L'écorce a une action comparable à celle de la bourdaine mais mieux supportée. Elle doit avoir 2 ans de séchage.

L'infusion de feuilles est indiquée pour arrêter la *lactation.*

NIAOULI

(Voir «Aromathérapie»)

NOISETIER

Corylus avellana
Cupulifère

Synonyme: coudrier.

Parties utilisées: feuilles, écorce des jeunes rameaux, chatons.

Propriétés

Feuilles

Usage interne

— tonique veineux, vasoconstricteur (analogue à l'hamamélis)
— anti-hémorragique
— dépuratif.

Usage externe

— cicatrisant.

Écorce

Usage interne

— fébrifuge.

Usage externe

— cicatrisant.

Chatons

— amaigrissant.

Indications

Feuilles

Usage interne

— varices, troubles circulatoires
— œdème des jambes
— dermatoses.

Usage externe

— plaies atones, ulcères.

Écorce

Usage interne

— états fiévreux.

Usage externe

— plaies atones, ulcères.

Chatons

— obésité.

Mode d'emploi

Usage interne

— *feuilles* en infusion: 25 g par litre d'eau bouillante. Laisser macérer toute la nuit. Vasoconstricteur, dépuratif (contre dermatoses),
— *extrait fluide de feuilles:* action vasoconstrictive, 60 à 80 gouttes par jour (varices, œdème des jambes: H. Leclerc),
— *écorce de jeunes rameaux:* en décoction (25 g par litre) contre les états fiévreux,
— *chatons* en décoction (30 g par litre): contre l'*obésité.*

Usage externe

— l'infusion de feuilles ou d'écorce, en compresses ou lotions contre les ulcères, plaies atones, poches sous les yeux,

— infusion d'écorce dans un mélange eau + vin, à parties égales, en pansements contre les ulcères de jambe.

N.B.:
1. L'essence de noisetier, ou huile héracline (oleum heraclinum) serait anti-épileptique.
2. Voir aussi: «Traitement des maladies par les légumes, les fruits et les céréales» (Maloine, éditeur, 9e édition).

NOIX DE MUSCADE

(Voir «Aromathérapie»)

NOIX VOMIQUE

Strychnos nux vomica
Loganiacée
Toxique - Tableau A

Parties utilisées: graines.

Principaux constituants connus: *strychnine,* brucine, loganine...

Propriétés

— *stimulant du système nerveux,* surtout médullaire
— apéritif
— stomachique.

Indications

— intoxications par les barbituriques (doses massives)
— *paralysies alcooliques,* diphtériques, saturniques
— *paralysies flasques* d'origine médullaire
— paralysies vésicales et intestinales
— asthénies, *neurasthénie*
— cachexies
— tuberculoses chroniques
— inappétence
— dyspepsies atoniques
— incontinence nocturne d'urine.

Mode d'emploi

— poudre de noix vomique: 0,005 à 0,02 g, en cachets, pilules,

— teinture: 10 à 50 gouttes par jour,
dans de l'eau sucrée (1 g = 57 gouttes),
— extrait alcoolique: 0,01 à 0,06 g en pilules,
— *mixture apéritive:*

teinture de noix vomique	aa 5 g
teinture de quinquina	
teinture de badiane	

5 gouttes dans un peu d'eau avant les 2 grands repas,
— *vin apéritif et tonique:*

teinture de noix vomique	1,50 g
teinture de coca	aa 20 g
teinture de kola	
sirop d'écorce d'orange amère	100 g
vin	250 g

un verre à madère avant les repas.

Contre-indications

— hypertension artérielle - excitation cérébrale ou médullaire - paralysies accompagnées de contractures - lésions hépato-rénales importantes.

NOYER

Juglans regia
Juglandée

Parties utilisées: *feuilles,* écorce, bourgeons, chatons.

Principaux constituants connus: tanin, juglandine (Tanret), juglone, une naphtoquinine, vitamine C...

Propriétés

— *tonique astringent*
— reconstituant
— excitant du foie et du pancréas
— *antidiabétique*
— stomachique
— dépuratif
— *antiscrofuleux*
— antiseptique
— *vermifuge.*

Indications

Usage interne

— *rachitisme*
— *lymphatisme,* adénopathies, scrofulose (Juzine)
— asthénie
— maladies osseuses
— *tuberculose,* bronchites chroniques
— *diabète*
— *anémie*
— *goutte,* rhumatismes
— diarrhées
— tænia.

Usage externe

— pertes blanches
— hyperhidrose palmaire et plantaire
— angines
— plaies atones, abcès froids, scrofules, eczémas suintants
— blennorragie
— charbon.

Mode d'emploi

Usage interne

— infusion de feuilles: une poignée par litre d'eau bouillante. Infuser 15 minutes. Boire à volonté, au moins 3 verres par jour, à jeun: tuberculose, lymphatisme, rachitisme, affections osseuses, gourme, diabète.
Cette infusion calme la soif des *diabétiques,*
— extrait: 1 à 2 g par jour,
— *potion contre la tuberculose* (G. Küss):

extrait de feuilles de noyer	60 g
glycérine	120 g
eau	qsp 300 ml

une cuillerée à café après les repas (une cuillerée à café = 1 g d'extrait),
— vin tonique: macération de 50 g de feuilles fraîches par litre de vin pendant 8 jours. Un verre à liqueur avant les repas.

Usage externe

1. *décoction* concentrée: 2 poignées de feuilles, ou de brou de noix, pour 2 litres d'eau. Bouillir 15 minutes:
— en *injections vaginales* (leucorrhées, ulcérations du col),

— en lavements (diarrhées, dysenteries),
— en *gargarismes* (angines),
— en *bains* (engelures, rougeur des mains),
— en *lavages* et compresses dans les eczémas, l'impétigo, les pyodermites, le psoriasis, les ulcères de jambe, plaies atones,
— en bains de pieds: hyperhidrose,
— en rinçages, pour l'entretien de la chevelure qu'elle rend souple et luisante (la fonce légèrement),
— pour activer la pousse des cils et sourcils: les humecter chaque jour avec cette décoction mise dans un petit flacon auquel on aura ajouté une tête d'épingle de sulfate de quinine,

2. forte décoction: 500 g de feuilles bouillies dans 5 litres d'eau, ajoutées à un *bain* général (pour les scrofuleux, les nerveux, les rachitiques, les affaiblis). On peut y ajouter 2 kg de sel marin,
3. *transpiration des mains:* lavages fréquents avec une infusion de feuilles de noyer et poudrage avec poudre de lycopode (soufre végétal),
4. on évite les *piqûres d'abeilles* et d'insectes en se frottant le visage et les mains avec des feuilles de noyer,
5. les feuilles appliquées localement calment les douleurs de la goutte,
6. bouillies dans un peu d'eau, les feuilles de noyer forment un excellent cataplasme contre les ulcères atones, la gale, la teigne,
7. contre l'*eczéma suintant:* faire bouillir un mélange de feuilles de noyer et d'écorce de chêne (25 g de chaque pour 2 litres d'eau). Exposer à la vapeur.

N.B.:
1. On a démontré l'*action bactéricide locale* des feuilles de noyer par une substance antibiotique active sur le *charbon* (travaux de Pomayrol, Raphaël, Davaine).
2. Pour préserver les chiens des puces: mélanger des feuilles de noyer à leur litière.
Pour préserver la literie des puces: mettre des feuilles de noyer dans les sommiers.
3. Pendues dans les appartements, les feuilles de noyer éloignent mouches et insectes.
4. La décoction concentrée, en lavages, préserve les *animaux* des mouches et des taons (en Franche-Comté, on l'utilise pour les chevaux de trait).
Sert également pour éloigner les *fourmis* (en laver les placards).
5. L'*écorce des jeunes rameaux* écrasée sur cors, durillons, verrues, peut les faire disparaître.
6. *Bourgeons* de noyer en *pommade* contre les pellicules et la chute des cheveux: faire bouillir 20 minutes une poignée de bourgeons dans 300 g d'axonge. Retirer du feu. Écraser dans un mortier. Conserver dans un pot de grès.
7. Les fleurs — ou chatons — auraient des propriétés anti-épileptiques.
8. Contre les névralgies dentaires et les parasites intestinaux, mâcher du brou de noix.
9. Contre les névralgies et sciatiques: cataplasmes de brou de noix hâché.
10. Le brou de noix, dans de l'eau-de-vie, donne une liqueur stomachique. Il sert aussi à fabriquer un *vin tonique* et stomachique pour les convalescents: laisser macérer pendant 3 mois 500 g de brou de noix dans 1 litre d'eau-de-vie. Filtrer. Mélanger à 3 litres de vin et sucrer.

OIGNON

(Voir «Aromathérapie»)

OLIVIER

Olea europea
Oléacée

Originaire d'Asie mineure, l'olivier a été apporté en Gaule par les Phocéens via Massilia (l'ancienne Marseille) vers 600 av. J.-C. Il est cultivé sur tous les continents, l'Espagne étant le plus important producteur.

Parties utilisées: *feuilles,* écorce, fruit (huile d'olive).

Principaux constituants connus: la feuille contient 5 % de cendres (calcium, phosphore, magnésium, silice, soufre, potassium, sodium, fer, chlore).

En outre: tanins, mannitol, sucres, substances, résineuses, acides organiques (malique, tartrique, glycolique, lactique), acides gras, acide oléanique, alcools, une huile essentielle, saponines, hétérosides (oleuropéoside, oléside...), etc.

Propriétés

— *hypotenseur* par *vasodilatation* périphérique (sans effet cardio-dépresseur: G. Mazet, Daniel-Brunet et Oliviero, Balansard et Delphaut)
— *diurétique*
— *antidiabétique* (P. Manceau)
— facilite les fonctions hépatiques
— fébrifuge (Cazin).

Indications

— *hypertension* et ses troubles
— *athérosclérose*
— excès d'urée sanguine
— lithiase urinaire
— *diabète*
— *pléthore*
— angine de poitrine (usage prolongé).

Mode d'emploi

— infusion de feuilles: 30 à 80 g par litre d'eau. Bouillir 30 secondes et infuser 10 minutes. 3 tasses par jour ou plus, avant les repas (boire chaud)
(dans l'hypertension, alterner les cures de fleur d'aubépine et les cures de feuille d'olivier),
— extrait hydroglycérique total de feuilles fraîches: 30 à 40 gouttes, 3 fois par jour,
— teinture: 60 à 100 gouttes, 2 fois par jour, avant les repas,
— extrait mou aqueux: 0,50 à 0,80 g par jour,
— extrait fluide: 3 à 5 g par jour.

N.B.:
1. Une dose d'extrait alcoolique correspondant à 13,5 g de feuilles, injectée par voie sous-cutanée à un lapin, entraîne une baisse de la glycémie de 25 % en 2 h 30 (L. Binet).
2. C'est la feuille des rejets qui est la plus active, et c'est en novembre qu'elle doit être récoltée (travaux de J. Pellecuer et coll, Faculté de pharmacie de Montpellier, 1975). En 1991, pas un seul responsable de laboratoires pharmaceutiques fabricant des produits à base de feuille d'olivier ne connaissait ces importantes précisions. La phytothérapie trouve des négligents même parmi ceux qui en vivent!
3. L'olive et l'huile d'olive sont étudiés dans « Traitement des maladies par les légumes et les fruits » (Maloine, éditeur, 9e édition).

ONAGRE BISANNUELLE

Œnothera biennis
Onagrariée

Parties utilisées: plante entière.

Principaux constituants connus: tanin, mucilage, phytostérols...

Propriétés

— sédatif du pneumogastrique
— antispasmodique
— antiphlogistique.

Indications

— cystites
— états inflammatoires gastro-intestinaux, spasmes gastriques
— troubles entéro-rénaux
— asthme, coqueluche
— fièvre typhoïde.

Mode d'emploi

— extrait fluide: 5 g par jour,
— *mixture contre les troubles entéro-rénaux:*

extrait fluide d'onagre	aa
extrait fluide de solidago	

une cuillerée à café, 3 ou 4 fois par jour,
— *mixture contre les entérites:*

extrait fluide d'onagre	20 g
extrait fluide de baies de myrtille	30 g

40 gouttes toutes les 2 heures (H. Leclerc).

ORANGER

Citrus aurantium, dulcis, amara
Hespéridée

Parties utilisées: feuilles et fleurs, écorce du fruit.

Principaux constituants connus: hespéridine (feuilles), huile essentielle (fleurs et écorce), acides organiques, vitamines...

Propriétés

— *sédatif*
— *antispasmodique* (F. Grégoire)
— hypnotique léger
— stomachique
— vermifuge
— fébrifuge
— diminue l'amplitude des contractions cardiaques.

Indications

— *nervosisme*
— *palpitations*
— aérophagie
— maladies nerveuses
— *insomnies*
— agitation nocturne
— épilepsie
— *migraines*
— toux nerveuse.

Mode d'emploi

— infusion de fleurs: une cuillerée à soupe pour une tasse d'eau bouillante. Infuser 10 minutes. 2 ou 3 tasses par jour,
— infusion de feuilles: 10 à 20 g par litre d'eau, ou 3 à 4 feuilles par tasse d'eau bouillante. Infuser 15 minutes. 2 ou 3 tasses par jour. On peut y ajouter une cuillerée à café d'eau de fleur d'oranger,
— hydrolat de fleurs: 20 à 40 g par jour,
— *potion dite des «trois hydrolats»* (H. Leclerc):

hydrolat de fleur d'oranger	50 g
hydrolat de tilleul	aa 25 g
hydrolat de laitue	

2 à 4 cuillerées à café, au coucher,
— voir à «Ballote».

N.B.: L'écorce d'orange amère est un remède de l'*acidité gastrique*. C'est un tonique gastrique et un apéritif. Une cuillerée à café d'écorce coupée dans une tasse d'eau. Bouillir et infuser 20 minutes. Une tasse avant les repas.

ORIGAN

(Voir «Aromathérapie»)

ORME

Ulmus campestris
Amentacée

Synonymes: orme pyramidal, ormeau.

Parties utilisées: écorce.

Propriétés

— *dépuratif*
— tonique
— diurétique
— sudorifique
— astringent.

Indications

— *dermatoses* (surtout eczéma, dartres)
— hydropisie

— *rhumatismes*
— pertes blanches (usage externe).

Mode d'emploi

Usage interne

— *décoction:* 30 g d'écorce concassée dans 1 200 g d'eau. Bouillir et réduire à 1 litre. Passer avec expression. 3 tasses par jour, avant ou après les repas,
— décoction de Lysons: faire bouillir 120 g d'écorce moyenne des pousses de 1 ou 2 ans dans 2 litres d'eau jusqu'à réduction de moitié. Prendre 250 g matin et soir.

Usage externe

— la première décoction (ci-dessus) en injections vaginales,
— *huile pour eczéma sec:* 30 g d'écorce concassée dans 100 g d'huile d'amande douce. Mettre au bain-marie bouillant pendant 2 heures. Laisser quelques heures à froid. En applications locales.

ORTIES

Urtica dioïca, urtica urens...
Urticacées

Cette plante vivace est pourvue de longues tiges souterraines qui la propagent et lui permettent de constituer d'importantes colonies.

«Ortie» vient de «urtica», nom latin provenant lui-même de «uro» qui veut dire: brûler. «Dioïca», dioïque en français, concerne un végétal dont les fleurs, mâles et femelles, sont portées par des pieds différents.

Synonymes

urtica dioïca = ortie dioïque = *grande ortie* (ortie commune, ortie vivace). Peut atteindre 1,50 m,

urtica urens = ortie brûlante = *petite ortie* (ortie piquante, ortie des jardins, ortie grièche). Atteint 0,50 m.

Parties utilisées: feuilles, plante entière, racine, graines.

Principaux constituants connus

— *Minéraux et oligo-éléments:* sodium, potassium, calcium, magnésium, soufre, phosphore, fer, silice, cuivre, zinc, manganèse, nickel

— *Vitamines:* bêta-carotène, vitamines B2, B5, C, E, K, acide folique
— *Acides organiques:* acides glycolique, glycérique, citrique, malique, caféique, galique, formique...
— *Protéines:* 9 % de l'ortie fraîche. En poids sec: 40 %, c'est-à-dire autant que le soja et plus que la viande: 15-20 %. En outre, présence des 8 acides aminés *essentiels,* indispensables à la vie et au bon équilibre, que l'organisme ne peut synthétiser: leucine, isoleucine, lysine, méthionine, phénylalanine, tryptophane, thréonine, valine
— Mucilages, tanin.

Propriétés *(nettoie, assainit,* dissout)
— *tonique astringent*
— *vaso-constricteur*
— *hémostatique*
— anti-anémique, antirachitique
— *dépuratif* (en cures, comme on fait du pissenlit au printemps)
— anti-infectieux
— antirhumatismal
— *diurétique* éliminateur de l'acide urique
— draineur hépatique
— antidiarrhéique
— stomachique
— *galactogène*
— révulsif (l'urtication consiste à flageller le corps ou une partie du corps avec une poignée d'orties: rhumatismes, apoplexie, paralysies).

Indications

Usage interne
— *hémorragies:* hémoptysies, hématémèses, métrorragies, hématuries, épistaxis
— *hémophilie*
— anémie, rachitisme, faiblesse générale
— tuberculose
— *dermatoses,* urticaire, brûlures
— ménopause
— *rhumatisme goutteux* et chronique
— néphrite
— *ulcères gastriques et intestinaux* (en long usage)

— allaitement au sein
— lithiase biliaire, ictère
— diarrhées, flatulences, entérite muco-membraneuse (Oudar)
— énurésie des enfants.

Usage externe

— *cancers,* tumeurs
— soins du cuir chevelu
— muguet, aphtes, infections bucco-pharyngées.

Mode d'emploi

Usage interne

— *infusion de feuilles et racines:* 50 g pour 1 litre d'eau. Bouillir 2 à 3 minutes. Infuser 20 minutes. Boire à volonté (antirhumatismal, dépuratif, diarrhées...)
— *suc fraîchement exprimé:* 100 à 125 g par jour, en 3 fois (hémostatique, vaso-constricteur)
— *extrait fluide:* 2 à 4 cuillerées à café par jour
— décoction de *racine coupée* ou de plante entière: une poignée (50 g) pour 1 litre d'eau. Bouillir 10 minutes. A prendre en 48 heures, entre les repas *(rhumatismes)*
— *teinture-mère* (T.M.): 30-50 gouttes 3 fois par jour (dépuratif général)
— *formule personnelle* dépurative, éliminatrice hépato-rénale, « bonne à tout », que je prescris *systématiquement* par périodes renouvelées:

Cynara scol. T.M.	aa qsp 125 ml
Taraxacum T.M.	
Urtica urens T.M.	

30 à 100 gouttes 2 ou 3 fois par jour par cures de 15-20 jours par mois
— sirop d'ortie: 30 à 60 g par jour (250 g de suc + 250 g de sucre. Cuire à consistance de sirop)
— la racine ou plante entière: indiquée dans les affections du tube digestif et de l'appareil respiratoire, particulièrement dans l'*ulcus gastrique* et intestinal (décoction d'un mélange de racines d'orties, de plantain, de genièvre, de thym). Boire chaud, plusieurs fois par jour (1 ou 2 gorgées à chaque fois)
— contre l'*énurésie:* 15 g de semences pilées + 60 g de farine de seigle. Faire une pâte avec de l'eau et du miel. Confectionner 6 gâteaux que l'on cuira au four. Un gâteau chaque soir pendant 15-20 jours.

Usage externe

— les racines, bouillies dans du vinaigre: tonique du *cuir chevelu*

— macération avec

Racine d'ortie	aa 50 g
Romarin	aa 50 g
Eau-de-vie	1 litre

en frictions du *cuir chevelu* (active la pousse des cheveux)

— feuilles et racines + racine de bardane + thym: en décoction contre la *chute des cheveux*

— suc d'ortie sur un tampon de coton contre les *épistaxis*

— une poignée de plante entière pour 1/2 litre d'eau. Bouillir 30 minutes. En gargarismes, lavages de bouche contre: *muguet, aphtes, infections bucco-pharyngées.*

L'ORTIE ALIMENT

Aliment de tout premier ordre, l'ortie fut consommée pendant des siècles depuis la plus haute Antiquité (Pline l'Ancien en parlait). Et comme beaucoup d'autres valeurs traditionnelles, elle fut oubliée par les génies qui, du plus haut au plus bas de l'échelle, constituent la grande masse de nos sociétés modernes. Sauf par les gens des campagnes qui, beaucoup plus réfléchis, n'ont pas renié cette plante sauvage de goût délicat et de qualités nutritives exceptionnelles.

L'ortie piquante — ou brûlante — pique par ses poils creux qui contiennent un liquide riche en histamine et en acétylcholine, substances irritantes. Sachez alors que la cuisson, dès les premières secondes, et la dessiccation suppriment ce pouvoir urticant.

Vous vous ferez une réputation de fine cuisinière — ou de fin cuisinier — en ajoutant de l'ortie à vos soupes de légumes, comme vous vous en ferez par les fanes de navet, ces précieux éléments que les ignares jettent regrettablement à la poubelle. Sachez, braves gens qui n'avez pas connu la sinistre occupation allemande de 1940-45, que vos ancêtres — affamés par les seigneurs de l'époque — n'ont subsisté pour la grande majorité que grâce aux rutabagas à l'eau, aux fanes de carottes et de navets, et à l'ortie. La constitution de ces végétaux vous en expliquera la raison.

En ce qui concerne l'ortie, les temps de pléthore étant depuis longtemps revenus, on peut se montrer plus difficile: ne cueillez que les jeunes pousses se trouvant à l'extrémité des tiges et les quelques feuilles se trouvant immédiatement en dessous.

Dans la constante prolifération des maladies dégénératives (arthroses, névroses, maladies cardio-vasculaires, cancers, maladies virales...), appelées à juste titre : *maladies de civilisation* (quel aveu tragique d'échec de la médecine du XXe siècle !), l'abandon des plantes dites sauvages dans l'alimentation, comme l'ortie, me paraît avoir une énorme responsabilité. L'ortie dioïque dans le potage, sous forme *d'épinards* ou sous forme de mousseline, servez-en à vos invités. Et si vous êtes restaurateurs, demandez à Bernard Lafon (1) son catalogue de recettes et de ses conserves artisanales que, jusqu'aux U.S.A., un certain nombre de grands chefs de cuisine ont repris à leur compte.

Comme quoi santé et gastronomie ont toujours fait bon ménage, constat ancien qui se perpétue.

L'ORTIE QUI DONNE DU LAIT

Il s'agit toujours de l'ortie piquante qui envahit les fossés, les potagers, inonde les abords des cimetières et qui mal vue de la plupart, est en réalité une bénédiction.

Les propriétés qui lui sont reconnues depuis des siècles ont été confirmées par de nombreux travaux, analyses et résultats thérapeutiques.

Excellent aliment pour les humains, elle l'est aussi pour les animaux de basse-cour et les porcs : dans les rares occasions où il est désormais donné aux citadins de manger une bonne volaille ou bien un rôti de porc tendre et moelleux, ayant du goût, sachez que ces animaux ont été nourris de patates, de céréales et d'orties. Si les charcuteries de l'Aveyron, du Morvan, de Lozère ou de Corse conservent ce goût extraordinaire reconnu entre tous, c'est parce qu'en plus, on donne des châtaignes aux cochons.

Parmi les plantes favorisant la *lactation* figurent depuis des temps immémoriaux l'angélique, l'anis vert et le fenouil, l'orge germé et le houblon, le topinambour... bien d'autres encore *avec l'ortie.*

Les médecins ne sauraient rien, ou bien peu de choses si, depuis que le monde existe, des expérimentateurs isolés ne leur avaient fait part de leur savoir.

En ce qui concerne les propriétés *galactogènes* de l'ortie, elles se trouvent remarquablement confirmées par l'expérience d'une agricultrice de l'Aveyron. Pendant trois ans (1980-81-82), cette femme a nourri ses vaches comme tout le monde, avec du foin, de l'herbe et des raves, mais *en ajoutant* des orties à leur alimentation.

---

(1) Bernard Lafon - Domaine de Belloc - 33670 Sadirac - Tél. : 56-30-61-00.

Elle a constaté une plus grande quantité de lait fourni, et aussi qu'avec moins de lait elle obtenait une plus grande quantité de beurre.

Cette paysanne n'est pas une inculte car, m'a-t-elle écrit dans sa letre du 21-11-1982: «craignant des traces d'acide formique pouvant être impropre à la consommation, je me suis décidée à faire des analyses». Ses craintes, à ce propos, ont été dissipées. Quant au reste, les résultats peuvent être ainsi résumés:

— matière grasse: 60 g par litre de lait alors que, normalement, le taux n'excède pas 38 dans l'Aveyron,
— par ailleurs, un beurre de Normandie avait été pris comme témoin. Pourcentage en acide oléique: pour le beurre de Normandie, 0,3 %, pour le beurre aveyronnais dont il est question, 0,7 %. (Lab. municipal de Rouen, Bull. d'analyse 1156, du 7-10-1981.)

Raymonde Gal, qui apparemment n'ignore pas les bienfaits des acides gras insaturés, m'interroge: «Serait-il bon, pour *le bien des consommateurs,* d'envisager la culture des orties?»

Ai-je eu tort? J'ai cru devoir lui répondre de la manière suivante: «mes sincères félicitations pour votre intelligence et votre incontestable courage, également pour l'esprit de solidarité que vous manifestez pour le consommateur lambda,

- il serait nécessaire que vous fassiez part de vos intéressantes constatations au ministre de l'Agriculture. Mais vous ne recevrez très certainement aucune réponse, pas plus que vous n'en eussiez d'ailleurs reçu d'un quelconque ministre de l'Agriculture depuis un siècle car ils se sont toujours demandé que faire des excédents de lait, encore plus de beurre. C'est la raison pour laquelle (si je dois en croire les journaux depuis plusieurs années), la France brade son beurre à divers pays étrangers dont certains, paraît-il, en utilisent une bonne partie pour graisser leurs roues de wagons,
- les innombrables mouvements de défense des consommateurs? Ils sont capables d'en parler mais qu'en résultera-t-il? Lorsque vous émettrez la prétention légitime de vendre votre beurre un peu plus cher que le courant, on vous tournera le dos. Les acides gras insaturés sont des protecteurs cardio-vasculaires, c'est certain. Mais comme les soins aux infarctus, aux artérites, à l'athérosclérose et au gâtisme *sont remboursés* par la Sécu et que votre beurre *ne le sera jamais!...*
- faites comme la plupart des paysans, qui ont un potager pour *leur propre consommation* et des cultures extensives polluées pour les gens des villes. Qui élèvent des volailles, des lapins, des moutons et des porcs, des veaux sous la mère *pour eux,* le reste de leurs productions, industrialisées, étant très suffisant pour les millions de bipèdes qui préfèrent les vapeurs de pétrole à une alimentation de qua-

lité (*). Il vous suffit de deux ou trois vaches pour obtenir, grâce aux orties, en suffisante quantité un lait superbe comme un beurre admirable que vous réserverez à vos amis.
Faites comme ces paysans qui, selon Montesquieu, « ne sont pas assez intelligents pour raisonner de travers ». Faites comme eux : pensez d'abord à vous, aux vôtres, à vos amis. Et sans sombrer dans le pessimisme de Jean Rostand (**) : « Je suis plus misanthrope qu'au départ en ce que, presque toujours, j'ai trouvé l'homme pire que je ne le prévoyais », n'attendez rien de personne surtout de nos dirigeants. Ils ont déjà suffisamment de mal *à faire leur beurre* pour s'occuper du vôtre ».

Nul besoin d'être grand clerc pour savoir que nos députés et sénateurs, conseillers généraux, régionaux et de toutes sortes, encore plus nos ministres ampoulés comme nos ministricules exigent plusieurs années pour aboutir à quelque chose et encore plus pour n'aboutir à rien. Aussi ai-je cru devoir attendre un certain temps, huit ans en l'occurrence, pour — en juillet 1991 — demander à Mme Gal le résultat de ses efforts.

Comme il fallait s'y attendre, et de m'en être si clairement exprimé à l'avance ne me vaut aucune joie, le bilan est navrant. Et cependant, Mme Gal n'avait pas épargné sa peine :

Sur mon conseil, elle avait écrit dès janvier 1983 au Pr P. de la Faculté de pharmacie de Montpellier, également à M. Lacombe, Président de la F.D.N.S.A. (groupement qui doit avoir quelques rapports avec les problèmes relatifs à l'agriculture). Si le Pr P. n'a même pas pris la peine de lui répondre, M. Lacombe l'a dirigée sur les services vétérinaires, lesquels l'ont renvoyée à la Chambre d'agriculture du département, il fallait y penser ! Mme Gal parvint enfin à rencontrer un quidam, ou plus exactement une quidamesse qui, sans plus de façon et tout bonnement, lui conseilla d'écrire tout ce qu'elle venait de lui raconter...

Mme Gal a également écrit au sénateur de l'Aveyron qui, précise-t-elle, l'a encouragée, « moralement ». Puis elle a écrit au Pr N. de la Faculté de Marseille, venu quelque temps plus tôt discourir sur les produits naturels utiles à la santé. Elle a écrit également à un cancérologue, de Montpellier encore.

Sur la recommandation d'une copine qui avait des gens sur place, Mme Gal s'est adressée à la Télé. Elle s'est agitée pareillement dans plusieurs autres directions, et à diverses reprises en cas d'oublis bien compréhensible, chez les fonctionnaires.

(*) Qui osera jeter la pierre à ces agriculteurs ?
(**) Carnet d'un biologiste - 1959.

Question à 100 francs : qu'en est-il advenu ? C'est exact, il ne s'est rien passé du tout. *Huit ans plus tard, Mme Gal n'avait reçu aucune réponse, d'aucune sorte et de nulle part.*

A ce jour, il y a près de dix ans que Mme Gal tente d'être utile à ses compatriotes et qu'elle est bafouée par ceux-là même qui, en principe, ont en charge la santé du public. Bien sûr, et nous le savons depuis longtemps, notre pays est en pleine décomposition, pourri jusqu'à la moelle. Or, outre l'aliment princier qu'elle représente, quel meilleur « dépuratif » que l'ortie pourrait-on conseiller ?

Comme rien n'est jamais complètement nouveau sous le soleil, les habitants de Dinoze, dans les Vosges, se souviennent toujours de Georges Boizot, leur ancien maire devenu centenaire, surnommé « le grand-père des orties ». Cet homme passa son existence à vanter les vertus de l'ortie dans l'alimentation et la médecine des hommes comme pour les animaux. « Lorsque j'étais exploitant agricole, racontait G. Boizot, mes vaches atteignaient toujours un rendement en lait supérieur à celui des vaches des voisins. C'était simple : je les nourrissais régulièrement avec des orties sèches dont j'avais toujours des bottes dans le grenier. »

Comme il est généralement difficile de se défaire de certaines habitudes, y compris les bonnes, il est encore des éleveurs qui, suivant l'exemple de leurs prédécesseurs, continuent à mélanger des orties au fourrage de leurs vaches laitières. Ainsi des frères Jean-Paul et Denis Siroutot, éleveurs à Besnans en Haute-Saône, à deux pas de Montbozon, le pays des biscuits.

ORTHOSIPHON

Orthosiphon stamineus
Labiée

Synonyme : thé de Java.

Arbrisseau d'Extrême-Orient poussant notamment aux Indes Néerlandaises.

Parties utilisées : plante entière.

Principaux constituants connus : orthosiphonine, huile essentielle, sapophorine, tanin, sels minéraux (travaux de Kuhlman, Février, F. Decaux...).

Propriétés

— *diurétique azoturique, déchlorurant, uricolytique* (Pr Mercier)
— calmant des douleurs des cystites
— cholagogue.

Indications

— *excès d'urée*
— *œdèmes*
— *rhumatisme goutteux*
— lithiases rénales
— cystites
— *insuffisance hépatique*
— excès de cholestérol
— *obésité, cellulite.*

Mode d'emploi

— infusion : 10 à 15 g pour 1 litre d'eau. Boire 1/2 litre par jour,
— extrait fluide : 20 à 30 gouttes, 3 fois par jour, avant les repas.

PALIURE

Rhamnus paliurus
Rhamnacée

Arbrisseau des régions méditerranéennes.
Synonymes : porte-chapeau, épine du Christ.

Parties utilisées : fruit (semences).

Principaux constituants connus : rhamnolutéoside.

Propriétés

— *diurétique éliminateur de l'urée et de l'acide urique*
— s'oppose au cholestérol
— hypotenseur.

Indications

— excès d'urée, d'acide urique, de cholestérol
— *lithiases urinaires*
— hypertension.

Mode d'emploi
— infusion de fruits séchés : 30 g pour 1 litre d'eau. 3 ou 4 tasses par jour
— macération de fruits dans du vin blanc
— extrait aqueux : 30 gouttes, 3 fois par jour.

PANICAUTS
(Voir Chardon Roland)

PAPAYER
Carica papaya
Passiflorée

Arbre originaire des îles Moluques, Amérique tropicale.

Parties utilisées : latex épaissi.

Principaux constituants connus : un ferment, la *papaïne* (peut dissoudre 2 000 fois son poids de fibrine).

Propriétés
— *digestif des protides* (agit comme un ferment, en *milieu acide ou alcalin.* Transforme les matières albumineuses en peptones. Agit également sur les graisses et les hydrates de carbone, surtout en milieu neutre ou alcalin)
— *eupeptique*
— *antitoxique*
— utilisé dans certains cas de hernie discale (chymopapaïne).

Indications
— *insuffisances digestive, gastrique* et *pancréatique*
— hypochlorhydrie ou fermentations gastriques
— gastrites chroniques
— *fermentations intestinales*
— *gastro-entérites* des nourrissons et enfants.

Mode d'emploi
— poudre : 0,10-0,30 g par jour, en cachets, sirop, élixir,

— sirop de papaïne du Codex: 20 g = 8 cg. A donner dans les entérites, troubles gastro-intestinaux des adultes, nourrissons et enfants,
— sirop avec:

papaïne extractive	1,50 g
sirop de groseilles	55 g
alcool à 60°	10 g
sirop simple	qsp 200 g

1 cuillerée à café: 0,05 g de papaïne,
1 à 6 cuillerées à café par jour selon l'âge.

N.B.:
1. Les semences sont anthelminthiques, fébrifuges, carminatives. Conservées dans du vinaigre, elles sont utilisées comme condiment.
2. Dans l'*Index de Merck* (1914), la *papayétine* était présentée comme le ferment du suc de *Carica papaya,* capable de digérer en 5 heures 200 parties d'albumine d'œuf cuit. On la préconisait pour dissoudre les fausses membranes de la diphtérie: solution à 5 % dans eau + glycérine à parties égales, en badigeons de la gorge.
3. La chymopapaïne, principe purifié de la papaïne, a été préconisée en 1970 par le Dr Max Negri (Memorial Hospital de Long Beach - U.S.A.) pour dissoudre le noyau du disque intervertébral comprimant les nerfs dans le syndrome de hernie discale. Le produit est injecté dans le disque, l'intervention peut être délicate et un choc anaphylactique survenir chez certains sujets.

PAQUERETTE

Bellis perennis
Composée

Synonyme: petite marguerite.

Parties utilisées: fleurs et feuilles.

Propriétés

Usage interne
— dépuratif
— *diurétique*
— *sudorifique*
— expectorant
— fébrifuge
— *stimulant* général.

Usage externe
— résorbe les ecchymoses
— anti-inflammatoire et bactéricide.

Indications

— rhumatisme, goutte
— pleurite, bronchites, asthme, laryngite
— hydropisie
— insuffisance hépatique et rénale
— surmenage
— insomnie
— traumatismes, hématomes (usage int. et ext.)
— mastites, tumeurs du sein (usage int. et ext.)
— dermatoses, furonculoses, ulcérations (usage int. et ext.).

Mode d'emploi

Usage interne

— infusion de fleurs et feuilles : 1 cuillerée à dessert par tasse. Bouillir et infuser 10 minutes. 3 tasses par jour entre les repas,
— teinture mère : 20 gouttes dans un peu d'eau, 2 ou 3 fois par jour.

Usage externe

— teinture mère : 60 gouttes dans un verre d'eau bouillie tiède, en compresses,
— huile de pâquerette en applications (eczémas prurigineux, vitiligo...),
— décoction de fleurs et feuilles en compresses.

N.B. : Le thé de pâquerette est recommandé pour les enfants amaigris ou qui ne se développent pas.

PAREIRA BRAVA

Chondrodendron tomentosum
et Chondrodendron platyphyllum
Ménispermacée

Parties utilisées : racine (sa grosseur varie de celle d'un doigt à celle d'un bras).

Principaux constituants connus : chondrodendrine, pélorine...

Propriétés

— *antispasmodique*
— antalgique.

Indications

— *coliques hépatiques et néphrétiques*
— *angine de poitrine*
— *asthme*
— règles douloureuses
— accouchements
— cystites prostatiques
— douleurs rhumatismales.

Mode d'emploi

— teinture mère: 5 gouttes dans 200 g d'eau. Une cuillerée à soupe toutes les 1/2 heures en cas de crises. 2 fois par jour, comme traitement d'entretien, pendant des périodes de 8 jours séparées par des intervalles de 4 jours,
— suppositoires.

PARIÉTAIRE

Parietaria officinalis
Urticacée

Synonymes: casse-pierre, herbe au verre, perce-muraille... (pousse sur les vieux murs).

Parties utilisées: plante entière, à utiliser *fraîche.*

Principaux constituants connus: nitrate de potasse...

Propriétés

— *diurétique*
— *dépuratif*
— émollient, résolutif.

Indications

Usage interne

— *affections des voies urinaires* (*lithiases,* oligurie, néphrite, cystite, coliques néphrétiques)
— lithiase biliaire
— *rhumatismes.*

Usage externe
— hémorroïdes
— contusions.

Mode d'emploi

— *infusion:* une poignée de plante (25 g) dans 1 litre d'eau. Bouillir et infuser 10 minutes. Boire en 2 jours, entre les repas (aromatiser au citron),
— *suc:* 25 à 100 g, en plusieurs fois dans la journée,
— *infusion diurétique:*

feuilles de pariétaire	aa 20 g
fleurs de sureau	
vergerette du Canada	40 g

une cuillerée à soupe pour une tasse d'eau bouillante. Infuser 20 minutes. 3 tasses par jour, entre les repas.

Usage externe
— cataplasmes émollients sur les hémorroïdes, contusions, prurit.

PAS D'ANE
(Voir Tussilage)

PASSIFLORE
Passiflora incarnata et cærula
Passiflorée

Synonyme: fleur de la Passion.

Parties utilisées: feuilles et fleurs.

Principaux constituants connus: composé cyanique, catéchol, pectine, trois alcaloïdes: harmane, harmol, harmine (Lutomski), dérivés flavonoïdes...

Propriétés
— *sédatif,* sans effet secondaire dépressif (Pr Paris)
— antispasmodique.

Indications

— *insomnies*
— *états nerveux* (angoisses, hystérie, palpitations)
— neurasthénie
— excitation cérébrale, épilepsie
— troubles de la *ménopause.*

Mode d'emploi

— infusion : une cuillerée à dessert par tasse d'eau bouillante. Infuser 10 minutes. 2 ou 3 tasses par jour, entre les repas, dont une au coucher,
— *alcoolature :* 30 à 50 gouttes au coucher,
— *mixtures antispasmodiques* (anxiété - angoisses - névroses - sédatif cardio-vasculaire) : voir Aubépine,
— *potion sédative :*

alcoolature de passiflore	10 g
alcoolature d'anémone	3 g
sirop de lactucarium simple	qsp 100 ml

une cuillerée à dessert au coucher (troubles de la ménopause),
— voir à Hamamélis : formule pour bouffées de chaleur de la ménopause.

PATIENCES

Rumex patienta (patience commune)
et *Rumex crispus* (patience crêpue)
Polygonacées

Synonymes : rhubarbe sauvage, oseille aquatique (dans les jardins : épinard immortel).

Parties utilisées : racine (a la propriété de fixer le fer du sol).

Principaux constituants connus : combinaison phosphore-fer, tanoïdes...

Propriétés

— tonique
— anti-anémique (augmente le taux d'hémoglobine)
— dépuratif.

Indications

Usage interne

— *anémies*
— *chlorose* (Gilbert et Lereboullet)
— *tuberculose* (Gilbert et Lereboullet)
— *diabète*
— hépatisme
— dermatoses (dartres, eczéma, teigne)
— rhumatisme chronique.

Usage externe

— plaies atones, ulcères de jambe
— leucorrhées.

Mode d'emploi

Usage interne

— décoction : 30 g de racine coupée dans 1 litre d'eau. Bouillir 2 minutes. Infuser 10 minutes. Boire en 2 jours (préparation amère),
— *poudre de racine :* en cachets à 0,50 g (2 à 4 par jour, aux repas).

Usage externe

— pulpe de la racine fraîche en applications sur les ulcères,
— décoction en injections vaginales (leucorrhées).

PAVOT

Papaver somniferum album
Papavéracée
Toxique - Tableau A

Synonymes : pavot blanc, pavot somnifère.

Plante précieuse par son action sur la douleur mais il convient de l'employer avec prudence.

Parties utilisées : feuilles, capsules (têtes) privées de semences.

Principaux constituants connus : latex (ou *opium*) qui contient une vingtaine d'alcaloïdes : morphine (10 %), papavérine (1 %), codéine

(0,3 %), narcotine, thébaïne (0,15 %), narcéine (0,02 %), héroïne, paveron... et graisses, sucre, résine, acides lactique et acétique...

Propriétés

— *sédatif de la douleur*
— calmant (après une phase euphorique et excitante des diverses fonctions)
— antispasmodique
— *hypnotique*
— eupnéïque
— béchique
— *modérateur des sécrétions* intestinales, biliaires, rénales (antidiarrhéique).

Indications

— *toutes les douleurs* (spasmes viscéraux, tumeurs, névralgies)
— *anxiété*
— *insomnies* dues à la douleur
— hémoptysies
— diarrhées, dysenterie
— affections pulmonaires.

Contre-indications

— états infectieux (diminue les réactions de défense et entrave l'élimination des déchets)
— perméabilité rénale défectueuse
— maladies aiguës, syndromes congestifs
— tuberculose avancée.

Mode d'emploi

— décoction: une tête de pavot, débarrassée de ses semences, bouillie 2 minutes dans 1/2 litre d'eau. Un demi-verre a des propriétés calmantes et hypnotiques,
— poudre d'opium: dix centigrammes par jour,
— teinture d'opium (au 20°): un gramme (56 gouttes) par jour,
— extrait thébaïque: cinq centigrammes par jour,
— laudanum de Sydenham: un gramme (48 gouttes),
— élixir parégorique: vingt grammes, 1 ou 2 fois par jour,
— poudre de Dover: un gramme,
— morphine: un centigramme (2 ou 3 fois par jour, au maximum),
— sirop diacode: 100 g par jour,

— sirop thébaïque: 25 g par jour,
— sirop de Karabé: 25 g par jour.

Usage externe

— la décoction de tête de pavot vue plus haut, en gargarismes, injections vaginales.

N.B.:
1. Les propriétés sédatives du pavot sont précédées d'une excitation nerveuse, musculaire, des fonctions circulatoires et respiratoires, intellectuelles.
2. Les propriétés de l'opium résultent de l'association de ses alcaloïdes. Par voie injectable, préférable à la morphine, s'avère un complexe renfermant le principe de tous les alcaloïdes composant l'opium (pantopon ou pavéron dont 0,02 g corespondent à 0,01 g de morphine).

L'extrait de capsules de pavot français peut avantageusement remplacer les préparations habituelles provenant de l'opium d'Orient. Il est préférable à la morphine par son action sédative plus nette et une moindre nocivité à l'égard des reins et de l'intestin (Giudicelli et Vigneron).

PECHER

Amygdalus persica, ou Persica vulgaris
Rosacée

Parties utilisées: *fleurs* (à rapprocher de la rose pâle) et feuilles.

Principaux constituants connus: huile essentielle, amygdaline.

Propriétés

— *laxatif doux*
— *antispasmodique*
— vermifuge
— diurétique.

Indications

— *constipation* (*des enfants* surtout)
— *coqueluche*
— arthritisme
— goutte, lithiase urinaire (?)
— parasites intestinaux
— brûlures, contusions.

Mode d'emploi

Usage interne

— infusion de fleurs : d'une pincée à une cuillerée à soupe par tasse, selon l'âge. Infuser 10 minutes. 1/2 à 2 tasses par jour (colère des enfants),
à 60 g par litre d'eau : laxatif pour enfants,
— *sirop* (enfants) :

extrait fluide de fleurs de pêcher	50 g
sirop simple	950 g

1 à 3 cuillerées à café au coucher (laxatif - calmant),
pour préparer le sirop, faire macérer pendant 12 heures 100 g de fleurs dans 1 litre d'eau. Faire bouillir légèrement. Passer en exprimant. Ajouter un poids égal de sucre,
— décoction de feuilles fraîches avec 60 g par litre d'eau : purgative.

Usage externe

— feuilles hâchées + persil + huile d'olive : en cataplasmes contre *brûlures* et *contusions,*
— contre l'*oxyurose* des enfants : cataplasmes sur le ventre de feuilles, fleurs et amandes broyées.

N.B. : Les cataplasmes de feuilles de pêcher ont été recommandés sur les *cancers ulcérés.*

PENSÉE SAUVAGE

Viola tricolor
Violariée

Pousse jusqu'à 1 800 m d'altitude dans toute l'Europe, en Amérique du Nord et en Asie. On la cultive en France et en Hollande, en France surtout dans le Morbihan. Récolte entre avril et octobre, le matin après dissipation de la rosée.

Synonymes : violette des champs, violette tricolore, herbe de la Trinité.

Parties utilisées : fleurs, plante entière.

Principaux constituants connus : pigments jaunes flavoniques (violaquercétine), carotènes (violaxanthine), un anthocyanoside (violamine), mucilage, salicylate de méthyle, saponosides.

Propriétés

— *dépuratif*
— décongestionnant
— diurétique
— antiprurigineux
— antisyphilitique (Camériarus)
— topique.

Indications

— *dermatoses: eczéma, acné, psoriasis* (Emmery), teigne, *impétigo, dartres, croûtes de lait* (Strack, Dillenius)
— ulcères de jambes eczématisés
— phlébites, hémorroïdes
— herpès
— urticaire
— oligurie
— rhumatisme, goutte, athérosclérose
— scrofulose
— syphilis (?)
— spasmes nerveux, hystérie.

Mode d'emploi

— infusion: 20 à 50 g de fleurs pour 1 litre d'eau bouillante. Infuser 10 minutes. 3 tasses par jour entre les repas,
— extrait aqueux sous forme de sirop: 3 g dans 150 g de sirop simple,
— pour les petits enfants: 1 à 3 g de plante sèche, en infusion dans 1/2 litre d'eau ou de lait,
— tisane des cinq fleurs (voir à Bourrache).

N.B.:
1. Cette plante donne aux urines une odeur de pisse de chat.
2. Parmi les autres plantes dépuratives, on peut citer: bardane, bourrache, fumeterre, salsepareille, saponaire, reine des prés.

PERSICAIRE (ou Poivre d'eau)

Polygonum hydropiper
Polygonacée

Synonyme: piment d'eau.

Parties utilisées: plante entière.

Principaux constituants connus: essence, acide gallique, fer (C. Masino)...

Propriétés

— *tonique astringent*
— *vasoconstricteur*
— hémostatique
— dépuratif
— diurétique
— sédatif.

Indications

— *hémorragies* (utérines, gastriques, intestinales, vésicales, pulmonaires)
— fibromes utérins
— hémorroïdes, varices, varicocèle
— lithiase urinaire.

Mode d'emploi

— infusion: 2 pincées de plante coupée pour une tasse d'eau bouillante. Infuser 10 minutes. Par cuillerées à soupe, dans la journée,
— extrait fluide: 1 à 2 g par jour,
— extrait aqueux: 0,50 à 1 g par jour,
— *pilules:*

extrait aqueux de persicaire	0,10 g
extrait aqueux de jusquiame	cinq mg

5 à 10 pilules par jour.

N.B.: Le Dr H. Leclerc a publié, en 1950, son intéressante observation personnelle. Une « distension douloureuse des veines intra-crâniennes » (décrite par J. Tinel), dont il était affecté depuis 6 ans, fut guérie en un mois par l'absorption quotidienne de 80 gouttes de teinture de persicaire.

PERSIL

(Voir «Traitement des maladies par les légumes, les fruits et les céréales»)

PERVENCHE

Vinca minor
Apocynacée

Synonymes: petite pervenche, violette des monts, des sorcières, herbe à la capucine. Employée depuis plusieurs siècles contre les vertiges et les céphalées.

Parties utilisées: feuilles.

Principaux constituants connus: hydrates de carbone, sels de calcium, sodium, potassium, du magnésium, du manganèse..., vincoside, pectine, tannoïdes, acides formique, acétique, butyrique, succinique... un phytostérol, de la vitamine C (67 mg pour 100 g de plante fraîche)..., surtout un alcaloïde: la *vincamine* (voir N.B.).

Propriétés

A) *les feuilles*

Usage interne

— *tonique*
— apéritif
— *hémostatique, astringent*
— antidiabétique
— hypotenseur (Janot et Quevauviller).

Usage externe

— antilaiteux
— vulnéraire.

B) *la vincamine* (usage interne)

— vasodilatateur, surtout *vasorégulateur* et *oxygénateur cérébral* (le cerveau qui pèse 2 % du poids du corps utilise 10 % de l'oxygène inhalé)

— améliore la circulation coronarienne et la circulation périphérique *(petits vaisseaux et capillaires),* action non uniforme dans tous les territoires irrigués
— abaisse le tonus artériel.

Indications

A) *les feuilles*

Usage interne

— *anémies*
— anorexie
— *hémoptysies* (Petit)
— diabète (H. Leclerc)
— pertes blanches
— entérites
— hypertension.

Usage externe

— plaies, ecchymoses, engorgement laiteux
— angines.

B) *la vincamine* (usage interne)

— sclérose cérébrale, notamment : insuffisance cérébrale (vertiges, bourdonnements d'oreille, troubles de la mémoire, difficultés de concentration, instabilité)
— diminution des facultés intellectuelles du 3e âge, *gériatrie*
— symptômes « céphaliques » de l'hypertension artérielle (céphalées, vertiges, bourdonnements d'oreille)
— séquelles d'accidents aigus de l'insuffisance cérébrale et des traumatismes crâniens
— insuffisance *coronarienne*
— syndromes artéritiques (action périphérique)
— accidents vasculaires rétiniens (Bonamour, Dorne)
— vertiges de Ménière
— séquelles de chirurgie otologique.

Contre-indications

— tumeurs cérébrales.

Mode d'emploi

A) *les feuilles*

Usage interne

— décoction: 60 g de feuilles pour 1 litre d'eau. Bouillir 2 minutes. Infuser 10 minutes. 2 à 4 tasses par jour, entre les repas,

— *extrait fluide:* 2 à 5 g par jour (pour H. Leclerc, 150 gouttes par jour font baisser le sucre urinaire de moitié),

— vin: 100 g de feuilles pour 1 litre. Macérer 10 jours. 2 à 4 cuillerées à soupe par jour, avant les repas,

— *apozème apéritif:*

feuilles de pervenche	aa 30 g
feuilles de tanaisie	
fleurs de camomille	15 g
racine de réglisse concassée	25 g

une cuillerée à soupe pour une tasse d'eau bouillante. Infuser 15 minutes. Une tasse avant les repas principaux,

— *vin tonique* (tuberculose):

racine de bistorte	20 g
racine de benoîte	30 g
feuilles de pervenche	50 g
vin de Banyuls	1 litre

macérer 10 jours. Passer. Un verre à Madère avant les 2 principaux repas.

Usage externe

— *décoction:*
en gargarismes (angines),
en lotions et pansements (plaies, ecchymoses, engorgements laiteux).

B) *la vincamine*

spécialités pharmaceutiques en comprimés et ampoules injectables (intramusculaires ou en perfusions).

N.B.: La vincamine est l'un des principes actifs essentiels de *Vinca minor.* A la suite des travaux de A. Oréchov (1934), de ceux de Quevauviller et coll. en 1955 sur la pharmacologie des extraits totaux de la plante, la vincamine (composée d'iso-vincamine et de vincamine, cette dernière étant la seule biologiquement active selon des auteurs hongrois et américains) fut isolée à l'état pur en 1956. Sa structure est connue depuis 1960.

De nombreux chercheurs français et étrangers ont publié depuis sur la question. L'une des meilleures synthèses a été réalisée, à l'usage des médecins, par les services scientifiques des Laboratoires Dausse à Paris.

PERVENCHE PANTROPICALE

Catharanthus roseus
Apocynacée

Il en existe 6 espèces qui se distinguent des pervenches de nos pays par une trentaine de caractères organographiques. Très communes dans les pays chauds.

Principaux constituants connus: plus de 50 alcaloïdes, dont certains sont antitumoraux (leurocristine ou vincristine, vinblastine...).

Propriétés

— cytostatiques.

Indications

— maladie de Hodgkin
— leucémies
— certains cancers.

Mode d'emploi

Préparations pharmaceutiques en injections intraveineuses ou perfusions.

N.B.: Catharanthus roseus est parfois dénommée à tort: Vinca rosea (travaux de H. Svoboda, N. Neuss, M. Janot, J. Le Men, J. Levy... travaux canadiens).

PETIT CHÊNE

(Voir Germandrée)

PETIT HOUX

(Voir Houx)

PETIT MUGUET

(Voir Aspérule odorante)

PETITE CENTAURÉE

(Voir Centaurée)

PEUPLIER

Populus nigra
Salicacée

Parties utilisées: *bourgeons,* bois (sous forme de charbon végétal).

Principaux constituants connus: huile essentielle, tanin, flavonoïdes, chrysine, salicine, populine... (l'ingestion de bourgeons entraîne la formation d'acide salicylique à l'état naissant).

Propriétés (bourgeons)

— *diurétique* éliminateur de l'acide urique
— antirhumatismal
— *antiputride urinaire*
— *aseptisant* et fluidifiant des *sécrétions bronchiques*
— sudorifique
— tonique
— vulnéraire.

Indications

— *rhumatismes, goutte*
— névralgies, arthralgies
— *affections urinaires*
— *bronchites chroniques*
— tuberculose
— dermatoses
— plaies, ulcères atones.

Mode d'emploi

— infusion de bourgeons: 2 cuillerées à soupe dans 1/2 litre d'eau bouillante. Infuser 15 minutes. 3 tasses par jour,
— teinture: 3 à 5 g par jour,
— extrait mou: 1 à 2 g par jour,
— *extrait fluide:* 3 à 6 g par jour,
— *vin tonique:* 100 g de bourgeons concassés macérés 10 jours dans 1 litre de vin avec 40 g d'écorce d'orange amère. Un verre à madère avant les 2 grands repas,
— *sirop uricolytique:*

extrait fluide de bourgeons de peuplier	3 g
sirop des cinq racines	200 g

une cuillerée à soupe toutes les 2 heures,

— *sirop pour les bronchites chroniques :*

teinture de bourgeons de peuplier	10 g
alcoolat de mélisse	20 g
sirop diacode	100 g
sirop d'érysimum composé	270 g

une cuillerée à soupe, 4 ou 5 fois par jour (H. Leclerc).

N.B. : L'onguent populeum est une pommade de bourgeons de peuplier avec feuilles de belladone, jusquiame, morelle noire, pavot, axonge, alcool à 95°.

CHARBON VÉGÉTAL

Fabriqué à partir du bois de différents arbres, le charbon de bois de peuplier semble le plus apprécié.

Absorbant des gaz intestinaux, antitoxique, utilisé dans les fermentations intestinales, ballonnements, colites, intoxications d'origine alimentaire et d'autres natures.

L'un des meilleurs remèdes à avoir chez soi et dans sa valise.

On en prend de 1 à 3 g par jour, en granulés, cachets, *comprimés* à 0,50 g.

Le charbon est souvent associé à des antispasmodiques, des levures, des antiseptiques.

PIED-DE-CHAT

Gnaphalium dioicum
Composée

Parties utilisées : fleurs.

Principaux constituants connus : nitrate de potasse.

Propriétés

— béchique (comme la violette)
— antinévralgique
— cholagogue (l'injection intraveineuse à des animaux d'une décoction de pied-de-chat correspondant à 5 g de plante sèche, triple et quadruple le volume de la bile dans les 24 heures - E. Chabrol).

Indications

— toux
— trachéites

— bronchites chroniques
— lombalgies, sciatiques, névralgies rhumatismales
— règles douloureuses.

Mode d'emploi

— infusion: une pincée de fleurs par tasse d'eau bouillante. 2 ou 3 tasses par jour,
— teinture mère: 10 à 15 gouttes, 4 ou 5 fois par jour.

N.B.: Fait partie de la tisane des «quatre fleurs» (voir Bouillon blanc).

PILOSELLE

Hieracium pilosella
Composée

Synonymes: oreille de souris ou de rat, épervière...

Parties utilisées: plante entière fraîche (la dessiccation l'a rend à peu près inactive).

Principaux constituants connus: antibiotiques contre les brucelloses, de découverte relativement récente...

Propriétés

— *diurétique* éliminateur de l'urée et des chlorures
— stimulant
— abaisse le cholestérol.

Indications

— *oliguries* des affections fébriles
— *œdèmes* des cardiaques
— hydropisie, ascite
— *excès d'urée*
— athérosclérose
— asthénie (des convalescences, des hémorragies)
— fièvre de Malte.
(En usage vétérinaire: avortement épizootique des bovins.)

Mode d'emploi

— infusion: 10 g de la plante *fraîchement récoltée* pour 100 g d'eau.

Bouillir une minute. Infuser 10 minutes. 2 ou 3 tasses par jour,
— *extrait fluide* de piloselle stabilisée: 2 à 5 g par jour,
— *teinture mère:* 30 à 50 gouttes, 2 ou 3 fois par jour,
— *potion diurétique:*

extrait fluide de piloselle stabilisée	4 g
extrait mou d'alkékenge	1 g
sirop de limon	100 g
eau	qsp 500 ml

par tasses, dans la journée.

PIMENTS

Capsicum annuum
Solanacée

Pour P. Fournier, il y a plus de 50 races de piments qui se ramènent toutes à l'unique espèce: piment annuel ou Capsicum annuum, soit: piment des jardins, poivre d'Inde, poivre d'Espagne, poivre long, poivron, paprika...

Originaire d'Amérique tropicale, cultivé dans de nombreux pays.

Parties utilisées: le fruit, très variable de forme, de volume et de couleur: oblong, effilé, arrondi, rouge, jaunâtre, violacé (saveur brûlante), vert (variété douce).

Principaux constituants connus: pour 100 g: substances azotées (15,50), huile essentielle (1,12), huile fixe (12,50), substances extractives non azotées (35), cellulose (20,76), cendres (5,17), capsaïcine, capsicine, capsanthine, substances aromatiques, lécithine, vitamine C (0,05 %), etc.

Propriétés

Usage interne

— stimulant gastrique
— excitant
— diurétique.

Usage externe

— révulsif
— rubéfiant.

Indications

Usage interne

— dyspepsies atoniques
— fermentations intestinales
— diarrhées, dysenteries
— vomissements incoercibles
— hémorragies utérines
— rhumatismes
— goutte
— hydropisie
— laryngite
— toux spasmodiques (coqueluche)
— certaines paralysies.

Usage externe

— névralgies rhumatismales, goutteuses
— lombalgies.

Mode d'emploi

Usage interne (*à faible doses* car peut provoquer des vomissements, diarrhées, inflammation de l'estomac et des reins)

— *poudre:* 0,30 g à 1 g par jour, en pilules,
— alcoolature ou teinture:

piment .... 1 partie
alcool à 33° .... 6 parties

1 à 4 g par jour dans une potion,
— en cuisine.

Usage externe

— alcoolature: 15-20 g dans 1/2 verre d'eau, en gargarismes,
— ouates vésicantes (ouate thermogène) dans névralgies rhumatismales, refroidissements...

N.B.:
1. Le poivron — ou piment doux — sera avantageusement consommé dans les salades et divers plats cuisinés (farcis...).
2. Le *capsicum frutescens* (piment enragé) sert à fabriquer le *poivre de Cayenne* et entre dans la composition du *Curry* indien (voir ce mot).
3. Le poivre du Népal, le paprika de Bulgarie et de Hongrie sont des variétés de capsicum annuum.
4. Le piment Soudania, écrasé dans l'huile d'olive, est utilisé dans les sauces accompagnant le couscous.

PIMPRENELLE

Poterium sanguisorba
Rosacée

Parties utilisées: plante entière.

Principaux constituants connus: huile essentielle, tanin.

Propriétés

— *astringent*
— diurétique
— hémostatique
— *carminatif*
— antilaiteux
— vulnéraire.

Indications

— *entérites,* diarrhées infantiles, *dysenterie*
— *hématuries,* hémoptysies
— métrorragies
— fermentations intestinales.

Mode d'emploi

Usage interne

— infusion de plante fraîche (une poignée pour 1 litre d'eau bouillante),
— décoction de plante fraîche avec un peu de beurre et du sel, selon la formule du classique bouillon d'herbes (H. Leclerc),
— extrait fluide: 2 à 5 g par jour,
— alcoolature: 40 gouttes, 4 fois par jour, dans une infusion.

Usage externe

— feuilles fraîches: calment et cicatrisent les brûlures,
— autrefois utilisées dans le traitement des plaies, plaies atones, hémorroïdes.

N.B.:
1. La pimprenelle est également un condiment utilisé dans les salades et plats de crudités.
2. Pour Platine de Crémone, elle donne «appétit et volupté». Les feuilles et tiges dans du vin «rafraîchissent, stimulent, réjouissent».

PIN SYLVESTRE

(Voir « Aromathérapie »)

PISSENLIT

(Voir « Traitement des maladies par les légumes, les fruits et les céréales »)

PIVOINE

Pœonia officinalis
Renonculacée

Parties utilisées : fleurs et racine.

Principaux constituants connus : pœnol (substance aromatique).

Propriétés

— *antispasmodique*
— anti-épileptique (?).

Indications

— *états sympathicotoniques*
— tachycardie réflexe, émotivité
— épilepsie
— coqueluche.

Mode d'emploi

— teinture : 30 à 50 gouttes par jour,
— *mixture sédative :*

teinture de pivoine	15 g
teinture de badiane	5 g

40 gouttes, 3 fois par jour, dans de l'eau.

PLANTAINS

Plantago major, media et lanceolata
(grand, moyen et petit plantains)
Plantaginées

Il en existe environ 200 espèces.

Parties utilisées: *feuilles,* plante entière, racine, semences.

Principaux constituants connus: pectine, choline, aucubine, tanin, hétéroside (aucuposide), soufre, sels alcalins, mucilage...

Propriétés

Usage interne

— *dépuratif (sang, poumons)*
— antibactérien
— *astringent*
— émollient
— expectorant
— augmente la coagulabilité sanguine.

Usage externe

— anti-ophtalmique
— cicatrisant.

Indications

Usage interne

— faiblesse générale, maigreur
— retard de développement infantile (pour certains, comparable à l'huile de foie de morue)
— hémorragies (métrorragies, hémoptysies...)
— *hémophilie*
— tuberculose, bronchites chroniques
— pharyngite, laryngite
— néphrites
— *diarrhées,* dysenterie
— pertes blanches.

Usage externe

— *conjonctivites,* inflammation des paupières

— plaies, ulcères de jambe
— laryngite
— gingivites
— dartres, dermatoses croûteuses
— métrites
— piqûres d'insectes, morsures de vipères.

Mode d'emploi

Usage interne

— macération de feuilles: 30 à 60 g dans 1 litre d'eau. Bouillir 1 minute. Macérer toute la nuit. Boire en 24 heures,
— infusion de feuilles: 10 g pour 100 g d'eau. 2 à 4 tasses par jour,
— suc: 40 à 100 g (hémoptysies, leucorrhées),
— extrait mou: 1 à 2 g par jour, en pilules,
— extrait fluide: 2 à 3 g par jour,
— *potion antidiarrhéique:*

extrait mou de plantain	10 g
glycérine	40 g
eau	qsp 200 ml

2 à 4 cuillerées à dessert par jour.

Usage externe

— la macération ou infusion en gargarismes et bains de bouche (laryngite, névralgies dentaires), lavages oculaires (ophtalmies), irrigations vaginales (pertes blanches),
— *feuilles fraîches froissées, excellent pansement sur les blessures,* ulcères de jambe, morsures de vipère (Lapierre),
— les mêmes en frictions sur les piqûres d'insectes (abeilles, guêpes, moustiques...),
— *collyre:*

eau de plantain	50 g
eau de rose	5 g
sulfate de zinc	3 g

— *collyre astringent:*

plantain (feuille)	10 g
mélilot (fleur)	aa 5 g
bleuet (fleur)	
eau bouillante	150 g

infuser 15 minutes. Passer à travers un linge. En bains d'yeux (conjonctivites, blépharites),
— *pommade contre l'acné:*

hydrolat de plantain	15 g

lanoline anhydre	5 g
vaseline	10 g
essence de rose	I goutte

N.B.:
1. On peut utiliser les feuilles jeunes dans les salades.
2. Les Anciens racontaient que les belettes, avant d'engager la lutte contre les vipères, se roulaient sur les feuilles de plantain afin de s'immuniser.
3. Les semences sont diurétiques, éliminatrices de l'urée, de l'acide urique et des chlorures, sous forme de décoction à 10 g pour 1 litre d'eau (King-Li-Pin).

PODOPHYLLE

Podophyllum peltatum
Berbéridacée

Parties utilisées: rhizome.

Principaux constituants connus: podophyllin.

Propriétés

— *cholagogue purgatif* sans constipation secondaire.

Indications

— *constipation habituelle* surtout chez les paralytiques
— lithiase biliaire.

Mode d'emploi

Usage interne

— poudre: cachets à 0,25 g (2 à 3 par jour),
— podophylline en pilules: 1 à 5 cg (selles 10-12 heures après). Associer 1 cg d'extrait de belladone à chaque pilule pour éviter les coliques.

Usage externe

— *papillomes génito-urinaires:* applications d'une suspension de podophylle dans l'huile de vaseline (0,50 à 1 ‰).

N.B.: Certains auteurs américains lui attribuent des propriétés anticancéreuses.

POIREAU

Allium porrum
Liliacée

(Voir «Traitement des maladies par les légumes, les fruits et les céréales»)

Mais, dès maintenant:
— On a pu dire que, grâce à ses sels alcalins, une cure de poireaux équivalait à une cure à Vichy.
— Le poireau, laxatif, est appelé «balai de l'intestin».
— Le bouillon de poireau, comme la soupe à l'oignon, est un bon remède de la «gueule de bois».
— Les *radicelles:* 30 g macérées 10 jours dans 1 litre de vin blanc, constituent un excellent remède contre l'*excès d'urée* sanguine. Un verre à Bordeaux chaque matin. Depuis qu'un chiffonnier m'a donné la recette en 1949, j'ai eu de nombreuses occasions de le vérifier.

POIRIER

Pirus communis
Rosacée

Parties utilisées: feuilles de jeunes rameaux, écorce.

Principaux constituants connus: arbutine.

Propriétés (analogues à celles de la busserole)
— *diurétique éliminateur de l'acide urique*
— *antiputride*
— sédatif des voies urinaires.

Indications
— *rhumatisme goutteux*
— oliguries
— infections urinaires (*colibacillose,* cystites)
— *lithiases urinaires.*

Mode d'emploi

Usage interne

— infusion: 50 g de feuilles pour 1 litre d'eau. Bouillir 2 minutes. Infuser 20 minutes. 2 à 4 tasses par jour (affections urinaires et prostatiques, lithiase urinaire),

— *infusion avec:*

feuilles de poirier		aa 50 g
pelures de pommes séchées		

pour 1 litre d'eau. A volonté (lithiase urinaire).

Usage externe

— décoction de l'*écorce:* 50 g par litre, en lavages et pansements des ulcères et plaies atones.

POIVRE

(Voir Piments)

POIVRE D'EAU

(Voir Persicaire)

POIVRON

(Voir Piments)

POLYGALAS

Polygala vulgaris et amara
Polygalées

Synonymes: herbe au lait, laitier.

Parties utilisées: racine.

Principaux constituants connus: huile essentielle, saponines, résine, éther méthylsalicylique.

Propriétés

— *fluidifiant* bronchique, *expectorant*
— tonique respiratoire, de l'estomac et des nerfs
— diurétique
— favorisant des règles (à doses fortes)
— purgatif.

Indications

— *bronchites chroniques,* pneumonie, grippe, coqueluche
— tuberculose pulmonaire
— *asthme humide*
— rhumatismes.

Contre-indications

— lésions du tube digestif
— hémoptysies.

Mode d'emploi

— décoction: 100 g pour 1 litre d'eau. Bouillir 2 minutes. Infuser 10 minutes. 3 ou 4 tasses par jour,
— extrait aqueux: en pilules à 0,05 g (2 à 10 par jour) (s'emploie en général avec d'autres expectorants: terpine, tolu, benzoate de soude...).

POLYPODE

Polypodium vulgare
Fougère

Synonyme: fougère réglisse.

Parties utilisées: rhizome.

Principaux constituants connus: huile grasse, résine, polypodine, tanins, saponines...

Propriétés

— *laxatif* doux (convient aux enfants) - agit en augmentant la sécrétion biliaire
— cholagogue
— vermifuge
— expectorant.

Indications

— constipations par insuffisance biliaire
— insuffisance hépatique, ictère
— goutte

— *bronchite chronique* des vieillards
— toux chronique.

Mode d'emploi

— décoction : une poignée pour 1 litre d'eau. Bouillir 2 minutes. Infuser 10 minutes. Aromatiser avec de la racine de réglisse. Boire en 2 jours,
— poudre de rhizome : cachets de 1 g. 1 à 4 par jour, pendant les repas,
— extrait mou : pilules de 0,10 g (2 avant les 3 repas),
— extrait fluide : 1 à 3 g par jour, aux repas,
— *tisane cholagogue et laxative :*

rhizome de polypode	20 g
racine de réglisse concassée	10 g
racine d'angélique	5 g
eau	200 g

faire bouillir le polypode 1/4 d'heure. Ajouter la réglisse et l'angélique. Laisser macérer 2 heures. Passer. Sucrer. A prendre le matin à jeun (H. Leclerc).

POMME DE TERRE

(Voir « Traitement des maladies par les légumes, les fruits et les céréales »)

POMMIER

(Voir « Traitement des maladies par les légumes, les fruits et les céréales »)

POTENTILLE ANSÉRINE

(Voir Argentine)

POULIOT

Mentha pulegium
Labiée

Synonyme: herbe aux puces.

Parties utilisées: plante entière.

Principaux constituants connus: une essence (pulégone, pipéritone).

Propriétés
— béchique, expectorant
— cholagogue
— stomachique
— facilite les menstruations.

Usage externe
— éloigne les puces.

Indications
— bronchites
— coqueluche
— insuffisance biliaire
— atonie gastrique.

Mode d'emploi
— infusion: une cuillerée à dessert par tasse d'eau bouillante. Infuser 10 minutes. 2 ou 3 tasses par jour, avant, entre ou après les repas selon les cas,
— extrait fluide: 2 à 3 g par jour,
— *potion béchique expectorante:*

extrait fluide de pouliot	2 g
décocté de racine de violette	150 g
sirop de capillaire	50 g

une cuillerée à soupe toutes les 2 heures (H. Leclerc),
— *mixture stomachique et cholagogue:*

extrait fluide de pouliot	20 g
extrait fluide de polypode	aa 10 g
extrait fluide de romarin	

40 gouttes, avant les 2 grands repas, dans un peu d'eau.

POURPIER

(Voir « Traitement des maladies par les légumes, les fruits et les céréales »)

PRÈLE

Equisetum arvense
Équisetacée

Parmi les plantes qui furent, pendant des siècles, considérées comme panacées, dans le peloton de tête: *la prèle.*

Comme beaucoup de plantes, l'*Equisetum arvense* a été quelque temps négligé pour le plus grand préjudice de nombreux malades. Mais ce végétal, qui n'a aucune valeur marchande (pour 30 F de poudre, vous avez un traitement d'un ou deux mois), a provoqué depuis de nombreuses recherches et analyses modernes.

On sait maintenant pourquoi la *prèle* a de tels pouvoirs. Et une fois de plus, les travaux de notre époque n'ont pu que confirmer la réalité des connaissances des Anciens. La seule question qui se pose depuis longtemps: pourquoi, il y a des siècles, les hommes utilisaient-ils les plantes avec autant de discernement?

Équisetacée vient du latin: *equus,* cheval, et *seta,* soie, crinière. La prèle ressemble à une queue de cheval. *Arvense* dérive également du latin: *arva,* les champs.

L'Equisetum arvense est la *prèle des champs,* l'une des plus utilisées. Il en existe d'autres variétés (voir à N.B. 1).

Synonymes: queue de cheval, de rat, de renard, herbe à récurer (autrefois les étains).

Une plante des plus précieuses dont on devrait se souvenir plus souvent chez les asthéniques, les déminéralisés, les athéroscléreux, les pléthoriques, les patraques habituels, les malades atteints d'affections dégénératives.

Il s'agit d'une plante vivace herbacée sans feuilles ni fleurs, de 20 à 60 cm de hauteur, qui pousse sur les terrains humides — siliceux et argileux — dans toute l'Europe, l'Asie, l'Afrique, l'Amérique septentrionale. Elle est commune en France, foulée chaque jour aux pieds, ce qui sans doute l'a fait quelque peu mépriser depuis 20 ou 30 ans. Or les Anciens la tenaient en haute estime et de nombreux travaux modernes, expérimentations animales et humaines, l'ont réhabilitée, ce que, pour ma part, je me suis depuis longtemps attaché à faire.

Parties utilisées: les tiges ou la plante entière.

Principaux constituants connus : la plante *séchée* donne près de 14 % de cendres dont environ 6,40 de *silice* (proportion *considérable* qui fait de la prèle la plante la plus riche en cet élément majeur, l'un des douze principaux de notre organisme, voir N.B. 3), 5,50 de carbonate de *calcium* et en moindres proportions : sulfate de potassium, chlorure de *potassium,* magnésie, phosphate de calcium, fer, manganèse... et aussi un tanin, un principe amer, une résine, des substances pectiques, des acides linoléïque, oléïque, stéarique, linolénique, équisétine et palustrine (alcaloïdes), un phytostérol, des hétérosides, des flavonoïdes, des saponosides...

Dans la plante *fraîche,* on trouve 200 à 260 mg de vitamine C par kg.

Propriétés

— diurétique
— *hémostatique,* astringent
— *reminéralisant* (voir N.B. 4)
— hémopoiétique (provoque la formation de globules rouges)
— favorisant des règles
— *antidégénératif*
— *cicatrisant* (abbé Kneipp)
(la plante fraîche serait plus active).

Indications

Usage interne

— *oliguries,* hydropisies
— cystites, certaines infections rénales
— albuminurie
— goutte
— *hémorragies* (hémoptysies, hématémèses, épistaxis, hématuries, métrorragies) (Cazin, H. Leclerc)
— certaines diarrhées
— *déminéralisation* (tuberculose, rachitisme, tétanie, asthénie, fractures, lésions osseuses diverses)
— insuffisance des règles
— *athérosclérose,* hypertension
— arthrose
— diabète
— nervosisme
— états cancéreux.

Usage externe

— plaies, ulcères de jambe, cancers ulcérés
— aphtes
— chute des cheveux.

Mode d'emploi

Usage interne

— *suc frais:* 2 ou 3 cuillerées à café ou à soupe par jour,
— *décoction* de la plante fraîche: 50 à 100 g par litre d'eau, bouillir 30 minutes — ou de la plante sèche: 10 à 20 g par litre d'eau,
enfants: 1 ou 2 cuillerées à café ou à soupe par jour,
adultes: 200 g par jour,
— *poudre:* 1 à 3 g avant ou à la fin des 2 grands repas (en cachets, gélules, ou telle quelle),
— action peut-être meilleure avec *décoction de poudre:* 1 cuillerée à café de poudre pour une grande tasse d'eau froide. Bouillir 5-10 secondes. Infuser 10 minutes. Passer. Une tasse par jour,
— *solution intégrale de plante fraîche:* 1 ou 2 cuillerées à café par jour,
— *extrait fluide:* 2 à 5 g par jour (diurétique), 5 à 20 g par jour (hémostatique),
— *teinture mère:* 50 à 100 gouttes 2 fois par jour,
— on peut aussi consommer les jeunes pousses en *salade*.

Usage externe

— *décoction* en compresses ou lavages: plaies, ulcères de jambe, cancers ulcérés,
— en lavages de bouche (aphtes).

N.B.:
1. Autres variétés de prêles
— *Equisetum maximum:* prèle très élevée, de 50 cm à 2 m de hauteur. Dans toute l'Europe, Ouest de l'Asie, Nord de l'Afrique, Amérique du Nord. En France, surtout dans la région parisienne, en Franche-Comté et en Bourgogne, dans le Sud-Est et Sud-Ouest (légèrement toxique).
— *Equisetum palustre:* prèle des marais, commune en France, dans toute l'Europe, dans le Nord de l'Asie, Amérique du Nord. Toxique par sa teneur en palustrine (alcaloïde).
— *Equisetum limosum:* prèle des bourbiers, dans les mêmes contrées (légèrement toxique).
— *Equisetum hiemale:* prèle d'hiver, en Europe, Asie, Amérique boréale, dans le Sud-Est de la France. Ni en Bretagne ni sur le littoral méditerranéen.

Leur composition varie quelque peu mais leurs propriétés et indications sont actuellement considérées comme les mêmes que celles de la prèle des champs. En attendant de nouveaux travaux tendant à démontrer telles ou telles spécialisations, force nous est de nous contenter de ce que nous savons.

2. La prèle a des tiges fertiles qui poussent au printemps et des tiges stériles qui apparaissent en mai. On utilise ces dernières récoltées en été, soit fraîches, soit séchées au soleil ou au four.
3. Le sang humain contient 10 mg de silice par litre, soit le 1/10 du calcium et l'organisme environ 7 g donc à peu près le double du fer (3 à 3,50 g). Dans les cendres de l'ongle normal, on trouve 10 % de soufre, 12 % de calcium et 20 % de silice. Chez les sujets décédés de cachexie tuberculeuse, les os ont perdu 13 % de magnésium, 25 % de calcium et 45 % de silice. Dans le domaine du cancer, on a depuis longtemps remarqué que cette affection était beaucoup plus rare dans les régions riches en magnésium et aussi en silice. Chez les athéroscléreux, on a démontré une baisse de la silice dans les tissus, etc. (pour plus de précisions, consulter « *Traitement des maladies par les légumes, les fruits et les céréales* » chapitre des minéraux et oligo-éléments - Maloine, éditeur).
4. H. Leclerc et L. Rénon ont insisté sur les propriétés reminéralisantes de la silice chez les tuberculeux (le poumon normal contient environ 0,18 % de silice, le poumon tuberculeux 0,009 %).

Par ailleurs, des expérimentations animales publiées en 1959 ont démontré l'importance de la prèle dans la consolidation des fractures (H. Monceaux), phénomène confirmé en pratique médicale.

La silice favorise en outre l'assimilation du phosphore, facteur reminéralisant bien connu.

Une étude comparative de la teneur en silice de différentes formes galéniques de prèle a permis de constater que dans les *nébulisats* étudiés, on en trouvait environ 0,3 %, dans la teinture mère un peu moins, dans un échantillon de poudre 3 %, et dans la S.I.P.F. 6 à 8 %.
5. Les propriétés hémostatiques de la prèle sont utilisées depuis longtemps. Or, dans le suc centrifugé, on trouve un anticoagulant dans le liquide surnageant et un coagulant dans le sédiment. Il y a donc dans la plante coexistence des deux principes.

PRIMEVÈRE

Primula officinalis
Primulacée

Synonymes: coucou, oreille d'ours, herbe à la paralysie, herbe de Saint-Paul...

Parties utilisées: *racine,* plante entière, fleurs.

Principaux constituants connus: primevérine, primulavérine, saponine (8 à 10 %)...

Propriétés
— *antispasmodique,* analgésique
— *expectorant*
— diurétique

— vermifuge
— hémolytique (usage externe).

Indications

Usage interne

— grippe, *bronchites, pneumonie,* coqueluche
— lithiase urinaire
— céphalées, *migraines*
— névralgies, *rhumatismes,* goutte
— vertiges
— hystérie, chorée, convulsions infantiles
— vomissements.

Usage externe

— contusions.

Mode d'emploi

Usage interne

— décoction de racine : une cuillerée à dessert par tasse d'eau. Bouillir 2 minutes. Infuser 10 minutes. 3 tasses par jour, entre les repas,
— infusion de plante coupée ou de fleurs : une cuillerée à dessert par tasse d'eau bouillante. Infuser 10 minutes. Une tasse après les repas,
— extrait mou : 0,20 à 0,30 g par jour,
— extrait fluide : 1 g à 1,50 g par jour,
— *potion expectorante et calmante :*

extrait fluide de primevère	50 gouttes
sirop de karabé	15 g
alcoolat de mélisse	5 g
sirop de capillaire	60 g
eau	qsp 200 ml

une cuillerée à soupe toutes les 2 heures.

Usage externe

— contre les contusions : compresses d'eau bouillie + 5 % d'extrait fluide de primevère,
ou : décoction avec 100 g de racine pour 1 litre d'eau, réduite d'1/3.

PRUNELLIER

Prunus spinosa
Rosacée

Arbrisseau épineux dont les fruits mûrissent très tard en automne.
Synonyme: prunier sauvage.

Principaux constituants connus: acides organiques, tanins, essence...

Parties utilisées et propriétés

Fruit
— antidiarrhéique
— tonique général.

Fleur
— laxatif
— *diurétique*
— dépuratif (rhumatismes, goutte).

Écorce et feuille
— *antidiabétique*
— *anti-asthmatique.*

Indications

— fatigue générale
— croissance
— furonculose
— acné.

Mode d'emploi

— fruits: une poignée par litre. Bouillir quelques minutes. A volonté,
— feuilles, racine, écorce: une cuillerée à dessert par tasse d'eau. Bouillir 2 minutes, infuser 10 minutes. 2 tasses entre les repas,
— infusion de fleurs.

PSYLLIUM (ou Pulicaire)

Plantago psyllium
Plantaginée

C'est une variété de plantain.
Synonymes: herbe aux puces.

Parties utilisées: semences.

Principaux constituants connus: mucilages.

Propriétés
— *laxatif* mécanique
— topique adoucissant.

Indications
— *constipations,* surtout spasmodiques.

Usage externe
— brûlures, ulcères de jambe.

Mode d'emploi

Usage interne
— semences: une cuillerée à soupe macérée 1/2 heure dans 1/2 verre d'eau. Prendre 1/2 heure avant le repas du soir.

N.B.: Même mode d'emploi pour le plantain des sables ou Psyllium noir de Provence ou d'Italie. Le plantain de l'Inde ou *Ispaghul* allie à son action laxative des propriétés anti-inflammatoires.

PULMONAIRE

Pulmonaria officinalis
Borraginée

Synonymes: herbe de cœur, herbe aux poumons.

Parties utilisées: feuilles ou sommités fleuries.

Propriétés
— sudorifique (analogue à la bourrache)

— *pectoral,* adoucissant
— émollient
— astringent.

Indications

— affections *bronchiques*
— hémoptysies.

Mode d'emploi

— infusion de feuilles ou sommités fleuries: une poignée par litre. Bouillir, infuser 10 minutes. 3 verres par jour.

PYRÈTHRE

Chrysanthemum cinerariaefolium
Composée

Parties utilisées: racine.

Principaux constituants connus: pyréthrines (études de J. Chevalier et E. Perrot).

Propriétés

Usage interne

— vermifuge.

Usage externe

— *parasiticide* (poux, punaises).

Indications

Usage interne

— *ascaris*
— *tænia*
— *tricocéphales*
— ankylostomes
— lamblias
— *oxyures.*

Usage externe
— pédiculose
— gale.

Mode d'emploi

Usage interne
— pyréthrine: 1 à 2 cg à jeun, 3 à 10 jours consécutifs. Enfants: 5 à 6 mg,
— pour oxyures: association de lavements avec 80 à 100 gouttes de solution alcoolique à 5 mg par ml.

Usage externe
— en solution concentrée dans des gelées contenant 5 pour 1 000 de pyréthrines (gale, pédiculose),
— pulvérisations d'eau additionnée de 1/25 de son volume de pyréthrines (usages *agricoles:* chenilles, pucerons, limaces...).

QUASSIA AMARA

Picrœna excelsa
Simarubacée

Parties utilisées: bois.

Principaux constituants connus: quassine...

Propriétés
— *tonique*
— excitant des sécrétions et des fibres musculaires lisses (estomac, intestin, vessie)
— apéritif
— stomachique
— stimulant de la vésicule biliaire
— diurétique
— anthelminthique.

Indications
— inappétence
— dyspepsies atoniques (convalescences)
— constipation des dyspeptiques

— congestion hépatique
— œdèmes des cardio-rénaux
— oxyurose (lavements).

Mode d'emploi

Usage interne

— poudre : 1 à 3 g par jour en cachets,
— macération : 5 g pour 1 litre d'eau. Une tasse avant les repas (tonique, apéritif),
— extrait : 0,20 à 0,50 g par jour, en pilules,
— teinture : 2 à 10 g par jour, en mixture, potion (pour les enfants : 5 gouttes par année d'âge et par jour, avant les repas),
— vin : 30 à 100 g par jour,
— quassine cristallisée en pilules de 0,002 g (dix mg par jour),
— *mixture apéritive :*

teinture de noix vomique	5 g
teinture de quassia	10 g
teinture de colombo	10 g
essence d'anis vert	III gouttes

15 gouttes dans un peu d'eau avant les 2 grands repas.

Usage externe

— macération à 15 g pour 1 litre d'eau, en lavements (oxyurose).

Synergiques : colombo - quinquina - noix vomique - espèces amères : petite centaurée - chardon bénit - gentiane - germandrée - chicorée sauvage.

QUINQUINA

Cinchona calisaya (jaune)
Cinchona succirubra (rouge)
Cinchona officinalis (gris)
Rubiacées

Parties utilisées : écorce.

Principaux constituants connus : alcaloïdes (quinine, quinidine, quinicine, cinchonine, quinovine), tanin, amidon, sels minéraux, matières grasses.

Incompatibilités: acétate d'ammoniaque, acides, alcali, alcaloïdes, émétique, antipyrine, sels de fer et de mercure, iode et iodures, tanins.

Propriétés

— *tonique*
— digestif
— *fébrifuge*
— *anti-infectieux*
— antiparasitaire
— cicatrisant externe.

Indications

Usage interne

— *anémies*
— *fatigue générale, convalescences*
— affections fébriles, *paludisme*
— infections
— tuberculose
— diabète.

Usage externe

— escarres, plaies atones.

Mode d'emploi

Usage interne

1. *Quinquina gris* (écorce des petites branches)
— poudre: 0,20 à 0,60 g par jour, en pilules, cachets (tonique) - 0,50 à 10 g par jour (fébrifuge),
— macération: 20 g par litre d'eau, pendant 1 heure. Un verre à Bordeaux 1/2 heure avant les repas.

2. *Quinquina jaune* (écorce des rameaux moyens): *fébrifuge*
— poudre: 1 à 10 g par jour, aux repas, en cachets à 0,50 g ou en pilules,
— extrait alcoolique: 1 à 4 g par jour - Enfants: 0,05 à 0,10 g par année d'âge.

3. *Quinquina rouge* (écorce des grosses branches): *tonique*
— poudre: 2 à 5 g par jour, en pilules, cachets de 0,50 g,
— macération: 20 g pour 1 litre d'eau, pendant 1 heure. Un verre à Bordeaux avant les repas,

— extrait mou ou aqueux: 1 à 3 g par jour, en potion, sirop - Enfants: 0,10 à 0,20 g par année d'âge,
— extrait fluide: 2 à 5 g par jour, en potion,
— teinture au 1/5: 5 à 10 g par jour, en mixure ou vin,
— vin: 50 à 100 g par jour.

Usage externe

— décoction à 30 g par litre, en compresses et lavages.

N.B.: Voir à kola mélange tonifiant.

QUINTEFEUILLE

Potentilla reptans
Rosacée

Parties utilisées: racine.

Propriétés: analogues à celles de la tormentille
— *astringent*
— fébrifuge
— cicatrisant.

Indications

Usage interne

— *diarrhées* (non inflammatoires)
— états fébriles.

Usage externe

— *angines*
— *aphtes,* ulcérations de la bouche.

Mode d'emploi

Usage interne

— décoction: 50 g par litre. Bouillir 10 minutes. 3 tasses par jour.

Usage externe

— en *gargarismes,* lavages de bouche.

RADIS NOIR

(Voir « Traitement des maladies par les légumes, les fruits et les céréales »)

RAIFORT SAUVAGE

(Voir « Traitement des maladies par les légumes, les fruits et les céréales »)

RATANHIA

Krameria triandra
Légumineuse

Parties utilisées : racine.

Principaux constituants connus : ratanhine, acide ratanhiatannique, tanins, cire.

Synergies : astringents = cachou, uva ursi, feuilles de noyer, sirop de coing.

Incompatibilités : alcalis, sels de calcium, de fer, de plomb, de mercure, albumines.

Propriétés

— astringent
— hémostatique.

Indications

— diarrhées, dysenteries
— hémorragies (utérines, hémoptysies)
— hémorroïdes.

Mode d'emploi

— infusion : 20 g pour 1 litre. Bouillir 2 minutes. Infuser 15 minutes. 3 tasses par jour,
— poudre : 1 à 5 g par jour, en cachets, pilules,
— extrait : 0,50 à 5 g, en pilules,
— sirop : 10 à 100 g par jour,

— teinture au 1/5 : 5 à 20 g par jour, en potion,
— suppositoires : 1 g d'extrait sec (on associe souvent la belladone),
— lavements : 5 g de racine concassée dans 1/2 litre d'eau. Bouillir 2 minutes. Infuser 10 minutes,
— *cachets antidiarrhéiques :*

poudre d'opium	un centigramme
poudre de rantanhia	0,50 g

pour un cachet. 4 ou 5 par jour.

RAUWOLFIA

Rauwolfia serpentina
Apocynacée

Semble connu aux Indes depuis l'Antiquité.

Parties utilisées : racine.

Principaux constituants connus : alcaloïdes : réserpine, serpentine, serpentinine, raupine, raubasine, cynaline...

Propriétés

— *hypotenseur* (Rustom Jal Vail, de Bombay)
— *sédatif* nerveux et psychique (sympathicolytique), son action semble liée à l'administration de ses alcaloïdes *totaux.*

Indications

— *hypertension* (surtout de la grossesse, Basedow, ménopause)
— glaucome
— insomnies nerveuses
— certains troubles mentaux.

Mode d'emploi

— alcaloïdes totaux : 2 à 8 mg par jour, à doses croissantes puis décroissantes,
— réserpine : 0,20 mg à 1,50 mg par jour (généralement doses faibles, les doses fortes sont contre-indiquées en cas d'ulcère gastrique et dans les états dépressifs).

RÉGLISSE

Glycyrrhiza glabra
Papilionacée

Il en existe une quinzaine d'espèces. *Glycyrrhiza* vient du grec *glycys,* doux et *rhiza,* racine.

Synonyme: herbe aux tanneurs.

Croît spontanément dans toute l'Europe méridionale, en Calabre, en Espagne, est cultivée dans le Midi de la France.

Parties utilisées: racine (le «bois de réglisse»).

Principaux constituants connus: glycyrrhizine (5 %), huile résineuse (15 %), saccharose (3 %), amidon doux (30 %), glucose (3 %), mannite, acide glycyrrhizinique, asparagine, stéroïde analogue à l'A.C.T.H. et à la cortisone, principes voisins de la progestérone (H. Costello et Lyun) et de l'atropine...

Propriétés

— *antispasmodique du tube digestif* (H. Busquet) et des bronches
— *anti-histaminique* (D. Vincent)
— *pectoral,* fluidifiant des sécrétions pharyngées
— digestif
— diurétique
— dépuratif
— rafraîchissant (surtout associée à parties égales au chiendent)
— tonique des *surrénales*
— localement: anti-inflammatoire, cicatrisant.

Indications

Usage interne

— *toux* nerveuse, *bronchites, trachéites*
— entérite, constipation
— *gastrites, ulcères gastriques* et duodénaux (Rivers)
— dyspepsies, météorisme, aérophagie
— spasmes intestinaux.

Usage externe

— bains de bouche dans glossites et stomatites
— collyre dans conjonctivites, inflammations des paupières.

Mode d'emploi

Usage interne

— 50 g pour 1 litre d'eau. Bouillir 1 minute. Macérer 12 heures. A volonté,
— extrait fluide : 3 à 5 g par jour,
— extrait mou : 2 à 3 g (surtout édulcorant de potions),
— contre *ulcères gastriques* et *gastrite* (Rivers) :

extrait de réglisse en poudre	100 g
eau	50 g

3 cuillerées à café par jour
ou poudre de racine de réglisse : 1 cuillerée à café rase avant les repas (3 semaines),

— *potion béchique :*

extrait mou de réglisse	2 g
sirop de lactucarium opiacé	50 g
infusé de fleurs pectorales	qsp 150 ml

une cuillerée à soupe toutes les 2 heures (toux, irritation des voies respiratoires),

— poudre de réglisse composée : *laxative* grâce au séné et au soufre qu'elle contient (la réglisse évite les coliques) et diurétique. 1 ou 2 cuillerées à café à la fin du repas du soir,
— *mixture contre les spasmes intestinaux :*

extrait fluide de réglisse	50 g
extrait fluide d'onagre	40 g
alcoolature de lyciet	10 g

une cuillerée à café avant les 2 grands repas.

Usage externe

— décoction concentrée à 20 g pour 100 g d'eau. Bouillir et réduire d'1/4. En bains de bouche dans les stomatites, glossites. En compresses sur les plaies,
— infusion à 5 g de racine pour 100 g d'eau. En compresses et bains oculaires dans conjonctivites et blépharites.

La réglisse était bien connue des Anciens. Au Ier siècle, Pline la recommandait pour « calmer la toux », de même Dioscoride pour clarifier la voix et adoucir l'« humeur ». Théophraste, au IVe siècle, la trouvait « efficace pour calmer la toux et apaiser la soif ». Au Moyen Age, sainte Hildegarde la citait comme « rafraîchissante en cas de fièvre » et propre à soulager les « maux de cœur ».

A Paris, vers la fin du XVIIIe siècle, la boisson qu'on appelait « coco » (parce qu'on avait l'habitude de la servir dans une moitié de noix de coco en guise de verre), et qui n'était autre que de la racine de réglisse séchée et réduite en poudre, eut une très grande vogue : on en vendait dans les cafés, sur les boulevards, dans les jardins publics.

La réglisse servait, avec l'orge et le chiendent, à préparer la *tisane* ordinaire des hôpitaux, sans indication particulière, dite *« bonne à tout »*, une recette à conserver précieusement... et à utiliser chez les fiévreux.

N.B. : L'abus d'acide glycyrrhizinique expose à l'hypertension artérielle avec baisse du potassium sanguin, entraînant une diminution de la force musculaire et des modifications de l'électrocardiogramme. Chez l'alcoolique, peuvent survenir des troubles neuropsychiques.

REINE-DES-PRÉS

Spirœa ulmaria
Rosacée

Synonymes : spirée, ulmaire, barbe de bouc, herbe aux abeilles, grande potentille, vignette...

Parties utilisées : feuilles et fleurs, toute la plante *(racine).*

Principaux constituants connus : *acide salicylique,* fer, soufre, calcium, tanins, flavonoïdes, monotropitoside (hétéroside du salicylate de méthyle).

Propriétés

— *diurétique* éliminateur de l'urée, de l'acide urique et des chlorures
— sudorifique
— cholérétique
— anti-athérosclérose (artérite)
— astringent
— somnifère
— fébrifuge
— tonique du cœur et gastrique (?).

Usage externe

— cicatrisant.

Indications

Usage interne

— *hydropisie,* œdèmes, hydarthrose, toutes *rétentions liquidiennes* de l'organisme *(ascite)*

— oliguries
— *rhumatismes,* y compris rhumatisme articulaire aigu (H. Leclerc)
— athérosclérose, artérite (prévention - traitement)
— arthritisme
— *lithiase urinaire*
— insuffisance biliaire
— diarrhées
— cellulite (Pr G. Parturier).

Usage externe

— coupures, piqûres, brûlures, plaies atones.

Mode d'emploi

Usage interne

— infusion *(ne jamais faire bouillir):* 3 ou 4 feuilles fraîches ou une cuillerée à dessert de feuilles sèches coupées + fleurs dans une tasse d'eau bouillante. Infuser 10 minutes. 3 à 5 tasses par jour, entre les repas,
— infusion de fleurs dans du vin, contre l'hydropisie et les douleurs rhumatismales,
— *alcoolature:* 1 ou 2 cuillerées à café,
— teinture: 10 à 15 gouttes, 3 ou 4 fois par jour,
— *infusion diurétique éliminatrice de l'acide urique:*

sommités fleuries d'ulmaire	aa 50 g
feuilles de frêne	
feuilles de cassis	100 g

une cuillerée à soupe pour une tasse d'eau bouillante. Infuser 10 minutes. 3 ou 4 tasses par jour,
— cellulite: une cuillerée à soupe, verser 1/4 de litre d'eau bouillante. Macérer la nuit. Boire au réveil.

Usage externe

— feuilles fraîches sur coupures, brûlures, ulcères,
— 2 poignées par litre: bouillir 15 minutes. En applications chaudes sur les rhumatismes. En compresses sur les plaies et ulcères.

N.B.: L'aspirine, qui est l'acide acétyl-salicylique, provient de l'écorce de saule et de la reine-des-prés qui contiennent de l'acide salicylique. « Aspirine » vient de « *spirœa* » (le nom botanique de la reine-des-prés est *spirœa ulmaria*).

Périodiquement, comme de nombreux autres médicaments, l'*aspirine* révèle des propriétés jusqu'alors inconnues. Parmi les dernières découvertes: les propriétés anti-coagulantes, plus exactement: anti-agrégantes plaquettaires.

Ces propriétés sont mises à profit dans le traitement de terrain de l'athérosclrose, surtout lorsqu'elle se manifeste par une artérite des membres inférieurs ou des coronaires.

Selon les auteurs, 100 mg (le 1/5 des comprimés habituels à 0,50 g) suffisent à protéger l'organisme contre d'éventuelles attaques dans le domaine cardio-vasculaire quand pour d'autres, il faut 300 à 500 mg quotidiennement. Mais récemment, des auteurs anglais ont publié leur sentiment : 30 mg par jour semblent être aussi inefficaces que les doses préconisées jusqu'ici... et qui plus est, une prise un jour sur deux « est probablement aussi efficace qu'une prise quotidienne » (N. Engl. J. Med. 1991). C'est dire le flou, ici comme dans nombre d'attitudes thérapeutiques.

D'autant qu'aucun médecin n'est capable de dire pendant combien de temps il est nécessaire d'absorber de l'aspirine. On sait seulement que l'aspirine est capable de provoquer un ulcère d'estomac ou des hémorragies intestinales.

RENONCULE

(Voir Bouton-d'or)

RENOUÉE

Polygonum aviculare
Polygonacée

Synonymes : renouée des oiseaux, aviculaire, herbe à cent nœuds, sanguinaire, herbe des Saints-Innocents.

Parties utilisées : racine.

Principaux constituants connus : huile essentielle, anthraquinone, glucotanins, silice...

Propriétés

— *tonique astringent,* hémostatique
— réfrène les sécrétions intestinales
— *antidiabétique* (F. Daëls)
— dépuratif
— diurétique.

Indications

— *diarrhées,* entérites, dysenteries
— pertes blanches
— *hémorroïdes*
— hémorragies diverses (poumons, tube digestif, utérus)

— *tuberculose* pulmonaire et rénale (H. Leclerc)
— *diabète*
— albuminurie
— lithiase biliaire et urinaire, goutte, rhumatismes
— oligurie.

Mode d'emploi

— infusion : une cuillerée à dessert par tasse d'eau. Bouillir 2 minutes. Infuser 20 minutes. 2 à 4 tasses par jour (on peut édulcorer avec du sirop de coing),
— extrait : 0,20 à 0,40 g par jour,
— teinture : 15 gouttes, 2 ou 3 fois par jour,
— *potion antidiabétique :*

extrait de renouée	3 g
extrait d'herbe à Robert	4 g
glycérine	50 g
eau	qsp 300 ml

une cuillerée à soupe avant les 2 grands repas,
— mixture conseillée par H. Leclerc :

extrait fluide de renouée	aa 50 g
extrait fluide de prêle	

3 cuillerées à café par jour (tuberculose).

RHUBARBE

(Voir « Traitement des maladies par les légumes, les fruits et les céréales »)

RICIN

Ricinus communis
Euphorbiacée

Parties utilisées : huile tirée des graines.

Principaux constituants connus : huile (stéarine, cholestérine, ricinoléine, palmitine).

Propriétés

— *purgatif.*

Indications

— constipation (enfants, femmes enceintes, opérés, accouchées).

Mode d'emploi

Usage interne

— laxatif: 2 à 10 g (en capsules),
— purgatif: 10 à 40 g (en capsules).

Usage externe

— 20 à 50 g en lavements, suppositoires.

N.B.: L'huile de ricin, terreur des enfants, est utilisée dans de nombreux syndromes en Virginie, dans le Vermont et certains autres États des U.S.A... mais sous forme de *cataplasmes tièdes.* Dans ces régions, ce serait même la drogue à tout faire, employée pour faire mûrir un abcès, soulager les coliques, les douleurs rhumatismales, accélérer la cicatrisation de plaies atones, traiter les dermatoses...

ROMARIN

(Voir «Aromathérapie»)

RONCE

(Voir Mûrier sauvage)

ROQUETTE

Eruca sativa
Crucifère

Propriétés

— *tonique général*
— *stimulant sexuel*
— stomachique
— diurétique.

Indications

— asthénies
— impuissance
— dyspepsies.

Mode d'emploi

Usage interne

— en salades, seule ou en association.

Usage externe

— avec la racine de bardane et d'ortie à parties égales, sert à la préparation d'une lotion capillaire pour la repousse des cheveux sur cuir chevelu gras.

N.B. : En raison de ses propriétés aphrodisiaques, la roquette était jadis proscrite des jardins monastiques.

ROSE PALE

Rosa damascena
Rosacée

Synonymes: rose de Damas, de Puteaux, des quatre saisons.

Parties utilisées: pétales.

Propriétés

— laxatif doux.

Indications

— *constipation* (enfants, vieillards, convalescents).

Mode d'emploi

— infusion: 30 g pour 1/2 litre d'eau bouillante. Infuser 10 minutes. 2 ou 3 tasses par jour,

— sirop:

extrait fluide de rose pâle	6 g
sirop simple	94 g

2 cuillerées à soupe au coucher.

N.B.: L'eau distillée est utilisée pour les soins de la peau et en collyre.

ROSE ROUGE OU DE PROVINS

Rosa gallica
Rosacée

Fut rapportée au XIIIe siècle des Croisades par Thibault IV, Comte de Champagne.

Parties utilisées : pétales, boutons (les récolter quand les boutons commencent à s'ouvrir).

Principaux constituants connus : huile essentielle, acide gallique, tanin (15 %), principes antibiotiques.

Propriétés

— astringent
— cicatrisant
— fortifiant.

Indications

Usage interne

— hémorragies
— leucorrhées
— diarrhées (y compris des enfants)
— tuberculose pulmonaire, asthme.

Usage externe

— aphtes
— plaies fongueuses
— inflammations des paupières.

Mode d'emploi

Usage interne

— infusion : 20 g par litre d'eau, infuser 10 minutes. 3 tasses par jour avant les repas (on peut aussi manger les pétales écrasés avec du miel),
— poudre : 5 à 10 g par jour dans un liquide quelconque, du miel,
— conserve de roses : 50 à 100 g par jour (tuberculose pulmonaire, également réputée pour le teint). Préparation : 750 g de sucre et 250 g de pétales frais de boutons. Ajouter de l'eau de rose pour obtenir une pâte semblable au miel.

Usage externe

— 2 ou 3 pincées de pétales pour une tasse d'eau bouillante. Infuser 10 minutes. En lavages oculaires, injections vaginales, compresses sur les plaies atones, ulcères, bains de bouche (angines, stomatites),
— on utilise également les pétales frais appliqués sur les yeux,
— *vinaigre rosat :*

pétales secs de roses rouges	60 g
vinaigre rouge fort	750 g

laisser macérer une semaine en agitant de temps en temps. Passer et filtrer. En gargarismes : 1 ou 2 cuillerées à soupe par verre d'eau chaude. En injections vaginales : une cuillerée à soupe pour 1 litre d'eau tiède. Employé également, étendu d'eau, pour la toilette.

N.B. : L'extrait aqueux d'une rose : *Rhodiola rosea* serait efficace dans les troubles de la mémoire (because ses composés diterpéniques ?). C'est en tout cas ce qui s'est dit au Symposium international de Sofia (Bulgarie) en juin 1986. Mais personne ne s'en souvient en 1992...

ROSEAU-A-BALAIS

Phragmites communis
Graminée

Parties utilisées : racine.

Principaux constituants connus : saccharose, nitre...

Propriétés

— *diurétique éliminateur de l'acide urique*
— *sudorifique.*

Indications

— *oliguries*
— cystite
— *rhumatisme goutteux*
— fièvres éruptives.

Mode d'emploi

— décoction : 60 g par litre d'eau. Bouillir 3 minutes. Infuser 15 minutes. A prendre dans la journée,
— extrait fluide : 2 à 3 g par jour,

— *potion diurétique et diaphorétique:*

extrait fluide de roseau-à-balais	10 g
extrait mou de pensée sauvage	3 g
extrait mou de saponaire	1 g
glycérine	50 g
eau	qsp 300 ml

une cuillerée à soupe avant les 2 grands repas.

ROSE AROMATIQUE

(Voir Acore vrai)

RUE

Ruta graveolens
Rutacée
Toxique - Tableau A

Synonymes: rue fétide, rue domestique, herbe de grâce.

Parties utilisées: plante entière.

Principaux constituants connus: essence *(stupéfiante),* rutine...

Propriétés

Usage interne

— *emménagogue* (congestionne et stimule les fibres utérines)
— sudorifique
— anti-épileptique?
— antispasmodique
— vermifuge.

Usage externe

— antiparasitaire
— laxatif.

Indications

Usage interne

— *absence ou insuffisance de règles*

— hystérie, convulsions, mélancolie
— ascaris.

Usage externe

— ulcérations des gencives
— pédiculose
— éloigne les parasites, les serpents, les bêtes venimeuses.

Contre-indications: grossesse (à fortes doses, peut provoquer l'avortement, et aussi une intoxication).

Mode d'emploi

Usage interne: contre l'absence des règles, ne l'employer qu'au moment où les règles devraient se manifester

— infusion: 1 g de feuilles pour une tasse d'eau bouillante. 2 tasses par jour,
— poudre: en cachets ou pilules à 0,05 g (5 à 10 par jour),
— essence: 2 à 6 gouttes dans une potion.

Usage externe

— infusion en bains de bouche, contre les ultérations gingivales,
— en lavements (constipation),
— décoction: 30 à 40 g par litre d'eau, pour détruire poux, vermine.

N.B.:
1. La rue était autrefois préconisée contre les morsures de serpents et de chiens enragés.
2. Elle était utilisée dans de nombreuses affections, passait pour antiseptique (prévention des épidémies) et un antidote des poisons.
3. La *rutine,* découverte dans la rue, est surtout tirée du sarrasin qui en contient davantage (utilisée contre la fragilité capillaire, les hémorragies, l'hypertension).

SABAL SERRULATA

Sabal serrulata
Palmier

Palmier nain de l'Amérique du Nord.

Parties utilisées: le fruit.

Principaux constituants connus: hormones (Kroemer, Grieble et Bames), ferments, tanins, esters...

Propriétés

— *spécifique de la prostate*
— galactogogue
— développe les seins trop petits (Mezger).

Indications

— *hypertrophie prostatique*
— troubles prostatiques: mictions douloureuses et fréquentes, parésie du sphincter vésical, fausses envies d'uriner, prostatorrhée, douleurs prostatiques, cystites
— troubles de la sexualité
— mastites
— retard des règles
— insuffisance lactée des nourrices
— seins insuffisamment développés.

Mode d'emploi

— teinture: 15 à 25 gouttes dans un peu d'eau, 3 fois par jour.

N.B.: Ce végétal, surtout employé par les homéopathes, n'a commencé sa carrière qu'il y a une cinquantaine d'années.

SABINE

Juniperus sabina
Conifère
Toxique - Tableau A

Synonymes: genévrier-sabine, savinier, mélèze-sabine.

Parties utilisées: feuilles.

Principaux constituants connus: essence *toxique* sur les fibres musculaires lisses (P. Manceau), une cire, résine, tanin.

Propriétés

— *emménagogue*
— antiparasitaire
— détergent (usage externe).

Indications

Usage interne
— métrorragies (Gendrin, Aran et Beau).

Usage externe
— plaies putrides.

Mode d'emploi

Usage interne
— infusion de feuilles : 1 à 2 g par litre. 3 tasses par jour.

Usage externe
— décoction : en lotions sur les ulcères putrides ou gangréneux - en lavements (oxyurose).

N.B. : Remède *brutal et dangereux* dont il vaut mieux s'abstenir. Abortif qui entraîne l'expulsion du fœtus, mais en occasionnant le plus souvent la mort de la mère (H. Leclerc). Le fait justifie à lui seul la mention de cette plante dans ce livre.

SABLINE

Arenaria rubra
Caryophyllacée

Parties utilisées : plante entière.

Principaux constituants connus : carbonates de potasse, de soude, chlorures, saponine...

Propriétés
— *diurétique éliminateur de l'acide urique* (F. Decaux)
— sédatif urinaire (cystites, coliques néphrétiques).

Indications
— lithiase urinaire
— cystite
— coliques néphrétiques.

Mode d'emploi

— décoction : 150 g pour 1 litre d'eau. Bouillir 1 minute. Infuser 10 minutes. 3 tasses par jour,
— extrait aqueux : 1 à 1,50 g par jour,
— *potion diurétique et antilithiasique :*

extrait aqueux de sabline	10 g
glycérine pure	5 g
eau distillée	85 g

une cuillerée à dessert dans un verre d'eau, 4 à 5 fois par jour.

N.B. : Une pommade contenant huile d'olive et poudre de Sabline serait efficace contre les tâches de rousseur.

SAFRAN

Crocus sativus
Iridée

Parties utilisées : stigmates.

Principaux constituants connus : essence (de la classe des terpènes), picrocrocine, crocine...

Propriétés

Usage interne

— *régulateur des règles* (à la fois stimulant et sédatif de l'utérus)
— *sédatif* et *tonique* gastrique
— *sédatif* et *tonique* du système nerveux central
— antispasmodique.

Usage externe

— analgésiant de la muqueuse gingivale.

Indications

Usage interne

— *règles douloureuses* et douleurs lombaires concomitantes
— dyspepsies atoniques
— toux quinteuses, spasmes bronchiques (Liégeois)
— asthme.

Usage externe

— troubles de la *dentition.*

Mode d'emploi

Usage interne (thérapeutique onéreuse - voir N.B.)

— infusion: 15 g pour 1 litre d'eau. Bouillir et infuser 15 minutes. 1 à 3 tasses par jour,

— poudre: 0,50 à 1 g par jour, en cachets à 0,25 g,

— teinture: 2 à 5 g par prises de 10 à 20 gouttes toutes les 2 heures.

Usage externe

— teinture en collutoire (frictions gingivales).

N.B.:

1. Le safran serait originaire d'Asie Mineure et aurait été rapporté de Terre Sainte par un Croisé dans un bâton astucieusement évidé. Il avait, autrefois, une importance commerciale extraordinaire et sa falsification était sévèrement réprimée. En 1444 un fraudeur, épicier à Nuremberg, fut brûlé au même bûcher que son safran trafiqué.

2. Il est cultivé en Espagne, en Italie et, en France, dans l'Angoumois, le Vaucluse, l'Albigeois, le Gatinais.

Les stigmates sont recueillis à l'épanouissement de la fleur et desséchés. Il faut 70 000 stigmates environ pour faire une livre, et 5 livres de safran frais pour obtenir une livre de produit sec. Ces précisions sont de nature à faire comprendre le prix élevé du produit...

Le safran était autrefois considéré comme un cordial dispensateur de gaieté. On disait d'un homme hilare qu'il avait «dormi dans un sac de safran» (dormivit in sacco croci).

Les amateurs de paëlla, de bouillabaisse et de bourride doivent sans doute au safran cette digestion facile que chacun se plaît à remarquer.

Le mourtairol périgourdin mérite une mention. Il s'agit d'une soupe d'un type particulier: dans un litre et demi de bouillon de poule, on fait fondre 1 g de safran et on verse, chaud et peu à peu, sur un matelas de fines tranches de pain de campagne garnissant la soupière, jusqu'à ce que le pain ne puisse plus absorber de liquide. Mettre alors à four doux pendant une demi-heure en arrosant de bouillon pour que le pain ne puisse se dessécher. Servir dans la soupière.

SALICAIRE

Lythrum salicaria
Lythrariée

Synonyme: lysimaque rouge.

Parties utilisées: sommités fleuries.

Principaux constituants connus: sels de fer, salicarine, tanin, mucilage...

Propriétés

— astringent
— antidiarrhéique
— hémostatique
— antiseptique, antibiotique.

Indications

Usage interne

— *entérites* hémorragiques, ou tuberculeuses
— entérites des *nourrissons*
— dysenterie bacillaire (H. Dufour, Gougeon, Laumonier, Durieux, Dedieu)
— métrorragies.

Usage externe

— métrites, leucorrhées, vaginite, prurit vulvaire
— ulcères de jambe
— eczémas, intertrigo.

Mode d'emploi

Usage interne

— infusion: une poignée pour 1 litre d'eau bouillante. Infuser 20 minutes. Prendre en 2 jours, entre les repas,
— extrait fluide: 2 à 5 g par jour (enfants: 0,50 à 1 g par jour, en sirop),
— extrait mou: 0,50 à 1 g, par jour, en pilules,
— poudre de plante sèche: 5 à 15 g par jour.

Usage externe
- décoction : 2 poignées par litre d'eau. Bouillir 5 minutes. En injections vaginales, lavages des ulcères et dermatoses.

SALICORNE

Salicornia herbacea
Chénopodiacée

Synonyme : haricot de mer.

(Pousse dans les marais salants, sur les plages rarement recouvertes par la mer.)

Principaux constituants connus : vitamine C, iode, brome...

Propriétés
- antiscorbutique
- régulateur endocrinien.

Indications
- anémies
- troubles glandulaires.

Mode d'emploi
- en salade, au préalable recouverte quelques heures par du sel marin,
- cuite, préparée comme les haricots verts.

SALSEPAREILLE

Smilax aspera, ou Sarsaparilla
Liliacée

Il en existe de nombreuses espèces, toutes originaires des régions chaudes des deux Amériques, du Mexique au Brésil.

Parties utilisées : racine.

Principaux constituants connus : essence, oxalate de chaux, résines, saponines, amidon...

Propriétés
— *diurétique éliminateur de l'urée et de l'acide urique*
— dépuratif
— cholestérolytique
— antisyphilitique (?).

Indications
— *excès d'urée* et ses troubles (vomissements, céphalées, soif, vertiges)
— néphrite chronique
— *rhumatisme goutteux*
— dermatoses
— herpès
— maladies vénériennes (syphilis).

Mode d'emploi
— décoction: 50 g par litre d'eau. Bouillir 10 minutes et infuser 10 minutes. 3 tasses par jour, avant les repas,
— teinture: 5 à 15 g,
— extrait aqueux: 2 à 4 g par jour,
— extrait fluide (sirop):

extrait fluide de salsepareille	50 g
sirop simple	450 g

40 à 100 g par jour,
— sirop de salsepareille composé (contenant bourrache, pétales de roses, anis, séné...).

N.B.: Introduites dans la matière médicale européenne du XVIe siècle, les salsepareilles ne sont plus guère utilisées de nos jours.

SANICLE

(Voir Saxifrage)

SANTAL

(Voir «Aromathérapie»)

SANTOLINE

(Voir «Aromathérapie»)

SAPIN

(Voir Pin in «Aromathérapie»)

SAPONAIRE

Saponaria officinalis
Caryophyllacée

Synonymes: herbe à foulon, savonnière, savon de fossé...

Parties utilisées: plante entière.

Principaux constituants connus: résine, saponine...

Propriétés

— *dépuratif*
— *diurétique*
— sudorifique
— expectorant
— cholérétique
— *vermifuge.*

Indications

Usage interne

— *rhumatisme goutteux*
— affections des *voies urinaires* et hépatiques
— bronchites, états grippaux
— *neurasthénie*
— oxyurose
— *syphilis* (?)
— *cancers,* lèpre (médecins arabes anciens).

Usage externe

— *eczémas,* dermatoses prurigineuses, acné, dartres (Alibert, Cazin)
— angines pultacées et diverses
— engorgements lymphatiques
— entretien du cuir chevelu.

Mode d'emploi *(à employer prudemment)*

Usage interne

— décoction : 15 g pour 1 litre d'eau. Bouillir 2 minutes et *passer aussitôt* (la macération pourrait être *toxique*). Une tasse 1/2 heure avant les 2 grands repas

— *sirop avec :*

extrait aqueux de feuilles de saponaire	10 g
sirop simple	qsp 1 litre

50 à 100 g par jour,

— suc : 60 à 100 g par jour,

— *potion anti-herpétique* (herpès, zona) :

extrait de feuilles de saponaire	1,50 g
extrait de bourrache	5 g
extrait de patience	3 g
glycérine	40 g
eau	qsp 200 ml

une cuillerée à dessert avant les 2 repas principaux.

Usage externe

— *gargarismes* (angines pultacées, herpétiques, angine de Vincent en traitement d'appoint) :

racine de saponaire	20 g
tête de pavot	n° 1
eau	qsp 1 litre

bouillir 10 minutes. Ajouter 100 g de miel rosat,

— décoction : 125 g de racine de saponaire dans 1 litre de petit lait. En lotions contre l'acné, les dartres,

— les sommités fleuries s'appliquent sur les dartres, eczémas, zona, herpès,

— décoction : 60 à 80 g par litre. En cataplasmes sur engorgements lymphatiques. En shampooing (entretien de la chevelure).

N.B. :

1. Les préparations doivent être utilisées *fraîches* et non préparées à l'avance.

2. *Cataplasmes de feuilles ou de fleurs broyées :* feuilles fraîches, ou fleurs, rapidement lavées, posées sur le linge qui servira à maintenir le cataplasme, écraser avec un rouleau à pâtisserie ou une bouteille pour faire sortir le suc. Appliquer sur la peau lors d'engorgements lymphatiques, d'œdèmes des chevilles ou des genoux, de dartres, d'eczémas, d'herpès, d'impétigo.

3. *Décoction de la plante entière :* donne une eau savonneuse bonne pour la lessive, en particulier le nettoyage des étoffes délicates, également de la peau et des cheveux. Son pouvoir détergent est remarquable et non agressif. En outre, la saponaire possède l'avantage de plus en plus recherché de ne pas polluer l'eau.

SARRIETTE

(Voir « Aromathérapie »)

SASSAFRAS

(Voir « Aromathérapie »)

SAUGE

(Voir « Aromathérapie »)

SAULE BLANC

Salix alba
Salicacée

« Arbre de la douleur. »
Il en existe plus de deux cents espèces.
Synonymes: saule commun, saule argenté, osier blanc...

Parties utilisées: chatons (fleurs mâles), feuilles, *écorce.*

Principaux constituants connus: dans l'*écorce,* un glucoside (salicoside ou salicine, découvert par Leroux en 1830), dont on tire le saligénol, composé salicylique proche de l'aspirine, tanin... Dans la fleur *femelle,* un principe œstrogène, dans la fleur *mâle,* une hormone comparable à l'hormone mâle animale.

Propriétés
— *sédatif génital* (Dioscoride, Daléchamp)
— *antinévralgique,* antirhumatismal
— *antispasmodique*
— calmant nerveux
— *fébrifuge* par son saligénol, issu du salicoside (peut remplacer le quinquina)
— tonique digestif.

Indications
— *excitation génitale: nymphomanie, spermatorrhée, priapisme*
— douleurs des règles
— névralgies rhumatismales
— *angoisse,* anxiété, insomnies des neurasthéniques
— lithiase biliaire
— hyperacidité gastrique
— arthritisme
— états fébriles.

Mode d'emploi

— infusion de chatons (ou feuilles): 1 cuillerée à dessert pour une tasse d'eau bouillante. Infuser 10 minutes. 3 tasses par jour, avant ou entre les repas (antispasmodique, hypnotique, douleurs rhumatismales),
— *extrait fluide de chatons:* 1 cuillerée à café dans une infusion 1 à 3 fois par jour (antispasmodique, *sédatif génital*),
— extrait fluide: 5 à 10 g par jour (antispasmodique),
— extrait hydro-alcoolique: 2 à 3 g (tonique) - 4 à 8 g (fébrifuge),
— décoction d'écorce: 20 à 35 g d'écorce sèche et concassée pour 1 litre d'eau. Bouillir 5 minutes, infuser 10. Prendre 2 ou 3 tasses par jour (douleurs rhumatismales),
— poudre d'écorce: 5 à 10 g dans du miel ou du sirop (tonique, fébrifuge),
— macération vineuse d'écorce de saule: 50 g de poudre d'écorce par litre de vin. Un verre à Bordeaux avant les 2 grands repas (fébrifuge, peut remplacer le vin de quinquina).

N.B.:
1. En résumé:
— De l'*écorce,* on utilise surtout l'action tonique, fébrifuge, digestive et astringente (diarrhées).
— Les *chatons* sont sédatifs et équilibrants chez les angoissés neurasthéniques, insomniaques. Utilisés dans les névralgies, rhumatismes, arthrite.
— *Feuilles* et chatons sont des sédatifs génitaux.
2. «Les feuilles pilées et prises en breuvage, disait Daléchamp, refroidissent ceux qui sont trop eschauffez en cas d'amour et mesme qui continuerait d'en prendre, elles rendroient la personne du tout inhabile à ce mestier.»

SAXIFRAGE (OU SANICLE DES MONTAGNES)

Saxifraga granulata
Saxifragée

Synonymes: casse-pierre, perce-pierre, herbe de Saint-Laurent.

Parties utilisées: plante entière.

Propriétés

— cholagogue.

Indications

— congestion hépatique, congestion de la rate.

Mode d'emploi

— décoction : 15 à 30 g pour 1 litre. 3 tasses par jour.

N.B. : Au XVe siècle, on utilisait une macération vineuse de sanicle, millefeuille et bugle pulvérisés pour traiter les blessures.

SCABIEUSE

Scabiosa succisa
Dipsacée

Synonymes : mors du diable, racine du diable, herbe de Saint-Joseph...

Parties utilisées : racine, feuilles, fleurs.

Principaux constituants connus : scabiosine...

Propriétés

— *expectorant*
— *dépuratif*
— *sudorifique*
— augmente les sécrétions salivaires
— stomachique, apéritif et digestif.

Indications

Usage interne

— bronchites, broncho-pneumonie, pneumonie, grippe
— asthme.

Usage externe

— *dermatoses* (dartres, teigne, gale)
— aphtes.

Mode d'emploi

Usage interne

— infusion de feuilles : 1 cuillerée à dessert pour une grande tasse d'eau froide. Faire bouillir quelques secondes. Infuser 10 minutes. Passer. 3 tasses par jour entre les repas,
— décoction de racines : 20 g pour 1 litre d'eau. Bouillir 5 minutes. 2 tasses par jour,
— extrait fluide : 2 à 3 g par jour, par prises de 25 gouttes,

— *potion expectorante et calmante:*

extrait fluide de racine de scabieuse	2 g
sirop de karabé	15 g
sirop de tolu	40 g
eau distillée	qsp 150 ml

1 cuillerée à soupe toutes les heures,
— racine de scabieuse mise dans du genièvre ou de l'eau-de-vie: liqueur apéritive et digestive.

Usage externe

— une poignée pour 1 litre d'eau. Bouillir 10 minutes. En gargarismes (aphtes), compresses, lotions (teigne, gale). Calme les démangeaisons.

SCAMMONÉE

Convolvulus scammonia
Convolvulacée

Parties utilisées: suc résineux de la racine.

Principaux constituants connus: scammonine.

Propriétés

— *purgatif* drastique
— cholagogue.

Indications

— *constipations rebelles*
— dérivatif dans: hydropisies d'origine cardiaque, *congestions cérébrales,* hypertension.

Contre-indications: inflammation du tube digestif.

Mode d'emploi

— poudre: 0,50 à 1 g par jour (cachets, pilules à 0,25 g),
— résine: 0,30 à 0,60 g par jour, en potion, sous forme d'*eau-de-vie allemande* (en association avec la racine de jalap et la racine de turbith): 10 à 15 g avec autant de sirop de nerprun.

SCEAU DE SALOMON

Polygonatum vulgare
Asparaginée

Synonymes: herbe aux panaris, muguet anguleux.

Parties utilisées: rhizome.

Principaux constituants connus: saponine, mucilage, tanin, oxalate de chaux.

Propriétés

— *résolutif* (anti-inflammatoire et hémolytique), analogue au tamier.

Indications

— *contusions,* ecchymoses (Simon Paulli)
— panaris, abcès, anthrax.

Mode d'emploi

Usage externe

— cataplasme de rhizome frais cuit sans eau et réduit en pâte,
— décoction à 50 g pour 1 litre d'eau: en compresses,
— *décocté anti-ecchymotique:*

rhizome de sceau de Salomon	20 g
racine de bryone	5 g
tête de pavot concassée	n° 1
feuilles de saponaire	15 g
racine de primevère	30 g
eau	1 litre

bouillir 10 minutes. Infuser 20 minutes. Passer en exprimant. En compresses chaudes sur les contusions.

SCILLE

Urginea scilla, Scilla maritima
Liliacée

Dangereux - Tableau C

(Les signes d'intoxication sont ceux de la digitale.)

Synonymes: oignon marin, scille maritime, charpentaire.
Un des végétaux les plus anciennement connus (Égyptiens, Grecs).

Parties utilisées: bulbe.

Principaux constituants connus: scillipicrine, scillarène (qui est à la scille ce que la digitaline est à la digitale), scilline, scillitoxine...

Propriétés

— *tonicardiaque* (type digitale, mais ne s'accumule pas)
— *diurétique éliminateur de l'urée et des chlorures* (par action simultanée sur le cœur et sur les reins)
— expectorant.

Indications

— *affections cardiaques* (quand le malade ne réagit pas à la digitaline, action rapide analogue à celle de l'oubaïne)
— excès d'urée sanguine
— *oliguries, hydropisie*
— *néphrites chroniques, ascites,* œdèmes
— bronchites, pneumonie, emphysème.

Contre-indications

— néphrites aiguës, inflammations du tube digestif, enfants de moins de 15 mois.

Mode d'emploi

— poudre: 0,05 à 0,10 g par jour: expectorant - 0,10 à 0,50 g par jour: diurétique (en cachets, avec partie égale de lactose),

— extrait hydro-alcoolique: 0,05 à 0,20 g par jour, en pilules de 0,05 g,
— teinture: 1 g = 56 gouttes = 0,20 g de poudre (1 à 3 g par jour),
— oxymel: 10 à 30 g par jour (25 g correspondent à 0,50 g de scille). Enfants: 1 g par année d'âge et par jour en potion (expectorant),
— la scille entre dans la composition du vin de Trousseau, du vin *diurétique de la Charité* (vin de scille composé): 20 à 100 g par jour, comme diurétique. Enfants: 2 à 4 g par année d'âge et par jour,
— *vin de scille:*

oignon de scille	100 g
vin	1,5 l

infuser à froid. 1 à 4 cuillerées à soupe par jour, suivant les sujets,
— *pilules cardio-toniques et diurétiques* (Debreyne):

poudre de scille	aa 0,05 g
poudre de scammonée	
poudre de digitale	

pour 1 pilule. 3 à 10 pilules par jour.

SCOLOPENDRE OFFICINALE

Scolopendrium officinale
Fougère

Synonyme: langue de cerf.

Parties utilisées: feuilles.

Propriétés

— émollient
— décongestionnant
— diurétique.

Indications

— affections pulmonaires
— affections urinaires

— hépatisme
— congestion de la rate.

Mode d'emploi

— infusion: 10-20 g pour 500 g d'eau. 3 tasses par jour.

SCROFULAIRE

Scrofularia nodosa, Scrofularia aquatica
Scrofulariacées

Parties utilisées: racine.

Propriétés

— antidiabétique (travaux japonais)
— stimulant hépatique
— diurétique.

Indications

— diabète
— furonculose
— hépatisme
— néphrites
— œdèmes
— hydropisie.

Mode d'emploi

— vin avec 50 g de racine râpée dans 1 litre de vin blanc.

SEMEN CONTRA VERMES

Artemisia maritima (variété: pauciflora)
Synanthérée

Parties utilisées: capitules floraux.

Principaux constituants connus: essence (cinéol), résine, sels, corps frais, *santonine* (toxique), artémisine.

Propriétés

— *vermifuge.*

Indications

— *ascaris surtout, oxyures.*

Mode d'emploi

Usage interne

— *poudre:*
  - adultes : 5 à 10 g pour une dose et par 24 heures,
  - enfants de plus de 2 ans : 0,50 g par année d'âge.

  On répète ces doses 2 ou 3 jours de suite, et on prescrit en même temps des boissons acidulées pour éviter l'absorption de la santonine (Brissemoret),

— *infusion* à 10 g par litre d'eau. Infuser 10 minutes, 2 à 4 tasses par jour pendant 2 ou 3 jours.

  Donner une purgation (Calomel) 2 heures après la dernière reprise:

— sirop vermifuge de Boullay:

semen contra	aa 40 g
mousse de Corse	
écorce d'orange amère	aa 20 g
cannelle	
sucre	50 g
eau	qsp 1 000 ml

  2 à 4 cuillerées à soupe.

Usage externe

— lavement (oxyures): 2 à 10 g de poudre dans 120 g d'eau tiède. Ces préparations sont plus actives et moins toxiques que la santonine.

SANTONINE

Dangereux - Tableau A

Substance extraite du Semen Contra en 1830 par Kahler, Alms et Merck.

— *Vermifuge* n'est vraiment efficace que contre l'*ascaris.*

— Adultes: 0,10 à 0,15 g par jour, maximum 0,30 g par 24 h, en cachets ou en pilules. Renouveler 3 jours de suite.
— Enfants au-dessus de 2 ans: 0,02 à 0,05 g (5 mg à 1 cg par année d'âge). Maximum: 0,10 g par 24 h. Renouveler 10 jours plus tard.
— Pilules vermifuges:

santonine	1 g
extrait d'absinthe	1,50 g
guimauve pulvérisée	qsp

mélanger. Pour 20 pilules. 1 ou 2 le matin à jeun pour les enfants, 1 à 6 pour les adultes (M. Loeper - A. Lesure).

N.B.:
1. La santonine ne tue pas les vers mais les paralyse. Il est donc nécessaire de les expulser par un purgatif (Calomel).
2. Tonicité de la santonine: 0,50 g peuvent provoquer chez l'adulte des céphalées, nausées, vomissements, coliques, troubles sensoriels, convulsions.
3. L'expérience a, depuis longtemps, démontré que le *semen contra* était plus actif que la santonine, sans en avoir les inconvénients (A. Richard, M.M., Janot).

On trouvera dans cette constatation une preuve supplémentaire de la supériorité de la plante totale par rapport à ses constituants y compris ce qu'on a coutume d'appeler le *principe actif.* D'ailleurs, Pouchet a toujours recommandé de ne jamais utiliser les principes actifs des vermifuges mais d'employer la drogue elle-même.

SÉNÉ

Cassia augustifolia et obovata
Légumineuse

Parties utilisées: folioles (dites feuilles) et fruits (dits follicules, légèrement irritants).

Principaux constituants connus: émodine, iso-émodine, glucosennine, sénénigrine, acides chrysophanique et cathartique.

Incompatibilités: alcalis et carbonates alcalins, eau de chaux, sels acides, émétique.

Propriétés

— *purgatif* mécanique (par augmentation du péristaltisme colique: Magnus, Carnot) - son usage ne semble pas entraîner de constipation secondaire,
— favorise les règles à doses fortes.

Indications

— *constipations atoniques.*

Contre-indications: spasmes coliques, entérites, appendicite, métrites, cystites, hémorroïdes, grossesse, allaitement.

Mode d'emploi

Usage interne

— poudre: 0,50 à 2 g en cachets ou pilules de 0,15 g,
— extrait fluide: 1 à 5 g,
— sirop: 15 à 30 g.

Usage externe

— infusé à 5 g de feuilles avec 10 g de sulfate de soude pour 250 g d'eau, en lavements (enfants),
— 15 g de chaque pour 500 g d'eau pour un adulte.
Entre, avec le sulfate de soude, dans la composition du lavement purgatif du Codex.
Figure parmi les ingrédients de la poudre de réglisse composée.

Spécialités: nombreuses tisanes du commerce.

SÉNEÇON COMMUN

Senecio vulgaris
Composée

Il en existe environ 1 300 espèces, dont 30 en France.
Synonyme: herbe aux charpentiers.

Parties utilisées: plante fleurie entière.

Principaux constituants connus: 2 alcaloïdes (sénécine et sénécionine).

Propriétés

Usage interne

— action élective sur l'appareil génital féminin
— emménagogue (Matthiole, 1554)
— *sédatif des menstruations douloureuses*

— expectorant
— hémostatique
— vermifuge.

Usage externe

— anti-inflammatoire.

Indications

Usage interne

— absence de règles (Murell, Bardet)
— *règles douloureuses*
— anémie, *chlorose, mélancolie* (dues aux troubles des règles)
— certaines leucorrhées
— bronchites
— épilepsie (Dinand, 1921)
— dysenteries, douleurs intestinales
— ascaris.

Usage externe

— angines
— piqûres de guêpes, inflammations, œdèmes.

Mode d'emploi

Usage interne

— décoction : 25 g de séneçon + 10 g de semences de persil pour 1 litre d'eau. Bouillir 3 minutes. 2 à 3 tasses par jour, entre les repas,
— extrait aqueux : 0,50 à 2 g par jour,
— *extrait fluide :* 1 à 3 g par jour (1 g = 40 gouttes),
— élixir avec :

extrait fluide de séneçon	4 g
élixir de Garus	75 g
sirop simple	qsp 200 ml

3 à 6 cuillerées à soupe par jour (1 cuillerée à soupe contient 0,40 g d'extrait fluide),
— *potion emménagogue* (favorisant et régulatrice des règles) :

alcoolature de stachys	aa 10 g
extrait fluide de séneçon	
alcoolature de tanaisie	3 g
glycérine	40 g
eau	qsp 300 ml

2 à 4 cuillerées à soupe par jour.

Usage externe

— 25 g pour 1 litre d'eau. Bouillir 3 minutes. Infuser 15 minutes. En gargarismes dans les angines,
— plante broyée, appliquée (piqûres de guêpes, inflammations...).

N.B.:
1. Le «séneçon des oiseaux» est adoucissant, émollient, antirhumatismal et antigoutteux, anti-épileptique.
On l'utilise frais, ajouté aux salades. Et en infusions: 2 à 5 g par tasse d'eau bouillante. 2 tasses par jour.
2. H. Leclerc s'est souvent exprimé sur les effets favorables du séneçon dans les troubles des règles, la chlorose (cette anémie des vierges devenue une rareté), les incidences nerveuses relatives à ces cas. J'ai pu confirmer l'efficacité du séneçon dans ces syndromes.
3. Le séneçon des bois *(S. Sylvaticus)*, séneçon jacobée *(S. jacobœa)*, moins utilisés, auraient certaines propriétés comparables.

SERPOLET

(Voir «Aromathérapie»)

SIMAROUBA

Simaruba amara
Simarubacée

Parties utilisées: écorce.

Principaux constituants connus: résine, quassine... antibiotique: simarubine.

Propriétés

— antimicrobien, antiparasitaire intestinal
— cicatrisant intestinal
— tonique astringent
— diurétique
— sudorifique.

Indications

— collibacillose de l'enfance
— diarrhées chroniques (entérites, entérocolites)
— dysenterie amibienne chronique
— dénutrition infantile.

Mode d'emploi
— décoction: 10 g pour 1 litre d'eau. Bouillir 3 minutes. Infuser 15 minutes. Une tasse avant les repas,
— poudre: 1 à 2 g par jour, en cachets à 0,50 g.

SOLIDAGO OU VERGE D'OR

Solidago virga aurea
Composée

Parties utilisées: sommités fleuries, plante entière.

Principaux constituants connus: huile essentielle, acide salicylique, tanin, saponine...

Propriétés
— *draineur hépatique* et *rénal*
— *antitoxique, facilite l'élimination des déchets*
— *diurétique antiseptique,* éliminateur de l'acide urique
— *sédatif des voies urinaires*
— astringent.

Indications
— *excès d'urée et de cholestérol*
— *infections des voies urinaires* (colibacillose, cystites, néphrites)
— *lithiase urique*
— *oliguries*
— *goutte*
— *hydropisie*
— *albuminurie*
— *hépatisme*
— entérocolites, entérites des nourrissons
— diarrhées des tuberculeux
— eczémas chroniques.

Mode d'emploi
— *décoction:* 1 poignée de plante coupée pour 1 litre d'eau. Bouillir 2 minutes. Infuser 10 minutes. Boire en 1 ou 2 jours (y ajouter 20 g de baies de genièvre),
— *alcoolature:* 2 cuillerées à café par jour, dans un peu d'eau,
— extrait fluide: 1 à 2 g par jour,

— *sirop contre l'entérite des enfants pendant la dentition:*

sommités fleuries de solidago	50 g
eau	500 g
sucre	750 g

faire bouillir la plante dans l'eau pendant 10 minutes. Infuser 12 heures. Passer en exprimant. Dissoudre le sucre. A donner par cuillerées à soupe (H. Leclerc).

SOMBONG

Blumea balsamifera

Parties utilisées: plante entière.

Principaux constituants connus: huile essentielle, tanin...

Propriétés

— *hypotenseur,* vasodilatateur
— *sédatif* (sympathicolytique)
— hypnotique.

Indications

— *hypertension*
— *dystonie neurovégétative,* états spasmodiques
— insomnies.

Mode d'emploi

— infusion: 1 poignée de plante coupée pour 1 litre d'eau. Bouillir et infuser 15 minutes. 1 tasse avant les repas,
— extrait aqueux: 1 à 2 g par jour. En pilules à 0,20 g,
— *tisane antispasmodique:*

feuilles de sombong	40 g
sépales de sida sabdariffa	60 g

1 cuillerée à soupe pour 1 tasse d'eau bouillante. Infuser 20 minutes. 1 tasse au coucher.

SON

Triticum vulgare
Graminée

Péricarpe du grain de blé.

Principaux constituants connus: cellulose (34,67 %).

Propriétés
— laxatif par action excitante sur la contraction intestinale.

Indications
— constipations fonctionnelles (colites) ou d'origine biliaire.

Contre-indications: ulcères et cancers gastriques, colites ulcéreuses et tuberculeuses, cancer de l'intestin, appendicite, hémorragies digestives, cholécystites.

Mode d'emploi
— 1 cuillerée à soupe aux repas dans une marmelade de pruneaux.

N.B.: Côlon fragile: donnez du son.

Traitement désuet des constipés accusé d'irriter l'intestin, le son paraît en voie de réhabilitation. Mesurant sous radio, grâce à des pellets radio-opaques, la vitesse du transit chez des sujets avant et après l'addition de 30 g de son dans le menu quotidien, l'Anglais R.F. Harvey a constaté la stimulation attendue des intestins paresseux (de 3,8 jours à 2,4 en moyenne), l'indifférence des intestins normaux et... un ralentissement des transits trop rapides (de 1 à 1,7 jour).

Le son «régulateur», y compris des côlons irrités: de quoi alimenter la vieille querelle du pain (Lancet 1973).

SORBIER

Sorbus domestica
Rosacée

Parties utilisées: fruits.

Principaux constituants connus: acides malique, citrique, tartrique, pectine, tanin...

Propriétés
— antidiarrhéique.

Indications

— diarrhées, dysenterie.

Mode d'emploi

— pulpe du fruit: 200 à 250 g par jour (comme le néflier).

SORBIER DES OISELEURS

Sorbus aucuparia
Rosacée

Parties utilisées: baies (sorbes).

Principaux constituants connus: sorbine, sorbite, acide sorbitannique, matières colorantes...

Propriétés

— astringent.

Indications

— diarrhées (vieillards, tuberculeux).

Mode d'emploi

— *extrait fluide:* 1 à 2 g par jour,
— *potion antidiarrhéique:*

extrait fluide de pimprenelle	aa 3 g
extrait fluide de baies de sorbier	
teinture de morelle	XX gouttes
sirop de coing	80 g
hydrolat de tilleul	qsp 150 ml

1 cuillerée à soupe toutes les 2 heures.

SOUCI

Calendula officinalis
Composée

Synonyme: fleur de tous les mois (sol sequia: qui suit le soleil).

Parties utilisées: fleurs, surtout fraîches.

Principaux constituants connus: huile essentielle, acides organiques (salicylique, caféique), ac. phénols, B-carotène, flavonoïdes, triterpènes, lactones, phytostérols, campestrol, saponosides, résine, mucilage, sels minéraux...

Propriétés

— *régulateur des règles* et *calmant* de leurs douleurs
— *dépuratif,* sudorifique
— diurétique
— hypotenseur par vasodilatation périphérique (Gitoux, Mlle Beauloton, Boyer)
— stimulant (à la fois calmant et stimulant)
— *anticancer*
— *antiseptique et cicatrisant:* **remède des plaies par excellence** (usage interne et externe).

Indications

Usage interne

— *insuffisance et douleurs des règles* (surtout chez les névropathes et les anémiées)
— congestion hépatique
— scrofulose
— oliguries
— ulcères gastriques et intestinaux
— *cancers* (utérus, estomac).

Usage externe

— tumeurs ulcérées, verrues
— ulcères, crevasses, engelures ulcérées
— **plaies** de toutes natures, y compris les cancéreuses
— adénites, mammites
— furonculose, abcès, eczéma, dartres, acné, impétigo (Sainte Hildegarde, H. Leclerc)

— brûlures
— irritation cutanée.

Mode d'emploi

Usage interne

— infusion : une cuillerée à dessert dans une tasse d'eau bouillante. Infuser 10 minutes. Une tasse avant les repas (pour les phénomènes menstruels, donner une semaine avant les règles),
— décoction : 30 g par litre d'eau (fleurs et feuilles) : 5 tasses par jour *(cancers),*
— *teinture :* 2 à 4 g par jour (préparation recommandée),
— extrait mou : 0,30 à 0,50 g par jour,
— *potion emménagogue et sédative :*

extrait de souci	10 g
teinture de morelle	3 g
alcoolat de mélisse	5 g
sirop simple	qsp 200 ml

2 à 4 cuillerées à dessert par jour,
— tisane des cinq fleurs (voir à Bourrache).

Usage externe

— 2 poignées par litre. Bouillir 10 minutes. En bains ou compresses pour plaies, brûlures, engelures ulcérées, impétigo, tumeurs ulcérées, furoncles, acné,
— feuilles fraîches écrasées, appliquées sur les verrues et les cors,
— teinture mère : 2 cuillerées à café pour un bol d'eau (en compresses),
— alcoolature à 10 % dans de l'eau,
— pommade au calendula,
— pâte avec :

teinture de souci	5 g
oxyde de zinc	aa 10 g
lanoline	aa 10 g
vaseline	aa 10 g

impétigo, ecthyma, eczémas squameux ou lichénoïdes : H. Leclerc.

N.B. :
1. Les fleurs seront ajoutées, avec avantage, dans les plats de crudités.
2. Les propriétés principales du *Calendula* semblent connues depuis le Moyen Age, en particulier le pouvoir cicatrisant... toujours nié par les tenants de l'orthodoxie moderne.

STACHYS OU ÉPIAIRES

Stachys palustris et sylvatica
Labiées

Synonymes: «sylvatica»: grande épiaire, ortie puante, «palustris»: épiaire des marais, petite ortie puante.

Parties utilisées: sommités fleuries.

Principaux constituants connus: huile volatile.

Propriétés

— *favorisant les règles* (renforce les contractions utérines: Subbotin)
— sédatif pelvien
— *antispasmodique* (comme la ballote).

Indications

— *absence de règles*
— *douleurs* intermenstruelles (douleurs ovariennes et écoulements séreux ou sanguinolents)
— *spasmes.*

Mode d'emploi

— alcoolature: 2 à 5 g par jour,
— extrait fluide: 2 à 3 g par jour (50 à 60 gouttes au coucher, comme hypnotique),
— *potion contre les règles douloureuses:*

extrait fluide de stachys sylvatica	20 g
sirop de menthe	90 g
eau	qsp 300 ml

3 cuillerées à soupe par jour.

STRAMOINE

Datura stramonium
Solanée
Poison violent - Tableau A

Plante originaire du Mexique.

Synonymes: datura, herbe aux sorcières, pomme du diable, endormie, herbe des magiciens.

Parties utilisées: feuilles, semences.

Principaux constituants connus: daturine, hyoscyamine, scopolamine...

Propriétés

— sédatif du système nerveux (action comparable à celle de la belladone et de la jusquiame)
— *antispasmodique.*

Indications

— *Parkinson*
— *névralgies* (faciales et autres)
— *asthme* (surtout nerveux)
— transpiration
— anxiété.

Mode d'emploi

Usage interne

— poudre: 0,05 à 0,20 g en pilules de 0,05 g. Pour certains, jusqu'à 2 g, à doses progressives,
— extrait alcoolique de semences: 0,02 à 0,05 g en pilules,
— teinture de feuilles: 5 à 30 gouttes par jour (1 g = 53 gouttes),
— alcoolature: 10 à 40 gouttes par jour,
— sirop: 10 à 30 g par jour (13 gouttes de teinture pour 10 g) (utiliser ces préparations par périodes de 3 jours, séparées par des intervalles de 3 jours).
Les doses efficaces frisent souvent l'*intolérance:* sécheresse de la bouche, mydriase, troubles vasomoteurs, diarrhées.

Usage externe

— dans l'*asthme,* on fume des feuilles roulées en cigarettes (1,50 g

de feuilles pour une crise d'asthme, pures ou mélangées à de la sauge ou feuilles de mauve),
également : *poudre composée de feuilles* de datura, jusquiame et belladone : 5 g de chaque et 3 g de nitrate de potasse. Brûler une cuillerée à café sur une soucoupe et respirer la fumée qui s'en dégage,

— *décoction calmante* pour applications locales :

feuilles de stramoine	aa 10 g
feuilles de nicotiane	aa 10 g
feuilles de morelle	aa 10 g
tête de pavot concassée	5 g
semences de fenugrec	15 g

faire bouillir dans 1 litre d'eau. Imbiber une serviette éponge pliée en 4. Appliquer sur l'épigastre dans gastralgies, crises hépatiques, douleurs du plexus solaire,

— *teinture de datura :*

semences de datura	60 g
vin chaud	1/2 litre
alcool rectifié	1/2 litre

laisser macérer le tout ensemble pendant quelques jours, puis mettre dans un flacon et bien boucher. En frictions dans les *névralgies de la face.*

N.B. : Au XVIe siècle, les malfaiteurs utilisaient la stramoine pour endormir leurs victimes. La bande des « Endormeurs » hébétait les promeneurs parisiens en leur faisant priser du tabac mélangé à de la stramoine. En 1775, la police arrêta à Montpellier des voleurs qui détroussaient les voyageurs après leur avoir fait boire du vin mélangé à une décoction de fruits de stramoine. Les victimes ne se réveillaient d'ailleurs pas toujours.

Dans certains pays orientaux, des individus mélangent encore la feuille de datura au thé pour provoquer de véritables crises de démence.

STROPHANTUS

Strophantus hispidus, Strophantus kombé, Strophantus gratus
Apocynacées
Toxique - Tableau A

Parties utilisées : graines.

Principaux constituants connus : strophantine, ouabaïne, choline...

Propriétés

— *tonicardiaque* (surtout ventriculaire)
— *calmant* de l'excitabilité cardiaque

— *diurétique* éliminateur de l'urée et des chlorures
(adjuvant ou succédané de la digitale. Son action est rapide et passagère : ne s'accumule pas).

Indications

— *insuffisance du myocarde*
— *asystolie, tachycardie paroxystique* et du goitre exophtalmique
— insuffisance ventriculaire
— ascites d'origine cardiaque.

Contre-indications : lésions rénales, angine de poitrine, coronarite.

Mode d'emploi

— extrait : 1/2 à 4 mg en granules ou en solution, loin des repas,
— teinture au 1/10 : 5 à 12 gouttes par jour, en prises fractionnées,
— strophantine : granules de 1/10 de mg (1 à 5 par jour).

SUREAU

Sambucus nigra
Caprifoliacée

Synonymes : sureau noir, sambu, hautbois.

On en a retrouvé des traces dès l'âge de pierre. Utilisé par Hippocrate, Dioscoride.

Parties utilisées : seconde écorce de branches d'un ou deux ans, fleurs, baies.

Principaux constituants connus : nitrate de potasse (une des plantes les plus riches), alcaloïde (sambucine), glucosides (sambunigrine, rutine, quercétine), pigments flavoniques, huile essentielle.

Propriétés : l'un des meilleurs antiphlogistiques.

Baies

— purgatif
— sudorifique
— antirhumatismal
— antinévralgique (H. Epstein).

Seconde écorce

— *diurétique* déchlorurant, laxatif

— antirhumatismal et antigoutteux
— *dissolvant des calculs* (?)
— anti-épileptique.

Fleurs
— *sudorifique*
— *diurétique*
— *dépuratif*
— galactogène.

Indications

Baies
— constipation
— névralgies.

Seconde écorce
— *rhumatisme, goutte*
— *hydropisie*
— *néphrites*
— *lithiase urinaire*
— tous les cas de rétention liquidienne dans l'organisme
— épilepsie essentielle.

Fleurs
— *rhumes*
— *bronchites,* asthme
— rhumatisme
— *fièvres éruptives: rougeole, scarlatine (favorise l'éruption)*
— affections oculaires
— affections rénales, cystites
— *tuberculose*
— dermatose, furoncles (usage externe).

Mode d'emploi

Usage interne

Baies
— 20 à 30 g de suc le matin (constipation, névralgies) ou 20 à 30 g d'extrait (rob de sureau).

Seconde écorce
— *décoction* avec 2 poignées par litre. Réduire de moitié. A boire dans la journée (rhumatismes, goutte, rétention liquidienne),
— extrait aqueux: 0,20 g à 1 g par jour,

— contre l'*épilepsie* essentielle: 50 g + 150 g d'eau chaude. Infuser 48 heures. Prendre le matin à jeun, par moitié, à 1/4 d'heure d'intervalle. Faire ainsi chaque semaine, pendant 2 mois.

Fleurs

— 1 poignée par litre d'eau bouillante. Infuser 10 minutes. A volonté (bronchites, rhumatismes, fièvres éruptives),

— *tisane diurétique:*

fleurs de sureau	aa 10 g
fleurs de bourrache	aa 10 g
fleurs de souci	aa 10 g
pariétaire	20 g
eau bouillante	600 g

infuser 1 heure. Passer avec expression et ajouter 100 g de sirop de menthe. Par verres en 24 heures,

— *apozème diurétique:*

écorce de sureau	10 g
eau	400 g

bouillir 2 minutes. Infuser 10 minutes. Ajouter 3 g d'extrait de genièvre. Une cuillerée à soupe toutes les 2 heures (ascite, néphrite),

— *vin diurétique:*

écorce moyenne de sureau	10 g
vin blanc	1 litre

laisser macérer 2 jours. De 100 à 150 g par jour.

Usage externe

— 2 poignées de fleurs dans 1 litre d'eau bouillante. Infuser 10 minutes. Compresses adoucissantes et bains chauds pour engelures. Bains d'yeux pour les affections *oculaires,* l'eczéma des paupières.

N.B.: Les masques de beauté à l'argile délayée dans une infusion de sureau sont particulièrement recommandés.

TAMARIN

Tamarindus indica
Tamaricacée

Parties utilisées: pulpe du fruit.

Principaux constituants connus: pectine, lévulose, acide malique, tartrique.

Propriétés

— laxatif
— cholérétique.

Indications

— constipation habituelle surtout des hépato-biliaires.

Mode d'emploi

— *conserve* du Codex: 25 à 50 g chez l'adulte. 2 g par année d'âge chez l'enfant au-dessus de 3 ans,
— infusion: 20 g pour 1 litre. Par verre,
— extrait: 3 à 15 g dans 1/2 verre d'eau sucrée.

TAMIER

Tamus communis
Dioscorée

Synonymes: herbe à la femme battue, haut liseron, vigne sauvage ou noire, sceau de Notre-Dame.

Parties utilisées: racine.

Principaux constituants connus: oxalate de potasse.

Propriétés

— résolutif (analogue au Sceau de Salomon).

Indications

— contusions, ecchymoses (de la face, orbitaires, diverses): Artault de Vevey.

Mode d'emploi

Usage externe
— extrait fluide de tamier mélangé à la même quantité d'eau, en compresses.

TANAISIE

Tanacetum vulgare
Composée

Synonymes: herbe aux vers (herbe aux lombrics des Allemands), herbe sainte, herbe de Saint-Marc, Athanase...

Parties utilisées: plante entière, sommités fleuries, semences.

Principaux constituants connus: essence (tanacétone), tanacétine, un camphre...

Propriétés
— vermifuge
— antispasmodique
— emménagogue
— *tonique*
— fébrifuge
— antiseptique.

Indications
— *ascaris, oxyures*
— colites spasmodiques, douleurs gastriques
— nervosisme, hystérie
— insuffisance de la menstruation
— goutte
— *faiblesse générale*
— états fébriles
— vertiges
— hydropisie.

Mode d'emploi

Usage interne

— infusion : 1 cuillerée à dessert de sommités fleuries pour une tasse d'eau bouillante. Infuser 10 minutes. Une tasse le matin à jeun,
— *infusion de semences :* 1 cuillerée à café par tasse d'eau bouillante. Infuser 10 minutes. Une tasse à jeun,
— vin de tanaisie : 100 g de plante dans un litre et demi de vin blanc. 50 à 90 g par jour,
— poudre : 2 à 4 g avec de la marmelade ou dans un julep gommeux,
— *extrait aqueux :* 0,20 à 0,60 g (en pilules à 0,20 g).

Usage externe

— dans l'*oxyurose :* infusion de la plante entière avec 40 g pour 1 litre d'eau salée (4 cuillerées à soupe de sel marin). Bouillir et infuser 10 minutes. En *lavements* ou *compresses chaudes* sur le ventre, ou extrait en *suppositoires* à 0,30 g,
— *espèces anthelminthiques* (Codex) :

sommités sèches de tanaisie	parties égales
sommités sèches de grande absinthe	
capitules de camomille	
capitules de matricaire discoïde	

8 g en infusion, pour 120 g d'eau. En *lavement* (oxyures),
— *lavement vermifuge :*

tanaisie	aa 15 g
absinthe	
gratiole	10 g
eau	qsp 600 ml

faire réduire d'1/3. En lavement (tænia),
— feuilles cuites dans de l'eau, en cataplasmes sur le ventre (vermifuge).

N.B. :
1. L'essence est tétanisante et abortive.
2. Répandue entre le matelas et le sommier, la tanaisie chasse les puces et les punaises.
En litière dans les niches à chiens, les délivre des puces.

TEMOE-LAWAQ

(Voir Curry)

THÉ

Thea chinensis
Camelliacée

La production annuelle est d'environ 2 millions de tonnes. Les Irlandais en consomment 3,6 kg par personne et par an, les Français environ 180 g. Entre les deux, les Anglais avec 3,1 kg. Espagnols, Portugais, Italiens, encore moins que les Français.

Parties utilisées: feuilles.

Principaux constituants connus (il en existe environ 700 au total)
— bases xanthiques (1 à 5 %), surtout *théine,* et théophylline, théobromine, caféine,
— tanins (7 à 25 % dans la feuille sèche),
— vitamines: 300 mg de vitamine C par kg de feuilles fraîches, vitamines P, B2, ac. pantothénique...,
— sels minéraux (potassium, manganèse...),
— ne contient pratiquement pas de protides, glucides, ni lipides.

Propriétés
— tonique général et cérébral
— anti-athéroscléreux (Katz et Stamler, W. Young...)
— vasodilatateur (coronaires)
— diurétique
— facilite la digestion
— astringent.

Indications
— fatigue générale et intellectuelle
— prévention de l'athérosclérose
— diarrhées.

Mode d'emploi
— en infusion.

N.B.: Chaque variété de thé a ses partisans. Le thé de Ceylan est parmi les plus estimés, avec le thé de Chine au jasmin.

1. *Façon de préparer le thé:*
Une théière en terre vernissée ne servant qu'à cet usage. Versez-y de l'eau bouillante, agitez pour bien chauffer l'intérieur, attendez 1 minute et jetez la. Mettez la dose de thé pour le nombre de tasses: 1 petite cuillerée par personne, plus une pour

la tea-pot comme disent les Anglais. Versez un peu d'eau bouillante dessus, couvrez, laissez infuser 3 minutes, ajoutez le reste d'eau bouillante et servez tout de suite. Si le thé est trop fort, versez de l'eau chaude dans la tasse.

2. Le thé noir chinois « Tuo Cha », du Yunnan, a démontré ses propriétés *anticholestéroliques et antitriglycéridiques* (Pr Jacotot, 1980, travaux chinois). De 5 à 15 g de thé par jour pendant un mois - un mois et demi entraînent une diminution de 17 % du taux des triglycérides et d'environ 20 % cholestérol sanguin (le *mauvais,* dit LDL). On ignore toujours à quels constituants ces résultats peuvent être attribués.

Détail intéressant : ce thé est faible en théine.

THÉVÉTIA

Thevetia neriifolia
Apocynacée

Parties utilisées : feuilles, fruits.

Principaux constituants connus : thévétine, thévésérine, saponine...

Propriétés

— tonicardiaque (renforce et ralentit le cœur) : Liant et Kursat.

Indications

— analogues à celles de la digitale et de l'ouabaïne (surtout les affections cardiaques valvulaires mitrales).

Mode d'emploi

— thévétine : en solution aqueuse à 1 mg de thévétine pour 1 ml (20 gouttes), 20 à 40 gouttes par jour,
ou : 1 à 2 mg par jour en injection intraveineuse.

THUYA

(Voir « Aromathérapie »)

THYM

(Voir « Aromathérapie »)

TILLEUL

Tilia europœa
Tiliacée

Synonyme: thé d'Europe.

Parties utilisées: fleurs (consommation moyenne annuelle en France: environ 400 tonnes).

« La mondaine... l'homme des champs... le savant... tous recourent à l'infusion parfumée que son arôme gracieux, sa saveur discrète, ses propriétés tempérantes leur font rechercher » (H. Leclerc).

Principaux constituants connus: essence, manganèse, oxydase, tanins, saponites, glucides, stérols, vitamine C...

Propriétés

— antispasmodique
— *sédatif,* hypnotique léger
— *agit sur l'hyperviscosité et l'hypercoagulabilité sanguines*
— sudorifique
— diurétique.

Indications

— *spasmes*
— *indigestions*
— insomnies
— névroses, hystérie, hypochondrie
— *athérosclérose et pléthore* (la « triple dyscrasie sanguine ») de H. Leclerc, c'est-à-dire polyglobulie, hyperviscosité, hypercoagulabilité)
— migraines (feuilles)
— états fébriles.

Mode d'emploi

Usage interne

— infusion: une pincée par tasse d'eau bouillante (15 à 30 g par litre). Infuser 10 minutes. 2 à 4 tasses par jour,
— hydrolat: à volonté,
— extrait fluide: 10 à 20 g par jour,
— infusion de *fleur de tilleul + feuille d'oranger:* dans affections

nerveuses, asthme, toux spasmodique, convulsions, migraines, vomissements nerveux,
— voir à « Oranger »: « potion des 3 hydrolats » (antispasmodique contre spasmes vasculaires, éréthisme cardiaque),
— *mixture antipléthorique:*

extrait fluide de tilleul	50 g
hydrolat de tilleul	450 g
sirop des cinq racines	500 g

2 à 3 verres à Bordeaux par jour (H. Leclerc).

Usage externe

— bains de fleurs: dans convulsions infantiles et fatigue nerveuse
— en lotion contre les rides et la chute des cheveux.

N.B.: En 1940, alors que les nazis avaient décidé d'affamer la France, L. Binet fit préparer une « farine verte » à partir des *feuilles* du tilleul desséchées, écrasées et tamisées. Mélangée à de la farine d'orge, ou de sarrasin, elle fut utilisée dans l'alimentation, apportant 27,87 pour 1 000 d'azote et 2,5 pour 1 000 de chlorophylle (300 g de feuilles fournissent 80 à 100 g de farine).

TILLEUL SAUVAGE DU ROUSSILLON

Tilia sylvestris
Tiliacée

Parties utilisées: aubier (bois tendre situé entre le cœur et l'écorce).

Propriétés (travaux de R. Cahen et coll.)

— *draineur hépato-biliaire et urinaire*
— diurétique
— dissolvant de l'acide urique
— antispasmodique
— vasodilatateur coronarien (R. Cohenet, J. Charlot)
— hypotenseur.

Indications

— *arthritisme,* rhumatisme, goutte
— oliguries
— hépatisme, *états migraineux*
— *lithiases biliaire et rénale*
— dyskinésies biliaires
— *cellulite*
— pléthore, hypertension
— albuminurie.

Mode d'emploi

— décoction : 40 g pour 1 litre d'eau. Bouillir à réduction d'1/4. Boire les 3/4 de litre en 1 ou 2 jours, chaud ou froid, pendant ou entre les repas. Cures de 10 ou 20 jours (2 à 4 par an).

N.B. : Il est capital d'utiliser de l'aubier vendu en baguettes (de 20-30 cm) et non en petits morceaux (falsifications fréquentes). Depuis toujours, j'utilise et prescris la *Gravelline* avec d'incontestables résultats dans les cas de pléthore et de lithiases, biliaires ou rénales.

TORMENTILLE

Potentilla erecta
Rosacée

Parties utilisées : racine.

Principaux constituants connus : huile volatile, tanin (17 %), tormentol...

Propriétés

— *tonique astringent* et excitant
— hémostatique
— fébrifuge
— cicatrisant (usage externe).

Indications

Usage interne

— *diarrhées,* dysenterie
— *tuberculose* (hémoptysies)
— néphrites
— métrites
— hémophilie
— incontinence d'urine.

Usage externe

— contusions
— *brûlures*
— *ulcères atones,* aphtes, ulcérations de la bouche
— leucorrhées.

Mode d'emploi

Usage interne

— décoction : 15 à 30 g pour 1 litre d'eau. Bouillir et infuser 10 minutes. Boire en 2 jours,
— poudre : 2 à 4 g par jour (en cachets de 0,50 g),
— extrait mou : 1 à 2 g par jour,
— extrait mou sous forme de sirop :

extrait mou de tormentille	10 g
sirop simple	200 g

1 ou 2 cuillerées à soupe par jour,
— *vin tonique :*

racine de tormentille	70 g
vin de Porto	1 litre

laisser macérer 1 semaine. Filtrer. 1 à 3 verres à Bordeaux par jour.

Usage externe

— décoction : 50 g pour 1 litre d'eau. Bouillir 10 minutes. En injections vaginales (leucorrhées), en compresses (contusions, ecchymoses, brûlures), en lotions (ulcères atones), en gargarismes (ramollissement des gencives, aphtes, ulcérations de la bouche).

TOURNESOL

(Voir Hélianthe)

TRÈFLE D'EAU

(Voir Ményanthe)

TROÈNE

Ligustrum vulgare
Oléacée

Synonyme: petit fusain gris.

Parties utilisées: feuilles.

Principaux constituants connus: syringine...

Propriétés

— *astringent*
— cicatrisant.

Indications

— *diarrhées*
— *angines,* bronchites
— aphtes
— escarres
— pertes blanches.

Mode d'emploi

Usage interne

— décoction: 50 g pour 1 litre d'eau. Bouillir 1 minute. Infuser 15 minutes. 2 verres par jour.

Usage externe

— décoction concentrée de feuilles avec de la racine de guimauve (bains de bouche, gargarismes, compresses, injections vaginales),
— teinture au 1/10 dans 5 à 10 parties d'eau légèrement salée.

N.B.: Des fruits, on retire une couleur bleu violet utilisée pour colorer les vins et faire de l'encre.

TUSSILAGE OU PAS-D'ANE

Tussilago farfara
Composée

Plante connue d'Hippocrate, Pline, Dioscoride... Originaire d'Asie, Afrique du Nord, Amérique du Nord.

Synonymes: pas de cheval, herbe de Saint-Quentin, chasse-toux, tâtonnet.

Parties utilisées: fleurs et feuilles.

Principaux constituants connus: huile volatile, polyphénols, alcools triterpéniques, antibiotique, résine, glucoside, tanin...

Les cendres (Strasser): potassium: 28,23 % - sodium: 2,36 % - calcium: 21,10 % - magnésium: 8,86 % - fer: 1,02 % - phosphore: 4,44 % - soufre: 26,17 % - acide silicique: 7,82 %.

Propriétés: l'un des plus anciens et meilleurs remèdes pectoraux

— *expectorant*
— légèrement sudorifique
— dépuratif
— tonique.

Indications

Usage interne

— *bronchites, toux*
— *asthme* (Dioscoride, Pline, Galien)
— trachéites, laryngites
— convalescences de grippe
— adénites, *lymphatisme, scrofulose* (Bodard et Deschamps).

Usage externe

— teigne, dartres, dermatoses (cuir chevelu)
— *tabagisme* (en cigarettes ou en pipes)
— hyperhidrose plantaire
— brûlures, œdème des pieds, plaies, tumeurs
— entorses.

Mode d'emploi

Usage interne

— infusion de fleurs (font partie de la tisane des « quatre fleurs »):

une cuillerée à dessert pour une tasse d'eau bouillante. Infuser 10 minutes. 3 ou 4 tasses par jour, entre les repas,

— extrait sous forme de sirop:

extrait fluide de tussilage	5 g
sirop de capillaire	qsp 400 ml

4 cuillerées à soupe par jour,

— feuilles fumées en cigarettes (asthme, toux),

— suc de la plante: engorgements scrofuleux, dartres, teigne: 30 à 100 g par jour,

— *sirop expectorant et calmant:*

extrait fluide de tussilage	5 g
sirop diacode	50 g
hydrolat de laitue	50 g
hydrolat de tilleul	qsp 150 ml

une cuillerée à soupe toutes les 2 heures,

— *contre l'extinction de voix:*

fleurs de tussilage	aa 1 pincée
fleurs de mauve	
racine de guimauve	15 g
graines de lin dans un petit sachet	15 g
réglisse	4 g

dans 1 litre d'eau bouillante. Infuser 1/2 heure. A volonté.

Usage externe

— décoction de feuilles (une poignée pour 1 litre d'eau). En bains de pieds (hyperhidrose),

— feuilles macérées en application: brûlures, plaies, entorses, tumeurs...,

— soins du *cuir chevelu* (par son soufre): teigne, dermatoses.

ULMAIRE

(Voir Reine-des-prés)

UVA URSI

(Voir Busserole)

VALÉRIANE

Valeriana officinalis
Valérianacée

Nombreuses cultures en France, en Europe (Allemagne, Belgique, Hollande, Pologne...), aux U.S.A.

Cent tonnes sont chaque année consommées en France.

Synonymes: herbe aux chats, herbe à la meurtrie, herbe à la femme battue, herbe de Saint Georges, herbe aux coupures.

Parties utilisées: *racine,* parfois plante entière.

Principaux constituants connus: essence (bornéol, terpènes), acide valérianique, un glucoside, un alcaloïde...

Propriétés

— médicament de l'équilibre nerveux
— antispasmodique, anticonvulsivant
— vermifuge léger.

Usage externe

— topique.

Indications

— *neurasthénie,* anxiété
— *névroses,* hystérie
— *hyperexcitabilités* psychique et sensorielle
— *convulsions infantiles*
— adjuvant dans l'*épilepsie* (F. Columa)
— *insomnie*
— tachycardie
— bouffées de chaleur
— asthme nerveux
— migraines.

Mode d'emploi (l'utiliser pendant 8 à 10 jours avec des intervalles de 15 jours à 3 semaines)

— macération: 50-60 g de racine dans 1 litre d'eau tiède. Macérer 12 heures. 2 ou 3 tasses par jour, entre les repas (nauséabond),
— *alcoolature:* 2 à 10 g par jour, en potion,
— *intrait* en solution à 2 ‰: 1 à 3 cuillerées à café par jour,

— *extrait mou:* 1 à 3 g en pilules, sirop,
— *extrait fluide:* 10 à 15 g par jour,
— hydrolat: 20 à 40 g par jour,
— poudre de racine: 2 à 10 g par jour (cachets). Contre épilepsie, convulsions, polydipsie. Enfants: 0,20 à 0,40 g par année d'âge et par jour,
— *hydrolat sédatif composé:*

hydrolat de valériane	25 g
hydrolat de marjolaine	50 g
hydrolat de laitue	25 g

1 à 3 cuillerées à soupe au coucher,
— *pilules de Méglin:*

extrait de valériane	aa 0,05 g
extrait de jusquiame	
oxyde de zinc	

— potion sédative cardio-vasculaire: voir à Aubépine.

Spécialités: nombreuses en pharmacie.

N.B.:
1. L'usage immodéré de la valériane peut entraîner une toxicomanie.
2. La valériane est souvent associée à passiflore, aubépine, saule blanc, aspérule odorante, tilleul...
3. La valériane attire les chats, les enivre et les excite.

VANILLE

Vanilla planifolia
Orchidacée

La vanille est la *gousse* d'une orchidée grimpante originaire du Mexique et cultivée à la Réunion, Madagascar, aux Comores, à Tahiti... La liane peut atteindre 100 mètres et, grâce à des racines aériennes, s'attache aux arbres à la façon du lierre.

Le fruit (gousse) est une capsule cylindrique de 15 à 20 cm de longueur sur 2 de large. La vanille mexicaine est la plus estimée, puis celles de la Réunion et de Madagascar (vanille «bourbon»).

Principaux constituants connus: vanilline (à ne pas confondre avec la vanilline artificielle extraite de l'eugénol, constituant de l'essence de girofle, du gaïacol ou de la coniférine tirée du bois de pin).

Propriétés

— stimulant
— antiseptique.

Mode d'emploi

— en cuisine, pâtisserie, confiserie
— *potion* pour fumeurs atteints de *trachéite* (H. Leclerc):

teinture de vanille	15 g
teinture de safran	2 g
teinture d'aunée	3 g
vin de Samos	150 g
sirop simple	50 g

par cuillerées à soupe.

VARECH VÉSICULEUX

Fucus vesiculosus
Fucacée

Synonymes: chêne marin (*quercus marina* de Pline), laitue marine. C'est une algue brune (phéophycée) fixée aux rochers, abondante sur les côtes de la Manche et de l'Atlantique, du Nord aux tropiques. Très abondante en Bretagne.

Parties utilisées: le thalle, séché et pulvérisé.

Principaux constituants connus: iode (0,03 % dans la poudre), une huile essentielle, un alcool: mannitol, une matière colorante, un principe amer, une substance mucilagineuse: l'algine, vitamines C, B1, E, ergostérol. Dans les cendres (16 % de la plante sèche): composés iodés et bromés, chlorures et sulfates de potassium, de sodium, de magnésium, de calcium, phosphates de calcium et de fer, silice... En été, il y a accumulation des sucres et disparition des minéraux.

Propriétés

— augmente les échanges (remède analogue à la thyroïdine, mais plus doux: Schultz)
— stimulant circulatoire
— rééquilibrant du terrain, reminéralisant
— antigoitreux
— amaigrissant absorbant de la graisse (Duchesne-Duparc).

Indications

Usage interne

— terrain déficient
— états carentiels
— asthénie physique et intellectuelle
— sénescence, vieillissement prématuré et leur cortège de troubles
— rhumatismes, troubles circulatoires
— rachitisme, déminéralisation
— retards de croissance
— lymphatisme, adénite, scrofulose
— goitre
— obésité, cellulite
— troubles glandulaires divers
— lymphatisme
— dermatose
— asthme.

Usage externe: mêmes indications.

Mode d'emploi

Usage interne

— décoction: une cuillerée à café par tasse. Bouillir 5 minutes. 2 à 4 tasses par jour, avant ou entre les repas (désagréable). Pour l'*obésité,* ajouter à chaque tasse une cuillerée à café de bourdaine et une pincée d'anis vert (l'adjonction d'un laxatif favorise les effets amaigrissants),
— extrait hydro-alcoolique en *pilules* à 0,05 g: 3 ou 4 le matin à jeun. Certaines personnes nécessitent des doses plus fortes: 3 ou 4 pilules avant les 3 repas. (*Obésité:* action parfois en 2 ou 3 semaines),
— pilules de fucus vesiculosus (Dannecy):

extrait hydro-alcoolique de fucus vesiculosus	30 g
poudre impalpable de fucus vesiculosus	5 g

mélanger et diviser en pilules de 0,25 g. Rouler dans la poudre de cannelle. De 3 pilules par jour, au début, à 15-20,
— pilules contre l'*obésité:*

extrait aqueux de fucus	0,10 g
extrait aqueux de bourdaine	0,03 g
sulfate de potassium	0,05 g

3 pilules par jour,
— voir à Vigne rouge une autre formule,

— sirop :

extrait fluide de fucus	100 g
sirop simple	qsp 900 ml

ou

extrait aqueux de fucus	30 g
sirop simple	qsp 970 ml

1 à 5 cuillerées à soupe par jour,

— *teinture mère :* 20 à 50 gouttes au réveil et après le repas de midi.

Comme pour la plupart des végétaux, mais plus encore que pour beaucoup, la posologie est extrêmement floue, variant parfois de 1 à 100 ! Les formes modernes : nébulisats... n'ajoutent rien à la poudre ou à la teinture mère hormis un prix de vente démesuré.

Usage externe

— décoction en compresses (adénites, engorgements lymphatiques : Cazin),
— cataplasmes de son et fucus sur les amas graisseux ou cellulitiques, sur les goitres,
— bains généraux : enfants rachitiques ou insuffisants glandulaires, rhumatismes, troubles circulatoires, sénescence.

N.B. :

1. Dans le traitement du goitre, on observe souvent une aggravation initiale.
2. L'algine en poudre, appliquée sur les plaies et blessures, favorise leur cicatrisation (Smith C.A.H. « Science » 1946).
3. *Composition moyenne d'une farine de fucus ceratus :*

— humidité	12	à	14	%
— matières protéiques	4	à	6	%
— cellulose	2,5	à	3,5	%
— matières grasses	5	à	6	%
— extractif non azoté	57	à	60	%
— matières minérales	25	à	30	%

Parmi les matières minérales :

— iode	0,01	à	0,05	%
— chlorures (en ClNa)	4,7	à	5,7	%
— potassium (en K)	1	à	1,9	%
— sulfates (en SO^3)	1,5	à	2	%
— calcium (en Ca)	0,80	à	0,90	%
— magnésium (en Mg)	0,60	à	0,70	%
— fer et alumine	0,05	à	0,15	%
— phosphore (en P)	0,04	à	0,10	%
— manganèse (en Mn)	0,002	à	0,009	%
— cuivre (en Cu)	0,01	à	0,03	%

— Oligo-éléments : cobalt, zinc, nickel, baryum, bore, chrome, lithium, silicium, strontium, titane, vanadium, molybdène, arsenic, etc.

— *Vitamines*
- *Vitamine A :* de 100 à 200 mg et plus de carotène par kg.
- *Complexe B :* plus de 12 mg de B1, de la vitamine B12 que certaines algues

contiennent en quantité comparable à celle que l'on trouve dans le foie.
- *Vitamine C* (77 mg ‰ dans le fucus vesiculosus sec).
- *Vitamine E:* de l'ordre de 85 mg au kg (presque autant que dans le germe de blé).
- *Ergostérol* (provitamine D2), etc.
- *Acides aminés:* clycine, alamine, valine, leucine, isoleucine, acide aspartique, acide glutamique, serine, thréomine, proline, phénolanine, lysine, arginique, etc.

4. Le fucus entre dans la composition d'engrais agricoles.

Spécialité: bains «Alg-essences».

VELAR
(Voir Erysimum)

VERGE D'OR
(Voir Solidago)

VERGERETTE DU CANADA
Erigeron canadensis
Composée

Synonymes: fausse camomille, queue de renard, herbe des Français.

Parties utilisées: plante entière.

Principaux constituants connus: essence (formée de citronellol, menthène, limonène, terpinéol), tanin, matières résineuses.

Propriétés

— *diurétique éliminateur de l'acide urique*
— astringent
— anti-inflammatoire.

Indications

— *rhumatismes*
— *goutte*
— *néphrites, albuminurie,* cystites
— adjuvant dans *néphrose lipoïdique*

— diarrhées, pertes blanches
— hémorragies génitales (métrorragies): de Laval, Thierney.

Mode d'emploi

— infusion: une cuillerée à dessert de la plante coupée pour une tasse d'eau. Bouillir 2 minutes. Infuser 10 minutes. 3 tasses par jour ou plus, entre les repas,
— suc frais: 50 g par jour,
— *extrait fluide:* 2 cuillerées à café par jour,
— *infusion diurétique:*

vergerette du Canada	40 g
feuilles de pariétaire	aa 20 g
fleurs de sureau	aa 20 g

une cuillerée à soupe pour une tasse d'eau bouillante. Infuser 20 minutes. Sucrer avec une cuillerée à dessert de sirop des cinq racines. 3 tasses par jour, entre les repas.

N.B.:
1. Deux auteurs tchèques (Lenfeld et Kabelik) ont montré que l'administration d'extrait de vergerette du Canada à des rats dont les articulations des pattes avaient subi une injection de formol (déclenchant une inflammation) supprimait l'inflammation dans 70 % des cas (1980).
2. Il existerait une action synergique entre la vergerette et l'Harpagophytum procumbeus.

VÉRONIQUE

Veronica officinalis
Scrofulariée

Synonymes: thé d'Europe, herbe de Sainte-Véronique, herbe de Saint-Pierre, herbe aux ladres (lépreux).

Parties utilisées: sommités fleuries.

Principaux constituants connus: tanin, principe amer, résines, gomme, cire, saponine, mannitol, aucuboside...

Propriétés

— tonique
— apéritif
— stomachique
— diurétique
— expectorant.

Usage externe

— vulnéraire.

Indications

— inappétence
— digestion lentes, aérophagie
— troubles hépatiques, migraines hépato-digestives
— goutte, rhumatismes
— bronchites chroniques, toux, asthme
— hématuries, métrorragies (appoint)(?)
— stérilité(?).

Mode d'emploi

Usage interne

— infusion : une cuillerée à dessert par tasse d'eau. Bouillir et infuser 10 minutes. 2 ou 3 tasses par jour,
— suc : 25 à 60 g par jour :

sommités fleuries de véronique	60 g
feuilles de cassis	aa 15 g
feuilles de balsamite	
racine de réglisse concassée	10 g

— *apozème apéritif de véronique composé :*
une pincée pour une tasse d'eau bouillante. Infuser 10 minutes. Avant les repas.

Usage externe

— une poignée pour 1 litre d'eau. Bouillir 10 minutes. En lavages et pansements des ulcères, plaies dartres.

N.B. : Sainte Véronique, l'Hémorrhoïsse.

Pendant le calvaire du Christ, une femme nommée Bérénice essuya de son voile le sang qui coulait de la couronne d'épines sur le visage de Jésus. Les traits du supplicié se fixèrent sur le voile qu'on appela, par la suite, Véronique de *verum icon :* la vraie image.

Bérénice fut bientôt « baptisée » Véronique. Et, ayant été guérie d'un « flux de sang » pour avoir touché le manteau de Jésus avant sa crucifixion, elle reçut le surnom de *Hémorrhoïsse.*

Après diverses péripéties (son mariage avec saint Amateur, son emprisonnement en Terre Sainte), Véronique s'établit à Rocamadour (Lot) et mourut à Soulac (Gironde). Ses reliques furent transférées à Saint-Sevrin de Bordeaux où elles se trouvent toujours.

Autrefois, Véronique était surtout invoquée pour régulariser le flux menstruel.

Sainte Véronique est, par ailleurs, patronne des blanchisseuses.

VERVEINE

Verbena officinalis
Verbenacée

Elle fut « l'herbe sacrée » que les prêtres égyptiens dédiaient à Isis, que les druides utilisaient pour laver les autels avant les sacrifices, dont les bardes se couronnaient avant de chanter, que les devins buvaient avant de prédire l'avenir, que les sorciers faisaient entrer dans la composition des philtres d'amour...

Synonymes : herbe sacrée, herbe à tous les maux, guérit tout, herbe du sang, herbe du foie, herbe à Vénus, herbe aux sorciers.

Parties utilisées : plante fleurie.

Principaux constituants connus : verbénaline (antispasmodique : Bourdier, Cheymol), verbénine (active les contractions utérines et augmente la sécrétion lactée : Kotoku Kuwazina).

Propriétés

Usage interne

— sédatif
— antispasmodique
— antinévralgique
— antithermique (Ricci : pour lui, supérieur à la quinine)
— digestif
— expectorant
— facilite l'accouchement
— galactogène.

Usage externe

— rubéfiant
— vulnéraire.

Indications

Usage interne

— douleurs gastriques
— rhumatismes
— névralgies (trijumeau : H. Leclerc)
— paludisme
— cellulites douloureuses
— préparation à l'accouchement

— insuffisance lactée des nourrices
— *migraines.*

Usage externe
— contusions, entorses, plaies.

Mode d'emploi

Usage interne
— infusion: une cuillerée à dessert de plante coupée pour une tasse d'eau. Bouillir et infuser 10 minutes. 2 ou 3 tasses par jour,
— extrait fluide de la fleur stabilisée: 1 ou 2 cuillerées à café par jour.

Usage externe
— une poignée pour 1 litre d'eau (ou du vinaigre, ou du vin). Bouillir 10 minutes. En compresses chaudes sur les contusions, entorses, plaies, névralgies.

N.B.:
1. Au temps des Gaulois, les prêtres lavaient leurs autels avec l'infusion de verveine, qui entrait dans la composition de l'eau lustrale.
Les matrones prescrivaient la verveine pour faciliter l'accouchement et augmenter la sécrétion lactée. La découverte de la verbénine *est venue confirmer* le bien-fondé de cette médecine empirique.
2. La sauge était également appelée *herbe sacrée* par les Anciens.

VERVEINE ODORANTE

Lippia citriodora
Verbénacée

Lippia, car en hommage au Dr Aug. Lippi (botaniste né à Paris en 1678, assassiné en Abyssinie en 1704).

Arbrisseau originaire d'Amérique Centrale, cultivé dans le midi de la France et en Afrique du Nord.

Synonymes: verveine citronnée, citronnelle (les feuilles froissées ont une odeur de citron).

Parties utilisées: feuilles, rameaux.

Principaux constituants connus: une essence contenant ac. isovalérianique, aldéhydes et cétones (33 %): citral, furfural, méthyl-hepténone, verbénone ou camphre de verveine, carvone, cinéol... terpènes (22 %):

l-limonène, dipentène, sesquiterpènes (15 %), alcools (20 %) : nérol, terpinéol, géraniol, bornéol, d-citronellol...

Propriétés

— stomachique
— digestif (comme la mélisse)
— antispasmodique.

Mode d'emploi

— infusion à 15 g par litre d'eau.

N.B. : Le mot citronnelle est, comme la « grippe », quelque peu galvaudé car diverses plantes le portent et parmi elles, outre la verveine odorante, l'aurone mâle et la mélisse.

A ne pas confondre avec les citronnelles exotiques provenant de graminées du genre *Andropogon* (ou *Cymbopogon*).

VERVEINE INDIENNE (ESSENCE DE)

Andropogon citratus D.C.
ou Cymbopogon citratus Stapf

Appelée également **Lemongrass.**
Provient de l'Inde, de Madagascar, du Tonkin, des Antilles.

Principaux constituants connus : l'essence de verveine indienne contient surtout du citral (jusqu'à 85 %).

Propriétés

Usage interne

— excitant gastrique
— antiseptique
— régulateur vago-sympathique
— galactogogue.

Usage externe

— parasiticide.

Indications

Usage interne

— atone gastrique (digestions difficiles)

— entérite, *colite*
— *dystonies neuro-végétatives*
— insuffisance lactée.

Usage externe
— pédiculose.

Mode d'emploi (très peu utilisé)
— essence: 3 à 5 gouttes en solution alcoolique, 2 ou 3 fois par jour.

VIBURNUM

Viburnum prunifolium
Caprifoliacée

Parties utilisées: écorce de la tige.

Principaux constituants connus: viburnine, tanin, résine...

Propriétés
— *sédatif utérin* et nervin
— astringent
— diurétique.

Indications
— *règles douloureuses*
— accidents nerveux de la grossesse, menaces d'avortement
— crampes musculaires.

Mode d'emploi
— décoction: 30 g pour 1 litre d'eau. 2 ou 3 tasses par jour,
— teinture au 1/5: 10 gouttes toutes les 2 heures,
— extrait fluide: 10 à 15 gouttes, 3 fois par jour, dans de l'eau sucrée.

VIGNE ROUGE

Vitis vinifera (variété tinctoria = teinturier)
Vitacée

Parties utilisées: feuilles.

Principaux constituants connus: tanin, lévulose, saccharose, dextrose, choline, inositol, vitamine C, pigments, anthocyanes...

Propriétés

— *tonique veineux et capillaire*
— *régulateur de la circulation sanguine*
— astringent
— diurétique
— rafraîchissant.

Indications

— *troubles de la circulation,* séquelles de phlébite
— *troubles de la ménopause* (métrorragies)
— *couperose*
— *varices, hémorroïdes*
— règles douloureuses
— diarrhées
— oliguries.

Mode d'emploi

Usage interne

— une cuillerée à soupe pour une tasse d'eau. Bouillir et infuser 10 minutes. 2 à 4 tasses par jour, entre les repas,
— infusion de vigne rouge et fumeterre (troubles de la ménopause, *couperose*),
— extrait fluide: 2 cuillerées à café par jour,
— *contre obésité et cellulite:* une cuillerée à café de vigne rouge + une cuillerée à café de bourdaine + une cuillerée à café de varech vésiculeux pour une tasse d'eau. Bouillir et infuser 10 minutes. 4 tasses par jour entre les repas,
— contre les *troubles de la ménopause:* tisane avec (H. Leclerc):

feuilles de vigne rouge	50 g
sommités fleuries de fumeterre	aa 25 g
sommités fleuries de marjolaine	

une cuillerée à soupe pour une tasse d'eau bouillante. Infuser 10 minutes. 2 ou 3 tasses par jour,
également indiquée dans la *couperose*.

Usage externe

— 2 poignées pour 1 litre d'eau. Bouillir 15 minutes. Ajouter à l'eau d'un bain de pieds ou de mains. Bains de 10 à 15 minutes, pour favoriser la menstruation, la circulation,
— infusion: 15 à 20 g pour un litre d'eau, en lavages *oculaires* (conjonctivites).

Synergies: cyprès, marron d'Inde, viburnum.

N.B.:
1. Les feuilles, placées autour des bécasses et perdrix à rôtir, sont agréables à manger...
2. Le suc extrait des jeunes bourgeons combat les taches de rousseur.

VIOLETTE ODORANTE

Viola odorata
Violariée

Il s'agit de la *violette des bois* et non cultivée.

Parties utilisées: *fleurs, racine,* feuilles.

Principaux constituants connus: violine se rapprochant de l'émétine (Boullay), acide salicylique, une huile, une matière colorante qui rougit par les acides et verdit par les alcalins...

Propriétés

Fleurs
— *émollient*
— *expectorant*
— sudorifique.

Racine
— expectorant
— vomitif (à dose élevée).

Indications

— *bronchites,* stases bronchiques

— *toux*
— *inflammations* du tube digestif, des voies urinaires
— fièvres éruptives
— *ulcère gastrique* ou duodénal
— angines
— gerçures des seins (usage externe).

Mode d'emploi

— infusion : une cuillerée à dessert de *fleurs* par tasse. Bouillir et infuser 10 minutes. 2 à 4 tasses par jour (les fleurs font partie de la tisane des « quatre fleurs »),
— sirop de fleurs :

fleurs de violette	100 g
sucre	500 g
eau	300 g

cuire jusqu'à consistance de sirop. 30 à 50 g par jour,
— décoction de la *racine :* une cuillerée à café par tasse, bouillir 5 minutes, expectorant. 3 à 4 cuillerées à café par tasse : vomitif,
— poudre de racine : 1 à 5 g (vomitif),
— suc des *feuilles :* 50 g (purgatif),
— *potion expectorante :* 5 g de racine de violette pour 150 g d'eau. Bouillir 1/4 d'heure. Passer et ajouter 50 g de sirop de fleurs de violette : une cuillerée à soupe toutes les 2 heures,
— voir à Mauve : tisane antigrippale et contre la toux.

Usage externe

— feuilles cuites dans de l'eau : cataplasmes contre les gerçures des seins. Ou feuilles fraîches broyées.

N.B. : Les fleurs pectorales sont : bouillon blanc, coquelicot, guimauve, mauve, pied-de-chat, tussilage, violette.

YLANG-YLANG

(Voir « Aromathérapie »)

YOHIMBE

Corynanthe yohimbe ou Pausinystalia yohimba
Rubiacée
Toxique - Tableau A (Yohimbine)

Arbre d'une vingtaine de mètres poussant au Gabon, au moyen Congo, au Cameroun. Ressemble au chêne. Introduit en médecine européenne en 1896.

Parties utilisées : écorce du tronc, un de ses alcaloïdes : la yohimbine (isolée en 1896 par Spiegel).

Principaux constituants connus : alcaloïdes dont la yohimbine et ses isomères, d'autres en petite quantité, surtout l'ajmalicine, ou raubasine (également présent dans le *rauwolfia serpentina,* mais en plus grande quantité), et la corynanthéine qui est un mélange de 3 alcaloïdes : corynanthidène ou α-yohimbine, corynanthéine et corynanthéidine.

Propriétés

— *sympatholytique,* par inhibition des récepteurs α-adrénergiques (inverse les effets de l'adrénaline)
— *vasodilatateur,* surtout au niveau des artérioles cutanées, rénales, intestinales, organes génitaux (Muller, 1907)
— hypotenseur (par vasodilatation) (Boschetti et Cozzutti, 1937)
— aphrodisiaque
— stimulant nerveux (Afrique tropicale)
— fébrifuge (Afrique tropicale).

Indications

— insuffisance et douleurs des règles
— hypertension (n'est plus utilisée)
— maladie de Raynaud, engelures
— *impuissance.*

Contre-indications

— insuffisance rénale, néphrite
— hypotension.

Mode d'emploi

Écorce (n'est pas toxique)
— teinture : 1 à 3 g par jour en mixture, potion,

— extrait fluide: 0,30 à 1 g par jour,
— extrait hydro-alcoolique: 0,10 à 0,30 g par jour, en pilules.

Yohimbine **(toxique - tableau A)**
— de 2 mg à 15 mg par jour, fractionnés, en pilules de 2 ou 5 mg.
Doses maxima: 10 mg en une prise, 20 mg en 24 heures.
En réalité, l'indice thérapeutique est faible, l'action vasodilatatrice étant obtenue à des doses proches de la toxicité.
A fortes doses, possibilité de *troubles cérébraux* (excitation psychique, vertiges, tremblements), tachycardie, néphrite.

N.B.: La corynanthine, alcaloïde extrait du *Pseudocinchona africana* (rubiacée), est 2 fois plus active que la yohimbine sur le système génital tout en étant moins toxique (simple précision à l'adresse des nostalgiques de leurs prouesses sexuelles évanouies... en ne leur laissant pas, cependant, d'espoir démesuré).

5

FORMULAIRE

Ce formulaire complète ceux qui figurent dans mes ouvrages: « Aromathérapie » et « Traitement des maladies par les légumes, les fruits, les céréales ». Il est, en revanche, lui-même complété par eux, mais tout grouper dans le même ouvrage eût enlevé à cette « série » son caractère pratique.

On pourra se reporter avec profit au chapitre 3, paragraphe : classification des plantes.

Ce livre n'a pas été conçu pour remplacer le diagnostic ni les conseils du praticien. Il doit rester bien entendu que, dans tous les cas douteux, *une consultation chez un médecin s'impose.* Rien de plus trompeur qu'un « mal au ventre » d'apparence banale. Deux jours plus tard, ce peut être une péritonite que rien ni personne n'arrêtera. Les troubles de la vue sont fréquents, plus fréquents sans doute qu'une tumeur cérébrale dont ils peuvent être un signe... Les pièges abondent en médecine. C'est sans doute la raison pour laquelle les études sont si longues.

Par ailleurs, un diabète, un ulcère d'estomac, une colite... et combien d'autres affections ne peuvent être correctement soignés en l'absence de directives réelles. Même si, à chaque rubrique, je ne l'ai pas expressément mentionné.

Ceci dit, les pages qui vont suivre sont susceptibles, dans de nombreux cas, de rendre des services.

Abcès chaud (voir dépuratifs) :
- bouillon blanc, sceau de Salomon (en compresses, en cataplasmes),
- cataplasmes de bardane, de feuilles de chou, d'oignon cuit sous la cendre, de farine de lin, de farine de fenugrec,
- bains d'eau de mauve, guimauve (en décoction, pour compresses),

— aubergine, bette, carotte, cresson, fève, laitue, navet, oignon, oseille, plantain, poireau, pourpier, figue, olive, raisin, souci, tussilage.

Abcès froid : dépuratifs, huile de foie de morue, houblon, salsepareille,
— cataplasmes d'oseille, d'argile,
— surveillance et traitements médicaux (thérapeutiques de terrain, reminéralisation, eau de mer, bains...).

Abeilles (voir piqûres).

Acétonémie (voir foie).

Acné (voir dépuratifs) et particulièrement : bardane, douce-amère, pensée,
— faire bouillir, pendant 10 minutes, 30 g de plantain dans 1/2 litre d'eau. Filtrer. Appliquer en compresses, lavages,
— procéder de la même manière avec l'ortie ou la pensée sauvage, ou absinthe, bruyère, clématite, géranium,
— laitue, navet, tomate,
— voir à : dartres, les formules pour lotions.

Adénite aiguë :
— cataplasmes d'argile ou de feuilles de chou, oignon,
— nombreux traitements possibles selon le diagnostic médical indispensable.

Adénite chronique :
— bistorte, germandrée, noyer, renouée, sauge, varech vésiculeux,
— chou, cresson,
— bains de mer, d'eau salée, bains aromatiques.

Adynamie (voir asthénie).

Aérocolie (voir fermentations intestinales et météorisme).

Aérophagie : aneth, angélique, anis vert, belladone, calament, carvi, coriandre, cumin, fenouil, limnanthème, marjolaine, véronique (voir météorisme).

Affections fébriles : buis, drosera, gentiane, grassette, hélianthe, marrube, petite centaurée, quinquina.

Age critique (voir ménopause).

Aigreurs d'estomac : camomille, menthe, réglisse,
— mélanges :
 - bétoine, sauge, menthe, absinthe,
 - ou : acore, absinthe, baies de genièvre, prêle.

Albuminurie : une poignée de cosses de haricot séchées, faire bouillir 5 minutes dans 1 litre d'eau. Infuser 20 minutes. Un ou deux bols par jour,
— également : ache, aubier de tilleul sauvage, biguignan, cerise (queues), chiendent, garance, genêt, groseillier, herniaire, maïs, piloselle, prêle, renouée, solidago, vergerette du Canada,
— mélange avec :

fleurs de genêt	10 g
gratteron	25 g
herniaire	25 g
queues de cerises	25 g
bois de réglisse	1 morceau

pour 2 litres d'eau. Faire bouillir 5 à 6 minutes. Passer quand elle est froide. Un litre par jour,
— autre formule : racine de grande consoude, stigmates de maïs, fleurs de fèves, queues de cerises, baies de genièvre, feuilles de noyer,
— nécessité d'une consultation médicale.

Alcoolisme : algues, chêne (glands), noix vomique, oignon, poireau, suc de chou,
— désintoxication en clinique souvent nécessaire.

Alopécie (calvitie) : à l'extérieur : capucine, cresson, genévrier, jaborandi, ortie, ricin, sauge, thym,
— voir aussi cheveux.

Amaigrissement (voir maigreur).

Aménorrhée (voir règles insuffisantes).

Amibiase : holarrhéna floribunda, myrtille, simarouba, argile, pollen,
— surveillance médicale.

Amnésie : basilic, sauge, serpolet, thym,
— diagnostic médical nécessaire.

Amygdalite (voir angine).

Amyotrophie (voir faiblesse musculaire).

Analgésiques : aconit, belladone, ciguë, coco, ergot de seigle, grindelia, jusquiame, opiacés (codéine, papavérine), réglisse, valériane.

Anasarque (voir hydropisie).

Anémies : consultation médicale nécessaire,
— absinthe, aunée, carotte, centaurée, chêne (feuilles), coca, fenu-

grec, genièvre (baies), *gentiane,* houblon, lamier blanc, mélisse, *millefeuilles, noyer* (feuilles), pervenche, patience, petite centaurée, prêle quinquina, raifort, *romarin,* ronce, souci, thym,
— racine de raifort : faire bouillir 10 à 15 g de racine de raifort coupée finement dans 1/2 litre d'eau pendant 10 minutes. Prendre 2 ou 3 tasses par jour,
— également : carotte, choux, choucroute, épinards, persil, poireaux, tomates, pissenlit, cresson, raisin,
— *chlorophylle,*
— *vin de quinquina :*

quinquina gris en poudre	60 g
alcool	100 ml

laisser macérer 4 jours. Verser la macération dans 1 litre de bon vin. Laisser macérer à nouveau une semaine. Filtrer. Sucrer pour l'usage. Un verre à Bordeaux avant le repas de midi,
— *décoction avec :*

racine de pissenlit	5 g
racine de tormentille	5 g
absinthe	3 g
blé	20 g
orge	20 g
avoine	20 g
racine d'aunée	10 g

faire bouillir 100 g du mélange dans 1 litre 1/2 d'eau, à réduction de moitié. Décanter. Faire bouillir à nouveau et verser sur de la menthe ou toute autre plante aromatique. Infuser 10 minutes. Sucrer au miel. En plusieurs fois dans la journée,
— *autre mélange :*

lavande	20 g
lamier blanc	25 g
petite centaurée (sommités)	25 g
romarin (sommités)	25 g
ache (racine concassée)	20 g
aunée	20 g
germandrée (sommités)	15 g
houblon (cônes)	15 g
prêle	25 g

une cuillerée à soupe par tasse. Bouillir 5 minutes. Une tasse avant ou pendant les repas,
— *recommandés :* jus d'épinards cru, pomme, persil, carotte, pissenlit, chou, cresson, céleri, dattes, abricots, prunes.

Angines : aconit, aigremoine, aubépine, belladone, berbéris, bouillon blanc, bugrane, chêne (écorce), coquelicot, groseillier, guimauve, hysope, noyer, *ronce,* rose, réglisse, romarin, thym, tussilage,

— en gargarismes : aigremoine, bardane, guimauve, mauve, noyer, mûrier (ronce), sauge,
— gargarismes avec :

feuilles de ronce	30 g
guimauve	20 g

pour 1 litre d'eau. Bouillir à réduction de moitié. Filtrer et ajouter 2 cuillerées à soupe de miel,
— nettoyage avec un tampon de coton imbibé de jus de citron,
— chlorate de potasse,
— incision si l'abcédation l'exige,
— traitement de la cause (lymphatisme, inflammation du tube digestif...).

Angine diphtérique : consulter d'urgence.

Angine de poitrine (type de l'*urgence* médicale) :
— aubépine, chélidoine, khella, muguet, parreira brava, antispasmodiques,
— *crise :* mélange avec :

argentine	20 g
valériane	10 g
mélisse	10 g
rue	2-3 g

faire bouillir dans 1 litre de lait et boire par petites tasses, très chaud, à 1/4 d'heure d'intervalle,
— également : 5 gouttes de teinture d'arnica dans une infusion de sauge,
— alitement immédiat - suppression de l'alcool et du tabac.

N.B. : Ici, plus que partout ailleurs, mieux vaut prévenir que guérir.

Angiocholite chronique : artichaut, curcuma, érysimum, garance, pissenlit.

Angoisse : anémone, aubépine, lotier corniculé, lupulin, passiflore, pavot, saule, stramoine.

Ankylostomes : chénopode, fougère mâle, semen contra, thym.

Anorexie : absinthe, acore odorant, angélique, anis, aunée, bouleau, camomille, centaurée, *chardon bénit,* chardon Marie, chicorée sauvage, condurango, coriandre, fenouil, fenugrec, fumeterre, gentiane, germandrée, houblon, hysope, iboga, lavande, limnanthème, marrube, mélisse,menthe, ményanthe, noix vomique, origan, pervenche, petite centaurée, quassia, rhubarbe, roseau aromatique, saule, serpolet, thym, véronique,
— infusion de *maté,* 1/2 heure avant les repas,

— ail, artichaut, betterave, carotte, chou, échalotte, estragon, laitue, oignon, oseille, persil, pissenlit, radis, rhubarbe, amande, groseille, noix, orange,
— *liqueur apéritive et digestive:*

eau-de-vie	1 litre
fleurs de millepertuis	125 g

laisser infuser 15 jours au soleil, la liqueur devient rouge. Ajouter 60 g de sucre. Une cuillerée à soupe avant le coucher.

Antilaiteux (voir lactation).

Anthrax (voir abcès, furonculose et dépuratifs).

Anurie (voir oliguries, rétention d'urines et diurétiques).

Anxiété (voir angoisse).

Aphonie (extinction de voix): érysimum, carotte, céleri, cerfeuil, persil.

Aphtes: basilic, bistorte, coing (pépins), myrtille, néflier, ronce, rose de Provins, serpolet, troène,
— borate de soude (10 g pour 100 g d'eau tiède) en lavages de bouche,
— chlorate de potasse.

Apoplexie (voir congestion cérébrale).

Appétit (manque d') (voir anorexie).

Artériosclérose:
— *alchemille,* artichaut, asperge, *aubépine, bouleau* (feuilles), chardon bénit, chélidoine, curcuma, drosera, églantier, fumeterre, *gui,* muguet, *noyer,* ortie, passiflore, pissenlit (racine), romarin, ronce, *sauge,* sureau, tilleul, *ulmaire,*
— voir dépuratifs,
— régime hypo-azoté, hypochloruré, hypotoxique: peu de viande, beaucoup de fruits et légumes verts, ail, oignon, cresson, artichaut, cerise, fraise, prune,
— bains *Alg-essences.*

Arthritisme (obésité, diabète, asthme, gravelle, migraines, dermatoses...): alkékenge, artichaut, bardane, bouleau, cassis, cerisier, colchique, frêne, genévrier, gentiane, orthosiphon, petit houx, peuplier, poirier, polypode, pomme, roseau à balais, solidago, ulmaire, vergerette du Canada,
— bains (voir algues) *Alg-essences,*

— voir aussi diurétiques et rhumatismes,
— consommer : ail, artichaut, banane, carotte, cassis, céleri, cerise, chicorée, citron, fraise, poireau, poire, pomme, pomme de terre, raisin, tomate, topinambour,
— limiter : abats, gibier, graisses cuites, alcool, café.

Arythmies : adonis, aubépine, ballote, digitale, liseron des haies, marrube, muguet, ulmaire, valériane,
— surveillance médicale.

Ascaris : absinthe, ail, ansérine, chénopode, chou, courge, églantier, gratiole, grenadier, matricaire discoïde, mousse de Corse, pyrèthre, santoline, semen contra, tanaisie,
— voir formules à oxyures, tænia, vers.

Ascite (voir hydropisie).

Asthénie : cannelle, fenugrec, fève de Saint-Ignace, iboga, kola, laurier d'Apollon, maté, noix vomique, quinquina, romarin, sauge, serpolet, thym,
— *élixir tonique :*

aloès	8 g
myrrhe	8 g
absinthe	15 g
petite centaurée	15 g
quinquina	15 g
safran	4 g
écorce d'orange amère	12 g
vin	1 l

exposer au soleil 24 heures. Ajouter 250 g de sucre. Filtrer. 2 ou 3 cuillerées par jour,
— bains *Alg-essences.*

Asthme : aigremoine, *ail,* angélique, *argentine,* asaret, *aubépine,* belladone, bouillon blanc (5 g par litre d'eau - infuser 15 minutes), camphre, chanvre indien, chélidoine, cimicifuga, cochléaria, coquelicot, drosera, éphedra, euphorbia pilulifera, fenouil, gelsémium, grande ciguë, grindelia, gui, *hysope,* iris, jusquiame, khella, lavande, *lichen d'Islande,* lierre terrestre (10 g pour 1/2 litre d'eau), lobélie, mandragore, marrube blanc, *mélisse,* menthe (20 g pour 1 litre d'eau en infusion), millepertuis, narcisse des prés, opium (papavérine), oranger, origan, ortie, parreira brava, *pin,* polygala, romarin (15 g de sommités fleuries pour 1 litre d'eau), safran (4 g pour 1 litre d'eau bouillante - macérer 10 minutes et filtrer), sauge, stramoine, thym (10 g de sommités pour 1/2 litre d'eau, en infusion), tussilage, *valériane,*

— ail, carotte, cerfeuil, oignon, persil, thym, fraise,
— mélange avec :

lichen d'Islande	100 g
bourgeons de pin	10 g
avoine	1 poignée
eau	2 litres

bouillir à réduction de moitié. 3 tasses par jour,
— autre mélange :

carex (racines)	30 g
aunée (racines)	30 g
genêts fleuris	10 g
pariétaire (feuilles)	30 g
solidago (sommités)	5 g
verveine odorante (feuilles)	15 g
valériane (racines)	15 g

une cuillerée à soupe par tasse. Bouillir et infuser. 2 ou 3 tasses loin des repas,
— autre tisane anti-asthmatique :

racine d'ache racine de bardane racine de chiendent racine d'aunée	aa 30 g
f. de capillaire	30 g
marrube hysope	aa 3 g
semences de fenouil	15 g

4 cuillerées à soupe pour 1 litre d'eau. Faire bouillir 3 minutes. En *boisson ordinaire,*
— ou encore :

hysope (sommités fleuries) pouliot menthe origan	aa 30 g
aristoloche (racines) aunée cochléria (fleurs) nénuphar narcisse	aa 10 g

2 cuillerées à soupe de mélange pour 1 tasse d'eau. Faire bouillir et infuser 10 minutes. 3 tasses par jour,
— chloral : 2 à 5 g par jour dans 250-300 g d'eau sucrée,
— *élixir anti-asthmatique de Trousseau :*

polygala de Virginie	5 g
eau	100 g
iodure de potassium	10 g
eau-de-vie	50 g
sirop diacode	30 g

faire infuser le polygala dans l'eau, filtrer et ajouter les autres substances. A prendre 2 fois par jour, une heure avant le repas, une cuillerée à soupe étendue de 3 ou 4 cuillerées d'eau sucrée.

Asthme des foins (traitements identiques - anti-allergiques).

Asthme nerveux: angélique, anis, sarriette, valériane, antispasmodiques.

Asystolie: adonis vernalis, digitale, genêt, laurier rose, muguet, strophantus, thévétia neriifolia,
— surveillance médicale.

Athéromes: artichaut, aubépine, chélidoine, curcuma, fumeterre, gui, tilleul,
— voir aussi artériosclérose et circulation du sang.

Athérosclérose (voir artériosclérose).

Atonie digestive (voir dyspepsies hyposthéniques).

Azotémie (voir urémie).

Avortement (menace de): lavement antispasmodique avec 6-15 gouttes de laudanum pour 100-125 g d'eau.

Ballonnements (voir météorisme).

Basedow (maladie de): muguet, consultation médicale.

Bilieux et sanguins (tempéraments): carotte, concombre, laitue, tomate, cerise, fraise, framboise, melon, raisin.

Blennorragie: ail, bardane, boldo, bourse-à-pasteur, bruyère, busserole, chêne, cubèbe (8 à 10 g par jour), copahu (5 à 20 g par jour), cyprès, eucalyptus, fraisier, genièvre, lavande, persicaire, pin (bourgeons), santal,
— traitements médicaux fixés par le médecin.

Blépharites: *bleuet,* camomille, cerfeuil, chélidoine, euphraise, mélilot, noyer, plantain, rose (voir yeux).

Blessures (voir plaies).

Botriocéphales: citrouille, fougère mâle, gratiole, grenadier, mousse de Corse.

Bouche (irritation de la) : cognassier, mûrier, rose rouge,
(ulcération de la) : menthe, ronce, sauge.

Bouffées de chaleur : aubépine, cyprès, hamamélis, marron d'Inde, sauge.

Bourdonnements d'oreille : aubépine, calament, cimicifuga, mélisse, prêle, oignon, abricot, pêche, pomme,
— diagnostic médical indispensable.

Bradycardie (voir cœur).

Bronchectasie : aunée, hysope, lierre terrestre, myrte.

Bronchite aiguë : ache, *ail,* aunée, bouillon blanc, bourrache (10 g de fleurs pour 1/2 litre d'eau), buglosse, chardon bénit, coquelicot, drosera, guimauve, hysope, *lichen,* lierre terrestre (10 g de fleurs ou feuilles pour 1/2 litre d'eau), lysimaque, marrube blanc, mauve (7 à 8 g de fleurs pour 1/2 litre d'eau), millepertuis, polygala, plantain, primevère, *pulmonaire,* renouée, romarin (15 g de sommités fleuries pour 1/2 litre d'eau), sapin (bourgeons), *serpolet* (6 à 7 g de sommités fleuries pour 1/2 litre d'eau), *sauge,* sureau, thym, *tussilage,* véronique, violette,
— *mélange pectoral :*

feuilles de véronique	45 g
feuilles de lierre terrestre	45 g
feuilles de tussilage	45 g
feuilles de scabieuse	45 g
feuilles de mélisse	8 g
feuilles de sauge	8 g

30 g par litre d'eau en infusion. 3 à 5 tasses par jour,
— *recommandés :* chou, cresson, figues, fraises, laitue, navet, pommes, raisin, radis noir,
— hygiène des voies respiratoires : *Climarome* à respirer.

Bronchite chronique : aconit, ail, angélique, asaret, aunée, baume du Pérou et de Tolu, benjoin, bouillon blanc, busserole, capillaire, capucine, chardon Marie, cochléaria, coquelicot, cresson, ergot de seigle, érysimum, eucalyptus, germandrée, goudron végétal, grande ciguë, grindelia, guimauve, houblon, hydrastis, hysope, ipécacuana, iris, jaborandi, laitue, laurier d'Apollon, lavande, lichen d'Islande, lierre terrestre, marrube, mauve, mélilot, millepertuis, mouron rouge, moutarde, myrte, niaouli, origan, peuplier, pin, polygala, pouliot, primevère, pulmonaire, réglisse, romarin, scabieuse, scolopendre, serpolet, sureau,

térébenthine, tussilage, thym, vergerette du Canada, véronique, violette,
— *mélange pectoral* (voir bronchite aiguë),
— *élixir expectorant:*

extrait de chardon bénit	} aa	2 g
extrait de douce amère		
eau de fenouil		30 g
eau de laurier-cerise		4 g

40 à 60 gouttes, 4 fois par jour,
— hygiène des voies respiratoires: *Climarome* à respirer.

Broncho-pneumonie (voir pneumonie).

Brûlures (1er et 2e degrés): cataplasmes de pomme de terre râpée ou de carotte,
— fleurs de lis macérées dans l'huile,
— bouillon blanc, chou, cognassier, consoude, joubarbe, lierre, lis, *millepertuis,* ortie, plantain, souci, sureau, thé, tilleul,
— liniment oléo-calcaire du Codex:

huile d'amande douce	50 g
eau de chaux	450 g

mélanger et recueillir la crème blanchâtre qui se porte à la surface,
— aubergine, bette, carotte, chou, épinard, haricot, laitue, oignon, pomme de terre, potiron, pourpier, amande, coing, figue, melon, pêche,
— *eau fraîche* constamment renouvelée: la littérature rapporte des guérisons rapides et totales, même de brûlures des yeux par de la graisse bouillante, à l'aide de ce procédé en 12 ou 24 heures,
— *et mieux: Tegarome (mélange aromatique «hygiène»)* en applications simples ou compresses diluées (pas pour les yeux).

Calculs biliaires: artichaut, boldo, *bouleau,* bourrache, centaurée, *chardon Marie,* chiendent, cochléaria, combretum, curcuma, *épine-vinette,* eucalyptus, eupatoire d'Avicenne, genièvre (baies), grémil, *huile d'olive,* lampsane, *ortie,* pin, *pissenlit,* prêle, quassia, radis noir, saule, sureau, térébenthine, *tilleul sauvage* (aubier),
— en cas de *crise,* absorber 250 g d'huile d'olive ou de tournesol avec un bouillon tiède, ou teinture de belladone: 20 gouttes dans un peu d'eau. Compresses chaudes sur la région hépatique,
— *mélanges avec:*

bouleau	50 g
prêle	50 g
marrube blanc	10 g
baies de genièvre	10 g
fruits d'églantier	100 g

bouleau	50 g
aspérule odorante	50 g
renouée	20 g
ortie	10 g
pissenlit (racine)	10 g

50 g de mélange pour 1 litre d'eau. Bouillir 3 minutes. Infuser 15 minutes. 2 ou 3 verres par jour. Alterner les mélanges.

— intervention parfois nécessaire.

Calculs urinaires (rouge = acide urique - blanc = phosphate de chaux - jaune = oxalate de chaux),

— *aigremoine,* ail, *alchemille, alkékenge,* artichaut, aubépine, *aubier de tilleul sauvage,* biguignan, *bouleau,* bruyère, *bugrane,* busserole, buchu, caille-lait, carotte, *cassis,* céleri, *cerise,* chicorée, *chiendent,* chou, citron, citrouille, cochléaria, églantier (fruits), *épine-vinette,* fenouil, fève des marais, fraisier, *frêne,* genévrier, gratteron, khella, *maïs,* melon, mouron rouge, oignon, orthosiphon, paliure, pariétaire, pêche, petit houx, *pissenlit,* poireau, poirier, pomme, *prêle,* prunier, radis noir, *reine des prés,* roseau à balais, sapin, sauge, solidago, sureau, *tilleul sauvage* (aubier), ulmaire, véronique,

— *vin de genièvre:* baies concassées macérées dans du vin blanc. 1 à 2 verres par jour,

— faire bouillir, pendant 20 minutes, une poignée de têtes de poireau dans 2 litres d'eau salée. Prendre un bol du décocté chaque matin (manger les poireaux),

— mélange avec:

huile de noix d'au moins un an	aa 100 g
huile d'amande douce	

2 ou 3 cuillerées à soupe du mélange chaque jour. Boire en même temps une infusion de racine de réglisse et de paille d'avoine (remède ancien que j'ai contrôlé),

— pour les lithiases *uriques,* en principe ni abats, ni gibier - les alcalins sont recommandés,

— pour les lithiases *oxaliques,* sont déconseillés: oseille, rhubarbe, épinards, asperges,

— intervention parfois nécessaire,

— voir gravelle.

Calvitie (voir alopécie).

Cancer gastrique: chélidoine, consoude, houblon - huile d'olive et de tournesol,

— les calmants : caille-lait, condurango,
— verser 250 g de décoction bouillante de racine d'angélique sur 4 g d'absinthe. Laisser infuser 10 minutes. En plusieurs fois dans la journée. Alterner avec la décoction de *souci,*
— boire beaucoup de lait caillé.

Cancer intestinal : décoctions de bardane, feuilles de noyer, racine d'angélique, *souci,* argile.

Cancers : ail, agrumes, aromates (girofle, estragon...), caille-lait, carotte, centaurée, chardon bénit, chélidoine, chêne (feuilles), chiendent, colchique, consoude, épinards, *épine-vinette,* estragon, géranium Robert, ményanthe, millefeuille, oignon, pervenche, *prêle, sauge, souci,* thuya, tormentille, véronique,
— épinards, persil, fraise,
— traitements divers : oligo-éléments, négativation électrique, magnésium...

Est-il besoin de dire qu'il ne s'agit là que de traitements d'appoint.

Cardiopathies (voir cœur).

Catarrhe chronique (voir bronchite chronique).

Cellulite : algues, clématite, curcuma, fenugrec, lierre grimpant, marrube blanc, orthosiphon, pissenlit, ulmaire, varech vésiculeux, verveine,
— gymnastique respiratoire - exercices modérés,
— bains *Alg-essences* (voir algues),
— voir obésité.

Céphalées : traitement de la cause (hépatisme, constipation, hypertension...),
— camomille allemande, lavande, oranger, serpolet, thym, véronique (pour céphalées par surmenage),
— applications sur les tempes d'une moitié de citron, pendant 1/4 d'heure,
— fumigations avec :

aspérule odorante (sommités fleuries)	....	aa 50 g
menthe (sommités)	....	
thym (sommités)	....	
verveine odorante (feuilles)	....	

une poignée pour une fumigation. Bouillir 1 minute, infuser 10.

Chaude pisse (voir blennorragie).

Cheveux (chute des) : bardane, buis, capucine, cresson, laurier, ortie, serpolet, thym,

— lotions avec racine de bardane + thym : une poignée de chaque pour un litre d'eau, bouillir 15 minutes. 1 ou 2 fois par semaine.

(*entretien* des) : camomille, capucine, petite centaurée, cresson, sauge. En frictions, 1 ou 2 fois par semaine.

(*grisonnants*) : consommer raisin, magnésium, pollen... sous toutes réserves.

Chlorose (voir anémie) : angélique, petite centaurée, gentiane, lavande, origan, serpolet, tanaisie,
— préparations ferrugineuses (eau ferrée),
— *pilules avec :*

lactate de fer	2 g
poudre de guimauve	2 g
miel	qsp 40 pilules

2 pilules avant les 2 grands repas, pendant 10 jours.

Cholécystite (voir foie) et :
— anti-infectieux : buis, chardon Marie, chicorée, eucalyptus, frêne, pin, prêle, saponaire, thym,
— antispasmodiques : belladone, cratægus, grindelia, laurier-cerise, mélisse, menthe, oranger, passiflore, saule blanc (chatons), tilleul, valériane,
— cholécystokinétiques : artichaut, boldo, combretum, curcuma, olive (huile), radis noir, romarin, tamarin.

Cholestérolémie (voir foie) et : artichaut, chicorée sauvage, chiendent, pissenlit, prêle, aubier de tilleul sauvage - huiles d'olive et de tournesol.

Chorée : armoise, *ballote,* giroflée, gui, mélisse, oranger, ortie, pensée sauvage, *saule,* tilleul, valériane,
— bromure de potassium : 2 g, puis 3, 4, 5 et 6 g,
— sirop de chloral, ou chloral : 2 à 5 g par jour dans de l'eau sucrée,
— diagnostic médical.

Circulation du sang : anis vert, artichaut, cassis, gratteron, hamamélis, sauge, vigne rouge,
— ail, persil, thym,
— mélange avec :

vigne rouge (feuilles)	60 g
prêle	10 g
noyer (feuilles)	10 g
réglisse (racine)	15 g
bourdaine (écorce)	25 g
chiendent (rhizome)	15 g
hysope (sommités fleuries)	10 g

3 cuillerées à soupe pour 1/2 litre d'eau. Bouillir quelques minutes. A volonté n'importe quand,
— bains de pieds avec 3 poignées de vigne rouge pour 3 litres d'eau. Bouillir 15 minutes. Ajouter une quantité suffisante d'eau pour tiédir. La préparation peut servir 2 ou 3 fois (2 à 3 bains de 15 minutes par semaine),
— bains généraux *Alg-essences* (voir algues).

Cirrhoses: artichaut, biguignan, bouleau, bryone, cerisier, *chou,* coloquinte, digitale, genêt, genévrier, grand liseron, gratiole, jalap, maïs, momordique, nerprun, oignon, orthosiphon, piloselle, scammonée, scille, strophantus, sureau,
— diagnostic médical indispensable.

Cœur: surveillance médicale indispensable,
— adonis, ail, anis vert, aspérule odorante, *aubépine, belladone,* petite centaurée, *digitale,* genêt, iboga, kola, laurier-rose, maïs, marrube, *muguet,* passiflore, *romarin,* saule, scille, strophantus, sureau, thévétia, *valériane,*
— infusion de mélisse, menthe, ou d'angélique après les repas,
— *insuffisance cardiaque:* mélange avec:

vigne rouge (feuilles)	25 g
bourse-à-pasteur	20 g
gui (feuilles)	20 g
pissenlit (racines)	15 g
gratteron (feuilles)	15 g
épine-vinette (écorce)	15 g
germandrée (sommités)	10 g
aubépine (fleurs)	5 g
muguet	5 g

3 cuillerées à soupe pour 1/2 litre. Bouillir 2 minutes. Macérer la nuit. Boire dans la journée.

Cœur nerveux: asperge, aubépine, muguet, réglisse.

Colibacillose (voir intestins, vessie):
— myrtille, essences aromatiques,
— yogourt, petit lait, argile,
— mélange avec:

grande consoude (racine)	aa 25 g
fraisier (racine)	
bistorte (racine)	
tormentille (racine)	
bouillon blanc (fleurs)	aa 10 g
guimauve (racine)	
tilleul (fleurs)	30 g

le tout dans 2 litres d'eau. Bouillir 15 minutes, à feu doux. 3 tasses par jour, entre les repas.

Coliques hépatiques (voir foie) et: belladone, érysimum, fève des marais, herniaire, khella, mandragore, morelle, olive (huile), opium, parreira brava, pavot, fleurs de maïs, stramoine,
— infusion de cerfeuil: 40 g pour 1 litre d'eau. Un verre le matin, à jeun,
— diagnostic médical.

Coliques intestinales (attention aux pièges et consulter un médecin): basilic, belladone, bouillon blanc, camomille, cannelle, carvi, chicorée, coriandre, coquelicot, cumin, genièvre (baies), grindelia, hysope, jusquiame, lavande, livèche, marjolaine, mélisse, olive (huile), opium, passiflore, sauge, sureau, valériane,
— infusion d'angélique (racine ou tige): 10 g pour 1/2 litre d'eau,
— infusion de graines d'anis vert: 60 g pour 1/2 litre d'eau,
— décoction d'anis ou de cumin dans du lait,
— infusion de menthe (feuilles, fleurs): 15 g pour 1/2 litre d'eau,
— tête de pavot, romarin, sauge, badiane: 3 g de chaque. Laisser macérer 15 jours dans 100 g d'alcool. Une cuillerée à café dans 1/2 verre d'eau sucrée,

Coliques des bébés: coquelicot,
— dans le doute, consultation.

Coliques néphrétiques (voir calculs et reins)
— belladone, chiendent, fève des marais, jusquiame, khella, maïs, morelle, opium, parreira brava, pavot,
— céleri, fève, mâche, poireau, amande, cerise,
— potion avec:

eau distillée de pariétaire	60 g
eau distillée de lis	60 g
huile d'amande douce	30 g
sirop de limon	30 g

par cuillerées à soupe,
— diagnostic médical.

Colite: camomille, mauve, *myrtille, pollen,* essences aromatiques, charbon, certains vaccins buvables.

Congestion cérébrale: bryone, coloquinte, grand liseron, gratiole, jalap, nerprun, scammonée,
— diagnostic médical.

Congestion hépatique (voir foie): artichaut, boldo, petite centaurée, curcuma, lis, pissenlit, quassia.

Congestion pelvienne : mauve pourprée, thuya, les vasoconstricteurs.

Congestion pulmonaire : genêt, moutarde, primevère, raifort, scabieuse, violette.

Conjonctivites : bleuet, camomille romaine, cognassier, euphraise, laitue, mélilot, plantain, rose, sureau,
— voir yeux.

Constipation (voir purgatifs) et :
— 2 verres d'eau fraîche au lever et au coucher,
— *cure de figues* pendant 1 ou 2 mois : laver chaque soir 5 à 10 figues à l'eau tiède. Les mettre dans un bol et les recouvrir d'eau. Le lendemain matin, à jeun, manger les figues et boire l'eau. Peut se faire également avec : poires, pruneaux, abricots secs,
— frêne (feuilles) : 25 g pour 1/2 litre d'eau, en infusion. Une tasse matin et soir,
— laitue (feuilles) : 30 g pour 1/2 litre d'eau, en décoction,
— liseron des haies (feuilles) : en infusion, une tasse le matin,
— séné d'Europe (baguenaudier) : 30 g pour 1/2 litre d'eau, en infusion,
— agar-agar, bourdaine, cascara, casse, églantine, garance, genévrier, globulaire, guimauve, lin, mauve, mercuriale, moutarde, nerprun, pêcher, rose pâle, scammonée, son, tamarin,
— 2 cuillerées à soupe de graine de lin, trempée 1 heure dans de l'eau. Avant le repas du soir,
— feuilles de mauve dans la soupe ou le potage,
— *thé de Saint-Germain :*

sureau (fleurs)	20 g
fenouil (semences)	aa 5 g
buis (semences)	aa 5 g
crème de tartre	aa 5 g
séné (feuilles)	25 g

5 g (une cuillerée à café) en infusion pour une tasse. A boire chaque matin,
— mélange avec :

ortie piquante (racine)	20 g
douce-amère (tige)	20 g
mauve (fleurs)	20 g
cassis (feuilles)	20 g
tilleul (fleurs)	20 g
chicorée sauvage (feuilles)	20 g
bourdaine (écorce)	25 g
rhubarbe (rhizome)	10 g

une cuillerée à soupe par tasse. Bouillir 2 minutes. Ajouter 1 à

3 follicules de séné. Infuser 10 minutes. Une tasse avant le coucher,

— mélange avec:

sirop de quina		aa 15 g
sirop scillitique		
sirop de nerprun		

prendre en une fois, le matin à jeun (pour les vieillards),

— lavement avec:

eau	300 g
guimauve (racine)	10 g

bouillir 15 minutes. Ajouter 50 g de miel,

— lavement avec: eau + 1 ou 2 cuillerées à soupe de glycérine ou d'huile,

— *en cas d'insuffisance biliaire:* baguenaudier, *bourdaine,* cuscute, eupatoire d'Avicenne, olive (huile), pissenlit, plantain, polypode, psyllium, rhapontic, rhubarbe,

— *pour les enfants:* huile d'amande douce, mauve, fleurs de pêcher, rose pâle,

— *constipations spasmodiques:* belladone, bourdaine, cuscute, mauve, pêcher, rose pâle,

— *recommandés pour l'intestin:* bette, cardon, carotte, courge, chou, épinards, figue fraîche, fraise, groseillier, melon, pêche, poire, poireau, pomme, prune, pruneau, rhubarbe, rutabaga, tomate, topinambour, amande, estragon, fenouil, laitue, oignon, oseille, pissenlit, olive, raisin (sauf intolérances toujours possibles vis-à-vis de l'un ou plusieurs de ces éléments).

Contusions: ache, aigremoine, angélique, *arnica,* bardane, bryone, chélidoine, géranium, hysope, *millepertuis,* nénuphar, pêcher, persil, plantain, primevère, sceau de Salomon, souci, tamier, tanaisie, verveine,

— cerfeuil, persil, potiron, amande, pêche,

— applications de feuilles de chou,

— teinture d'arnica:

arnica (fleurs)	50 g
balsamine (fleurs)	15 g
girofle	aa 10 g
cannelle	
millepertuis (fleurs)	
alcool	1 litre

macérer 15 jours et passer à travers un linge. En compresses, étendue de la même quantité d'eau,

— *Tégarome* (voir brûlures),

— *eau sédative:*

eau	1 litre
ammoniaque	60 g

alcool camphré .... 10 g
sel marin .... 60 g
laisser infuser à froid. En compresses, agiter avant usage.
— eau blanche (voir entorses).

Convalescences : absinthe, cannelle, coca, fenugrec, fève de Saint-Ignace, gentiane, germandrée, hoang-nan, iboga, kola, laurier d'Apollon, maté, mouron blanc, noix vomique, osier rouge, quinquina, romarin, sauge, serpolet, thym,
— abricot, amande, asperge, céleri, châtaigne, épinards, figue, orange, noix.

Convulsions : armoise, muguet, tilleul, valériane,
— sinapismes aux pieds et aux jambes,
— bains tièdes avec menthe, mélisse ou tilleul,
— bromure de potassium.

Coqueluche (et toux spasmodiques) :
— anémone, ballote, belladone, benjoin, cataire, *coquelicot, cyprès, drosera,* eucalyptus, grande ciguë, grassette, *grindelia,* iris, jusquiame, khella, lavande, laitue, lierre grimpant, lobélie, lyciet, mandragore, marjolaine, monotrope, morelle, narcisse des prés, noyer, oranger, ortie, pivoine, polygala, pouliot, romarin, *serpolet,* thym,
— *drosera :* infusion de feuilles coupée avec du lait. Sucrer au miel,
— *grindelia* en extrait fluide,
— raifort : 15 g de racines coupées pour 1/2 litre d'eau. En infusion,
— coquelicot : infusion de fleurs, le soir,
— 50 g d'ail et 15 g de thym pour 1 litre d'eau. Bouillir à réduction de moitié. Donner toutes les 3 heures : une cuillerée à café aux enfants au-dessous d'un an - une cuillerée à soupe aux enfants au-dessus d'un an, pendant quelques jours,
— 3 poireaux dans 3 litres d'eau. Bouillir à réduction d'1/3. Passer. Ajouter 500 g de sucre. Une cuillerée à soupe matin et soir,
— *mélange* avec marrube blanc, argentine, fenouil, thym, coriandre : une pincée du mélange + une gousse d'ail. En décoction dans du lait coupé d'eau. Sucrer au miel. 3 ou 4 tasses par jour,
— quelques gouttes de teinture de serpolet ou de cyprès dans une infusion de tilleul,
— recommandés : ail, cresson, figue, poireau, pomme, radis.

Cors - Durillons : ail, chélidoine, colchique, euphorbe, joubarbe, lierre, poireau,
— pétales de lis ayant macéré une semaine dans du vinaigre,
— feuilles de lierre grimpant ayant macéré 3 à 4 jours dans du vinaigre (changer l'application tous les jours).

Coryza (voir rhume de cerveau).

Coryza spasmodique: anémone pulsatille, euphorbia pilulifera, euphraise, gelsémium, lavande, mandragore, mouron rouge.

Coup de chaleur (voir congestion cérébrale).

Coup de soleil (voir brûlures).

Couperose: ergot de seigle, hamamélis, vigne rouge.

Coupures: millepertuis, plantain.

Coups (voir contusions),
— attention aux lésions ignorées des organes internes (reins, rate, foie en particulier).

Courbatures musculaires: repos, diète, bains,
— bourrache, camomille, menthe, mélisse, thym, tilleul.

Crachements de sang (voir hématémèse, hémoptysie).

Crampes gastriques des nerveux: absinthe, *argentine,* camomille, centaurée, gentiane, *mélisse, menthe,* millefeuille, oranger, pommier, sarriette, souci, thym, tilleul, *valériane.*

Crevasses (voir aussi engelures):
— bouillon blanc, amande, oignon, olive,
— baumes aromatiques,
— crevasses du mamelon: millefeuille.

Croûtes de lait: chou, bardane, fumeterre, pensée sauvage,
— cataplasmes émollients (fécule de pomme de terre),
— lavages avec décoction de feuilles de noyer,
— lotions de fleurs de sureau - poudrage à l'amidon entre les lotions.

Cuir chevelu (voir cheveux).

Cystite: *essences aromatiques* diverses, aigremoine, ail, alkékenge, artichaut, aunée, biguignan, bourrache, bruyère, bugrane, buchu, busserole, cerisier, chicorée, chiendent, citron, épine-vinette, fenouil, fève des marais, fraisier, framboisier, genièvre, goudron végétal, kawa-kawa, laitue, lamier blanc, lierre, maïs, mauve pourprée, mouron blanc, millepertuis, myrtille, oignon, orge (bouillon), orthosiphon, pariétaire, peuplier, pin, plantain, poireau, poirier, radis, raisin, reine des prés, ronce, roseau à balais, sabline, salsifis, solidago, térébenthine, thuya, tilleul sauvage (aubier de), tussilage, vergerette du Canada,
— mélange avec:

consoude (racine)	à parties égales
gui (écorce)	
prêle (plante entière)	
bouleau (écorce)	
cassis (feuilles)	
busserole (racine)	
buchu	

30 g du mélange pour 1 litre 1/2 d'eau. Bouillir à réduction de moitié. 3 ou 4 tasses par jour,
— nécessité de diagnostic médical.

Danse de Saint-Guy (voir chorée).

Dartres : bouillon blanc, chélidoine, douce-amère, fumeterre, houblon, joubarbe, ortie, pensée sauvage, salsepareille, saponaire, sauge,
— cataplasmes de carottes râpées, de feuilles de chou, aubergine, concombre, épinard, haricot, oseille, pissenlit, pomme de terre, potiron, pourpier, citron, figue, groseille, noix, olive, pêche,
— lotions au suc de chou ou avec une infusion de sauge,
— cataplasmes de feuilles de plantain broyées,
— décoction d'absinthe, bruyère, clématite, géranium - seules ou associées - en lavages, compresses,
— lotions avec :

1) argentine (feuilles)	aa 50 g
chêne (écorce)	
camomille (fleurs)	
scabieuse (sommités fleuries)	
sauge (sommités fleuries)	
verveine officinale (sommités)	

3 poignées pour 1 litre d'eau. Bouillir 1/4 d'heure. Lotionner chaque soir avant application d'argile,

2) bardane (feuilles)	aa 50 g
bouleau (écorce)	
mauve (feuilles)	
sureau (grappes)	

3 poignées par litre d'eau. Bouillir 1/4 d'heure. Compresses chaudes 10 minutes avant lotions d'eau argileuse (également indiquées contre l'*acné*).
La guérison peut demander plusieurs jours sinon plusieurs semaines... sauf s'il se trouve un guérisseur (magnétiseur) dans les parages : les résultats sont généralement immédiats.

Décalcification (voir déminéralisation).

Démangeaisons (voir dépuratifs et foie) et :
— aunée, bardane (racine : 50 g pour 1/2 litre d'eau ou feuilles : 10 g

pour 1/2 litre d'eau, en décoction), scabieuse, germandrée,
— lotions vinaigrées,
— traitement de la cause (hépatisme, parasitose, affections nerveuses...),
— bains de son, d'amidon.

Déminéralisation: prêle, la plupart des légumes frais, les céréales,
— *mélange avec:*

lavande	20 g
lamier blanc	25 g
petite centaurée (sommités)	25 g
romarin (sommités)	25 g
ache (racine concassée)	20 g
aunée	20 g
germandrée (sommités)	15 g
houblon (cônes)	15 g
prêle	25 g

une cuillerée à soupe par tasse. Bouillir 5 minutes. Une tasse avant ou pendant les repas,
— *bain avec:*

fleurs de sureau	50 g de chaque
romarin	
sauge	
verveine	

bouillir 30 minutes. Ajouter au bain avec 200 g de sel marin.
— outre le soleil intelligemment utilisé.

Dentition:
— *névralgies dentaires:* un tampon de coton imbibé de créosote ou d'huile de cade dans l'orifice de la dent,
- girofle, romarin, thym,
- bains de bouche avec une décoction de plantain, d'alchemille, de menthe, de potentille, de feuilles et de fleurs de reine des prés, de racine de valériane,
- mâcher de la grande joubarbe et la conserver dans la bouche,
- ail, navet, oignon, persil, thym, mûre, noix,

— *infusion* avec 5 têtes de pavot (sans les graines) et 30 g de racine de guimauve, pour lavages de bouche répétés,
— douleurs à la suite d'une extraction dentaire: reine des prés,
— *élixir odontalgique:*

gaïac	15 g
pyrèthre	4 g
muscade	4 g
girofle	2 g
essence de romarin	X gouttes
essence de bergamote	IV gouttes
alcool à 70°	100 g

laisser macérer 8 jours. Filtrer. Une cuillerée à café dans un verre d'eau en rinçage de bouche,
— *déchaussement:* cochléaria de Bretagne,
— excellent *dentifrice:* feuilles de sauge séchées et pulvérisées (fortifie les gencives) - ou charbon de bois pulvérisé - ou argile,
— *eau de Botot:*

alcool	500 g
quinquina rouge pulvérisé	30 g
cochenille concassée	2 g

laisser macérer 4 jours. Filtrer. Ajouter:

essence d'anis	7 g
essence de girofle	4 g
essence de cannelle	4 g
essence de menthe	2 g

mélanger. Quelques gouttes dans 1/2 verre d'eau, en lavages de bouche,
— *Tegarome* (préconisé par certains chirurgiens-dentistes, très dilué, en rinçages de bouche).

Dépression nerveuse: traitement de la cause (reminéralisants, traitements endocriniens...), suppression des soucis, chagrins...,
— aspérule odorante, sauge, serpolet,
— mélange avec:

passiflore	aa 10 g
aubépine	
aspérule odorante	aa 20 g
valériane	
calament	
menthe poivrée	
mélisse	
serpolet	

2 cuillerées à soupe par tasse. Bouillir et infuser 5 minutes. 2 tasses entre les repas et une au coucher,
— ail, artichaut, asperge, carotte, chou, cresson, épinard, fenouil, lentille, oignon, thym, fraise, raisin,
— voir psychasthénie.

Dermatoses (voir peau).

Déséquilibres neurovégétatifs: agnus castus, anémone pulsatile, aubépine, ballote, chardon Marie, drosera, grassette, laitue, lotier corniculé, marjolaine, oranger, passiflore, pivoine, sombong, stachys.

Diabète: *aigremoine,* alchemille, *bardane,* brunelle, *chou, cresson,* ergot, *eucalyptus,* fenugrec, *galega, géranium,* haricot, *laitue,* lampsane, levure de bière, *mûrier, myrtille,* noix vomique, *noyer, oignon,*

olivier, patience, *pervenche,* quinquina, *renouée des oiseaux, ronce, sauge, scrofulaire,* vélariane,
— lacto-phosphate de chaux: 0,50 à 1 g par jour,
— carbonate de lithine: 0,20 à 0,40 g par jour,
— *mélange avec:*

myrtille (feuilles)	100 g
petite centaurée	100 g
argentine	100 g
bardane (racine)	100 g
prêle	100 g
absinthe	50 g

100 g de mélange pour 2 litres d'eau. Bouillir à réduction de moitié. En plusieurs fois dans les 24 heures,
— *mélange avec:*

benoîte commune	30 g
ronce (feuilles)	10 g
myrtille (feuilles)	10 g
quintefeuille	20 g

20 g du mélange pour 1/2 litre d'eau. Bouillir 3 minutes. Infuser 15 minutes. 1/2 tasse, 4 à 5 fois par jour,
— *recommandés aux diabétiques:* artichaut, chicorée, concombre, cresson, asperge, aubergine, céleri, champignons, choux, choucroute, épinard, mâche, laitue, oseille, radis, rhubarbe, scarole, pissenlit, navet, poire, pomme de terre, olive, noix, noisette, citron, fraise, framboise, groseille, mandarine, myrtille, orange, topinambour.

Diarrhées: aigremoine, *airelle,* alchemille, arbousier, argentine, aubépine, *benoîte,* berbéris, bistorte, bouillon blanc, *bourse-à-pasteur, buis,* busserole, caroube, camomille, chêne, cognassier, consoude, chardon bénit, églantier, fraisier (racine), *framboisier* (feuilles), épine-vinette, eucalyptus, géranium, germandrée, grenadier, guimauve, kola, *mauve,* mélilot, millepertuis, néflier, orge, origan, ortie, pavot, plantain, prunellier, ratanhia, *renouée,* reine des prés, *ronce,* rose rouge, salicaire, sauge, scolopendre, séneçon jacobée, *simarouba,* solidago, sorbier des oiseleurs, sureau, thé, *tormentille,* troène, ulmaire, vergerette du Canada,
— artichaut, carotte, épinard, oignon, pomme de terre, cerise, coing, fraise, myrtille, nèfle, noix, raisin,
— *mélange avec:*

airelle (baies)	30 g
benoîte (sommités)	30 g
coing (pépins)	15 g
menthe (sommités)	10 g
mélisse (feuilles)	10 g
renouée (racine)	30 g
salicaire (sommités)	30 g

2 cuillerées à soupe par tasse. Bouillir 10 minutes à feu doux. Infuser. Passer en pressant. 2 à 6 tasses par jour,
— *eau de riz:* une cuillerée à soupe de riz bouilli dans 1/2 litre d'eau,
— *diarrhées des enfants:* camomille allemande, sauge, solidago,
- carotte, pomme de terre, fraise, mûre, pomme,
- eau de riz,

— *diarrhées des tuberculeux:* lichen d'Islande, ortie, solidago,
- lavements de ratanhia à conserver (voir dysenteries),

— *diarrhées douloureuses:* macération avec:

pavot (têtes)	aa 3 g
romarin	
sauge	
badiane	
alcool	100 g

laisser macérer 15 jours, en remuant chaque jour. Décanter. Une cuillerée à café dans 1/2 verre d'eau sucrée.

Digestions difficiles (voir dyspepsies hyposthéniques).

Douleurs musculaires: bardane, origan, thym, ulmaire, vergerette du Canada.

Douleurs pelviennes: bouillon blanc, saule, séneçon jacobée, les vasoconstricteurs, les toniques veineux.

Durillons (voir cors).

Dysenterie (voir diarrhées) et:
— *dysenterie amibienne:* airelle, ansérine, aunée, bardane, benoîte, bistorte, bourse-à-pasteur, chêne (feuilles), framboisier (feuilles), grande consoude, hollarhène, ipécacuana, ortie, plantain, potentille, prunellier, *renouée, simarouba, tormentille,*
— infusion de rose rouge dans laquelle on met fondre 4 g d'alun pour 350 g de liquide,
— *poudre Fawe:*

poudre d'écorce de chêne vert	3 g
poudre de moelle d'églantier	1 g
poudre de scille	0,20 g
poudre de vanille	0,05 g
poudre d'amidon	0,70 g

pour un paquet. A prendre en une fois, le matin ou le soir, dans un liquide quelconque jusqu'à guérison,
— ratanhia en lavement à conserver:

eau	150 g
extrait de ratanhia	5 à 10 g
alcool 21°	2 g

— pissenlit, nèfle, noix, pomme, raisin.

Dyskinésies biliaires (voir foie) : fumeterre, radis noir (raphanus niger).

Dysménorrhées (voir règles douloureuses).

Dyspepsies douloureuses : anis, belladone, calament, chanvre indien, coca, condurango, grande ciguë, jusquiame, menthe, morelle, pavot, petite centaurée,
— dues à l'acidité gastrique : acore, bétoine, genièvre (baies), menthe, prêle, sauge, simarouba.

Dyspepsies hyposthéniques (ou *atoniques*) :
— anis, argentine, aunée (racine), *absinthe,* achillée, *acore vrai, angélique,* benoîte, calament, camomille, cannelle, carline, carvi, petite centaurée, chardon bénit, chardon Marie, cochléaria, colombo, coriandre, cumin, épine-vinette, fenouil, fève de Saint-Ignace, fumeterre, genépi, *genièvre, gentiane,* germandrée, hoang-nan, houblon, laurier d'Apollon, lavande, limnanthème, marrube, maté, mélisse, mélilot, *menthe, ményanthe,* millefeuille, millepertuis, moutarde, noix vomique, oranger, orge, origan, ortie, pâquerette, pouliot, prêle, prunellier, quassia, raifort, rhapontic, rhubarbe, *romarin,* ronce, roseau aromatique, sanicle, sauge, serpolet, *simarouba,* thé, *thym,* véronique, verveine,
— charbon de peuplier,
— mélange avec :

oranger (feuilles)	20 g
verveine	15 g
anis vert	15 g
mélisse (feuilles)	15 g
menthe	15 g
tilleul (fleurs)	10 g

2 cuillerées à soupe par tasse. Bouillir et infuser 10 minutes. Une tasse après le repas du soir,
— mélange avec :

fenouil	15 g
carvi	10 g
coriandre	15 g
angélique	15 g
anis vert	15 g
cumin	70 g

une cuillerée à café par tasse. Bouillir 2 minutes. Infuser 10 minutes. Une tasse après les repas,
— vin tonique et apéritif recommandé dans les dyspepsies :

absinthe (feuilles)	25 g
mélisse (feuilles)	15 g
rhubarbe pulvérisée	5 g
millepertuis (fleurs)	20 g

genièvre (baies)	10 g
vin blanc	1 500 g

macérer 3 jours. Passer. 2 cuillerées à soupe dans de l'eau sucrée avant les 2 grands repas,
— vin de quassia amara : 2 à 4 g pour 500 g de vin,
— inclure dans la cuisine : ail, céleri, girofle, oignon, persil, sauge, thym,
betterave, fenouil, laitue, lentille, oseille, pissenlit, amande, citron, coing, groseille, orange, poire.

Dyspepsies nerveuses : aneth, anis vert, aspérule odorante, belladone, camomille, carvi, coriandre, cumin, fenouil, limnanthème, ményanthe, origan, tilleul, valériane, véronique.

Dyspnée (voir asthme) et : aspérule odorante, aubépine, ballote fétide, basilic, camomille romaine, *grindelia*, lavande, mélisse, menthe, valériane,
— diagnostic médical (cœur...).

Ecchymoses (voir contusions).

Écorchures (voir plaies).

Eczéma : régime atoxique, jus de carottes, levure maltée, airelle, alliaire, amandier, artichaut, bardane, huile de cade, cardère, petite centaurée, cresson, douce-amère, lavande, marrube blanc, orme pyramidal, orthosiphon, ortie (20 g de tige et feuilles pour 1 litre d'eau. Bouillir à réduction des 2/3. Boire dans la journée), *pensée sauvage* (30 g pour 1/2 litre d'eau, en infusion), salicaire, *salsepareille*, saponaire, sauge,
— *formules :*

1)	pensée sauvage	50 g
	absinthe	5 g
	bugrane	10 g
	pissenlit (racine)	20 g
	saponaire	10 g
	géranium Robert	10 g
2)	pensée sauvage	50 g
	sauge	10 g
	saponaire	10 g
	absinthe	5 g
	aunée (racine)	50 g
	genièvre (baies)	30 g
3)	pensée sauvage	50 g
	verveine odorante	10 g
	chiendent	50 g
	chicorée (racine)	20 g
	plantain	10 g
	saponaire	10 g

60 g de mélange dans 1 litre d'eau. Faire bouillir à réduction à 3/4 de litre et infuser 10 minutes. A boire en 4 ou 5 fois dans la journée, en dehors des repas,
changer de formule de temps en temps

— *autre formule:*

pensée sauvage	50 g
bourrache	10 g
saponaire	10 g
salsepareille	10 g
caille-lait	10 g

une cuillerée à café du mélange pour 3 tasses d'eau. Bouillir à réduction de moitié. Verser la décoction bouillante sur une cuillerée à café de reine des prés, infuser 5 minutes.

— *mélange avec:*

asperge	
souci	aa 10 g
genêt	
polypode	
pissenlit	
grémil	
prêle	aa 20 g
aspérule odorante	
réglisse	

2 cuillerées à soupe par tasse. Bouillir, infuser 20 minutes. Après les repas, 3 semaines par mois,

— eczéma suintant: argile en poudre ou cataplasme d'argile,

— eczéma crevassé: lotions ou bains locaux avec: géranium et absinthe: 15 g de chaque dans 1 litre d'eau bouillie,

— eczéma infecté: alterner cataplasmes d'argile et compresses humides de décoction de feuilles de buis (40 g par litre. Bouillir 10 minutes),

Embarras gastrique (voir dyspepsies):

bourdaine, écorce	20 g
angélique, racine	25 g
sauge, feuilles	25 g
mauve, fleurs	25 g
lin, graines	25 g

Une cuillerée à soupe du mélange par tasse. Bouillir 3 minutes et infuser 10 minutes. 1 ou 2 tasses par jour, à jeun et/ou au coucher,

— liqueur *Arquebuse.*

Embonpoint (voir obésité).

Emphysème pulmonaire: chanvre indien, euphorbia pilulifera, lobélie, ail (voir asthme, bronchite).

Engelures : compresses de décoction de pulmonaire : 50 g pour 1/2 litre d'eau. Bouillir 1/2 heure,
— fleurs de lis blanc macérées dans l'huile,
— cataplasmes d'oignons de lis blanc cuits dans du lait,
— compresses de décoction de feuilles de noyer : 25 g pour 1/2 litre d'eau,
— décoction de gui, en bains et compresses,
— aussi : baume du Pérou, benjoin, bouillon blanc, marron d'Inde, sureau, yohimbe,
— *céleri,* cerfeuil, citron, coing, navet, oignon, pomme de terre,
— *engelures ulcérées :* souci,
  • et voir baume Chiron à gerçures des seins.

Engorgement laiteux : cerfeuil, chiendent, cumin, douce-amère, fenouil, fraisier (racine), géranium, menthe, millepertuis, persil, pervenche,
— purgatifs,
— voir *lactation.*

Enrouement : acore, anis étoilé, aigremoine, érysimum, houblon (fleurs), pouliot, rose rouge, thym,
— potion :

ammoniaque	X gouttes
sirop d'érysimum	45 g
infusion de tilleul	90 g

boire en une seule fois,
— bains de pieds sinapisés,
— diagnostic médical nécessaire si persistance.

Entérite : argile, carotte, coing, myrtille, pomme, raisin, riz, thym, tomate,
spasmodique : carragaheen, guimauve, réglisse,
sèche : guimauve,
muco-membraneuse : aunée, ortie, solidago,
des tuberculeux : consoude,
des nourrissons : carotte, caroube, orge, riz, solidago (voir diarrhées),
— mélange avec :

bouleau (écorce)	10 g
renouée	20 g
tormentille (racine)	20 g
consoude (racine)	10 g
bourse-à-pasteur	10 g

60 g du mélange pour 1 litre 1/2 d'eau. Bouillir à réduction de moitié. A boire en 3 ou 4 fois dans la journée,
— yaourt, pollen.

Entéro-colite (voir diarrhées).

Entorses (voir contusions): scopolamine-lévogyre en injections intramusculaires,

— eau blanche en compresses:

eau	960 g
extrait de saturne	16 g
alcool à 80°	64 g

— applications de feuilles de chou,
— radiologie indiquée (fracture ou fissure méconnue),
— séquelles d'entorses: bains *Alg-essences.*

Énurésie: aigremoine, ballote, belladone, cratægus, cyprès, ergot de seigle, fève de Saint-Ignace, noix vomique, prêle,

— mélange avec:

millepertuis	10 g
millefeuille	10 g
genièvre (baies)	10 g
renouée	20 g
potentille	30 g

en décoction (une cuillerée à dessert par tasse). 2 tasses par jour, avant 17-18 heures.

— reminéralisants... et bonne atmosphère familiale.

Éphélides (voir taches de rousseur).

Épidémies (prophylaxie): ail, thym, tomate, citron, nombreuses essences aromatiques.

Épilepsie: armoise, buis, caille-lait, gui, houx, oranger, séneçon, sureau,
— pour tenter de faire avorter la crise: 10-12 gouttes d'ammoniaque dans un verre d'eau sucrée,
— armoise: 50 g de racine pulvérisée dans 50 g de miel. 4 cuillerées à café par jour. Ce traitement m'a donné de bons et constants résultats chez les jeunes femmes dont la première crise d'épilepsie apparut au moment des premières règles.
— infusion avec:

poudre de feuilles de digitale	32 g
cannelle concassée	32 g
eau bouillante	1/2 litre

infuser 8 heures. Une cuillerée à soupe par jour. Puis, au bout de quelques jours, 2 cuillerées à soupe - sans dépasser cette dose,

— 15 g d'extrait de caille-lait blanc (ou gaillet) par jour - moitié dose pour les enfants,
— poudre de gui de chêne: cachets de 0,20 g, 5 par jour,
— bromure de potassium: 2 à 4 g par jour,
— investigations médicales nécessaires.

Épistaxis (voir saignement de nez).

Érections nocturnes (et éréthisme génital): camomille romaine, camphre, grande ciguë, houblon, laitue, lupulin, *nénuphar,* origan, sauge, saule blanc, valériane,

— extrait fluide de laitue: 3 cuillerées à café par jour. Que ce traitement n'empêche toutefois pas ces dames de donner de la laitue en salade à leur mari, la pratique n'a jamais entravé des ardeurs normales.

— pilules avec:

extrait de nénuphar	0,10 g
lupulin	0,05 g

2 ou 3 au coucher.

Il est presque superflu d'ajouter qu'on ne vient pas souvent consulter le médecin pour ce syndrome (deux fois au cours de mes cinquante ans de carrière).

Éréthisme cardio-vasculaire: anémone pulsatile, anis vert, aubépine, carvi, cumin, oranger, pouliot.

Éruptions (voir peau).

Escarres (voir plaies atones).

Estomac:

— *dyspepsie atonique* (voir à dyspepsies),

— *irritation (gastrite):* absinthe, acore vrai, carragaheen, *centaurée,* chiendent, coriandre, gentiane, genièvre, guimauve, lichen d'Islande, lin, manne, menthe, millefeuille, réglisse, sureau (fleurs),

— *spasmes:* anis, basilic, oranger, thym, valériane, verveine,

— *gastralgies* (voir ce terme),

— des cataplasmes émollients au creux épigastrique peuvent être utiles.

Excitation sexuelle (voir érections).

Extinction de voix (voir enrouement).

Faiblesse générale: armoise, chardon bénit, églantine, fumeterre, germandrée, petite centaurée, pommier, sauge, thym, tilleul (voir asthénie),

— bains avec décoction de feuilles de noyer, aiguilles de pin, romarin, thym, algues (bains *Alg-essences*).

Faiblesse musculaire: diagnostic médical,

— bruyère (500 g en décoction dans un grand *bain*) et en usage interne,

— bains *Alg-essences.*

Fatigue générale (voir asthénie).

Fermentations intestinales : aneth, anis, benoîte, camomille allemande, carvi, coriandre, cumin, estragon, fenouil, genièvre, mélisse, pouliot, serpolet,
— carotte,
— charbon végétal - argile - levures.

Fibrome utérin : bourse-à-pasteur, chêne, hydrastis canadensis, lierre grimpant, persicaire, renouée, souci,
— cataplasmes avec :

lierre grimpant (feuilles)	2 poignées
son	2 poignées

ajouter un peu d'eau. Cuire quelques minutes. Appliquer chaud. A garder toute la nuit (fibrome non hémorragique),
— traitements hormonaux d'extraction naturelle,
— intervention parfois ou plus souvent nécessaire.

Fièvre : artichaut (racine), petite centaurée (fleurs), combretum, eucalyptus, frêne (écorce), génépi, gentiane, germandrée, houx, laurier d'Apollon, millepertuis (fleurs), muguet (racine), olivier, quinquina, romarin (fleurs), rose de Provins, sauge officinale, saule, tanaisie, verveine, ail, céleri, chicorée sauvage, concombre, oignon, persil, thym, amande, cerise, mûre, noisette, orange.

Fièvres éruptives :
— *rougeole, rubéole*
- décoction de cerise (queue), de stigmate de maïs,
- infusions de : *bourrache,* aspérule odorante, coquelicot, lavande, grande marguerite, ronce, sureau, *tussilage,* violette,

— *scarlatine*
- décoction de chiendent,
- infusion de bourrache, feuille de frêne, tilleul.

Fièvres intermittentes (voir paludisme) :
F. ondulante ou *F. de malte :* chardon bénit, piloselle.

Fissures anales : bistorte, chêne, certains onguents,
— intervention parfois nécessaire.

Fistules : *eau quadruple* (Raspail) :

sulfate de zinc	4 g
sel marin	15 g
goudron	0,50 g
aloès	0,50 g

pour 1 litre d'eau bouillante. Passer 5 minutes plus tard et conserver dans une bouteille bouchée. En compresses,
— voir antiseptiques et cicatrisants.

Fistule anale: centaurée, chêne (feuilles), prêle, prunellier, romarin, sauge,
— usage externe: lavements de prêle et de feuilles de chêne,
— bains de siège de prêle, d'écorce de chêne, de bistorte,
— compresses d'essence de lavande déterpénée (nécessité absolue d'une essence pure et naturelle).

Flatulences (voir coliques intestinales et météorisme).

Foie (insuffisance, congestion): aigremoine, alkékenge, *artichaut,* asperges, *aspérule odorante,* aunée, bardane, *boldo, bouleau,* bourrache, bourse-à-pasteur, *buis,* bourdaine, camomille romaine, carotte, petite centaurée, cerfeuil, cerise (queues), *chardon Marie, chicorée amère,* chiendent, combretum, curcuma, épine-vinette, eupatoire, *fumeterre,* grande marguerite, gratteron, groseillier, hépatique des fontaines, lichen d'Islande, lilas, liseron des haies, marron d'Inde, marrube, *ményanthe,* millefeuille, millepertuis, mouron rouge, olivier, *pensée sauvage, pissenlit,* orthosiphon, pin, polypode, pouliot, renouée, rhubarbe, *romarin,* radis noir, saponaire, scolopendre, souci, *thym,*
— *congestion,* mélange avec:

souci (pétales)	10 g
aspérule odorante	30 g
réglisse (racine)	30 g
artichaut (feuilles)	20 g
cassis (feuilles)	10 g
prêle (plante)	10 g
busserole (feuilles)	10 g
romarin (sommités fleuries)	10 g
centaurée (sommités fleuries)	10 g
caille-lait (sommités fleuries)	10 g

1 cuillerée à soupe par tasse. Bouillir 2 minutes. Infuser 10 minutes. Une tasse 1/4 d'heure *avant* les repas,
— *autre formule:*

boldo	40 g
serpolet	30 g
chardon	10 g
buis (feuilles)	20 g
germandrée	10 g
artichaut (feuilles)	10 g

— *insuffisance hépatique:*

aspérule odorante (sommités fleuries)	30 g
romarin (sommités fleuries)	30 g
caille-lait (sommités fleuries)	30 g
prêle	30 g
réglisse (racine)	30 g
souci (sommités fleuries)	20 g
menthe (feuilles)	20 g

2 cuillerées à soupe par tasse d'eau bouillante. Infuser 20 minutes. Une tasse après les 2 repas (3 semaines par mois),
— infusion de citron coupé en rondelles,
— huile d'olive : une cuillerée à soupe 1/2 heure avant le petit déjeuner.

De temps à autre, un auteur en mal de copie et plus ou moins inspiré vient nous affirmer que l'insuffisance hépatique n'existe pas. Je ne sais sur quoi il entend se fonder. Qu'on veuille bien me permettre de conserver une terminologie qui dit bien ce qu'elle veut dire.

Fortifiants (voir anémie).

Foulures (voir contusions et entorses).

Frigidité : ail, ambre gris, benjoin, *berce,* céleri, chou, chanvre, fenouil, fenugrec, gentiane, ginseng, hoang-nan, menthe, *millepertuis, moutarde,* romarin, roquette, safran, sarriette, sauge, vanille, yohimbe, ylang-ylang,
— semences d'ortie (une cuillerée à café par jour dans de la confiture).

Furonculose (voir abcès) et : aunée, bardane, berce, bouillon blanc, chicorée amère, genièvre, guimauve, jusquiame, levure de bière, lin, ményanthe, pensée sauvage, plantain, sauge, solidago, sureau,
— décoction de racine de guimauve : 30 g pour 1/2 litre d'eau, bouillir 15 minutes, en compresses,
— cataplasmes de feuilles de chou,
— bette, carotte, chou, cresson, fève, laitue, navet, oignon, oseille, poireau, pomme de terre, citron, figue, olive, raisin.

Galactogogues (voir lactation).

Gale : baume du Pérou, laurier-rose, pyrèthre, scabieuse,
— lavages avec la décoction : 3 gousses d'ail pour 1/2 litre d'eau, bouillir 20 minutes,
— les spécialités du commerce sont très efficaces.

Ganglions (voir adénites aiguë et chronique).

Gangrène pulmonaire : ail, diplotaxe, eucalyptus, térébenthine, essences aromatiques,
— soins médicaux.

Gastralgies : angélique, vin d'absinthe, camomille, fumeterre, mélisse, menthe, millefeuille, millepertuis, oranger, pariétaire, romarin, serpolet, souci, véronique,

— 0,30 à 0,50 g de poudre de racine de rhubarbe,
— bromure de potassium : 2 g pour 200 g d'eau - une cuillerée à soupe avant les repas,
— charbon de peuplier,
— si persistance, consultation médicale.

Gastrites (voir estomac et gastralgies).

Gastrorragies (voir hémorragies).

Gaz (voir fermentations intestinales).

Gencives (déchaussement, ulcérations) : cochléaria de Bretagne, ronce, sauge,
— cresson, radis, figue, raisin,
— voir pyorrhée.

Gerçures (mains, lèvres) : glycérine, baume du Pérou, beurre de Karité,
— lis, pulmonaire, pomme de terre, coing.

Gerçures des seins : cognassier, consoude, lampourde, teinture de benjoin,
— chou (emplâtres),
— *baume Chiron :*

camphre	20 g
santal rouge en poudre	4 g
baume du Pérou	2 g
cire jaune	10 g
térébenthine	12 g
huile d'olive	60 g

faire chauffer ensemble les trois derniers produits. A ébullition, mélanger les autres. Retirer du feu et parfaire le mélange jusqu'à refroidissement.

Gingivite (voir stomatites).

Glossite (voir bouche) et : aigremoine, coca, guimauve, mauve, saponaire.

Glycosurie (voir diabète).

Goitre : varech vésiculeux,
— consultation médicale.

Goitre exophtalmique : ellébore, muguet,
— consultation médicale.

Goutte, rhumatisme goutteux : *alkékenge, bardane,* bouleau, bourrache, bruyère, buis, carex, cassis, cerisier, chicorée sauvage, *colchique,* coqueret, douce-amère, fenouil, fragon, fraise (fruits: 1/2 à jeun et 1/2 dans l'après-midi), *frêne,* gaïac (décoction: 80 g de bois par litre), genêt, genièvre, gentiane, germandrée, gratiole, gui, petit houx, muguet, orthosiphon, persicaire, peuplier, pin, pissenlit, poirier, polypode, pomme, reine des prés, romarin, roseau à balais, salsepareille, saponaire, saule, séneçon, solidago, sureau, ulmaire, vergerette du Canada, véronique,

— les diurétiques uriques,

— *boisson courante:*

myrtille (feuilles)	aa 15 g
genêt (fleurs)	
prêle	
menthe	
sureau (fleurs)	
ulmaire (feuilles)	aa 20 g
réglisse	
saponaire (feuilles)	30 g

30 g (une poignée) dans 1 litre d'eau, bouillir 2 minutes, infuser 15 minutes. A volonté,

— *recommandés:* artichaut, céleri, carotte, cerfeuil, chicorée sauvage, chou, fenouil, fève, navet, pissenlit, radis, salsifis, tomate, topinambour, cerise, citron, fraise, groseille, nèfle, olive, poire, pomme, prune, raisin.

— Conseil d'Albernely: « Pour vous garantir de la goutte, vivez avec un shelling par jour et gagnez-le. »

Gravelle (voir calculs):

— poudre de fruits d'églantier: une pincée dans 1/2 verre de vin blanc, laisser reposer. Remuer et boire au coucher jusqu'à la guérison... si la chose est possible,

— 0,5 g ou 1 g de grillons des champs secs et réduits en poudre, dans un liquide quelconque,

— *recommandés:* artichaut, carotte, cerfeuil, chicorée sauvage, fève, haricot, navet, oignon, pomme de terre, radis, tomate, citron, fraise, groseille, mûre, nèfle, noisette, raisin.

Grippe: ail, aunée, *bourrache, bouillon blanc, cannelle,* capillaire, petite centaurée, fenouil, génépi, jaborandi, kola, laurier d'Apollon, lavande, *lierre terrestre,* oignon, oranger, pin (bourgeons), pommier, primevère, sauge, scabieuse, *sureau, thym,* tussilage, violette,

— mélange avec:

sauge	à parties égales
absinthe	
réglisse	
véronique officinale	

une cuillerée à soupe par tasse ou une poignée par litre d'eau. En infusion le soir comme préventif. Une cuillerée toutes les heures pendant 2 ou 3 jours (curatif),

— mélange antigrippal et pectoral:

aigremoine	30 g
bouillon blanc (fleurs)	10 g
coquelicot	10 g
érysimum	30 g
lierre terrestre	30 g
mauve (fleurs)	10 g
tussilage (fleurs)	10 g

30 g pour 3/4 de litre d'eau. Infuser 15 minutes et passer sur linge fin. Sucrer au miel. Boire chaud dans la journée,

— grogs à la cannelle, girofle, citron et miel. Cette préparation personnelle me paraît constituer un (ou le) traitement souverain (voir *Aromathérapie,* à cannelle).

— hygiène des voies respiratoires: *Climarome* à respirer sur un mouchoir ou une compresse.

Guêpes (voir piqûres).

Haleine fétide:
— soigner foie, estomac, dents.

Hématémèse: boissons froides, *astringentes,*
— mûre, prêle, raisin,
— soins médicaux.

Hématomes (voir contusions).

Hématuries: *bourse-à-pasteur, busserole,* chardon Marie, consoude, cyprès, ergot de seigle, genêt, genièvre (baies), gui, hamamélis, hydrastis, ipéca, ortie, pavot, pervenche, plantain, prêle, ratanhia, romarin, ronce, sanicle, sauge, scolopendre, souci, térébenthine, véronique, verveine officinale,
— diagnostic indispensable.

Hémophilie: *bourse-à-pasteur,* consoude, genêt, ortie, persicaire, plantain, *prêle,* sanicle, *tormentille,*
— surveillance médicale.

Hémoptysie:
— absinthe, aigremoine, benoîte, bétoine, *bourse-à-pasteur,* bouillon blanc, bugle, carragaheen, chardon Marie, *chêne,* consoude, cyprès, digitale, églantier, ergot, genêt, genévrier, gui, hamamélis, hydrastis, ipéca, lamier blanc, lierre terrestre, millefeuille, mûre, opium, ortie,

pavot, pervenche, *prêle,* ratanhia, *renouée,* salicaire, saule, scolopendre, térébenthine, *tormentille,* véronique,
— ergot: 2 g de poudre par jour,
— perchlorure de fer: 10 gouttes dans un verre d'eau sucrée, 3 fois par jour,
— soins médicaux, cela va de soi.

Hémorragies: acore, alchemille, argentine, benoîte, chardon Marie, cyprès, ergot de seigle, fraisier (racine), genêt, grenadier, gui, hamamélis, hydrastis, ipéca, lamier blanc, pavot, persicaire, pervenche, potentille ensérine, pourpier, prêle, ratanhia, rose de Provins, térébenthine, vigne (feuilles),
— perchlorure de fer:
  • voie interne: 20 à 40 gouttes par verre d'eau froide,
  • voie externe: étendu d'eau, en compresses,
— gastriques: *bistorte, bourse-à-pasteur,* condurango, chêne (feuilles), gui (écorce), plantain lancéolé, prêle, *renouée,* sanicle,
— *utérines:* alchemille, bourse-à-pasteur, busserole, chardon Marie, cicutaire, consoude, cyprès, épine-vinette, ergot de seigle, genêt, géranium, gui, hamémélis, hydrastis, ipéca, *lamier blanc,* marron d'Inde, ortie, pavot, persicaire, pervenche, prêle, ratanhia, salicaire, souci, térébenthine, tormentille, vergerette du Canada, viburnum, vigne rouge,
  • ergot de seigle: 2 à 3 g dans un verre d'eau sucrée. Prendre 1/3 du verre toutes les 1/2 heures (répéter le lendemain si nécessaire),
— *hémostatique:*

eau de rose	500 g
alun pur	12 g
tanin	6 g

pour applications sur les plaies,
— consultation médicale généralement urgente.

Hémorroïdes: achillée, arnica, bistorte, bouillon blanc, *bourse-à-pasteur, chardon Marie,* chêne, *cyprès,* épine-vinette, ficaire, fragon, *gui, hamamélis,* hydrastis, *petit houx,* joubarbe, *lamier blanc,* mandragore, *marron d'Inde,* millefeuille, pariétaire, *pensée sauvage,* poivre d'eau, *prêle,* renouée, sureau, viburnum, vigne rouge,
— *purgatifs:* graines de lin ou de moutarde - *pas d'aloès,*
— *enflammées:* bardane, bouillon blanc, cognassier, ficaire, mauve pourprée,
— *saignantes:* airelle, bistorte, chêne, millefeuille, persicaire,
— *onguent sédatif:*

onguent populeum	30 g
extrait de belladone	4 g

extrait aqueux thébaïque .... 0,60 g
essence de thym .... IV gouttes

en applications locales,

— diagnostic médical indiqué.

Hépatisme (voir foie).

Herpès des muqueuses : bourrache, douce-amère, saponaire,

— mélange avec :

bardane (racine) ....
saponaire (racine) ....
orme (écorce) .... aa 4 g
douce-amère (tiges) ....

infuser dans 1 litre d'eau. Ajouter 100 g de sirop de fumeterre. Par verres, dans la journée,

— nombreux traitements locaux possibles dont le *Tégarome* (Dr J.-M. Morel, de Besançon).

Hoquet : aneth, anis vert, belladone, calament, carvi, cataire, coriandre, cumin, *estragon,* fenouil, limnanthème, origan, véronique,

— antispasmodiques.

Hydarthrose : voir un médecin.

Hydropisie : purgatifs - diurétiques,

— alchemille, alkékenge, artichaut, aunée, berbéris, bétoine, biguignan, *bouleau,* bryone, *bugrane épineuse,* busserole, *caille-lait,* cerisier, chardon Roland, coloquinte, *digitale,* frêne, genêt, genièvre, grand liseron, gratiole, gratteron, petit houx, jalap, maïs, ményanthe, millepertuis, nerprun, oignon, orme, orthosiphon, ortie, pariétaire, persil, piloselle, plantain, prêle, prunellier, *reine des prés,* romarin, sauge, *scammonée,* scille, solidago, strophantus, sureau, ulmaire, vergerette du Canada, verveine officinale.

Hyperazotémie (voir urémie) : nécessité de diagnostic médical et surveillance.

Hyperchlorhydrie : belladone, bétoine, centaurée, fenouil, lierre, marrube blanc, millepertuis, réglisse, sauge.

Hyperhidrose : par voie externe cyprès, eucalyptus, noyer, pin, prêle, tussilage.

Hyperglycémie : voir diabète.

Hypertension artérielle : *ail, aubépine, bourrache,* bourse-à-pasteur, bryone, cassis, chélidoine, cratægus, *fumeterre, gui,* lierre grimpant,

nerprun, *olivier* (feuilles *des rejets*), orthosiphon, pâquerette, rauwolfia, scammonée, sombong, séneçon, tilleul, *valériane,*
— fraise, poire,
— *mélange avec:*

olivier (feuilles)	40 g
aubépine (fleurs)	40 g
gui (feuilles)	40 g
uva-ursi (feuilles)	30 g
sauge (feuilles)	20 g
prêle (plante)	30 g
saponaire (feuilles)	20 g
réglisse	30 g
genêt (fleurs)	20 g

4 cuillerées à soupe pour 1 litre d'eau. Bouillir à feu doux 3 à 4 minutes. Infuser 20 minutes. A volonté dans la journée (boisson de régime des hypertendus),
— *mélange avec:*

sauge (feuilles)	2 g
chiendent (rhizome)	25 g
réglisse (racine)	15 g
bourdaine (écorce)	15 g
vigne rouge (feuilles)	2 g
prêle	35 g
olivier (feuilles)	10 g
hysope (sommités fleuries)	10 g

3 cuillerées à soupe pour 1/2 litre d'eau. Bouillir quelques minutes et infuser 15 minutes. A volonté, dans la journée,
— suppression de tabac, alcool, limitation de la viande et des excitants,
— surveillance médicale.

Hypoacousie (voir surdité).

Hyposystolie: adonis, vernalis, digitale, genêt, laurier-rose, muguet, strophantus, thévétia nériifolia,
— surveillance médicale.

Hypotension artérielle: chardon Marie, genêt, sauge, romarin, germe de blé.

Hystérie: absinthe, angélique, *ballote fétide,* caille-lait, cataire, centaurée, chardon bénit, genièvre (baies), lavande, *marjolaine,* mélisse, ményanthe, nénuphar, oranger, passiflore, romarin, safran, sauge, souci, tanaisie, tilleul, *valériane.*

Ictère (voir foie) et: aigremoine, artichaut, aspérule odorante, berbéris, bleuet, caille-lait, cassis, chardon Roland, chiendent, chicorée sau-

vage, curcuma, fumeterre, gratteron, petit houx, lampsane, marrube, romarin, saponaire, souci, véronique,
— purgatifs doux : feuilles de pêcher, rhubarbe,
— *mélanges* (à alterner) :

1)	livèche	20 g
	épine-vinette	20 g
	bouleau (écorce)	100 g
	absinthe	10 g
2)	boldo	50 g
	chiendent	100 g
	marrube blanc	20 g
	centaurée	20 g
3)	bétoine	10 g
	cerise (queues)	30 g
	argentine	10 g
	genièvre (baies)	20 g
4)	boldo	20 g
	pissenlit (racine)	30 g
	caille-lait	10 g
	chicorée (racine)	30 g

60 g de mélange pour 1 litre 1/2 d'eau. Bouillir à réduction de moitié. 4 tasses par jour
— autre formule :

aubépine	aa 10 g
artichaut	
hysope	aa 15 g
aspérule odorante	
scolopendre	
asperge	aa 25 g
caille-lait	
berbéris	
fragon	
pissenlit	
sureau	

une cuillerée à soupe par tasse. Bouillir 2 minutes. Infuser 10 minutes. Une tasse 1/4 d'heure avant les repas,
— urotropine : 3 comprimés à 0,50 g par jour, pendant 10 à 15 jours.

Impétigo : bardane, pensée sauvage, salicaire.

Impuissance (voir frigidité).

Inappétence (voir anorexie).

Incontinence d'urines : aigremoine, bourse-à-pasteur, busserole, caille-lait, ergot de seigle,
— si congestion du bassin : thuya.

Indigestion : camomille, mélisse, menthe, tilleul (voir dyspepsie hyposthénique et estomac).

Infarctus du myocarde (voir angine de poitrine).

Infectieux (états) : cerisier, chiendent, germandrée, marrube blanc, quinquina, essences aromatiques (voir *Aromathérapie*).

Infection urinaire : airelle, aunée, biguignan, bruyère, buchu, bugrane, busserole, cerisier, chiendent, cumin, fenouil, fève des marais, goudron végétal, maïs, mauve pourprée, peuplier, poirier, solidago, térébenthine, nombreuses essences aromatiques.

Insectes (pour éloigner les) : fougère, haricot, lavande, menthe, noyer, pouliot, tanaisie, tomate,

— insecticide : mélanger à 1 litre de pétrole 10 gouttes d'essence de lavande. A l'aide d'un pinceau, badigeonner meubles, lits... Fermer pendant 4 à 5 heures,

— pour protéger les chevaux des taons, mouches... lavez-les avec une décoction de feuilles de noyer,

— pour protéger les chiens des puces : lavez-les avec une solution aqueuse à 1/1000 d'acide phénique et 1/10 d'alcool. Mettre de la fougère dans leur litière,
  - *fourmis :* frotter les pieds des meubles avec de la craie blanche. Mettre des citrons moisis dans les placards,
  - *abeilles, guêpes :* frotter les parties à protéger avec des feuilles de noyer,
  - *mites :* lavande, menthe, sarriette,
  - *moustiques :* feuilles de tomates ou de basilic, ou rameaux de menthe, ou bouquet de lavande à suspendre dans les pièces et chambres à coucher. Spécialité : *Volarome,*
  - *poux :* lotions avec décoction de fleurs d'arnica (5 à 10 g pour 1 litre d'eau. Bouillir 10 minutes), poudre de semences de fusain,
  - *puces et punaises :* tanaisie, fougère, feuilles de haricots, de noyer, de menthe dans la literie et les niches des chiens.

Insomnies : aspérule odorante, aubépine, ballote, basilic, boldo, bouillon blanc, *coquelicot,* cynoglosse, fumeterre, houblon, laitue, laurier-cerise, lotier corniculé, *marjolaine, mélilot,* mélisse, nénuphar, *oranger* (feuilles et fleurs), passiflore, pavot (capsules), pommier, primevère, saule, sombong, thym, tilleul, *valériane,*

— formule :

valériane (racine)	5 g
lavande (fleurs)	3 g

pour 1/2 litre d'eau. En infusion. Une tasse 1 heure avant le coucher,

— mélanges avec:

1) valériane	aa 5 g
primevère	
mélisse	
aubépine	

une cuillerée à café par tasse. En infusion, le soir,

2) aspérule odorante	aa 20 g
calament	
menthe poivrée	
mélisse	
serpolet	
valériane	
aubépine	
passiflore	10 g

2 cuillerées à soupe dans une tasse d'eau bouillante. Infuser 10 minutes. Boire 1 heure avant le coucher,

Insuffisance hépatique (voir foie).

Insuffisance lactée (voir lactation).

Intertrigo: salicaire.

Intestins (voir colites et entérites).

Irritabilité (voir nervosisme).

Intoxications: soins médicaux généralement urgents.

Ivresse: émétique - café fort froid,

— 10 gouttes d'ammoniaque dans un verre d'eau sucrée,

— chou, oignon, persil, poireau (la soupe au chou, la soupe à l'oignon, le bouillon de poireau sont d'excellents et sympathiques remèdes contre la gueule de bois).

Jambes (œdèmes): argentine, hamamélis, fragon épineux, marron d'Inde, myrtille, ail, oignon, cassis,

— *vin diurétique:*

nitrate de potasse	24 g
genièvre (baies)	130 g

laisser macérer 24 heures dans 1 litre de vin blanc. 2 cuillerées à soupe avant les repas,

— diagnostic médical.

Jaunisse (voir ictère).

Kératite (voir yeux).

Kraurosis : troène.

Lactation :

— *pour favoriser :* angélique, anis vert, carvi, cotonnier, cumin, fenouil, galega, houblon, lamier blanc, orge germé, ortie, sureau, carotte, topinambour,

— *pour arrêter :* cerfeuil, fraisier (racine), menthe, persil,

- onctions sur les seins d'huile de chènevis fraîche obtenue par expression à froid. On l'applique abondamment, légèrement chauffée, toutes les 3 heures. Recouvrir les seins de coton. Donner en même temps un purgatif,
- onctions sur les seins d'huile de camomille camphrée,
- cataplasmes de persil, millepertuis, feuilles de pervenche.

Laryngite : aconit, *aigremoine, alchemille,* bardane, baumes du Pérou et de Tolu, diplotaxe, drosera, *érysimum, géranium Robert,* grindelia, *guimauve, lavande,* lichen d'Islande, lierre grimpant, mélilot, pin, plantain, pulmonaire rose, *sapin, sauge,* solidago, tussilage, oignon,

— carotte, céleri, cerfeuil, persil,

— *mélanges à alterner :*

1) érysimum	50 g
sauge	10 g
sanicle	10 g
violette (fleurs)	10 g
arnica (fleurs)	10 g
consoude (racine)	20 g
2) érysimum	50 g
guimauve (racine)	20 g
tussilage	10 g
serpolet	10 g
fumeterre	10 g
pensée sauvage	10 g

30 à 40 g pour 1 litre d'eau. Bouillir 2 minutes. Infuser 15 minutes. 4 ou 5 tasses par jour,

3) aigremoine (sommités fleuries)	30 g
vélar (sommités fleuries)	30 g
lierre terrestre	30 g
bouillon blanc (fleurs)	10 g
coquelicot (fleurs)	10 g
mauve (fleurs)	10 g
tussilage (fleurs)	10 g

30 g par litre d'eau bouillante. Infuser 5 minutes. Par tasse dans la journée,

— diagnostic médical si persistance.

Leucorrhées (voir pertes blanches).

Lithiase biliaire (voir calculs).

Lithiase urinaire (voir calculs).

Lombric (voir vers).

Lumbago (voir rhumatismes)
— frictions avec un liniment composé à parties égales d'alcool camphré et d'essence de térébenthine, frictions avec *Flexarome,*
— bains *Alg-essences.*

N.B. : L'acupuncture pourra être très utile et, assez souvent, les soins d'un chiropracteur chevronné *indispensables* et *souverains.*

Lupus : chicorée amère, pensée sauvage,
— lotions avec une décoction de prêle.

Lymphangite (voir adénite).

Lymphatisme : bistorte, capucine, cassis, cresson, fumeterre, gentiane, germandrée, houblon, levure de bière, noyer, raifort, renouée, thym, cresson. Bains *Alg-essences.*

Maigreur (voir apéritifs et toniques) et fenugrec, germe de blé, maïs, orge (malt),
— diagnostic médical.

Mains (entretien des) : citron, noix, pomme de terre.

Mal de Bright (néphrite chronique) : ache, adonis vernalis, gui, jaborandi, muguet, panicauts, plantain, quinquina, scille, sureau, tormentille,
— soins médicaux.

Maladies vénériennes (voir blennorragie et syphilis).

Maladies infectieuses (voir mon livre *Aromathérapie*).

Mal de tête (voir céphalées).

Mal blanc (voir abcès).

Maux de ventre (voir intestins, entérite, règles douloureuses, douleurs pelviennes)... et le médecin.

Méninges :
— soins médicaux.

Mémoire (déficience) : voir psychasthénie.

Ménopause:
— ail, *aubépine, ballote fétide,* cassis, cyprès, gui, hamamélis, lamier blanc, menthe, oranger, ortie, *passiflore,* persicaire, sauge, tilleul, *souci,* tormentille, vigne rouge,
— les sédatifs nerveux,
— bains *Alg-essences.*

Météorisme (voir coliques intestinales) et anis, badiane, carvi, coriandre, cumin, fenouil, charbon végétal,
— *eau carminative:*

coriandre (semences)	15 g de chaque
fenouil (semences)	
carotte (semences)	
anis (semences)	
carvi (semences)	
aneth (semences)	
eau-de-vie	2 litres

laisser macérer 4 jours et ajouter 375 g de sucre candi. 15 à 60 g par jour (aérophagie, flatulences),
— mélange avec:

fenouil	15 g
carvi	10 g
coriandre	15 g
angélique	15 g
anis vert	15 g
cumin	70 g

une cuillerée à café par tasse. Bouillir 2 minutes. Infuser 10 minutes. Une tasse après les repas.

Métrites (voir pertes blanches).

Métrorragies (voir hémorragies utérines).

Migraines: nécessité de diagnostic médical,
— *anémone* pulsatile, basilic, camomille, chanvre indien, *lavande, marjolaine* (infusion de 20 g pour 1/2 litre d'eau), *mélisse* (10 g pour 1/2 litre), *menthe* (15 g pour 1/2 litre), *oranger* (fleurs et feuilles, 10 g pour 1/2 litre), primevère officinale (5 g pour 1/2 litre), romarin (10 g pour 1/2 litre), *serpolet* (5 g), tilleul (5 g), thym (5 g), véronique, verveine,
— chou, fève, oignon, pourpier, amande, cerise, pêche,
— 5 g de poudre de valériane dans un peu de miel,
— de plus: bains de pieds avec 100 g de farine de moutarde dans de l'eau chaude,
  • tranches de citron sur les tempes,
  • cataplasmes de feuilles de chou sur le front ou les tempes,
  • café froid,

— *recettes anciennes:* prendre une cruche de grès remplie aux 2/3 d'eau bouillante, jeter un verre de vinaigre, exposer le visage à la vapeur pendant 10 à 15 minutes. S'éponger et se coucher à l'abri de tout courant d'air,
— métallothérapie: application pendant 5 à 10 minutes d'un objet en cuivre sur le front,
— entourer le front et partie postérieure correspondante de la tête d'une serviette éponge imbibée d'eau très salée. Inclure dans cette serviette une extrémité d'un long fil de cuivre dont l'autre extrémité est raccordée à un robinet. Patienter 15 à 20 minutes, (cette méthode, que j'ai préconisée dès 1954, est suivie généralement de bons résultats),
— chloral: 2 à 5 g par jour dans 250-300 g d'eau sucrée,
— *mélanges* pour les accès de migraine:

1)	romarin	20 g
	valériane	10 g
	lavande	10 g
	genièvre (baies)	10 g
	aspérule odorante	10 g
2)	romarin	20 g
	mélisse	10 g
	violettes	10 g
	aspérule odorante	10 g
	primevère	10 g
3)	romarin	10 g
	tilleul	10 g
	fenouil	10 g
	centaurée	10 g
	menthe	10 g
4)	mélisse	20 g
	primevère	10 g
	valériane	10 g
	verveine	10 g
	lavande	20 g

en décoction, 50 à 60 g de mélange pour 1 litre 1/2 d'eau. Bouillir à réduction de moitié. Quelques gorgées toutes les heures pendant les accès.

Morsures de serpents: sérum antivenimeux, *bardane, lavande, plantain,*

Morsures d'animaux: chou, haricot, oignon,,
— consultation médicale chaque fois que nécessaire ou dictée par la prudence.

Mouches (voir piqûres et insectes).

Moustiques (voir piqûres).

Muguet: bains de bouche, 4 ou 5 fois par jour, avec de l'eau salée (1/2 cuillerée à café de sel pour une cuillerée à soupe d'eau),
— décoction de feuilles de sauge, de cerfeuil, de myrtille en bains de bouche,
— bains de bouche avec:

borax	3 g
miel rosat	15 g
eau	300 ml

Myalgies (voir douleurs musculaires).

Myocardites: adonis, digitale, laurier-rose, strophantus, thévétia nériifolia, soins médicaux.

Nausées: angélique, menthe.

Néphrites chroniques: ache, aigremoine, adonis vernalis, bouleau (feuille), bourrache, caille-lait, chiendent, eucalyptus, genêt, genièvre (baies), grindelia (30 gouttes d'extrait fluide - 2 à 3 fois par jour), gui, jaborandi, mauve, muguet, panicauts, pariétaire, pêcher, persicaire, plantain, prêle, quinquina, reine des prés, sapin (bourgeons), scille, solidago, sureau, tormentille, vergerette du Canada,
— amande, fraise, noisette, pomme,
— *mélanges:*

1) busserole (feuilles)	40 g
prêle	20 g
pariétaire	20 g
frêne (feuilles)	20 g
cassis (feuilles)	20 g
réglisse (racine)	20 g
menthe (feuilles)	20 g
bourdaine (écorce)	10 g

3 cuillerées à soupe dans 1/2 litre d'eau. Bouillir 2-3 minutes, infuser 10 minutes. A volonté,

2) ulmaire	30 g
chiendent	25 g
busserole	25 g
bugrane	15 g
bourse-à-pasteur	15 g
chardon Roland	15 g
bruyère	15 g
ortie piquante	15 g
cerise (queues)	10 g

30 g par litre. Bouillir et infuser 20 minutes. A volonté,

3) busserole, chiendent, ulmaire .... aa 50 g
bugrane, cerise (queues) .... aa 25 g
aubépine, bruyère, fève des marais .... aa 15 g

4 cuillerées à soupe dans 1 litre d'eau. Bouillir 10 minutes. Boire dans la journée (également indiquée contre l'*artériosclérose*),

— décoctions avec les *mélanges* alternés:

1) caille-lait	50 g
tilleul	10 g
maïs (stigmates)	20 g
prêle	50 g
sureau (fleurs)	20 g
églantier (fruits)	50 g
2) millefeuille	20 g
caille-lait	50 g
renouée	10 g
chiendent	50 g
busserole	10 g
millepertuis	30 g

30 à 40 g pour 1 litre d'eau. Bouillir 2 minutes. Infuser 15 minutes. 2 ou 3 tasses par jour,

— surveillance médicale indispensable.

Néphrose lipoïdique (troubles urinaires de la): vergerette du Canada,
— soins médicaux.

Nerfs (crises de): calament, camomille romaine, gui, mélisse, menthe, tilleul, valériane,
— aubépine, lavande, millefeuille, oranger, romarin.

Nerveuses (maladies):

angélique (semences)	10 g
olivier (feuilles)	10 g
oranger (feuilles)	10 g
aubépine (fleurs)	10 g
valériane (racines coupées)	30 g
balsamite (sommités fleuries)	10 g
narcisse des prés (fleurs)	10 g
marjolaine (sommités fleuries)	10 g

adultes: 3 cuillerées à soupe par tasse,
enfants 5 à 10 ans: 1 cuillerée à soupe par tasse,
enfants moins de 5 ans: 1 cuillerée à café par tasse.
Infuser 5 minutes. 3 tasses entre les repas.

Nervosisme: angélique (racine), aspérule odorante, aubépine, ballote fétide, laitue, marjolaine, mélilot, mélisse, menthe, narcisse des prés, oranger, pivoine, reine des prés, sauge, saule, séneçon jacobée, valériane,

— céleri, haricot, laitue, oignon, pourpier, abricot, amande, noix, pêche, pomme, raisin,

aspérule odorante (sommités)	20 g
calament	20 g
menthe poivrée (feuilles)	20 g
mélisse (feuilles)	20 g
serpolet	20 g
valériane (racine)	20 g
aubépine (fleurs)	10 g
passiflore (feuilles)	10 g

2 cuillerées à soupe par tasse. Bouillir 2 minutes. Infuser 5 minutes. 2 tasses dans la journée entre les repas et une au coucher. Une semaine,

— *bains:* 1 kg de son + 200 g de feuilles de noyer dans un sachet de mousseline. Bouillir 1/4 d'heure dans 5 litres d'eau. Ajouter au bain (15 à 20 minutes),

— *bains:*

tilleul (fleurs)	aa 50 g
calament	
menthe (feuilles)	
origan	

5 poignées dans un sachet et plonger dans 2 litres d'eau bouillante. Bouillir 1/4 d'heure. Ajouter au bain,

— négativation électrique.

Neurasthénie (voir amnésie, dépression nerveuse): absinthe, achillée, basilic, ballote, chanvre indien, iboga, marjolaine, maté, noix vomique, passiflore, sauge, serpolet, thym, tilleul, valériane,

— quelques formules à alterner:

1)	valériane	30 g
	verveine officinale	50 g
	mélisse	100 g
	millefeuille	50 g
	bétoine	50 g
	menthe	50 g
	viburnum (écorce)	100 g
2)	marjolaine	50 g
	menthe	50 g
	centaurée	50 g
	absinthe	30 g
	prêle	100 g
	mélisse	100 g
	ballote fétide	100 g

3) sauge .... 50 g
rue .... 50 g
angélique (racine) .... 50 g
prêle .... 100 g
ményanthe .... 50 g
chardon bénit .... 100 g
viburnum (écorce) .... 100 g

4) romarin .... 50 g
lavande .... 50 g
primevère .... 50 g
acore .... 100 g
millefeuille .... 50 g
absinthe .... 30 g
ballote fétide .... 100 g

50 g pour 1 litre 1/2 litre d'eau. Bouillir et réduire à 1 litre. 3 tasses par jour.

Névralgies et sciatique (voir aussi rhumatismes) : aconit, anémone pulsatile, camomille romaine, chanvre indien, cimicifuga, clématite, garou, gelsémium, hoang-nan, lierre grimpant, menthe, mélilot, moutarde, origan, pareira brava, pavot, serpolet, stramoine, térébenthine, ulmaire, verveine,
— emplâtres de feuilles de chou,
— pommade avec :
axonge .... 100 g
extrait de belladone .... 50 g
— frictions avec huile de camomille ou de millepertuis,
— bains *Alg-essences*,
— acupuncture,
— négativation électrique,
— et, pour un certain nombre de cas, manipulations par un chiropracteur qualifié.

Névralgies dentaires (voir dentition).

Névralgies faciales : aconit, matricaire, menthe, stramoine — *névralgies du trijumeau :* gelsémium, verveine.

Névralgies intercostales (voir névralgies).

Névrites : aspérule odorante, menthe, thym, verveine,
— soins médicaux.

Obésité : aigremoine, alchemille, algues, alkékenge, bourdaine, *busserole, caille-lait,* carragaheen, carotte, cochléaria, colchique, fucus, marrube blanc, momordique, prêle, varech vésiculeux, vigne rouge,
— les purgatifs,
— les diurétiques,

— l'infusion de *maté,* 1/4 d'heure avant les repas, freine l'appétit,
— *mélanges* avec :

1)	busserole	10 g
	alchemille	10 g
	sureau (racine)	20 g
	caille-lait	50 g
	bugrane (racine)	20 g
	bouleau (feuilles)	100 g
2)	sureau (racine)	20 g
	prêle	20 g
	bleuet (fleurs)	10 g
	fraisier (feuilles)	10 g
	alchemille	10 g
	bouleau (feuilles)	100 g

3 tasses par jour d'une décoction à 40 g par litre,
— *autres formules :*

1)	fucus vesiculosus	20 g
	phytolacca	15 g
	séné (follicules)	25 g
	séneçon	5 g
	armoise	5 g
	réglisse	10 g
	sauge	5 g
	vigne rouge	5 g
	hamamélis	5 g
	gratteron	5 g

une cuillerée à soupe par tasse. Bouillir 2 minutes. Infuser 15 minutes. 2 tasses par jour,

2)	fucus vesiculosus	10 g
	cascara sagrada	20 g
	anis vert (semences)	5 g

bouillir 5 minutes dans 1 litre d'eau. Boire en 2 jours, une fois par semaine,
— cataplasme contre la cellulite : avec varech vésiculeux et son. Cuire quelques minutes dans l'eau salée (sel marin). Garder plusieurs heures,
— *bains :*

bruyère (fleurs)	aa 50 g
genièvre (baies)	
saule (écorce)	
ulmaire	
serpolet (sommités fleuries)	

5 poignées dans un sachet. Bouillir dans 2 litres. Ajouter à l'eau du bain. 2 bains par semaine,
— bains *Alg-essences,* 4 à 6 par semaine, de 20 minutes (cures de 20 bains),

— bains de vapeur (examen médical préalable si nécessaire),
— gymnastique respiratoire,
— exercice physique modéré quotidien.

Œdèmes: artichaut, biguignan, bouleau, bryone, cerisier, coloquinte, digitale, genêt, genévrier, grand liseron, gratiole, jalap, maïs, momordique, nerprun, oignon, orthosiphon, piloselle, scammonée, scille, strophantus, sureau,
— voir albumine, cœur, néphrite, reins,
— voir jambes,
— et, *obligatoirement,* voir un médecin.

Œdème pulmonaire: *urgence* médicale.

Œil-de-perdrix (voir cors).

Oligurie: consultation médicale,
— ache (cardiopathies, états fébriles), *alkékenge,* asperge (oliguries des cardiaques), *bouleau, bourrache, bugrane, busserole,* bruyère, *cassis,* caille-lait, *cerisier,* chardon bénit, *chiendent,* églantine, *épine-vinette,* fenouil, frêne, garance, genêt, genièvre, lampsane, lavande, livèche, *maïs,* grande marguerite, menthe, oignon, orthosiphon, paliure, panicauts, pariétaire, pensée, persil, petit houx, piloselle, poirier, pomme, *prêle,* pyrole à feuilles rondes, *reine des prés,* romarin, roseau à balais, roseau aromatique, sauge, scille, serpolet, solidago, sureau, ulmaire, vergerette du Canada, véronique,
— navet, poireau, pissenlit, tomate, cerise, groseille, pêche, poire, raisin,
— *vin de Trousseau:*

digitale (feuilles sèches)	60 g
scille (squames)	30 g
genièvre (baies)	300 g

laisser macérer pendant 15 jours dans le mélange: vin blanc 1 litre + alcool 1/2 litre. Passer et exprimer. Ajouter 200 g d'acétate de potasse. Filtrer. 1 à 3 cuillerées à soupe par jour,
— compresses chaudes avec:

mauve (feuilles)	parties égales
sauge (feuilles)	
verveine odorante	

une poignée de chaque pour 1 litre d'eau. Bouillir 5 minutes. En applications sur la région lombaire,
— oligurie des *maladies pulmonaires,* de la *grippe:* placer sur les reins deux oignons ou deux aulx crus écrasés,
— *mélange avec:*

busserole (feuilles)	40 g

prêle (plante)	20 g
pariétaire (plante)	20 g
frêne (feuilles)	20 g
cassis (feuilles)	20 g
réglisse (racine)	20 g
menthe (feuilles)	20 g
bourdaine (écorce)	10 g

3 cuillerées à soupe du mélange dans 1/2 litre d'eau. Bouillir pendant quelques minutes, infuser 10 minutes. Boire pendant les repas ou à volonté dans le courant de la journée.

Ophtalmie: *bleuet,* bouillon blanc, *camomille,* cerfeuil, *chélidoine, euphraise,* framboisier, géranium, laitue, mauve, mélilot, *mouron rouge,* noyer, persil, *plantain, rose rouge,* tussilage,
— bains d'eau salée (une cuillerée à café pour 1/2 litre d'eau),
— voir yeux.

Orchite: repos - soins médicaux.

Oreilles: voir bourdonnements,
(douleurs): ail, oignon, noisette, persil.

Os (voir rachitisme).

Otites: soins médicaux, et tant mieux si vous ne «tombez» pas sur un médecin ne connaissant que les antibiotiques... inutiles dans la grande majorité des cas, et nocifs pour l'avenir.

Oxyures: absinthe, ail, aurone, balsamite, chou, gentiane, gratiole, matricaire discoïde, pyrèthre, santoline, semen contra, tanaisie,
— prendre, 8 jours à la nouvelle lune et 8 jours à la pleine lune, matin et soir pour les adultes, soir seulement pour les enfants, une tisane préparée en faisant infuser 10 minutes dans une tasse d'eau bouillante une cuillerée à café du mélange:

mousse de Corse	10 g
anis vert	20 g
menthe (feuilles)	20 g
thym (sommités fleuries)	10 g
tanaisie (fleurs)	10 g
absinthe (sommités fleuries)	10 g
fougère mâle (rhizome)	10 g
santonine (semences)	2 g

(également indiqué contre les ascaris),
en réalité, un traitement de 3 ou 4 jours *à la lune descendante* m'a toujours paru suffisant. A renouveler trois mois de suite, *en traitant à chaque fois tous les membres de la famille.*
— lavements d'eau salée.

Ozène: dépuratifs, bardane, cresson, iodures.

Palpitations: agnus castus, *aubépine, ballote,* petite centaurée, cerise, laurier-cerise, menthe, muguet, oranger (fleurs et feuilles), passiflore, *valériane* (racine),
— bromure de potassium: 2 g par jour,
— infusion d'aspérule avec, à tour de rôle, 20 gouttes de teinture alcoolique d'aubépine, ou alcoolature stabilisée de valériane, ou alcoolature de ballote.

Paludisme: camomille, gentiane, hélianthe, marrube, narcisse, pervenche, pissenlit, quinquina (vin de: voir anémies),
— sulfate de quinine: 0,60 à 2 g par jour,
— pendant les accès, décoction avec:

saule (écorce)	aa 30 g
bouleau (écorce)	
houx (feuilles)	

pour 2 litres d'eau. Bouillir à réduction de moitié. Par petites tasses toutes les 2 heures,
— *mélanges avec:*

1)	saule	50 g
	chicorée sauvage	20 g
	ményanthe	20 g
	absinthe	5 g
	rue	10 g
	bouleau (écorce)	50 g
2)	centaurée	10 g
	capselle	20 g
	tormentille	10 g
	houx (feuilles)	50 g
	valériane	20 g
	bouleau (écorce)	50 g

1 ou 2 tasses par jour.

Panaris (voir abcès) et: carotte, chou, cresson, fève, navet, oignon, groseille, raisin.

Papillomes: chélidoine, thuya.

Paralysies (séquelles de): *bruyère,* cochléaria, fève de Saint-Ignace, hoang-nan, noix vomique, strychnine, chou,
— bains de mer,
— *paralysie agitante:* arnica, romarin, valériane (racine).

Parasites intestinaux (voir vers).

Paupières (inflammation des): voir blépharites.

Parkinson : belladone, grande ciguë, jusquiame, morelle, stramoine.

Peau (affections de la) : alliaire, *bardane,* bouleau, bourrache, buis, cardère, carex, grande centaurée, chicorée sauvage, citron, cochléaria, cresson, douce-amère, *fumeterre,* gaïac (80 g de bois pour 1 litre d'eau en décoction), goudron, gratiole, livèche, mauve, ményanthe, morelle, orme, patience, *pensée sauvage,* peuplier, pin, pissenlit, salsepareille, *saponaire,* scabieuse, scrofulaire, *souci,* sureau, tussilage,
— bette, chicorée sauvage, cresson, oignon, oseille, pissenlit, salsifis, fraise, noisette,
— *mélange* avec :

pensée sauvage (fleurs)	20 g
fumeterre	40 g
aspérule odorante	5 g
pissenlit (feuilles)	5 g
séné (follicules)	5 g
reine des prés	5 g

une cuillerée à soupe par tasse, en infusion. 2 ou 3 tasses par jour,
— mixture avec :

sirop de fumeterre	500 g
bicarbonate de soude	12 g

une cuillerée à soupe matin et soir,
— *usage externe :* lavages avec décoction de feuilles de sauge, d'écorce de chêne ou de bouleau,
— huile de cade.

Peau grasse : cerfeuil, chou, concombre, citron.

Peau sèche : melon.

Peau (*soins* de la) : voir visage.

Pédiculose : pyrèthre, térébenthine, thym.

Pellicules : shampooing hebdomadaire avec une décoction de bois de Panama. Rincer à grande eau,
— ou savon liquide à pH acide.

Péricardites : artichaut, biguignan, bouleau, bryone, cerisier, coloquinte, digitale, genêt, genévrier, grand liseron, gratiole, jalap, maïs, momordique, nerprun, oignon, orthosiphon, piloselle, scammonée, scille, strophantus, sureau,
— soins médicaux.

Péritonite tuberculeuse : gratiole,
— soins médicaux.

Pertes blanches : achillée, aigremoine, *alchemille,* argentine, aspérule odorante, *aunée, bistorte,* bourse-à-pasteur, *chêne,* cyprès, épine-

vinette, eucalyptus, fenugrec, genévrier, gentiane, germandrée, grenadier, gui, hamamélis, houblon, hydrastis, canadensis, kawa-kawa, lamier blanc, millefeuille, millepertuis, *noyer, plantain,* raifort, renouée, romarin, ronce, *rose* de Provins, salicaire, sanicle, sauge, scabieuse, tanaisie, térébenthine, thym, tormentille,
— persil, fraise, mûre,
— iodure de fer: 0,10 à 0,50 g,
— injections vaginales avec 2 cuillerées à soupe d'argile pour 1 litre d'eau tiède,
— diagnostic médical.

Pertes rouges (voir hémorragies utérines):
— busserole, chêne, gui, lamier blanc, salicaire, scabieuse,
— diagnostic médical indispensable.

Pertes séminales: belladone, benoîte, ergot de seigle, fève de Saint-Ignace, *houblon,* laitue, marjolaine, *nénuphar,* romarin, saule blanc, sauge,
— bromure de potassium: 2 à 4 g par jour.

Pharyngite: aigremoine, érysimum, euphraise, guimauve, plantain, ronce, myrtille.

Phlébites: anis, chardon Marie, consoude, *cyprès,* fumeterre, hamamélis, marron d'Inde, millepertuis, *pensée sauvage,* plantain,
— consultation médicale indispensable.

Phtiriase: pyrèthre, térébenthine.

Phlegmons (voir abcès).

Phtisie (voir tuberculose pulmonaire).

Pieds sensibles: concombre, citron.

Piqûres d'insectes (abeilles, guêpes, puces, punaises, moustiques...): frotter avec *ail,* feuilles de bardane, lavande, *persil,* feuilles de *plantain, poireau, oignon,* mélisse, menthe, romarin, sauge, thym,
— cataplasmes de cerfeuil ou de persil, de feuilles de cassis écrasées dans du vin blanc,
— compresses avec eau bouillie très salée (une poignée de sel marin pour 1/2 verre d'eau), ou vinaigre, ou ammoniaque étendus d'eau,
— *Tégarome* (mélange aromatique en applications locales).

N.B.: Extraire l'aiguillon s'il est resté dans les tissus.

Voir: insectes (pour les soigner).

Piqûres d'orties: oseille.

Pissements de sang (voir hématurie).

Plaies: aigremoine, bardane, buis, chêne, chou, consoude, cyprès, églantine, feuilles de géranium, grande joubarbe, lis, mélilot, menthe, *millepertuis,* momordique, plantain, renouée, romarin, solidago, souci, thym, tilleul, tussilage,

— *eau des Chartreux:* piler légèrement des fleurs de balsamite et les mettre dans une bouteille que l'on bouche et que l'on expose au soleil. La majeure partie des fleurs se transformera en huile. En compresses,

— *eau vulnéraire* (pour cicatrisation des plaies et ulcères):

lavande (fleurs)	aa 120 g
rue	
fenouil	
angélique	
tanaisie	
absinthe	
thym	
marjolaine	
romarin	
sarriette	
mélisse	
sauge	
basilic	
eau	8 litres

laisser macérer 24 heures, et distiller pour obtenir 1 litre de produit. Cette recette n'est donnée qu'à titre indicatif pour rappeler le savoir de nos prédécesseurs,

— argile,

— carotte, citron, myrtille, pomme,

— essences aromatiques.

Plaies atones, ou gangréneuses, ou cancéreuses: aigremoine, alchemille, alliaire, aunée, bétoine, buis, carotte, *chardon bénit, chou,* coaltar (pour plaies suppurantes), consoude, églantine, lierre, lis, mélilot, millefeuille, millepertuis, mouron rouge, noyer, origan, plantain, prêle, renouée, romarin, ronce, *rose rouge,* saponaire, *sauge,* serpolet, solidago, souci, sureau, tanaisie, *thym,* troène, tussilage,

— argile,

— *plaies cancéreuses:* décoction de chardon bénit ou de souci en lavages ou compresses,

— carotte, citron, myrtille, prune,

— *Tégarome* (mélange aromatique).

Pléthore: alchemille, ansérine, artichaut, benoîte, cassis, douce-amère, fumeterre, tilleul, tormentille.

Pleurésies : artichaut, biguignan, bouleau, bryone, buis (bois), cerisier, chardon bénit, coloquinte, coquelicot, digitale, douce-amère, genêt, genévrier, grand liseron, gratiole, gratteron, hysope, jalap, maïs, momordique, nerprun, oignon, orthosiphon, pâquerette, piloselle, scammonée, scille, strophantus, sureau, tanaisie, tilleul,
— aromathérapie,
— chou, poireau,
— soins médicaux.

Pleurite : euphorbe, garou, moutarde, raifort,
— soins médicaux.

Pneumonie : bouillon blanc, bourrache, chardon bénit, douce-amère, genêt, globulaire, houx (feuilles) en décoction, moutarde, prêle, primevère, raifort, scabieuse, violette,
— aromathérapie,
— figue,
— sudorifiques, comme pour la pleurésie,
— soins médicaux.

Pollutions nocturnes (voir pertes séminales).

Poumons (voir bronchites).

Poux (voir pédiculose).

Prostate (hypertrophie et congestion de la) :
— diagnostic médical,
— bruyère, busserole, cassis, cyprès, gui, hamamélis, hydrastis, kawa-kawa, marron d'Inde, mauve pourprée, pareira brava, thuya,
— si infection : genièvre (baies), myrte, pin, uva ursi,
— alterner les décoctions des mélanges suivants :

1)	busserole	parties égales
	bouleau (écorce)	
	marron d'Inde	
	reine des prés	
	noyer (feuilles)	
2)	fèves (fleurs)	parties égales
	prêle	
	argentine	
	cyprès	
	bruyère	
3)	épine-vinette	parties égales
	bourse-à-pasteur	
	prêle	
	maïs (stigmates)	
	saponaire	

4) argentine	parties égales
buchu	
pensée sauvage	
hydrastis canadensis	
poivre d'eau	

30 g pour 1 litre d'eau. Bouillir 2 minutes. Infuser 15 minutes. 3 ou 4 tasses par jour.

Prurigo (voir peau).

Prurits (voir peau et démangeaisons):
— pommade avec:

chloroforme	30 g
cire blanche	15 g
axonge	120 g

— *prurit anal et vulvaire:* alchemille, bouillon blanc, morelle, salicaire.

Psoriasis: bouleau, goudron végétal, pensée sauvage, saponaire,
— pommade avec:

goudron purifié	20 g
axonge	60 g

Psychasthénie: absinthe, achillée, ballote, basilic, chanvre indien, iboga, marjolaine, maté, noix vomique, romarin, sarriette, sauge, serpolet, thym, tilleul, valériane.

Puces, punaises (voir insectes).

Punaisie (voir ozène).

Pyélonéphrites: arbousier, aunée, biguignan, bruyère, buchu, bugrane, busserole, cerisier, chiendent, fenouil, fève des marais, goudron végétal, maïs, mauve pourprée, myrtille, peuplier, poirier, solidago, térébenthine,
— soins médicaux.

Pyorrhée alvéolo-dentaire (voir stomatites)... et le dentiste,
— alliaire, ansérine, bistorte, cochléaria, hélianthème, piloselle, sanicle,
— *Tégarome,* hygiène buccale.

Pyrosis (voir estomac, foie): charbon végétal, craie, magnésie calcinée.

Rachitisme: garance, ményanthe, noyer, prêle, romarin, thym,
— sirop iodotanique,
— sirop de plantain,
— lacto-phosphate de chaux: 0,50 à 1 g par jour,
— bains salés, bains d'acore vrai (tous les 2 ou 3 jours), bains d'aiguil-

les de pins de montagne (bouillir 2 heures) en bains de 15 minutes à renouveler tous les 2 ou 3 jours pendant 2 mois,
— bains: 500 g de sauge. Bouillir 15 minutes dans 2 litres d'eau. Ajouter au bain,
— bains: 300 g de feuilles de noyer. Bouillir 15 minutes dans 2 litres d'eau. Ajouter au bain avec 1 kg de sel marin,
— bains: macérer 500 g de varech vésiculeux dans 3 à 4 litres d'eau chaude. Ajouter au bain avec 500 g de sel marin,
— bains *Alg-essences.*

Règles insuffisantes: ail, *absinthe,* achillée, *aloès, armoise,* aunée, camomille romaine, capucine, carotte, carvi, ellébore noir, fenouil, fumeterre, lavande, livèche, marrube blanc, mélisse, *ményanthe,* millefeuille, *persil,* romarin, rue, *safran,* sauge, seigle (ergot), séné, séneçon jacobée, serpolet, *souci,* stachys, tanaisie, thym, yohimbe,
— bains de pieds sinapisés.

Règles irrégulières: mélange avec:

lamier	40 g
benoîte	40 g
argentine	20 g
alchemille	20 g
menthe	20 g

une cuillerée à soupe par tasse, en infusion. 3 ou 4 tasses par jour.

Règles douloureuses: absinthe, anémone pulsatile, angélique, anis, armoise, aurone mâle, *camomille,* cimicifuga, cotonnier, cumin, épinevinette, fumeterre, génépi, genévrier, hamamélis, livèche, mandragore, marrube blanc, matricaire, menthe, ményanthe, *millefeuille,* opium, origan, potentille, parrera brava, persil, romarin, rue, safran, sauge, saule blanc, séneçon jacobée, serpolet, *souci,* stachys, vergerette du Canada, viburnum, vigne rouge, yohimbe.

Reins (voir néphrites):
— bouleau, bourrache, bruyère, bugrane, busserole, cerise, chiendent, frêne, genièvre, lavande, maïs, millepertuis, sureau, tilleul sauvage (aubier),
— céleri, oignon, poireau, salsifis, tomate, cerise, fraise, nèfle.

Rétention d'urines: diagnostic médical indispensable et urgent,
— busserole, garance, renouée,
— cataplasmes de chou sur le bas-ventre et le périnée,
— voir oliguries.

Rétinite (voir yeux) et l'ophtalmologiste.

Retour d'âge (voir ménopause).

Rhinite (voir rhume de cerveau).

Rhumatismes: *alkékenge,* artichaut, *bardane,* bleuet, *bouleau,* bourrache, bruyère, *bugrane,* buis, *caille-lait,* cassis, chardon bénit, chicorée sauvage, chiendent, carex, douce-amère, *frêne,* fumeterre, gaïac, genêt, genévrier, houx, maïs, marjolaine, marron d'Inde, mauve, mélilot, millepertuis, ményanthe, origan, orme, ortie, patience, pensée sauvage, peuplier, pin, pissenlit, pommier, prêle, raifort, *reine des prés,* romarin, ronce, salsepareille, saponaire, sauge, saule, scolopendre, séneçon, sureau, thym,

— ail, carotte, céleri, chou, estragon, fenouil, fève, oignon, persil, poireau, pomme de terre, radis, salsifis, tomate, topinambour, cerise, citron, fraise, framboise, groseille, poire, pomme, prune, raisin,

— *mélanges* avec:

1)	bugrane (racine)	50 g
	ortie (racine)	30 g
	bouleau (feuilles)	30 g
	busserole	50 g
	églantier (fruits)	100 g
2)	millefeuille	30 g
	accre	50 g
	bouleau (feuilles)	30 g
	genièvre (baies)	50 g
	consoude (racine)	100 g
3)	buis	50 g
	thym	50 g
	frêne (feuilles)	50 g
	maïs (stigmates)	50 g

les 2 premiers en décoction à 40 g pour 1 litre d'eau, bouillir 3-4 minutes, infuser 15. 3 ou 4 tasses par jour, entre les repas, le 3e: faire une décoction à 40 g pour 1 litre et la verser bouillante sur 20 g de reine des prés. Infuser 15 minutes. 3 tasses par jour. Alterner les mélanges,

— contre les *douleurs rhumatismales:* applications de *racines de fougère fraîche* coupées en petits morceaux et mis dans un sachet, ou emplâtres de feuilles de chou,

— applications d'ail et oignon écrasés,

— bains *Alg-essences,* séries de 20 à raison de 4 à 6 par semaines (voir algues),

— *acupuncture,* massages, manipulations.

Rhume (toux): voir bronchite et: aigremoine, bourrache, euphraise, guimauve, mauve, pulmonaire de chêne, sureau, tussilage et essences aromatiques *(Climarome).*

Rhume de cerveau: aconit, alchemille, belladone, citron, euphraise, *marjolaine,* menthe, plantain, primevère, sureau, *thym,*
— voie externe: baume du Pérou, benjoin, eucalyptus, lavande, menthe, niaouli, thym - *Climarome* à respirer (hygiène des voies respiratoires).

Rhume des foins (voir asthme).

Rides: cerfeuil (lotions), applications de concombre, fraises, abricots, jus de raisin, baume de Karité.

Rougeole (voir fièvres éruptives) et: bourrache pour favoriser l'éruption.

Rougeurs du visage: écraser du mouron à fleurs blanches (morgeline), humecter pour la nuit,
— masques à l'argile,
— voir rides.

Rougeurs du nez:

borax	5 g
eau de rose	37 g
eau de fleur d'oranger	37 g

en lotions du nez 3 ou 4 fois par jour,
— masques à l'argile,
— voir rides.

Rousseur (voir taches de).

Saignements de nez: bourse-à-pasteur, chardon Marie, cyprès, ergot de seigle, genêt, gui, hamamélis, hydrastis, ipéca, pavot, pervenche, piloselle, prêle, ratanhia, salicaire, térébenthine,
— introduire dans la narine un petit tampon de coton mouillé et trempé dans la poudre d'alun. L'y maintenir quelques minutes,
— traitement de la cause (hypertension, hémophilie...).

Salpingite:
— soins médicaux.

Sang (troubles de la circulation: voir circulation):
— *sang vicié:* voir dépuratifs,
— ail, artichaut, chicorée sauvage, cresson, épinard, oignon, persil, cerise, poire, pomme,
— mélange avec:

bourdaine (écorce)	30 g
millepertuis (sommités)	20 g
saponaire	20 g
garance (racine)	15 g

réglisse (racine)	15 g
salsepareille	10 g
prêle	10 g
serpolet (sommités)	10 g
séné (folioles)	10 g
bourrache (feuilles)	10 g

une cuillerée à soupe par tasse. Bouillir 5 minutes. Infuser 15 minutes. Une tasse 15 minutes avant les repas,
— bains *Alg-essences*,
— thalassothérapie.

Scarlatine (voir fièvres éruptives): bourrache,
— suites de scarlatine: solidago.

Sciatique (voir névralgies).

Scorbut: ail, barbarée, bourse-à-pasteur, capucine, *cochléaria,* cresson, joubarbe, marrube, *ményanthe,* oseille, *raifort,* trèfle d'eau, véronique,
— carotte, navet, oignon, pomme de terre, tomate.

Scrofule (voir anémie): *centaurée,* gentiane, houblon, ményanthe, noyer (feuilles), pin, *pensée sauvage,* saponaire, tussilage,
— asperge, aubergine, carotte, céleri, thym, noix,
— *sirop* avec:

vin de malaga	60 g
sirop de rhubarbe	60 g
sirop de gomme	60 g
sulfate de quinine	0,20 g

une cuillerée à café par jour de 6 mois à 1 an, 2 cuillerées à café de 1 à 6 ans, 3 cuillerées à café au-dessus de 6 ans (aux repas),
— bains *Alg-essences*.

Séborrhée (voir cheveux).

Seins: gerçures (voir gerçures).

Serpent (morsures): bardane, lavande, plantain,
— sérum antivenimeux,
— médecin.

Sialorrhée: belladone, stramoine.

Sinusite (voir rhume de cerveau): eucalyptus, lavande, pin, thym.

Soif des malades: citron, fraise, framboise, groseille, orange.

Somnolence (voir foie, estomac): souvent le médecin.

Spasmes: anémone, angélique, anis, aspérule odorante, *aubépine,* basilic, *camomille,* houblon, lavande, marjolaine, mélilot, mélisse, millefeuille, *oranger* (fleurs), origan, primevère, reine-des-prés, romarin, sauge, *saule,* serpolet, *tilleul, valériane,*
— spasmes de l'estomac et des intestins: agnus castus, ballote, belladone, cataire, grande ciguë, jusquiame, laurier-cerise, lyciet, mandragore, marjolaine, pavot, réglisse,
— spasmes des organes génitaux: millefeuille,
— lavement antispasmodique: 6 à 15 gouttes de laudanum pour 100-125 g d'eau (en cas d'intoxication par lavement laudanisé, donner un lavement de café).

Spermatorrhées (voir pertes séminales).

Stérilité: voir un gynécologue.

Stomatites: aigremoine, bistorte, coca, guimauve, saponaire, troène,
— bains de bouche avec: genièvre, guimauve, safran, sauge,
— borate de soude: 10 g pour 100 g d'eau tiède,
— lavages de bouche avec:

borax (ou borate de soude)	5 g
miel rosat	15 g
eau	300 g

Stomatites ulcéro-membraneuses: bains de bouche avec décoction de rameaux de ronce ou de framboisier, ou de feuilles de myrtille, fraisier ou mauve (on peut également mâcher ces feuilles),
— mâcher des roses fraîches et les conserver dans la bouche,
— *Tégarome,* hygiène buccale.

Sueurs profuses: agaric blanc, aunée, belladone, chêne (feuilles), ergot de seigle, eucalyptus, hydrastis, lyciet, pin, prêle, *sauge,* stramoine,
— *des tuberculeux:* décoction de sauge le soir,
— *sueurs nocturnes:* prêle en décoction le soir,
— *sueurs insuffisantes:* framboise, navet.

Surdité (et hypoacousie):
— *baume* avec:

huile d'olive chaude	aa 60 g
rue	
camomille	

laisser infuser plusieurs jours. Quelques gouttes dans les oreilles matin et soir. Placer un petit tampon de coton,
— suc de chou + jus de citron en parties égales dans l'oreille matin et soir,

— mélange avec suc de joubarbe + huile d'amande douce à parties égales. Quelques gouttes matin et soir dans les oreilles,
— *recettes anciennes:*
1) faire cuire des haricots dans une casserole et, à l'aide d'un entonnoir, faire pénétrer la vapeur dans le conduit auditif. Persévérer 15 jours ou plus,
2) faire cuire du lierre terrestre dans du vin. Agir comme précédemment,
3) faire cuire de la marjolaine, ou du thym, ou de l'absinthe, ou de la menthe dans du vinaigre. Agir de même,
— disposer des feuilles vertes de fougère dans l'oreiller.

Surmenage: *vin de sauge:* laisser macérer pendant 8 jours 100 g de feuilles de sauge dans 1 litre de vin. 1 ou 2 verres à Bordeaux par jour,
— voir asthénie.

Syphilis: bardane, buis, chélidoine, douce-amère, lierre, patience, salsepareille, saponaire,
— *liqueur de Van Swieten:*

bichlorure de mercure	1 g
eau distillée	1 litre
alcool à 36°	100 g

une cuillerée à soupe par jour, en 1 ou 2 fois,
— iodure de fer: 0,10 à 0,50 g par jour,
— *élixir antivénérien:*

résine de gaïac	220 g
sassafras	155 g
baume du Pérou	15 g
alcool	1 250 g

une cuillerée à café dans un verre d'eau sucrée (également contre la *goutte*),
— *teinture d'iodure de potassium ioduré:*

iodure de potassium	15 g
iode	15 g
alcool à 56°	30 g

quelques gouttes dans de la tisane de gentiane (contre les *scrofules* et la syphilis compliquée de scrofules),
— *teinture antivénérienne:*

sublimé corrosif	1,2 g
alcool	30 g

faire dissoudre et ajouter:

résine de gaïac	30 g
baume du Canada	30 g
alcool	220 g
huile volatile de sassafras	8 g

10 à 20 gouttes matin et soir dans une infusion de lavande,
— *rob* avec:

salsepareille .... 50 g
daphné mezereum (écorce) .... 25 g
eau .... 500 g

y faire dissoudre:

sucre .... 1 kg
proto-iodure de fer .... 6 g

de 2 à 6 cuillerées à soupe par jour,
— *le médecin* évidemment.

Taches de rousseur: bruyère, millefeuille, pensée sauvage, sabline, sauge, tormentille,
— citron, concombre, cresson, oignon, persil, pissenlit,
— le suc de la grande joubarbe, mélangé à de l'alcool, donne une crème qu'on applique sur les taches,
— eau d'anémone:

herbe d'anémone .... 50 g
eau .... 300 g

laisser macérer 12 heures. En lotions plusieurs fois par jour,
— pour les atténuer: 5 à 10 g de carbonate de potasse, ou borax, ou alun, dans 1/4 de litre d'eau. Mouiller le visage 5 fois par jour. Laisser sécher sans essuyer,

axonge .... 90 g
borax en poudre .... 15 g
essence de menthe .... V gouttes

en frictions biquotidiennes, de 4 à 5 minutes chaque fois,
— voir rides.

Tænia: *ail,* carotte, *courge,* églantier, *fougère mâle, grenadier,* pourpier, pyrèthre, noisette, noix,
— piler 30 à 50 g de semences de courges. Mélanger à du miel. Absorber le tout en 3 fois, toutes les 1/2 heures. Une heure après, prendre une tisane avec une cuillerée à dessert ou à soupe d'écorce de bourdaine pour une grande tasse. Bouillir 2 à 3 minutes. Ajouter alors une cuillerée à dessert ou à soupe de folioles de séné, infuser 10 minutes. Exonérer dans un seau rempli d'eau tiède. Si la tête n'est pas venue, attendre 2 mois et absorber la décoction obtenue avec: 50 g d'écorce de grenadier bouillie dans 750 g d'eau. Réduire à 500 g. Purge.
Pour les enfants, faire prendre en plusieurs jours avant la purge (traitement également indiqué contre les *ascaris*).

Taies de la cornée (voir yeux).

Teigne: scabieuse, ail, pissenlit,
— traitements spécialisés.

Tension artérielle (voir hypertension et hypotension).

Tétanos: hospitalisation.

Thyroïde (troubles de la): soins médicaux, excellents résultats de la phyto-aromathérapie.

Torticolis (voir rhumatismes): acupuncture, massages.

Toux: acore vrai, *aunée,* basilic, bétoine, bourrache, coquelicot, drosera, eucalyptus, euphraise, fenouil, *fenugrec,* guimauve, hysope, *lichen d'Islande, lierre terrestre,* marrube, *mauve,* mélilot, menthe, origan, *polygala,* pouliot, primevère, *pulmonaire de chêne, sapin, tussilage, véronique,* violette,
— *sirop de radis noir* (qui est aussi un excellent fortifiant),
— gelée de lichen d'Islande: faire macérer pendant 18 heures 125 g de lichen dans une quantité suffisante d'eau. Jeter cette eau. Faire bouillir le lichen, dans un récipient en terre, dans 2 litres d'eau à réduction de moitié. Passer. Ajouter 250 g de sucre. Chauffer à feu doux, enlever la première écume et laisser épaissir jusqu'à consistance de sirop (contre les rhumes traînants: dose pour 6 jours, surtout matin et soir. Renouveler si besoin),
— hygiène des voies respiratoires: *Climarome,*
— voir bronchites, rhume, coqueluche.

Toux spasmodique: anis, balsamite odorante, belladone, capillaire carragaheen, cyprès, eucalyptus,
— voir coqueluche,
— *sirop diacode* (ou de pavot blanc):

têtes de pavot sans graine	250 g
eau	2 litres
sucre	1 kg

faire cuire les têtes de pavot dans l'eau pendant 12 heures. Les retirer et laisser évaporer jusqu'à réduction d'un litre. Ajouter le sucre et faire cuire jusqu'à consistance de sirop. 15 à 30 g par jour,
— *mélange avec:*

absinthe marine	5 g
arnica (fleurs)	5 g
coquelicot (fleurs)	15 g
douce-amère	15 g
gui	15 g
narcisse (fleurs)	15 g
pêcher (fleurs)	10 g
pivoine (pétales)	15 g

solidago (sommités) .... 15 g
valériane (racine) .... 15 g

une tasse toutes les 3 heures,
de 2 à 5 ans : 1 cuillerée à café par tasse d'eau bouillante, infuser 5 minutes,
de 5 à 10 ans : 1 cuillerée à dessert,
adulte : 1 cuillerée à soupe,
(également indiqué contre la *coqueluche*),
— hygiène des voies respiratoires : *Climarone.*

Trachéite : bouillon blanc, capillaire, diplotaxe, erysimum, lierre grimpant, origan, pied-de-chat, pin, tussilage,
— *Climarone.*

Transpiration exagérée (voir sueurs profuses).

Transpiration fétide : diurétiques - sudorifiques,
— *mélanges* avec :

1) alkékenge
sureau
chiendent
genièvre (baies) .... parties égales

2) cassis (feuilles)
prêle
bugrane
frêne (feuilles) .... parties égales

3) solidago
maïs (stigmates)
cerise (queues)
bourrache .... parties égales

en infusion : une cuillerée à dessert par tasse d'eau. Bouillir une minute. Infuser 10 minutes. 2 ou 3 tasses par jour (alterner les mélanges),
— *bains de pieds* quotidiens dans une décoction de :

chêne (feuilles)
prêle
noyer (feuilles)
pin (bourgeons) .... parties égales

une poignée pour 2 litres d'eau. Bouillir 10 minutes. Infuser 20 minutes. Étendre pour un bain.

Trichocéphales : matricaire discoïde, pyrèthre, tanaisie.

Tremblements : diagnostic médical.

Tuberculose pulmonaire : argentine, aunée, bistorte, bouillon blanc, busserole, capucine, carotte, chêne, cognassier, consoude, cresson,

eucalyptus, fenugrec, grindelia, lichen d'Islande, myrte, noyer, osier rouge, patience, peuplier, pin, plantain, *prêle,* quinquina, raifort, renouée, rose de Provins, sauge, térébenthine, tormentille, tussilage,
— ail, chou, navet, pissenlit, coing, fraise, noisette, noix,
— aromathérapie,
— mélange avec:

véronique	100 g
tussilage	50 g
lierre terrestre	50 g
consoude (racine)	50 g

40 g pour 1 litre d'eau. Bouillir 2 minutes. Infuser 15 minutes. 3 tasses par jour,
— direction et surveillance médicale.

Tumeurs: médecin.

Typhoïde (séquelles): voir colites.

Ulcère d'estomac (voir estomac): argile, *chiendent, chou,* condurango, consoude, génépi, hêtre, *ortie, pomme de terre, réglisse, souci, thym,* violette,
— *formules:* décoction de 150 g de chiendent dans 2 litres d'eau. Bouillir à réduction de moitié. Décanter. Ajouter 100 g de miel. Faire bouillir à nouveau 10 minutes. A boire dans la journée, par 1/2 tasse en dehors des repas,
et:

sanicle	20 g
absinthe	5 g
sauge	20 g
souci	50 g

à préparer comme la précédente. Alterner les 2 préparations,
— bouillon de lichen d'Islande (qu'on a laissé macérer 24 heures auparavant) avec du miel,
— 1/2 cuillerée à café d'argile dans 1/2 verre d'eau avant les 2 grands repas (voir chapitre consacré à ce traitement dans: *Traitement des maladies par les légumes, les fruits et les céréales*),
— consultation médicale.

Ulcère de jambe: ache, aigremoine, alliaire, amandier, aurone, bardane, *berce,* bétoine, bouillon blanc, bourse-à-pasteur, chardon bénit, chêne, chou, consoude, fenugrec, fraisier, genièvre (baies), géranium Robert, gratteron, hamamélis, houblon, hydrastis, lierre terrestre, millefeuille, millepertuis, noyer, ortie, *pensée sauvage,* pin, plantain, *prêle,* psyllium, *renouée,* salicaire, sapin, sauge, serpolet, solidago, souci, tormentille, verveine officinale,

— ail, aubergine, céleri, cerfeuil, cresson, épinard, pomme de terre, amande, fraise, noisette, noix,

Urémie : surveillance médicale (traitements du foie et des reins),
— *artichaut,* aunée, busserole, *cerise (queues),* chicorée, chiendent, coloquinte, garance, genêt, genièvre, gratiole, lespedeza capitata, liseron des haies, momordique, nerprun, orthosiphon stamineus, paliure, panicauts, piloselle, *pissenlit,* romarin, salsepareille, sauge, scille, tilleul,
— hygiène alimentaire,
— recommandés :
- carotte, céleri, chou, poireau, radis, jus de myrtilles,
- raisins et pommes le matin,
- citron (traitement utilisé dans certains pays) :
  2 à 3 par jour pendant une semaine
  5 à 6 par jour pendant une semaine
  8 à 9 par jour pendant une semaine
  et redescendre selon le même rythme.

Urétrites : aunée, biguignan, bruyère, buchu, bugrane, busserole, cerisier, chiendent, eucalyptus, fenouil, fève des marais, goudron végétal, kawa-kawa, maïs, mauve pourprée, myrtille, peuplier, poirier, santal, solidago, térébenthine,
— diagnostic médical.

Urticaire (voir foie) et : genièvre, guimauve, ortie, *pensée sauvage,* pin, radis, sauge,
— diurétiques,
— antihistaminiques,
— localement : eau vinaigrée,
— traitement de la cause (hépatisme, allergies...).

Vaginite : eucalyptus, mauve, salicaire.

Varices : *ail,* bardane, *bourse-à-pasteur, chardon Marie,* chicorée sauvage, *cyprès,* épine-vinette, fragon, fumeterre, gui, *hamamélis, hydrastis canadensis, lamier blanc, marron d'Inde,* millefeuille, persicaire, *pensée sauvage,* pissenlit, plantain, poivre d'eau, renouée des oiseaux, saponaire, vigne rouge,
— bains *Alg-essences.*
Intervention chirurgicale parfois nécessaire.

Variole : soins médicaux.

Verrues : chélidoine, euphorbe, *souci,* thuya,

— ail, oignon, salsifis, citron, figue, noix.

Ver solitaire (voir tænia).

Vers (voir ascaris, ankylostomes, botriocéphales, oxyures, tænia, trichocéphales) : ail, carotte, chou, cresson, fenouil, oignon, persil, poireau, pomme de terre, rhubarbe, thym, amande, citron, fraise, noix, pêche, prune,

— *sirop* avec :

tanaisie	aa 5 g
absinthe	
camomille	
semen contra	

dans 1/2 litre d'eau bouillante. Infuser 12 heures. Passer sur linge fin. Mélanger à 500 g de miel. Une cuillerée à café, dessert ou soupe selon l'âge, matin et soir, 3 jours de suite à la *lune descendante,* comme pour tous les traitements vermifuges,

— *mélange* avec :

séné (follicules)	aa 4 g
rhubarbe	
semen contra	
aurone	
mousse de Corse	
tanaisie (fleurs)	
petite absinthe	

infuser à froid dans 250 g d'eau sucrée. Faire un sirop : une cuillerée à soupe le matin, 3 jours de suite, à la lune descendante. Renouveler 3 ou 4 mois *(oxyures, ascaris),*

— *élixir vermifuge* (et tonique) :

gentiane (racine)	30 g
rhubarbe (racine)	15 g
absinthe (sommités)	15 g
semen contra	15 g
safran	2 g
eau-de-vie	1 litre 1/2

laisser infuser 10 jours. Ajouter 500 g de sirop simple. Filtrer à chaud.

Un verre à liqueur pour un adulte - une cuillerée à café pour un enfant au-dessus de 10 ans. De 6 à 10 ans : 1/2 cuillerée à café,

— *autre élixir vermifuge :*

rue	3 g
semen contra	15 g
tanaisie	30 g
absinthe (sommités)	15 g
rhubarbe (racine)	15 g
eau-de-vie	1 litre 1/2

laisser infuser 15 jours. Ajouter 500 g de sirop simple. Faire chauf-

fer sans bouillir et filtrer à chaud. Mettre en bouteilles et conserver au sec.
Avant ou après le repas : un petit verre à liqueur au-dessus de 12 ans. De 6 à 12 ans, une cuillerée à café dans un peu d'eau sucrée. De 3 à 6 ans, une demi-cuillerée à café,
— mettre 3 oignons coupés à macérer une nuit dans 250 ml d'eau froide. Boire un verre de cette eau chaque matin à jeun pendant une semaine à la lune descendante. Attendre une 1/2 heure avant de déjeuner.

Vertiges : agnus castus, armoise, aubépine, basilic, lavande, mélisse, prêle, primevère,
— diagnostic médical.

Vésicule biliaire (voir foie ou calculs) : boldo, cochléaria, grémil, saule,
— drainage :

grémil	25 g
aspérule odorante	40 g
asperges (racines)	20 g
caille-lait	20 g
souci (pétales)	20 g
boldo	30 g
menthe	15 g
romarin	20 g
réglisse	30 g

2 cuillerées à soupe par tasse. Infuser 20 minutes. Une tasse après les repas 3 semaines par mois durant 3 mois.

Vessie (maladies de la) : asperge, bugrane, caille-lait, chiendent, millepertuis, peuplier, solidago,
— diagnostic médical.

Vieillissement : ail, épinard, oignon, topinambour, châtaigne, orange,
— cures marines, bains *Alg-essences*,
— thérapeutique cellulaire.

Vipère : sérum antivenimeux, lavande, sauge.

Visage (entretien du) : carotte, cerfeuil, chou, concombre, fenouil, laitue, tomate, oignon, persil, poireau, salsifis, cerise, coing, fraise, orange, pêche, raisin, beurre de karité.

Voies respiratoires (voir bronchites, toux).

Voies urinaires (voir cystite).

Voix (extinction de) : voir aphonie et laryngite.

Vomissements: aneth, laurier-cerise, lichen d'Islande, menthe, primevère, renouée,
— boissons fraîches acidulées (citron, framboise),
— tisanes aromatiques (thym, marjolaine),
— diagnostic médical indiqué.

Vomissements de la grossesse: chardon bénit, chardon Marie, colombo, laurier-cerise, lichen d'Islande, menthe, mélisse, thé, tilleul,
— infusions aromatiques,
— 1 g de poudre de muscade, chaque jour, dans un liquide quelconque,
— bromure de potassium: 2 à 4 g par jour.

Vomissements de sang (voir estomac, hémoptysies).

Yeux (irritation, faiblesse): aigremoine, bleuet, camomille, euphraise, mauve, mélilot, plantain, rose (pétales),
— cerfeuil, laitue, persil, mûre, pomme, raisin,
— infusion avec:

rose (pétales)	aa 20 g
euphraise	
camomille	
bleuet	
guimauve (fleurs)	

une cuillerée à soupe pour une tasse d'eau bouillante. Infuser 15 minutes. 2 tasses par jour,
— lotion oculaire:

acide borique	4 g
sulfate de zinc	2 g
eau distillée d'hamamélis	32 g
eau distillée de rose	220 g

à diluer avec 3 parties d'eau tiède. En bains oculaires,
— consultation médicale,
— voir blépharite, conjonctivite, ophtalmie, paupières.

Zona: aconit, saponaire,
— *Tégarome* (mélange aromatique).

6

QUELQUES ESPÈCES

Nom sous lequel on groupe les plantes douées des mêmes propriétés.

Espèces antispasmodiques

valériane	90 g
feuilles d'oranger	60 g
millefeuille	30 g

Autre formule

lavande	50 g
mélisse	100 g
basilic	100 g
cataire	100 g

en infusion contre les *toux coquelucheuses.*

Espèces aromatiques

feuilles de sauge	en quantités égales
feuilles de thym	
feuilles de serpolet	
feuilles de romarin	
feuilles d'hysope	
feuilles d'origan	
feuilles d'absinthe	
feuilles de menthe	

en bains, lotions (infusion à 50 g pour 1 litre d'eau).
Par voie interne: 25 g par litre d'eau en infusion, une tasse chaque soir (l'une des tisanes «bonnes à tout»).

Espèces astringentes

bistorte	en quantités égales
tormentille	
écorce de grenade	

fomentation, lavements, *gargarismes,* injections. En décoction à 50 g pour 1 litre d'eau.

Espèces béchiques

feuilles sèches de capillaire du Canada	en quantités égales
feuilles sèches de véronique	
feuilles sèches de scolopendre	
feuilles sèches d'hysope	
feuilles sèches de lierre terrestre	
capsules de pavot blanc privées de semences	

calmant de la toux.

Espèces calmantes

capsules de pavot privées de leurs graines et finement concassées	10 g
racine de guimauve finement coupée	20 g

en décoction pour 1 litre d'eau. *En gargarismes.*

Espèces (ou semences) carminatives

anis	en quantités égales
fenouil	
coriandre	
carvi	

contre les ballonnements.
En infusion à 20 g par litre. 2 tasses par jour.

Espèces diurétiques

racines sèches de fenouil	en quantités égales
racines sèches de petit houx	
racines sèches d'ache	
racines sèches de persil	
racines sèches d'asperge	

en infusion à 20 g pour 1 litre d'eau. 2 à 4 tasses par jour.
A doses plus concentrées et adjonction de sucre, sert à préparer le *sirop des cinq racines.*

Tisane diurétique des 5 fleurs

fleurs de lavande	10 g
fleurs de bourrache, genêt, pensée sauvage, souci	aa 5 g

une cuillerée à soupe pour une tasse d'eau bouillante.

Espèces pour fumer (Trousseau)

stramoine	30 g
sauge	15 g

dans l'*asthme* (à diviser en 20 cigarettes ou à fumer en pipes).

Espèces narcotiques

feuilles sèches de belladone	en quantités égales
feuilles sèches de ciguë	
feuilles sèches de jusquiame	
feuilles sèches de pavot	
feuilles sèches de morelle	
feuilles sèches de nicotiane	

en infusion à 5-10 g pour 1 litre d'eau.

Espèces pectorales

fleurs sèches de mauve	en quantités égales
fleurs sèches de guimauve	
fleurs sèches de pied-de-chat	
fleurs sèches de tussilage	
fleurs sèches de coquelicot	
fleurs sèches de violette	
fleurs sèches de bouillon blanc	

en infusion à 5 g pour 1 litre d'eau.

Tisane des 4 fleurs (pectorale) - en contient sept : bouillon blanc, guimauve, mauve, tussilage, coquelicot, pied-de-chat, violette.

Espèces pectorales et sudorifiques

racine de guimauve	8 g
racine de réglisse	4 g
racine d'iris	4 g
lierre terrestre	4 g
feuilles de tussilage	4 g
fleurs de coquelicot	2 g
fleurs de bouillon blanc	2 g
badiane	1 g

couper en petits fragments. Infusion à 10 g pour 1 litre d'eau (très agréable).

Espèces purgatives de Saint-Germain

séné (folioles)	2 g
sureau (fleurs)	1 g
fenouil (fruits)	0,50 g
anis (fruits)	1 g
crème de tartre	0,50 g

dose pour une tasse d'infusion.

Espèces vulnéraires

feuilles et sommités d'absinthe	en quantités égales
feuilles et sommités de calament	
feuilles et sommités de bétoine	
feuilles et sommités de chamœdrys	
feuilles et sommités d'hysope	
feuilles et sommités de lierre terrestre	
feuilles et sommités d'origan	
feuilles et sommités de pervenche	
feuilles et sommités de romarin	
feuilles et sommités de sauge	
feuilles et sommités de scolopendre	
feuilles et sommités de scordium	
feuilles et sommités de thym	
feuilles et sommités de véronique	
fleurs d'arnica	
fleurs de pied-de-chat	
fleurs de tussilage	

en infusion à 10 g pour 1 litre d'eau. (Chutes, commotions.)

Espèces vermifuges pour lavement

absinthe	30 g
valériane	30 g
semences de tanaisie	15 g
écorce d'orange	15 g

2 cuillerées à soupe pour 1/2 litre d'eau bouillante. Infuser 10 minutes. Pour 2 lavements. Contre le *trichocéphale* et les *oxyures*.

«**Graine du Jura**»: persil, bardane, bouleau, pensée sauvage, frêne, bourdaine, prêle, genévrier, menthe. (Dépuratif, protecteur hépatique, modificateur de terrain.)

Tisane des Hôpitaux (dite *Bonne à tout*): réglisse, orge, chiendent.

QUELQUES VINS MÉDICINAUX

(On trouvera, lors de l'étude particulière des plantes, d'autres formules de vins médicinaux.)

Vin d'absinthe

absinthe (sèche)	30 g
alcool à 60°	60 g

laisser en contact 24 heures et ajouter 1 litre de vin blanc, laisser macérer 10 jours en agitant de temps en temps. Passer, exprimer et filtrer.

Amer, tonique, *stomachique, vermifuge.*

Vin de santé (Richard) : embarras gastriques, inappétence, constipation

cerfeuil	200 g
petite centaurée	250 g
vin blanc	2 litres 1/2

laisser infuser 5 jours. Ajouter : miel 65 g et eau 25 g, que l'on a fait bouillir en écumant. Laisser macérer le tout 10 jours et passer à travers un linge.
Un verre chaque matin à jeun pendant 3 semaines.

Vin de colchique (eau médicinale d'Husson)

colchique sec	60 g
vin de Xérès	125 g

20 gouttes dans un verre d'eau sucrée, contre la *goutte,* le *rhumatisme.*

Autre vin de colchique (spécifique *antigoutteux* de Reynold)

vin de Xérès	500 g
bulbes de colchique	250 g

colorer avec q.s. de coquelicot et aromatiser avec 30 g de rhum.
20 gouttes dans un verre d'eau.

Vin de colchique opiacé

vin de semences de colchique	12 g
teinture d'opium	2 g

20 à 25 gouttes toutes les 2 ou 3 heures dans le *rhumatisme aigu.*

Vin antigoutteux

bulbe de colchique	30 g
feuilles de frêne	30 g
vin de Malaga	300 g

laisser macérer 8 jours, passer et ajouter :

teinture d'aconit	8 g
teinture de digitale	5 g

une cuillerée à café matin et soir dans une tasse de thé, contre la goutte et le rhumatisme articulaire.

Vin antirhumatismal

teinture de semences de colchique	25 g
teinture de feuilles d'aconit	12 g
teinture de feuilles de digitale	5 g
vin blanc	1 litre

1/2 cuillerée à soupe matin et soir. On porte ensuite à 2 cuillerées par jour.
Contre les *douleurs* des rhumatismes.

Vin amer diurétique (Corvisart)

quina pulvérisé, asclépias, angélique, scille	aa 30 g
genièvre, macis	aa 10 g
absinthe, mélisse	aa 2 g
écorce de citron, écorce de winter, alcool à 34°	aa 60 g
vin blanc	4 litres

faire macérer pendant 24 heures. Passer avec expression et filtrer. 4 cuillerées à soupe par jour et plus. Également indiqué dans les insuffisances des fonctions digestives.

Vin aromatique amer (vin d'absinthe composé, vin fortifiant)

1) gentiane	85 g
centaurée	56 g
écorce d'orange	42 g
absinthe	56 g
2) acore	85 g
aunée	85 g
galanga	42 g
petite absinthe	28 g
sclarée	28 g
iris	28 g
3) quina jaune	28 g
4) coriandre	85 g
cannelle	14 g
girofle	7 g
muscades	n° 3

faire 4 sachets distincts, les mettre dans un tonneau de 50 litres empli de moût de raisin. Tirer lorsque la fermentation est terminée. Jadis employé comme stomachique dans les digestions pénibles chez les *valétudinaires*.

Vin de cannelle ou cordial

cannelle	30 g

vin de Malaga .... 500 g

laisser macérer 6 jours et filtrer.

Vin de cannelle composé (hippocras, *vin cordial,* vin hippocratique)

amande douce .... 125 g
cannelle .... 45 g
sucre .... 900 g
eau-de-vie .... 360 g
vin de Madère .... 720 g

laisser macérer quelques jours et ajouter à la colature 0,09 g de musc et d'ambre gris. 2 verres à liqueur par jour avant les repas.

Autre formule:

cannelle .... 7,50 g
gingembre .... 1 g
noix muscade .... 0,50 g
girofle .... 0,50 g
cardamine petit .... 0,25 g
zeste d'orange amère .... 0,25 g
alcool .... 25 g
sirop simple .... 150 g
vin rouge .... 1 litre

Vin de kola (vinum colae)

noix de kola séchée en poudre .... 60 g
vin de liqueur .... 1 litre

laisser macérer pendant 10 jours en vase clos en agitant de temps en temps. Passer avec expression, filtrer et conserver au frais (tonifiant). Un verre à liqueur avant les repas, sauf pour les hypertendus.

Vin de quinquina

extrait fluide de quinquina rouge .... 30 g
alcool à 60° .... 50 g
vin rouge .... 920 g

un verre à liqueur avant les repas.

Vin fébrifuge de quinquina

quina jaune .... 125 g
angusture vraie .... 15 g

concasser les 2 écorces et verser dessus:

alcool à 56° .... 250 g

laisser en contact 24 heures et ajouter:

vin blanc de Bourgogne .... 1 litre laisser macérer un mois en agitant de temps en temps. A la dose de 60 à 125 g, c'est un *fébrifuge.* Il est *tonique* à celle de 15 à 30 g.

Vin de gentiane composé (vin de quina et de gentiane - stomachique et tonique)

gentiane	15 g
quinquina	30 g
écorce d'orange	8 g
cannelle blanche	4 g
alcool	125 g
vin	983 g

1 verre à liqueur avant les repas.

Vin antiscorbutique (vin de raifort composé)

racine récente de raifort	300 g
feuilles récentes de cresson	150 g
feuilles de cochléaria	150 g
feuilles de ményanthe	150 g
moutarde pulvérisée	150 g
sel ammoniac	70 g
vin blanc	10 litres

laisser macérer 10 jours, passer, exprimer et filtrer. Jadis très employé : 30 à 125 g dans les affections *scrofuleuses* ou *scorbutiques.*

Vin aux roses iodé

teinture d'iode	6 g
infusion concentrée de rose de Provins	50 g
vin de Bordeaux	250 g

1 à 5 cuillerées à soupe contre les affections *scrofuleuses.*

Vin de séné composé

séné	120 g
coriandre (semences)	8 g
fenouil (semences)	8 g
vin de Xérès	1 litre

faire macérer les substances concassées pendant 3 jours, filtrer, ajouter 90 g de raisins secs. Faire macérer 24 heures et filtrer. Dose : de 60 à 100 g le matin à jeun comme laxatif et carminatif dans les ballonnements.

Vin toni-purgatif

follicules de séné	30 g
rhubarbe concassée	24 g
clous de girofle	4 g

safran	4 g
vin de Xérès	1 litre

faire macérer pendant 6 jours en agitant souvent et filtrer. 2 ou 3 cuillerées de ce vin agissent comme *tonique,* et 5 à 6 cuillerées déterminent un effet *laxatif.*

Vin purgatif (vin de séné et d'agaric composé)

séné	30 g
agaric blanc	6 g
crème de tartre	12 g
scille	90 g
aunée	90 g
marrube	90 g
iris	180 g
gingembre	2,50 g
teinture de gentiane	12 g
vin	1 500 g

1 cuillerée à soupe à la fin des repas.

Vin antileucorrhéique

quinquina	180 g
acore	45 g
quassia	24 g
cannelle	24 g
sureau	24 g
alcool	1 500 g
eau	9 litres

laisser macérer 10 jours, passer et ajouter :

teinture de mars	375 g
eau de fleur d'oranger	750 g
sirop de sucre	180 g

60 g le matin à jeun contre les pertes blanches (diagnostic médical toutefois indispensable).

QUELQUES ÉLIXIRS

Élixir anti-arthritique

racine de gaïac	10 g
tafia	450 g

laisser macérer et filtrer. Une cuillerée tous les matins contre la *goutte.*

Élixir antigoutteux

quinquina gris	125 g
coquelicot	60 g
sassafras	30 g

rhum	5 litres

faire macérer 15 jours, passer, ajouter à la colature :

racine de gaïac	60 g

faire macérer à nouveau pendant 15 jours et ajouter un sirop composé de :

salsepareille	125 g
sucre	1 250 g

1 ou 2 cuillerées à soupe, 2 ou 3 fois par jour.

Élixir anti-asthmatique (Trousseau)

polygala de Virginie	5 g
eau	100 g
iodure de potassium	10 g
eau-de-vie vieille	50 g
sirop diacode	30 g

faire infuser le polygala dans l'eau, filtrer et ajouter les autres substances. A prendre 2 fois par jour, une heure avant le repas : une cuillerée à soupe étendue de 3 à 4 cuillerées d'eau sucrée.

Élixir antivénérien

résine de gaïac	220 g
sassafras	155 g
baume du Pérou	15 g
alcool	1 250 g

une cuillerée à café dans un verre d'eau sucrée (goutte, *syphilis*).

Élixir balsamique tempérant d'Hoffmann

écorce d'orange amère	125 g
extrait d'absinthe	30 g
extrait de chardon bénit	30 g
extrait de petite centaurée	30 g
extrait de gentiane	30 g
carbonate de potassium	4 g
teinture d'écorce d'orange	60 g
vin	1 000 g

stomachique, anti-helminthique et fébrifuge. Dose : 4 à 8 g par jour.

Élixir tonique

aloès	8 g
myrrhe	8 g
absinthe	15 g
petite centaurée	15 g
quinquina	1 g
safran	4 g
écorce d'orange amère	12 g
vin	1 000 g

exposer au soleil 24 heures et ajouter 250 g de sucre. Filtrer. 2 ou 3 cuillerées à soupe par jour.

Élixir expectorant

extrait de chardon bénit	aa 2 g
extrait de douce-amère	
eau de fenouil	30 g
eau de laurier-cerise	4 g

dose: 40 à 60 gouttes, 4 fois par jour. Dans la *bronchite chronique.*

Élixir dentifrice

essence de cannelle de Ceylan	1 g
essence de badiane	2 g
essence de girofle	2 g
essence de menthe	8 g
teinture de benjoin	8 g
teinture de cochenille	20 g
teinture de gaïac	8 g
teinture de pyrèthre	8 g
alcool à 80°	1 000 g

mélanger. Filtrer après 24 heures. 1/2 cuillerée à café dans 1 verre d'eau tiède.

Autre élixir dentifrice

eau-de-vie de gaïac	187 g
eau-de-vie camphrée	4 g
essence de menthe	VI gouttes
essence de cochléaria	VI gouttes
essence de romarin	VI gouttes

QUELQUES RECETTES ANCIENNES

Élixir de longue vie

safran oriental en poudre	3 g
zédoaire en poudre	3 g
agaric blanc	3 g
gentiane	3 g
rhubarbe	3 g
aloès succotrin	33 g
manne en larmes	30 g
thériaque de Venise	3 g
eau-de-vie	1 litre

laisser infuser le tout 9 jours à l'ombre. Soutirer le liquide dans une autre bouteille. Remettre sur le marc un second litre d'eau-de-vie qu'on laisse macérer également 9 jours. Mélanger les 2 macé-

rations et filtrer. 10 gouttes dans de l'eau ou un liquide quelconque chaque matin.
(Dr Yernest, Suédois mort à 104 ans, son père à 112, sa mère à 107.)

Nous n'avons plus le temps de faire de telles préparations. En voici de plus simples :

Pour prolonger la vie (recettes de centenaires)

— une infusion de feuilles de frêne tous les matins : 25 g pour 1/2 litre d'eau,
— une décoction de racine d'angélique : 20 g pour 1/2 litre d'eau,
— une décoction de trèfle d'eau : 6 g pour 1/2 litre d'eau,
— fumeterre : une tasse d'infusion avant le repas du soir,
— tous les 2 mois, prendre pendant 8 jours, le matin à jeun, une infusion de salsepareille.

N.B. : Pour que le but soit atteint, suivre les prescriptions jusqu'à 100 ans révolus.

Bouillon dépuratif

Faire bouillir un jarret de veau dans un récipient de terre vernissée avec 3 litres d'eau. Écumer, ajouter : primprenelle, fumeterre, bourrache, cerfeuil, laitue, cresson, chicorée amère, fraisier des bois avec les racines, racine de patience : 15 g de chaque, 3 rondelles de racine de bardane, 6 écrevisses cuites et écrasées.

Bouillir une heure à petit feu. Passer. Conserver au frais.

4 petits verres tiédis par jour pendant 10 jours.

Pour dermatoses, éruptions diverses.

N.B. : Nous avons heureusement des procédés plus simples pour tenter de parvenir au résultat, mais on aura compris que nos prédécesseurs ne reculaient devant rien pour se traiter efficacement.

Thé pectoral

herbe de pas-d'âne	125 g
herbe de Véronique	125 g
racine de réglisse	60 g
racine de polypode	60 g
racine de guimauve	30 g
fenouil	25 g

hacher les plantes, écraser les racines. En infusion : 8 à 15 g pour 500 g d'eau.

ADRESSES UTILES

Répression des fraudes : pour Paris, 12-14, quai de Gesvres, 75004 Paris - province : Préfectures.

BIBLIOGRAPHIE

Ne sont pas mentionnés sous ce titre les travaux référencés en cours d'ouvrage.

BAYLE. — Formulaire général. « Encyclopédie des sciences médicales. » Paul Mellier éditeur, 1848.

BÉZANGER-BEAUQUESNE L., PINKAS M. et TORCK M. — Les plantes dans la thérapeutique moderne. Maloine éditeur, 1975.

BINET L. — Leçons de biologie dans un parc. Magnard éditeur, Paris, 1960.

— Travaux divers.

BONNIER Gaston. — Flore complète de France, Suisse et Belgique... Paris, E. Orlhac (1911-1934).

CAZIN F.-J. — Traité pratique et raisonné des plantes médicinales indigènes et acclimatées. Asselin et Houzeau, Paris, 1886.

COLIN-CLAIR. — « Of Herbs and Spices. » Abelard Schuman édit., London, 1962.

COUPIN H. — Les plantes médicinales. Costas A., éditeur, Paris, 1920.

DECAUX F. — Formulaire de phytothérapie. Legrand et Bertrand éditeurs, Paris, 1956.

DORVAULT P. — L'Officine. Vigot éditeur, Paris, 1945.

FOURNIER P. — Le livre des plantes médicinales et vénéneuses de France. Paul Lechevalier éditeur, Paris, 1948.

GARNIER G., BÉZANGER-BEAUQUESNE L., DEBRAUX G. — Ressources médicinales de la flore française. Vigot Frères éditeurs, 1961.

GORIS A., DEMILLY J. — La culture des plantes médicinales. Paris, Vigot Frères, 1919.

GORIS A., LIOT A. et GORIS P. — Pharmacie galénique, Masson et Cie éditeurs, Paris, 1942.

LECLERC H. — Les épices. Masson éditeur, Paris, 1929.

— Précis de phytothérapie. Masson éditeur, Paris, 1954.

LÉMÉRY. — Dictionnaire des drogues simples. 1798.

PALAISEUL J. — Tous les espoirs de guérir. Nos grands-mères savaient. Les cadeaux du ciel et de la terre. Laffont R. éditeur.

PARIS R. — Nombreux travaux.

PELLECUER J. — Nombreux travaux.

PELT J.-M. — Nombreux travaux.

PERROT Em. — Matières premières usuelles du règne végétal. Thérapeutique. Hygiène. Industrie. Masson et Cie, 1943-1944.

VALNET J. :

— « Aromathérapie », Traitement des maladies par les essences des plantes. Maloine éditeur, Paris, 11e édit., 1990.

— Traitement des maladies par les légumes, les fruits et les céréales. Maloine éditeur, Paris, 9e édit., 1985.

— Docteur Nature. Fayard éditeur, Paris. Repris par Maloine, 3e édit., 1980.

TABLE DES MATIÈRES

L'impression de cet ouvrage
a été réalisée par CLERC S.A.
18200 SAINT-AMAND - Tél. : 48-96-41-50
pour le compte des Éditions MALOINE
27, rue de l'École de Médecine - 75006 PARIS

Imprimeur n° 4923

Achevé d'imprimer en Juin 1992